托育托幼卫生保健管理实用手册

广州市妇女儿童医疗中心　著

广东经济出版社

南方传媒

·广州·

图书在版编目（CIP）数据

托育托幼卫生保健管理实用手册 / 广州市妇女儿童医疗中心著 . —广州：
广东经济出版社，2024.1
ISBN 978-7-5454-9023-7

Ⅰ.①托… Ⅱ.①广… Ⅲ.①幼儿园－卫生保健－手册 Ⅳ.① R175-62

中国国家版本馆 CIP 数据核字（2023）第 232720 号

责任编辑：周伊凌　　刘雨曦
责任技编：陆俊帆
排版设计：它社文化

托育托幼卫生保健管理实用手册
TUOYU TUOYOU WEISHENG BAOJIAN GUANLI SHIYONG SHOUCE

出版发行：广东经济出版社（广州市水荫路 11 号 11 ～ 12 楼）
印　　刷：广东鹏腾宇文化创新有限公司
　　　　　（珠海市高新区唐家湾镇科技九路 88 号 10 栋）

开　　本：787 毫米 ×1092 毫米　1/16　　　印　　张：37
版　　次：2024 年 1 月第 1 版　　　　　　　印　　次：2024 年 1 月第 1 次
书　　号：ISBN 978-7-5454-9023-7　　　　　字　　数：840 千字
定　　价：128.00 元

发行电话：（020）87393830　　　　　　　编辑邮箱：gdjjcbstg@163.com
广东经济出版社常年法律顾问：胡志海律师　　法务电话：（020）37603025
如发现印装质量问题，请与本社联系，本社负责调换。

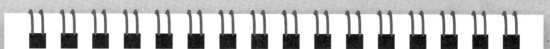

撰写人员名单

主　审：周文浩　宋燕燕

主　编：胡　艳　易灵敏

副主编：蒋　琳　林穗方

编　者：（按姓氏音序排列）

陈思宇　陈小霞　董钻萍　杜伟丽　方国庆　何丽雅

胡　翩　胡　艳　黄绮玲　黄婉平　黄亚深　蒋　琳

李　玲　李佩青　李淑华　李　颖　梁华妮　梁晶晶

梁　云　廖漫雪　林丽军　林穗方　刘伟佳　刘　颜

卢雪珍　吕凤清　马冰洁　马丽萍　马绮霞　马　颖

毛　慧　宋燕燕　苏颖仪　孙殷琪　谭栩颖　王小亚

温少艺　吴　奇　吴小平　项道满　向　明　谢群英

谢笑英　邢艳菲　许　鹏　易灵敏　袁岫琦　查达永

郑　敏　周文浩　朱　洁

致 谢

致 谢：

广州市妇女儿童医疗中心

广州市疾病预防控制中心

广州市消防救援支队

广东食品药品职业学院

广州市荔湾区妇幼保健院

广州市越秀区妇幼保健院

广州市海珠区妇幼保健院

广州市天河区妇幼保健院

广州市白云区妇幼保健院

广州市黄埔区妇幼保健院

广州市番禺区妇幼保健院

广州市花都区妇幼保健院

广州市南沙区妇幼保健院

广州市增城区妇幼保健院

广州市从化区妇幼保健院

广东省育才幼儿院一院

广州市第一幼儿园

广州市越秀区东方红幼儿园

广州市白云区民航幼儿园

广州市海珠区海鸥幼儿园

广州市海珠区逸景幼儿园

广州市海珠区江南中街海意名苑亲子乐托儿所

广州市卓雅教育

广州市番禺区种子学园托育中心

广州市天河区星萌微咪儿童之家

序　言

　　0~6岁是儿童生长发育的关键时期，也是生命周期环节中对未来健康十分重要的窗口期。做好7岁以下儿童健康管理，包括儿童早期发展与养育照护，加强托育/托幼机构通过卫生保健管理、养育照护实践以及家园共育促进等形式，保障及提升儿童健康水平。

　　儿童早期是生命全周期中人力资本投入产出比最高的时期，儿童早期的发展不仅决定了个体的健康状况与发展，也深刻影响着国家人力资源和社会经济发展。家长将婴幼儿送入托育或托幼机构，意味着儿童在园期间，机构的照护者及保健人员将成为其养育照护和健康管理的第一责任人。规范培养及建设一支有科学育儿观、高度责任心以及良好专业素质的从业人员队伍，是呵护生命早期最为脆弱的群体的重要一环，也是让家长放心、使社会和谐的重要因素。让儿童健康守护从业人员遵从儿童生长发育规律和特点，围绕儿童在园一日生活所发生的所有事件，以健康为核心，以早期全面发展为目标，以高质量儿童保健管理为途径，对儿童需求给予恰当、积极的回应，不断提高从业人员科学育儿、健康管理的能力。在养育照护的实践中，与儿童同步成长，是一件意义重大、影响深远的事。

　　本书由著名妇幼保健机构专家、知名托育/托幼机构园长以及在养育领域拥有丰富经验的专家们悉心编写，力求内容贴近托育/托幼机构儿童养育照护及卫生保健从业人员日常工作，理论阐释更便于理解掌握，实操范例更容易学习应用，以期成为该领域的从业人员日常工作中不可缺少的"小红书"。本书涵盖0~3岁儿童托育机构以及3~6岁儿童幼儿园所需健康管理内容，包括集体儿童卫生保健管理、儿童生长发育管理、儿童心理健康促进、儿童膳食及营养管理、儿童常见病的防治和管理、儿童常见传染病的管理及消毒隔离、儿童常见五官疾病的防治、婴幼儿运动发育管理、儿童伤害预防、托育/托幼机构消防安全管理及卫生保健资料收集、分析与统计等。在国家大力鼓励儿童早期发展及养育照护的新时期，托育/托幼机构处于应对新形势和新任务的阶段，须与时俱进、不断创新，用新的理念和技术为儿童提供更好的照护和健康管理，努力满足社会与家庭的期望。

　　儿童健康是全生命周期的起点，关系千家万户的福祉，事关国家和民族的未来，希望广大在0~6岁儿童托育/托幼机构工作的儿童健康照护者和养育者在平凡的岗位上尽职尽责，提供科学、规范、安全的服务，为推进健康中国建设做出应有的贡献。

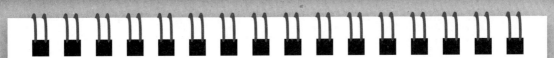

　　本书的编写得到了从事儿童保健、疾病预防、消防救援、食品卫生、幼儿教育等领域很多专家、教授的大力支持，广州市部分托育／托幼机构具有丰富工作经验的园长和卫生保健人员参与了示例的提供，各位编者在总结自身工作经验的同时，也收集了大量资料，付出了很多努力，在此一并感谢！本书编写过程限于时间紧迫，可能存在错误与疏漏，希望广大卫生保健工作者在使用过程中不吝指正！为了让孩子们在托育／托幼机构健康成长，让我们共同努力！

目 录

第一章

集体儿童卫生保健管理

集体儿童卫生保健管理的目的

0~6 岁（尤其是 0~3 岁）这个阶段是人一生中生理、心理和大脑发育的关键时期。大量研究已经证实，儿童早期的经历不仅会影响儿童的生理和体格发育，而且会影响儿童的脑发育。为 0~6 岁儿童提供良好的养育照护和健康管理，有助于儿童在生理、心理和社会能力方面得到全面发展，为儿童未来的健康成长奠定基础，并且有助于预防其成年期的心脑血管疾病、糖尿病、抑郁症等多种疾病的发生。儿童早期发展是指 0~6 岁儿童的生理、心理和社会能力等发育潜能的全面发展，是儿童健康的重要组成部分，更是人一生健康和能力的基础。儿童早期是生命全周期中人力资本投入收益最高的时期，儿童早期的发展不仅决定了个体的健康与发展，也深刻影响着国家人力资源和社会经济发展。

集体儿童是指在托育、托幼机构集体生活、玩耍和学习的 0~6 岁儿童。这些儿童正处于儿童早期发展这一重要阶段，大脑和身体快速发育，但各器官系统功能和适应能力与成人相比相对较弱，容易受外界环境因素影响；加之托育、托幼机构内儿童彼此接触机会多，一旦有人患传染性疾病，易互相传播蔓延，导致疾病暴发流行；尤其是托育、托幼机构内的 0~3 岁婴幼儿，缺乏基本的生活能力和表达能力。因此，必须对集体儿童进行保健管理，促进儿童健康成长。集体儿童卫生保健管理指的是根据儿童生长发育的特点，采取预防保健措施，保教结合，为集体儿童营造良好的生活和学习环境，达到促进儿童体格发育，提高儿童体能，预防控制传染病，降低常见病的发病率以及保障和促进儿童健康的目的。

集体儿童卫生保健管理的任务

儿童健康是指儿童没有疾病和伤残，有良好的状态和素质，发育潜力得到充分发展。保障和促进儿童健康应包括三个层面含义，一是要预防和治疗儿童的疾病，消除疾病对儿童健康的威胁，没有疾病是健康最基本的要素；二是要保持良好的身体和生活状态，例如良好的体格、健康的饮食、充足的睡眠、愉悦的情绪等；三是要促进儿童早期发育，使儿童各个方面的潜能得到全面充分的发展。

托育、托幼机构卫生保健工作应围绕这三个层面开展，为0~6岁集体儿童营造适宜、安全的成长环境，集体儿童卫生保健管理的任务包括以下内容。

根据不同年龄儿童特点，建立科学、合理的一日生活制度和安排，通过一日生活的各个环节，对儿童进行生活护理、卫生保健及教育工作。

为儿童提供合理的营养膳食和科学的营养喂养照护，科学制订食谱，保证膳食平衡，预防儿童营养性疾病的发生。加强儿童饮食卫生管理，保证食品安全。

制订与儿童生理特点相适应的早期发展促进活动和体格锻炼计划，根据儿童的年龄特点开展交流与玩耍、游戏及体育活动，并保证儿童户外活动时间，增进儿童的身心健康。

建立健康检查制度，开展儿童定期健康检查、体格生长和心理行为发育监测，建立健康档案。落实晨检及全日健康观察，做好眼保健和视力检查预防听力障碍和龋齿等常见病，发现问题及时处理。

严格执行卫生消毒制度，做好室内外环境及个人卫生，落实预防性消毒工作。

建立传染病预防管理制度，做好传染病的防控工作。协助落实国家免疫规划，在儿童入托时应当查验其预防接种证，发现未按规定接种的儿童要告知其监护人，督促监护人带儿童到当地规定的接种单位补种疫苗。

加强生活照护和日常保育护理工作，对常见的健康问题进行防控，对高危儿进行专案管理。配合妇幼保健机构定期开展儿童眼、耳、口腔保健工作，同时注重儿童心理健康。

建立卫生安全管理制度，落实各项卫生安全防护工作，托育、托幼机构工作人员应掌握常用急救技能，预防伤害事故的发生。

制订健康教育计划，对儿童及家长开展多种形式的健康教育活动，指导家庭养育人掌握科学育儿理念和知识，提高儿童健康养育照护能力和水平。

做好各项卫生保健工作的统计、信息的收集、汇总和报告工作。

3 岁以下婴幼儿照护服务工作目标与要求

托育机构是为 3 岁以下婴幼儿提供照护服务的场所，应当提供健康、安全、丰富的生活和活动环境，并通过多种途径促进婴幼儿身体发育和心理发展。服务工作重点应当包括营养与喂养、睡眠、生活与卫生习惯、动作、语言、认知、情感与社会性等方面。

营养与喂养

目标

1. 得到安全、营养的食物，达到正常生长发育水平。
2. 养成良好的饮食行为习惯。

保育要点

（一）7~12 个月

1. 鼓励继续母乳喂养，不能继续母乳喂养的婴儿使用配方奶喂养。

2. 及时添加辅食，从富含铁的泥糊状食物开始，遵循由一种到多种、由少到多、由稀到稠、由细到粗的原则。辅食不添加糖、盐等调味品。

3. 每次引入新食物时要密切观察婴儿是否有皮疹、呕吐、腹泻等不良反应。

4. 注意观察婴儿所发出的饥饿或饱足信号，并及时、恰当回应，不强迫喂食。

5. 鼓励婴儿尝试自己进食，培养进餐兴趣。

（二）13~24 个月

1. 继续母乳或配方奶喂养，可以引入奶制品作为辅食，每日提供多种类食物。

2. 鼓励和协助幼儿自己进食，关注幼儿以语言、肢体动作等发出的进食需求，顺应喂养。

3. 培养幼儿使用水杯喝水的习惯，不提供含糖饮料。

（三）25~36 个月

1. 每日提供多种类食物。

2. 引导幼儿认识和喜爱食物，培养幼儿专注进食习惯和选择多种食物的能力。

3. 鼓励幼儿参与协助分餐、摆放餐具等活动。

指导建议

1. 制订膳食计划和科学食谱，为婴幼儿提供与年龄发育特点相适应的食物，规律进餐，为有特殊饮食需求的婴幼儿提供喂养建议。

2. 为婴幼儿营造安静、轻松、愉快的进餐环境，协助婴幼儿进食，鼓励婴幼儿表达需求并及时回应，顺应喂养，不强迫进食。

3. 有效控制进餐时间，加强进餐看护，避免发生伤害事件。

睡 眠

目标

1. 获得充足睡眠。
2. 养成独自入睡和作息规律的良好睡眠习惯。

保育要点

（一）7~12 个月

1. 识别婴儿困倦的信号，通过常规睡前活动培养婴儿独自入睡习惯。
2. 帮助婴儿采用仰卧位或侧卧位姿势入睡，保障脸部和头部不被遮盖。
3. 注意观察婴儿睡眠状态，减少抱睡、摇睡等安抚行为。

（二）13~24 个月

1. 固定幼儿睡眠和唤醒时间，逐渐形成规律的睡眠模式。
2. 坚持开展睡前活动，确保幼儿进入较安静状态。
3. 培养幼儿独自入睡的习惯。

（三）25~36 个月

1. 培养幼儿规律作息，每日有充足的午睡时间。
2. 引导幼儿自主做好睡眠准备，养成良好的睡眠习惯。

指导建议

1. 为婴幼儿提供良好的睡眠环境和设施，温湿度适宜，白天睡眠时不过度遮蔽光线，设立独立床位，保证安全、卫生。
2. 加强睡眠过程巡视与照护，注意观察婴幼儿睡眠时的面色、呼吸、睡姿，避免发生伤害事件。
3. 关注个体差异及睡眠问题，采取适宜的照护方式。

生 活 与 卫 生 习 惯

目标

1. 学习盥洗、如厕、穿脱衣服等生活技能。
2. 逐步养成良好的生活卫生习惯。

保育要点

（一）7~12 个月

1. 及时更换尿布，保持臀部和身体干爽清洁。
2. 在生活照护过程中注重与婴儿互动交流。
3. 及时正确识别及回应婴儿哭闹、四肢活动等表达的需求。

（二）13~24 个月

1. 鼓励幼儿及时表达大小便需求，形成一定的排便规律，逐渐学会自己坐便盆。

2. 协助和引导幼儿自己洗手、穿脱衣服等。

3. 引导和帮助幼儿学会咳嗽和打喷嚏的方法。

（三）25~36 个月

1. 培养幼儿主动如厕的习惯。

2. 引导幼儿餐后漱口，使用肥皂或洗手液正确洗手，认识自己的毛巾并擦手。

3. 鼓励幼儿自己穿脱衣服。

指导建议

1. 保持生活场所的安全卫生，预防异物吸入、烧烫伤、跌落伤、溺水、中毒等伤害事件发生。

2. 在生活中逐渐培养婴幼儿的良好习惯，做好回应性照护，引导其逐步形成规则和安全意识。

3. 注意培养婴幼儿良好的用眼习惯，限制电子设备使用时间。

4. 注意培养婴幼儿良好的口腔卫生习惯，预防龋齿。

5. 在各生活环节中做好观察，发现有精神状态不良、烦躁、咳嗽、打喷嚏、呕吐等表现的婴幼儿，要加强看护，必要时及时隔离并联系家长。

动 作

目标

1. 掌握基本的大运动技能。

2. 达到良好的精细动作发育水平。

保育要点

（一）7~12 个月

1. 鼓励婴儿进行身体活动，尤其是地板上的游戏活动。

2. 鼓励婴儿自主探索从躺位变成坐位，从坐位转为爬行，逐渐学会扶站、扶走。

3. 提供适宜的玩具，促进抓、捏、握等精细动作发育。

（二）13~24 个月

1. 鼓励幼儿进行形式多样的身体活动，为幼儿提供参加爬、走、跑、钻、踢、跳等活动的机会。

2. 提供多种类活动材料，促进涂画、拼搭、叠套等精细动作发育。

3. 鼓励幼儿自己喝水、用小勺吃饭、自己翻书等。

（三）25~36 个月

1. 为幼儿提供参加走直线、跑、跨越低矮障碍物、双脚跳、单足站立、原地单脚跳、上下楼梯等活动的机会。

2. 提供多种类活动材料，促进幼儿搭建、绘画、简单手工制作等精细动作发育。

3. 鼓励幼儿自己用水杯喝水、用勺吃饭、协助收纳等。

指导建议

1. 在各个生活环节中，营造丰富的身体活动环境，确保活动环境和材料安全、卫生。

2. 充分利用日光、空气和水等自然条件进行身体锻炼，保证充足的户外活动时间。

3. 安排类型丰富的活动和游戏，并保证每日有适宜强度、频次的大运动活动。做好运动中的观察及照护，避免发生伤害。

4. 关注患病婴幼儿。对处于急慢性疾病恢复期的婴幼儿，及时调整活动强度和时间；发现运动发育迟缓婴幼儿，给予针对性指导，及时转介。

语 言

目标

1. 对声音和语言感兴趣，学会正确发音。

2. 学会倾听和理解语言，逐步掌握词汇和简单的句子。

3. 学会运用语言进行交流，表达自己的需求。

4. 愿意听故事、看图书，初步发展早期阅读的兴趣和习惯。

保育要点

（一）7~12 个月

1. 经常和婴儿说话，引导其对发音产生兴趣，模仿和学习简单的发音。

2. 对婴儿展示生活中常见物品和动作，帮助其逐渐理解简单的词汇。

3. 引导婴儿使用简单的声音、表情、动作、语言表达自己的需求。

4. 为婴儿选择合适的图画书，朗读简单的故事或儿歌。

（二）13~24 个月

1. 培养幼儿正确发音，使其逐步将语言与实物或动作建立联系。

2. 鼓励幼儿模仿和学习使用词语或短句来表达自己的需求。

3. 引导幼儿学会倾听并乐意执行简单的语言指令，积极使用语言进行交流。

4. 提供机会让幼儿多读绘本、多听故事、学念儿歌。

（三）25~36 个月

1. 指导幼儿正确地运用词语说出简单的句子。

2. 鼓励幼儿用语言表达自己的需求和感受。

3. 创造条件和机会，使幼儿多听、多看、多说、多问、多想，可以与幼儿谈论生活中的所见所闻。

4. 培养幼儿阅读的兴趣和能力，让幼儿学讲故事、学念儿歌。

指导建议

1. 营造丰富和应答的语言环境，提供正确的语言示范，保持与婴幼儿的交流与沟通，引导其倾听、理解和模仿语言。

2. 为不同月龄婴幼儿提供适合他们的儿歌、故事或图画书，培养其早期阅读的兴趣和习惯。

3. 关注语言发展迟缓的婴幼儿，并给予个别指导。

认 知

目标

1. 充分运用各种感官探索周围环境，有好奇心和探索欲。

2. 逐步发展注意、观察、记忆、思维等认知能力。

3. 学会想办法解决问题，初步发展想象力和创造力。

保育要点

（一）7~12 个月

1. 提供有利于视、听、触摸等活动的材料，激发婴儿的观察兴趣。

2. 鼓励婴儿调动各种感官，感知物体的大小、形状、颜色、材质等。

3. 引导婴儿观察周围的事物，模仿所看到或听到的某些事物的动作或声音。

（二）13~24 个月

1. 引导幼儿运用各种感官探索周围环境，逐步发展注意、观察、记忆、思维等认知能力。

2. 鼓励幼儿辨别生活中常见物体的大小、形状、颜色、软硬、冷热等明显特征。

3. 鼓励幼儿在操作、摆弄、模仿等活动中想办法解决问题。

（三）25~36 个月

1. 引导幼儿运用各种感官反复持续探索周围环境,逐步巩固和加深对周围事物的认识。

2. 启发幼儿观察、辨别生活中常见物体的特征和用途，进行简单的分类，并感受生活中的数学。

3. 培养幼儿在感兴趣的事情上能够保持一定的专注力。

4. 通过各种游戏和活动，鼓励幼儿主动思考、积极提问并大胆猜想，激发幼儿的想象力和创造力。

指导建议

1. 营造环境，促使婴幼儿通过视、听、触摸等多种感觉活动与环境充分互动，丰富认识和记忆经验。

2. 保护婴幼儿对周围事物的好奇心和求知欲，耐心回应婴幼儿的问题，鼓励婴幼儿自己寻找答案。

3. 在确保安全健康的前提下，支持和鼓励婴幼儿主动探索。

情 感 与 社 会 性

目标

1. 有安全感，能够理解和表达情绪。
2. 有初步的自我意识，逐步发展情绪和行为的自我控制。
3. 与成人和同伴积极互动，发展初步的社会交往能力。

保育要点

（一）7~12个月

1. 观察和了解不同月龄婴儿的需求，把握其情绪变化，尊重和满足其爱抚、亲近、搂抱等情感需求。
2. 引导婴儿理解和辨别高兴、喜欢、生气等不同情绪。
3. 敏感察觉婴儿情绪变化，理解其情感需求并及时回应。
4. 创设温暖、愉快的情绪氛围，提高婴儿交往的积极性。

（二）13~24个月

1. 引导幼儿用表情、动作、语言等方式表达自己的情绪。
2. 培养幼儿保持愉快的情绪，及时肯定和鼓励幼儿适宜的态度和行为。
3. 拓展交往范围，引导幼儿认识他人不同的想法和情绪。
4. 引导幼儿理解并遵守简单的规则。

（三）25~36个月

1. 与幼儿谈论日常生活中幼儿感兴趣的人和事，引导其通过语言和行为等方式表达情绪情感。
2. 鼓励幼儿进行情绪控制的尝试，指导其学会简单的情绪调节策略。
3. 创设人际交往的机会和条件，让幼儿感受到与人交往的愉悦。
4. 帮助幼儿理解和遵守简单的规则，初步学会分享、轮流、等待、协商，尝试解决同伴冲突。

指导建议

1. 观察、了解不同婴幼儿独特的沟通方式和情绪表达特点，正确判断其需求，并给予及时、恰当的回应。
2. 与婴幼儿建立信任和稳定的情感联结，使其有安全感。
3. 建立一日生活和活动常规，开展规则游戏，帮助婴幼儿理解和遵守规则，逐步发展规则意识，适应集体生活。
4. 创造机会，支持婴幼儿与同伴和成人交流互动，体验交往的乐趣。

婴幼儿一日生活安排

▲ 托育/托幼机构应当根据不同年龄段儿童的生理、心理特点，结合本地区的季节、气候特征，建立合理的生活制度。通过一日生活的各个环节，对儿童进行生活护理、卫生保健及教育工作。

▲ 合理安排儿童作息时间和睡眠、进餐、大小便、活动、游戏等各个生活环节的时间、顺序和频率，注意动静结合、集体活动与自由活动结合、室内活动与室外活动结合，保证不同形式的活动交替进行，各环节衔接顺畅，无须久候。托育机构的安排还应兼顾个性化，科学照护婴幼儿入托、饮水、进餐、换尿布、如厕、盥洗、穿脱衣服、睡眠、游戏以及室外活动等各个生活环节。

▲ 保证儿童每日充足的户外活动时间，全日制儿童每日不少于 2 小时，寄宿儿童每日不少于 3 小时。寒冷、炎热季节可酌情调整。

▲ 控制电子设备使用时间。2 岁以下婴幼儿禁止使用电子设备；2~3 岁幼儿控制电子设备使用时间，每天 1~2 次，每次不超过 15 分钟。学龄前儿童每天累计不超过 45 分钟，每次不超过 15 分钟。避免在睡前使用任何电子设备。

▲ 根据儿童年龄特点及本机构服务形式，合理安排每日进餐和睡眠时间（可参考示例 1-2、1-3、1-4）。正餐间隔时间：0~3 岁婴幼儿 3~4 小时，3~6 岁儿童 3.5~4 小时，进餐时间 20~30 分钟/餐，餐后安静活动或散步 10~15 分钟。3~6 岁儿童午睡时间根据季节以 2~2.5 小时/日为宜；0~3 岁婴幼儿应保证日间睡眠时间，年龄越小，睡眠时间越长，睡眠次数越多，应根据 0~6 岁儿童的年龄和个体需要灵活安排（可参照表 1-1）。

▲ 托育、托幼机构还应加强婴幼儿日常照护，保证婴幼儿在照护人员的视线范围内活动。在无防护或限制条件的情况下，乳儿班、托小班照护人员需要做到在婴幼儿一臂内的距离陪伴，避免跌落伤等意外发生。照护人员应每日做好照护记录，定期与婴幼儿监护人沟通反馈婴幼儿的发展情况。

表 1-1　0~6 岁儿童一日生活安排（参考）

年龄	饮食		户外活动时间（小时）	睡眠时间			
	次数	间隔时间（小时）		白天		夜间（小时）	共计（小时）
				次数	持续时间（小时）		
2 个月 ~3 个月	7	3~3.5	1~1.5	4	1.5~2	10~11	17~18
3 个月 ~6 个月	6	3~3.5	1.5~2	3	2~2.5	10	16~18
6 个月 ~1 岁	5	4	2~3	2~3	2~2.5	10	14~15
1 岁 ~1.5 岁	4~5	4	3~4	2	1.5~2	10	12.5~13
1.5 岁 ~3 岁	4	4	4~5	1	2~2.5	10	12~13
3 岁 ~6 岁	3~4	3.5~4	≥2	1	2~2.5	10	12~13

托育 / 托幼机构照护人员应积极主动回应每个婴幼儿的生理和心理需求，敏锐、细心、耐心地理解并回应婴幼儿的哭闹、语言、表情和动作，通过肌肤接触、眼神、微笑、语言等形式对婴幼儿的需求做出及时、恰当的回应，使婴幼儿在生活过程中获得愉悦感、自主感、满足感和安全感，促进婴幼儿认知能力和社会情感的发展。

严格执行一日生活制度，卫生保健人员应当每日巡视，观察班级执行情况，发现问题及时予以纠正，以保证儿童在托育 / 托幼机构内生活的规律性和稳定性，具体工作安排可参考示例 1-5（表 1-7）。

膳食营养

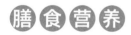

膳食管理

1. 提供餐饮服务的托育 / 托幼机构，应当严格遵守《中华人民共和国食品安全法》等法律法规，规范执行食品安全标准，实行园长负责制，依法依规取得食品经营许可证，建立健全各项食品安全管理制度。托育机构若从供餐单位订餐的，应当建立健全机构外供餐管理制度，选择取得食品经营许可、能承担食品安全责任、社会信誉良好的供餐单位，与之签订合同 / 协议。对供餐单位的食品随机进行外观查验和必要的检验，并在供餐合同 / 协议中明确不合格食品的处理方式。

2. 为儿童提供符合国家《生活饮用水卫生标准》（GB 5749-2022）的生活饮用水。直饮水应每半年进行水质监测，定期更换滤芯。盛装开水的器皿（如保温桶）要定期清洗，并加盖上锁。饮水设备放置点周围应保持良好的卫生状况。保证儿童按需饮水。每日上午、下午各 1~2 次集中饮水，1~3 岁儿童每日饮水量为 50~100 毫升 / 次，3~6 岁儿童每日饮水量为 100~150 毫升 / 次，并根据季节变化及天气变化酌情调整饮水量。供儿童饮用的水（包括冲泡奶粉的水）须保证为经煮沸后冷却到40℃左右的开水，并采取措施避免儿童烫伤。

3.儿童膳食应当由专人负责，设立有家长代表参加的膳食委员会并定期召开会议，进行民主管理。工作人员膳食应与儿童膳食严格分开，儿童膳食费专款专用，账目每月公布。

4.儿童食品应当在具有食品生产许可证或食品流通许可证的单位采购。食品进货前必须采购查验及索票索证，托育 / 托幼机构应建立食品采购和验收记录制度。

5.儿童食堂应当每日清扫、消毒，保持内外环境整洁，消除苍蝇、老鼠、蟑螂和其他有害昆虫等。食品加工用具必须生熟标识明确、分开使用、定位存放。餐饮具、熟食盛器应在食堂或清洗消毒间集中清洗消毒，消毒后保洁存放。库存食品应当分类标识，注明保质日期，定位储藏。

6.严格按照相关规定做好食品的采购、储存、制作、烹饪、留样等工作。食物应保证新鲜、煮熟，使用安全卫生的水，禁止加工变质、有毒、不洁、超过保质期的食物，禁止提供隔夜剩饭菜，不制作冷荤凉菜，不使用腊肉、咸菜等腌制食材，不加工制作四季豆、鲜黄花菜、野生蘑菇、发芽土豆等高风险食品。应当对每餐次加工制作的每种食品成品进行留样，留样食品按品种分别盛放于清洗消毒好的密闭专用容器内，在冷藏条件下存放48小时以上；每样品种不少于125克，以满足检验需要，并做好记录。

7.儿童进餐环境应当卫生、整洁、舒适。餐前做好充分准备，按时进餐，保证儿童情绪愉快。引导儿童享受食物，养成规律就餐、专注就餐、自主进食的良好饮食习惯。学会正确选择零食，避免高糖、高盐和油炸食品。注意培养用餐礼仪，懂得珍惜食物。结合春节、元宵、端午等传统节日开展活动，让儿童体验中华饮食文化。婴幼儿进餐时应有保育员看护，避免提供容易导致婴幼儿进食意外的食物，餐后注意观察婴幼儿的面色、精神，防止意外窒息。

8.接触食品的炊事人员和保育员应做好个人卫生，穿戴清洁的工作衣，接触食品前均应用流动水洗净双手。炊事人员操作熟食时应穿清洁的工作衣，戴口罩、帽子，禁止穿工作衣如厕，各项操作应符合要求。

9.鼓励、支持母乳喂养，收托24月龄以下婴幼儿的托育机构应设立喂奶室。母乳不足或不能母乳喂养的婴幼儿，应以配方奶粉作为母乳的补充，其他乳制品可作为13~24月龄幼儿的食物进行多样化尝试，以少量为宜。

10.托育机构应配有专人负责母乳及配方奶粉的储存。储存的母乳应详细标明泵奶时间、婴幼儿及其母亲姓名；母乳保存在37℃以下室温不超过3小时，冰箱冷藏保存不超过24小时，家用冰箱冷冻室冻存（-20℃条件下)2~3个月。储存母乳喂养前须核对姓名和储存时间，用温水加热至37~40℃；配方奶粉应标明生产日期、开罐日期、保质期、婴幼儿姓名、家长姓名等信息。建议使用40℃的温开水冲泡配方奶粉，冲泡好的奶液应立即食用，未喝完的奶液建议尽快丢弃，静置时间超过2小时的不宜食用。

★如家长要求食用自带食物，机构工作人员应与家长充分沟通，并做好接收和食用记录。如需使用特殊医学用途婴儿配方食品，家长应提供医生或临床营养师的建议证明。

膳 食 营 养

1. 托育/托幼机构应当根据儿童年龄特点和生长发育的需求，以《中国居民膳食指南（2022）》为指导，参考《中国居民膳食营养素参考摄入量（2023版）》、0~6岁儿童喂养建议及各类食物每日参考摄入量（见第四章第二节），为不同年龄段的儿童制订膳食计划，编制营养合理、均衡的食谱，提供易于消化、营养丰富、安全卫生、健康的膳食。

2. 根据膳食计划制订带量食谱，食物品种要多样化且合理搭配，先算（食谱分析）后吃。食谱1~2周更换1次，并向家长公布。托育/托幼机构若从供餐单位订餐的，应要求供餐单位提供用餐的带量食谱，方便托育/托幼机构进行食谱分析。

3. 在主副食的选料、洗涤、切配、烹调的过程中，方法应当科学合理，以减少营养素的流失，食物应符合儿童清淡口味，达到营养膳食的要求。烹调食物注意色、香、味、形，提高儿童的进食兴趣。

4. 托育、托幼机构至少每季度进行一次膳食调查和营养评估，儿童热量和蛋白质平均摄入量全日制托幼机构应当达到"膳食营养素参考摄入量（DRIs）"的80%以上，寄宿制机构应当达到"DRIs"的90%以上。维生素A、B_1、B_2、C及矿物质钙、铁、锌等应当达到"DRIs"的80%以上。蛋白质、脂肪、碳水化合物三大营养素热量占总热量的百分比分别为8%~20%、30%~35%、50%~65%。每日早餐、午餐、晚餐热量分配比例以30%、40%、30%为宜。优质蛋白质应占蛋白质总量的50%以上。

5. 可为贫血、营养不良、食物过敏等儿童提供特殊膳食。有特殊喂养需求的，儿童监护人应当提供书面说明。托育、托幼机构应当做好食物过敏儿童的登记工作，提供餐点时应避免婴幼儿食物过敏。不提供正餐的托育机构，每日至少提供1次点心。

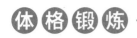

体格锻炼

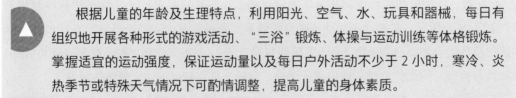

▲ 根据儿童的年龄及生理特点，利用阳光、空气、水、玩具和器械，每日有组织地开展各种形式的游戏活动、"三浴"锻炼、体操与运动训练等体格锻炼。掌握适宜的运动强度，保证运动量以及每日户外活动不少于 2 小时，寒冷、炎热季节或特殊天气情况下可酌情调整，提高儿童的身体素质。

▲ 保证儿童室内外运动场地和运动器械的清洁、卫生、安全，活动前做好场地布置和运动器械的准备。定期进行室内外安全隐患排查。

▲ 组织锻炼前全面了解儿童的健康状况，患病儿童应暂停体格锻炼；病愈恢复期的儿童的运动量要根据身体状况予以调整；高危儿的体格锻炼进程应当较健康儿童缓慢，时间缩短，并对儿童运动反应进行仔细观察。若有不良反应，要及时采取措施或停止游戏活动。活动后注意观察婴幼儿的精神、食欲、睡眠等状况。

▲ 运动中注意观察儿童的面色、精神状态、呼吸、出汗量和儿童对锻炼的反应，每周抽查记录儿童体格锻炼观察表，对儿童进行体育锻炼效果评估。

健康检查

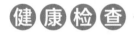

儿童健康检查

入园（托）健康检查

1. 儿童入园（托）前应当到具有合法资质的医疗卫生机构进行健康检查，合格后方可入园（托）。入园（托）体检率应达到100%。托育/托幼机构不应拒绝乙肝表面抗原阳性但肝功能正常的儿童入园（托）。

2. 儿童入园（托）体检中发现疑似传染病者应当暂缓入园（托），及时确诊治疗。

3. 儿童入园（托）前应当完成适龄的预防接种，经指定医疗机构验证合格后方可入园（托）。

4. 儿童入园（托）时，托育/托幼机构应当查验《儿童入园（托）健康检查表》（见表1-2），《广州市母子健康手册—儿童篇》，《预防接种证》。

发现没有预防接种证或未依照国家免疫规划受种的儿童，应当在 30 日内向托育/托幼机构所在地的接种单位或县级疾病预防控制机构报告，督促监护人带儿童到当地规定的接种单位补证或补种。托育/托幼机构应当在儿童补证或补种后复验预防接种证。

表 1-2 儿童入园（托）健康检查表

姓名			性别		年龄		出生日期		年 月 日	
既往病史		1. 先天性心脏病　　2. 癫痫　　3. 高热惊厥　　4. 哮喘　　5. 其他: _____								
过敏史				家长签名						
体格检查	体重	kg	评价		身长（高）	cm	评价		皮肤	
	眼	左	视力	左	耳	左	口腔	牙齿数		
		右		右		右		龋齿数		
	头颅		胸廓		脊柱四肢			咽部		
	心肺		肝脾		外生殖器			其他		
辅助检查	血红蛋白(Hb)				丙氨酸氨基转移酶(ALT)					
	其他									
检查结果					医生意见					

医生签名:　　　　　　　　　　　检查单位:

体检日期:　　　年　　月　　日　　　　（检查单位盖章）

填表说明:

1. 基本情况

既往病史: 在对应的疾病上画 "√"，"其他" 后填写未注明的疾病;

过敏史: 注明过敏的药物或食物等;

家长签名: 儿童既往病史和过敏史须经家长确认后签字。

2. 体格检查

体重、身长（高）: 填写检查实测数值，评价按离差法（上、中、下）或百分位数法（<P3, P3~P97, >P97）填写;

皮肤: 未见异常的填写 "-"，异常的填写阳性体征;

眼: 按左右眼填写，未见异常的填写 "-"，眼外观异常的填写阳性体征;

视力: 4 岁以上儿童应查视力，填写实测数值，未进行视力检查的应注明 "未测"，测查不合作者填写 "不合作";

耳: 按左右耳填写，未见异常的填写 "-"，外耳异常的填写阳性体征;

口腔: 填写牙齿萌出数，按牙位填写龋齿位置;

头颅、胸廓、脊柱四肢: 相关项目中未见异常的填写 "-"，异常的填写阳性体征;

咽部: 咽部检查未见异常的填写 "-"，异常的填写阳性体征;

心肺: 听诊未见异常的填写 "-"，异常的填写阳性体征;

肝脾: 填写肝脾触诊情况，未触及填写 "-"，触及肋下肝脾，按厘米填写;

外生殖器: 检查男童，未见异常的填写 "-"，异常者填写阳性体征;

其他: 填写表格上未列入的其他阳性体征。

3. 辅助检查

血红蛋白(Hb)、丙氨酸氨基转移酶(ALT)：填写实际检测数值，并将化验报告贴附于儿童入园（托）健康检查表背面。

其他：根据需要填写相关辅助检查结果，并将化验报告贴附于儿童入园（托）健康检查表背面。

4. 检查结果

注明检查中发现的疾病或阳性体征，如未见异常填写 "-"。

5. 医生意见

根据检查结果，注明 "体检合格" 或 "暂缓入园（托）"。

6. 医生签名

由主检医生签字，并填写日期。

7. 检查单位

加盖检查单位体检专用章。

定期健康检查

1. 承担儿童定期健康检查的医疗卫生机构及人员应当取得相应的资格。定期健康检查可安排在托育／托幼机构内进行，机构应做好人员、场地和物品等的配合。托育机构婴幼儿也可由家长带到医疗卫生机构进行。

2. 儿童定期健康检查项目包括：测量身长（高）、体重，检查五官、皮肤、心肺、肝脾、脊柱、四肢等，测查视力、听力，检测血红蛋白或血常规。

婴幼儿要求分别在 3、6、8、12、18、24、30、36 月龄进行 1 次健康检查和每年 1 次血红蛋白或血常规检测，3 岁以上儿童每年进行 1 次健康检查和血红蛋白或血常规检测，4 岁以上儿童每年检查 1 次视力。托育／托幼机构应及时督促家长带有异常情况的婴幼儿到医疗卫生机构就诊，配合医疗卫生机构进行健康管理。

3. 儿童离开托育／托幼机构 3 个月以上的需重新按照入园（托）检查项目进行健康检查。

4. 转园（托）儿童持原机构提供的《儿童转园（托）健康证明》《广州市母子健康手册—儿童篇》可直接转园（托）。《儿童转园（托）健康证明》（一式两份）有效期为 3 个月（见表 1-3）。

5. 托育／托幼机构应每季度测量儿童身长、体重并做好登记，对于身长、体重连续 2 季度增长不良或增长过速的，需指导转诊至医疗机构进行干预。托育／托幼机构应按发育预警征月龄进行发育筛查，发现问题采取针对性干预训练或指导转诊至医疗机构进行进一步检查。

表 1-3　儿童转园 (托) 健康证明 (原机构留存单)

姓名		性别		年龄		出生日期	年　月　日	
离园日期			转入新园名称					
既往病史			目前健康状况					
家长签名								
卫生保健人员签名：　　　　　　　　转出单位： 日期：　　年　　月　　日　　　　　(转出单位盖章)								

备注：自儿童离园之日起 3 个月内有效。

儿童转园 (托) 健康证明

姓名		性别		年龄		出生日期	年　月　日	
离园日期			转入新园名称					
既往病史			目前健康状况					
家长签名								
卫生保健人员签名：　　　　　　　　转出单位： 日期：　　年　　月　　日　　　　　(转出单位盖章)								

备注：自儿童离园之日起 3 个月内有效。

1.做好每日晨间或午间入园（托）检查。检查内容包括询问儿童在家有无异常情况，观察精神状况、有无发热和皮肤异常，检查有无携带不安全物品等，发现问题及时处理。检查步骤包括"**一看二问三测四查**"。

一看：通过询问家长了解儿童离园（托）后到来园（托）期间的一般健康状况，包括精神、食欲、睡眠、大小便等情况及有无咳嗽、流鼻涕等症状。

二问：建议使用非接触式体温测量仪（如红外体温探测仪）测量。若儿童疑似发热，推荐使用医用电子测温计进行复测。

三测：看儿童精神是否活泼，面色是否正常，有无流泪、眼结膜充血、流鼻涕等，注意皮肤（包括面、额、耳后、颈部）是否有皮疹。

四查：根据当地儿童传染病流行情况对易感儿童进行重点检查，以便及早发现，及时指导就医。同时检查儿童口袋中是否携带可造成创伤的玩物，如小刀、玻璃等。

凡接触疑似患病或患病儿童后应进行手部清洁消毒，清洁消毒后再对下一个儿童进行检查。对传染病或其他疾病可疑者，可由家长带儿童去医疗机构诊治。

2.对儿童进行全日健康观察，内容包括饮食、睡眠、大小便、精神状况、情绪、行为等，并做好观察及处理记录。

3.卫生保健人员每日深入班级巡视2次，发现患病、疑似传染病儿童应当尽快隔离并与家长联系，建议及时到医院诊治，并追访诊治结果。儿童缺勤应按相关要求及时做好随访与缺勤登记。

4.患病儿童应当离园（托）休息治疗。如果接受家长委托喂药，保健医生应核查儿童就诊病历，做好药品交接登记（包括班级、姓名、疾病诊断、药物名称、药物剂量、用药时间、用药方法），并请家长确认签字。

工作人员健康检查

1.托育、托幼机构工作人员上岗前必须按照《托儿所、幼儿园卫生保健管理办法》的规定，经县级以上人民政府卫生行政部门指定的医疗卫生机构进行健康检查（见表1-4），取得"托育/托幼机构工作人员健康合格证"后方可上岗。

2.精神疾病患者或者有精神疾病史者不得在托育/托幼机构工作。

表1-4 托育/托幼机构工作人员健康检查表

姓名		性别		年龄		婚否		编号		照片
单位				岗位				民族		
既往病史	1. 肝炎　　2. 结核　　3. 皮肤病　　4. 性传播性疾病 5. 精神疾病　6. 其他：_____　　受检者确认签字：_____									
身份证号										

体格检查	血压		心肺		肝脾	
	皮肤		五官		其他	

化验检查	丙氨酸氨基转移酶（ALT）		滴虫	
	淋球菌		梅毒螺旋体	
	外阴阴道假丝酵母菌（念珠菌）		其他	

胸部 X 片检查	
其他检查	

检查结果		医生意见	

医生签名：　　　　　　　　　　　检查单位：

体检日期：　　年　　月　　日　　　　　（检查单位盖章）

备注：1. 滴虫、外阴阴道假丝酵母菌属妇科检查项目。
2. 胸部 X 片检查只限于上岗前及上岗后出现呼吸系统疑似症状者。
3. 凡体检合格者，由健康检查单位签发健康合格证。

填表说明：

托育/托幼机构工作人员健康检查表为工作人员上岗前和定期健康检查使用。

1. 基本情况

编号：根据工作需要排序编号；

单位：填写所在任职单位的全称；

岗位：按所在实际岗位填写，如园（所）长、教师、保育员、炊事人员、保健人员等；

身份证号：如实填写受检者身份证号；

照片：受检者本人近期照片。

2. 既往病史

在对应的疾病上画"√"；"其他"后填写未注明的疾病；既往病史经受检者确认后签字。

3. 体格检查

血压：填写检查实测数值，单位为 mmHg；

心肺：听诊未见异常的填写"−"，异常的填写阳性体征；

肝脾：填写肝脾触诊情况，未触及填写"−"，触及肋下肝脾，按厘米填写；

皮肤：未见异常的填写"−"，异常的填写阳性体征；

五官：未见异常的填写"−"，异常的填写阳性体征；

其他：填写表格上未列入的其他阳性体征。

4. 辅助检查

丙氨酸氨基转移酶(ALT)、梅毒螺旋体：填写实际血清检测数值；

滴虫、淋球菌、外阴阴道假丝酵母菌：按照阴道分泌物实际检测结果填写"−"或"+"；

胸部 X 片检查：上岗前必须检查，上岗后出现呼吸系统疑似症状时检查，未见异常的填写"−"，异常的填写阳性体征；

其他：根据需要填写相关辅助检查结果；将所有辅助检查报告及复查报告单贴附于托育／托幼机构工作人员健康检查表背面。

5. 检查结果

注明检查中发现的疾病或阳性体征，如未见异常填写"−"。

6. 医生意见

根据检查结果，符合上岗条件者填写"体检合格"及日期；不符合上岗条件者填写"体检不合格"，并及时离岗诊断治疗。

7. 医生签名

由主检医生签字，并填写日期。

8. 检查单位

加盖检查单位体检专用章。

定期健康检查

1. 托育、托幼机构在岗工作人员必须按照《托儿所、幼儿园卫生保健管理办法》规定的项目每年进行 1 次健康检查。

2. 发现在岗工作人员患有精神疾病，应当立即调离托育／托幼机构。

3. 凡患有下列症状或疾病者须离岗，治愈后须持县级以上人民政府卫生行政部门指定的医疗卫生机构出具的诊断证明，并取得"托育／托幼机构工作人员健康合格证"后，方可回园（托）工作。

（1）发热、腹泻等症状；

（2）流感、活动性肺结核等呼吸道传染性疾病；

（3）痢疾、伤寒、甲型病毒性肝炎、戊型病毒性肝炎等消化道传染性疾病；

（4）淋病、梅毒、滴虫性阴道炎、化脓性或者渗出性皮肤病等；

（5）体检过程中发现异常者，由体检的医疗卫生机构通知托育／托幼机构的患病工作人员到相关专科进行复查和确诊，并追访诊治结果。

卫生与消毒

环境卫生

1. 建立室内外环境卫生清扫和检查制度，每周全面检查 1 次并记录，为儿童提供整洁、安全、舒适的环境。

2. 室内应当有防蚊、蝇、鼠、虫及防暑和防寒设备，并放置在儿童接触不到的地方。集中消毒应在儿童离园（托）后进行。

3. 保持室内空气清新、光照充足。采取湿式清扫方式清洁地面。厕所做到清洁通风、无异味，每日定时打扫，保持地面干燥。便器每次用后及时清洗干净。

4. 卫生洁具各班专用专放并设置标记。抹布用后及时清洗干净，晾晒、干燥后存放；拖布清洗后应当晾晒或控干后存放。

5. 枕席、凉席每日用温水擦拭，被褥每月曝晒 1~2 次，床上用品每月清洗 1~2 次。

6. 保持玩具、图书表面清洁卫生，每周至少进行 1 次玩具清洗，图书每 2 周翻晒 1 次。

个人卫生

1. 儿童日常生活用品专人专用，保持清洁。要求每人每日 1 巾 1 杯专用，饮水杯（瓶）每日用后及时清洗并采用流动蒸汽、高温煮沸等方式消毒。每人 1 床 1 被。

2. 培养儿童良好的卫生习惯。饭前便后应当用肥皂、流动水洗手，早晚洗脸、刷牙，饭后漱口，做到勤洗头、洗澡、换衣、勤剪指（趾）甲，保持服装整洁。

3. 工作人员应当保持仪表整洁，注意个人卫生。饭前便后和护理儿童前应用肥皂、流动水洗手；上班时不戴戒指等饰品，不留长指甲；不在托育 / 托幼机构内吸烟。

预防性消毒

1. 儿童活动室、卧室应当经常开窗通风，保持室内空气清新。每日至少开窗通风 2 次，每次至少 10~15 分钟。在不适宜开窗通风时，每日应当采取其他方法对室内空气消毒 2 次。发生传染病的疫情防控期间，应适当增加空气消毒次数。

2. 餐桌每餐使用前消毒。水杯每日清洗消毒，用水杯喝豆浆、牛奶等易附着于杯壁的饮品后，应当及时清洗消毒。反复使用的餐巾每次使用后消毒。擦手毛巾每日消毒 1 次。

3. 门把手、水龙头、床围栏等儿童易触摸的物体表面每日消毒 1 次。坐便器每次使用后及时冲洗，接触皮肤部位及时消毒。洗手池、厕所地面每日至少消毒 1 次，出现污染情况随时擦拭清洁，抹布等卫生洁具每次使用后消毒。

4. 使用符合国家标准或规定的消毒器械和消毒剂。环境和物品的预防性消毒方法应当符合要求，托育 / 托幼机构环境和物品预防性消毒方法见第六章第二节。

传染病预防与控制

▲ 督促家长按免疫程序和要求完成儿童预防接种。配合疾病预防控制机构做好儿童常规接种、群体性接种或应急接种工作。

▲ 建立传染病管理制度。按照《中华人民共和国传染病防治法》《学校卫生工作条例》《学校和托幼机构传染病疫情报告工作规范（试行）》等法律法规和有关规定做好传染病防控、疫情监测，托育／托幼机构内发现传染病疫情或疑似病例后，应当立即向属地疾病预防控制机构（社区卫生服务机构）报告。

▲ 班级老师每日登记本班儿童的出勤情况。对因病缺勤的儿童，应当了解儿童的患病情况和可能的病因，对疑似患传染病的，要及时报告给机构疫情报告人。机构疫情报告人接到报告后应当及时追查儿童的患病情况和可能的病因，以做到对传染病人的早发现、早隔离。

▲ 发现疑似传染病病例时，应当及时设立临时隔离室，对患儿采取有效的隔离控制措施。临时隔离室的室内环境、物品应当便于实施随时性消毒与终末消毒，控制传染病在机构内暴发和续发。

▲ 托育／托幼机构应当配合当地疾病预防控制机构对被传染病病原体污染（或疑似污染）的物品和环境实施随时性消毒与终末消毒。

▲ 发生传染病期间，托育、托幼机构应当加强晨午检和全日健康观察，并采取必要的预防措施，保护易感儿童。对发生传染病的班级按要求进行医学观察，医学观察期间该班与其他班相对隔离，不办理入园（托）和转园（托）手续。

▲ 卫生保健人员应当定期对儿童及其家长开展预防接种和传染病防治知识的健康教育，提高其防护能力和意识。传染病流行期间，加强对家长的宣传工作。

▲ 患传染病的儿童隔离期满后，凭医疗卫生机构出具的痊愈证明方可返园（托）。根据需要，来自疫区或有传染病接触史的儿童，检疫期过后方可入园（托）。

常见病预防与管理

▲ 托育／托幼机构应当通过健康教育普及卫生知识，培养儿童良好的卫生习惯；提供合理匀衡膳食；加强体格锻炼，增强儿童体质，提高儿童对疾病的抵抗能力。

▲ 定期开展儿童眼、耳、口腔保健，发现视力低下、听力异常、龋齿等问题要进行登记管理，督促家长及时带患病儿童到医疗卫生机构进行诊断及矫治。

▲ 对贫血、营养不良、肥胖等营养性疾病和先心病儿童进行登记管理，对中重度营养性缺铁性贫血、中重度营养不良、活动性佝偻病、先天性心脏病和单纯性肥胖症的儿童进行专案管理，督促家长及时带患病儿童进行治疗和复诊。

▲ 对患有哮喘、癫痫等疾病以及有药物或食物过敏史的儿童进行登记，加强日常健康观察和保育护理工作。基于儿童个体需求，机构应与家长共同制订个体化应急预案。

▲ 重视儿童心理行为保健，开展儿童心理卫生知识的宣传教育，采用《0~6 岁儿童心理行为发育问题预警征象》（具体见第三章儿童心理健康促进），定期进行儿童行为发育筛查并登记好，对于筛查不通过者，要及时告知家长，督促家长带其到医疗保健机构进行诊疗。

伤害预防与安全照护

▲ 托育 / 托幼机构的各项活动应当以儿童安全为前提，落实安全管理主体责任，建立健全安全防护措施和检查制度。机构应配备必要的安保人员和物防、技防设施，落实预防儿童伤害的各项措施。

▲ 房屋、场地、家具、玩教具、生活设施等应当符合国家相关安全标准和规定，并定期进行安全排查，以消除安全隐患。机构应当明确专兼职消防安全管理人员及其管理职责，加强消防设施维护管理，确保用火用电用气安全。

▲ 建立重大自然灾害、食物中毒、踩踏、火灾、暴力、传染病等突发事件的应急预案，定期对工作人员、儿童及其监护人进行安全教育和突发事件应急处理能力培训，普及安全知识，并组织机构工作人员、儿童进行演练，提高自我保护和自救的能力。如果发生重大伤害事件，应当立即采取有效措施，并及时向上级有关部门报告。

▲ 保教人员应当定期接受预防儿童伤害相关知识和急救技能的培训，做好儿童安全工作，消除安全隐患，避免跌落、烧烫伤、意外窒息、溺水、中毒、动物致伤、交通事故等伤害的发生。

▲ 建立完善的儿童接送制度，儿童应当由监护人或其委托的成年人接送；设立门卫与安保人员，严格管理接送儿童的交接，避免儿童走失。

▲ 工作人员应当具有完全民事行为能力和良好的职业道德，热爱儿童，身心健康，无虐待儿童记录，无犯罪记录，并符合国家和地方相关规定要求的资格条件。对虐童等行为实行零容忍，一经发现，严格按照法律法规和有关规定，追究有关负责人和责任人的责任。

▲ 托育 / 托幼机构应当建立照护服务、安全保卫等监控体系。监控报警系统确保 24 小时设防，儿童生活和活动区域应当全覆盖。托育机构监控录像资料保存期不少于 90 日，幼儿园不少于 30 日。

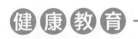

健康教育

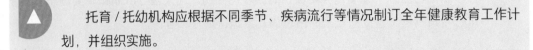

▲ 托育/托幼机构应根据不同季节、疾病流行等情况制订全年健康教育工作计划，并组织实施。

▲ 健康教育的内容应涵盖膳食营养、心理卫生、疾病预防、儿童安全以及良好行为习惯的培养等。健康教育的形式包括开设健康教育课、发放健康教育资料、宣传专栏、咨询指导、家长开放日等。

▲ 托育/托幼机构应采取多种途径开展健康教育宣传。每季度对保教人员开展1次健康讲座，每学期至少举办1次家长讲座。每班有健康教育图书，并组织儿童开展健康教育活动。

▲ 托育/托幼机构应做好健康教育记录，定期评估相关知识知晓率、良好生活卫生习惯养成、儿童健康状况等健康教育效果。

信息收集

▲ 托育/托幼机构应接受各级妇幼保健、社区卫生服务机构、疾病预防控制、卫生监督、市场监督等机构对其卫生保健工作进行业务指导和监督执法，并做好工作记录。

▲ 托育/托幼机构应建立儿童及工作人员健康档案，包括托育/托幼机构工作人员健康合格证、儿童入园（托）健康检查表或儿童转园（托）健康证明、儿童健康检查表或健康手册、儿童身高身长体重监测记录、视力保健档案、心理行为发育问题预警征象筛查记录等（参见第十一章）。

▲ 托育/托幼机构应当对卫生保健工作进行记录，内容包括出勤、晨午检及全日健康观察，体格锻炼，膳食管理，卫生消毒，营养性疾病、常见病、传染病、伤害和健康教育等记录，按要求定期上报报表和监测报告卡。托育机构还需做好婴幼儿日常照护记录（参见第十一章）。

▲ 托育/托幼机构每年度应制订学年工作计划（具体参照示例1-1），定期对儿童出勤和月发病情况、儿童体格发育、健康检查、心理行为筛查、膳食营养、安全事故发生情况、常见病和传染病、健康教育等进行统计分析，掌握儿童健康及营养状况，对突出的健康问题应有干预措施。积极应用妇幼互联网平台或计算机软件系统对儿童体格发育评价、膳食营养评估等卫生保健信息进行管理。

▲ 工作记录和健康档案应当真实、完整、字迹清晰，并及时归档，至少保存3年。

·工作流程·

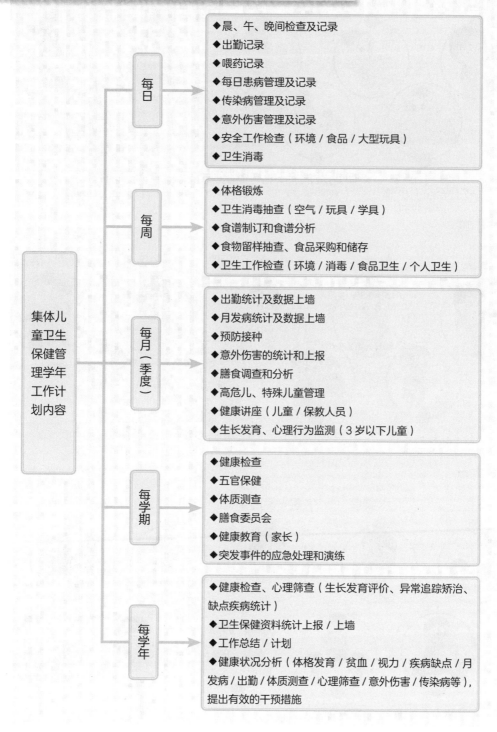

集体儿童卫生保健管理学年工作计划内容

每日
◆晨、午、晚间检查及记录
◆出勤记录
◆喂药记录
◆每日患病管理及记录
◆传染病管理及记录
◆意外伤害管理及记录
◆安全工作检查（环境／食品／大型玩具）
◆卫生消毒

每周
◆体格锻炼
◆卫生消毒抽查（空气／玩具／学具）
◆食谱制订和食谱分析
◆食物留样抽查、食品采购和储存
◆卫生工作检查（环境／消毒／食品卫生／个人卫生）

每月（季度）
◆出勤统计及数据上墙
◆月发病统计及数据上墙
◆预防接种
◆意外伤害的统计和上报
◆膳食调查和分析
◆高危儿、特殊儿童管理
◆健康讲座（儿童／保教人员）
◆生长发育、心理行为监测（3岁以下儿童）

每学期
◆健康检查
◆五官保健
◆体质测查
◆膳食委员会
◆健康教育（家长）
◆突发事件的应急处理和演练

每学年
◆健康检查、心理筛查（生长发育评价、异常追踪矫治、缺点疾病统计）
◆卫生保健资料统计上报／上墙
◆工作总结／计划
◆健康状况分析（体格发育／贫血／视力／疾病缺点／月发病／出勤／体质测查／心理筛查／意外伤害／传染病等），提出有效的干预措施

集体儿童卫生保健管理学年工作计划内容图

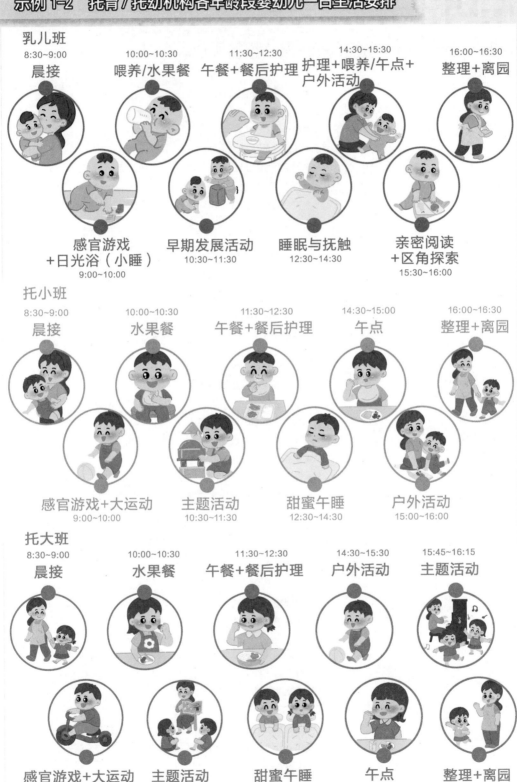

乳儿班

| 8:30~9:00 | 10:00~10:30 | 11:30~12:30 | 14:30~15:30 | 16:00~16:30 |
| 晨接 | 喂养/水果餐 | 午餐+餐后护理 | 护理+喂养/午点+户外活动 | 整理+离园 |

感官游戏+日光浴（小睡） 9:00~10:00
早期发展活动 10:30~11:30
睡眠与抚触 12:30~14:30
亲密阅读+区角探索 15:30~16:00

托小班

| 8:30~9:00 | 10:00~10:30 | 11:30~12:30 | 14:30~15:00 | 16:00~16:30 |
| 晨接 | 水果餐 | 午餐+餐后护理 | 午点 | 整理+离园 |

感官游戏+大运动 9:00~10:00
主题活动 10:30~11:30
甜蜜午睡 12:30~14:30
户外活动 15:00~16:00

托大班

| 8:30~9:00 | 10:00~10:30 | 11:30~12:30 | 14:30~15:30 | 15:45~16:15 |
| 晨接 | 水果餐 | 午餐+餐后护理 | 户外活动 | 主题活动 |

感官游戏+大运动 9:00~10:00
主题活动 10:30~11:30
甜蜜午睡 12:30~14:30
午点 15:30~15:45
整理+离园 16:15~16:30

托育/托幼机构各年龄段婴幼儿一日生活安排图

示例1-3　幼儿园一日生活安排

表1-5　幼儿园一日生活安排

时间	内容
7:45~8:00	晨间接待、晨检、洗手、晨锻
8:00~8:30	早餐
8:30~9:30	户外或室内自主游戏、自选区域活动
9:30~9:50	分组活动
9:50~10:50	户外体育活动
10:50~11:30	餐前生活活动
11:30~12:15	午餐及餐后散步
12:15~14:30	午睡
14:30~15:10	起床、盥洗、吃午点
15:10~16:10	户外体育活动
16:10~16:30	室内活动
16:30~17:00	◆不托管幼儿生活活动，离园 ◆托管幼儿自选区域游戏
17:00~17:45	晚餐及餐后自选活动
17:45~18:00	托管幼儿离园

示例 1-4　某机构托幼儿一日生活安排

此年龄段的幼儿处在行走练习阶段的热情期,独立意识开始萌发,行动力逐渐增强,一日生活安排中应尽量满足幼儿自主探索的需求,少安排规则性太强的集体活动。

表 1-6(a)　苗苗班周计划表

某某学园——苗苗班 周计划表					
本周重点	1. 夏日主题之一——荷花。 2. 食品安全教育:掉落在地上的食物不可以吃。 3. 个人卫生教育:小手有细菌,不要放嘴巴。		**家园配合** 1. 在家里,和孩子一起找图片,认识荷花。 2. 天气炎热,食物容易变质,在食用前,确认好最佳食用时间,减少孩子肠胃炎的发生。 3. 请在本周准备一张全家福照片,尺寸为:10CM*15CM,用作班级照片墙。		
时间		星期一	星期二	星期三	星期四	星期五

时间		星期一	星期二	星期三	星期四	星期五
上午	8:00~8:30	入园时间: 晨接(晨检)一户外阳光晨运				
	8:30~9:00	早餐时间: 盥洗\喝水(少量)一早餐一餐后阅读				
	9:00~10:10 自由探索	圆圈活动:　走线 / 周一 周末分享 / 社交问好 / 唱名字 / 爱的抱抱 / 月主题活动				
		精细动作《串珠子》	美工《苹果树》	小肌肉《挤海绵》	语言《模型与图片配对》	专注力《安静游戏》
		幼儿可以在食物制备区、日常生活区、感官区、表演区、艺术区、语言区、美劳区自由探索,老师根据对幼儿的观察进行相关的引导,辅助幼儿成长。				
	10:10~10:30	水果餐: 盥洗一喝水一有序取水果一吃完后整理和归位椅子餐具一洗手一大运动前准备(隔汗巾 / 增减衣服)				
	10:30~11:20 大肌肉运动	本周热身音乐律动: 小兔跳跳　　　运动游戏目的: 锻炼幼儿身体协调能力,满足儿童体适能发展需求,保障 1 个小时的运动量。				
		小兔采蘑菇	青蛙过河	赶小猪	袋鼠跳	小狗运球
		安全与规则的约定一自由玩耍一活动结束一起整理游戏区一喝水				
	11:20~12:00	盥洗一餐前手指游戏 / 认识餐食一取餐一开餐仪式一餐后椅子餐具归位一桌面清洁				
	12:00~12:30	餐后阅读、盥洗、睡前午检(检查幼儿衣着情况、口腔、测温 ....)				
下午	12:30~14:50	甜蜜午睡				
	14:50~15:30	起床(自我照顾)一盥洗一喝水一午点一餐后阅读				
	15:30~15:40	课前准备: 环境准备,律动小游戏				
	15:40~16:00 多元课程	安全教育: 地上的食物不要吃	自然课: 荷花	音乐课: Aram Sam Sam	美育: 莲藕拓印画	食育课: 炒藕片
		目的: 1: 通过观看视频、情景演练,了解食品安全知识。 2: 提高幼儿自我保护意识。	目的: 1: 激发幼儿对荷叶、荷花的喜爱之情和对大自然的探索欲。 2: 通过打开五感,认识荷花的形状、叶脉、叶茎的特性,培养幼儿对事物的好奇心。	目的: 1: 学习随音乐做简单的舞蹈动作,喜欢参与的韵律活动。 2: 引导发现律动中的动作组合规律,激发幼儿创编韵律动作。	目的: 1: 认识莲藕,了解莲藕是荷花的哪个部位。 2: 通过创作,认识和了解食物如何拓印,促进孩子的艺术启蒙。	目的: 1: 培养良好的饮食习惯。 2: 提升手眼协调能力与专注力。
	16:00~16:20	放学前整理: 盥洗一喝水一整理个人物品一接园前晚检(测温、口腔、衣着面貌、是否有磕碰伤痕)一爱的抱抱				
	16:20~17:00	户外活动: 音乐律动 / 大肌肉运动				
	17:00~19:00	加托时间(15 元 / 小时)				

表1-6（b）　蒙童班周计划表

某某学园——蒙童班 周计划表					
本周重点	1. 夏天享清凉 2. 感受夏季的炎热，掌握夏季防暑降温的小知识 3. 了解多种夏季防暑降温的方法		**家园配合** 1. 夏日趣事多——准备夏季宝贝防暑防晒小物品 2. 请家长在书包放围兜与汗巾、脏衣袋 3. 根据天气变化，为小朋友准备适季节衣物和被褥哟		
时间	星期一	星期二	星期三	星期四	星期五
上午	8:00~8:30	入园时间：晨接（晨检）—户外阳光晨运			
	8:30~9:00	早餐时间：盥洗\喝水（少量）—早餐—餐后阅读			
	9:00~9:50 大肌肉锻炼	早操律动儿歌			
		大运动体能循环：体感迷宫、飞跃丛林、追光逐影、奇幻拥抱峡谷； 目的：1. 锻炼孩子的本体感觉，全身心发展。2. 建立触觉体验及自然记忆. 3. 在体验中刺激大脑神经，锻炼孩子的身体平衡能力及协调能力			
		早操律动儿歌水果餐：盥洗—喝水—有序取水果—吃完后整理和归位椅子餐具—洗手（隔汗巾／增减衣服）			
	10:10~10:30	圆圈活动：走线／周一 周末分享／社交问好／唱名字／爱的抱抱／月主题活动			
	10:30~11:20 自由探索	日常生活《穿袜子》	感官《长棒》	语言《大小》	数学区《纺锤棒箱》	美劳《打泡沫》
		幼儿可以在食物制备区、日常生活区、感官区、表演区、艺术区、语言区、美劳区自由探索，老师根据幼儿的观察进行相关的引导，辅助			
	11:20~12:00	盥洗—餐前手指游戏／认识餐食—取餐—开餐仪式—餐后椅子餐具归位—桌面清洁			
	12:00~12:30	餐后阅读、盥洗、睡前午检（检查幼儿衣着情况、口腔、测温....）			
下午	12:30~14:50	午睡前刷牙—甜蜜午睡			
	14:50~15:20	起床（自我照顾）—盥洗—喝水—午点—餐后阅读			
	15:20~15:30	课前准备：环境准备，律动小游戏			
	15:30~16:00 多元课程	语言分享：绘本《妈妈买绿豆》 目的： 1. 鼓励幼儿进行大胆轻清楚的言语表达，锻炼、提升幼儿语言组织表达能力。 2. 感受交流、分享的快乐。	创意美术：椰汁冻 目的： 1. 通过活动培养孩子们的想象力和创造力。 2. 促进孩子们的认知、智力及创造性能力的发展。 3. 提高孩子们的动手能力。	食欲：水果捞 目的： 1. 培养孩子良好的饮食习惯。 2. 让幼儿认识的夏季水果种类、特征。品尝不同水果的味道。	安全教育：防暑降温小妙招 目的： 1. 认识夏季天气的炎热的气候特征。 2. 建立幼儿的防暑降温的安全意识和反应能力，培养幼儿的自我照护能力。	科学：沉于浮 目的： 1. 激发孩子的好奇心和探索欲，培养幼儿参与科学实验的兴趣。 2. 培养幼儿良好的动手操作能力，体验动手操作探索的乐趣。
	16:00~16:20	放学前整理： 盥洗—喝水—整理个人物品—接园前晚检（测温、口腔、衣着面貌、是否有磕碰伤痕）—爱的抱抱			
	16:20~17:00	户外活动：音乐律动／大肌肉运动			
	17:00~19:00	加托时间（15元／小时）			

表1-6（c） 混龄班周计划表、

某某学园——混龄班 周计划表

本周重点	1. 夏日主题——荷花 2. 了解荷花荷叶的特点，近距离亲身感知 3. 夏季出行游玩时注意防暑防晒		家园配合 1. 在家中和孩子一起探索荷花的主题：到公园寻找荷花、观察荷花的样子结构及其生长环境 2. 炎炎夏日中，注意食品卫生安全和防暑小妙招		
时间	星期一	星期二	星期三	星期四	星期五

	时间	星期一	星期二	星期三	星期四	星期五
上午	8:00~8:30	入园时间：晨接（晨检）一户外阳光晨运				
	8:30~9:00	早餐时间：盥洗\喝水（少量）一早餐一餐后阅读				
	9:00~10:00 自由探索	美工区《剪的工作》	日常区《倒的工作》	数学区《数棒1-3》	自然科学区《种子的发展》	语言区《神秘袋》
		幼儿可以在食物制备区、日常生活区、感官区、表演区、艺术区、语言区、美劳区自由探索，老师根据对幼儿的观察进行相关的引导，辅助				
	10:00~10:10	圆圈活动：走线/周一 周末分享/社交问好/唱名字/爱的抱抱/月主题活动				
	10:10~10:30	水果餐：盥洗一喝水一有序取水果一吃完后整理和归位椅子餐具一洗手一大运动前准备（隔汗巾/增减衣服）				
	10:30~11:20 大肌肉运动	本周热身音乐律动：开车舞运动游戏目的：锻炼幼儿身体协调能力，满足儿童体适能发展需求，保障1个小时的运动量。				
		大运动体能循环：体感迷宫、飞跃丛林、追光逐影、奇幻拥抱峡谷； 目的：1. 锻炼孩子的本体感觉，全身心发展。2. 建立触觉体验及自然记忆 .3. 在体验中刺激大脑神经，锻炼孩子的身体平衡能力及协调能力				
	11:20~12:00	盥洗一餐前手指游戏/认识餐食一取餐一开餐仪式一餐后椅子餐具归位一桌面清洁				
	12:00~12:30	餐后阅读、盥洗、睡前午检（检查幼儿衣着情况、口腔、测温....）				
下午	12:30~14:50	甜蜜午睡				
	14:50~15:30	起床（自我照顾）一盥洗一喝水一午点一餐后阅读				
	15:30~15:40	课前准备：环境准备，律动小游戏				
	15:40~16:00 多元课程	安全教育：防暑小妙招 目的： 1. 了解夏季高温的特点。 2. 知道一些避暑的小妙招。 3. 培养自我保护的意识。	美育：夏日荷叶 目的： 1. 体验手工活动的乐趣，培养对手工活动的兴趣。 2. 通过参加手工活动，尝试使用多种材料和工具，提升幼儿的动手操作能力。	语言：荷花姑娘 目的： 1. 通过观察绘本，引导幼儿自主讲述图片内容，培养幼儿良好的自主阅读能力。 2. 激发幼儿想象力，提升语言表达逻辑和完整性。	音乐：夏天到 目的： 1. 学习随音乐做简单的舞蹈动作，喜欢参与韵律活动。 2. 引导发现律动中的动作组合规律，初步学习创编韵律动作。	自然：池塘里 目的： 1. 细致的观察，认识荷花，了解了荷花的生长和习性。 2. 感官的刺激和体验，认知的归纳和处理，从而加深对事物的认识。
	16:00~16:20	放学前整理： 盥洗一喝水一整理个人物品一接园前晚检（测温、口腔、衣着面貌、是否有磕碰伤痕）一爱的抱抱				
	16:20~17:00	户外活动：音乐律动/大肌肉运动				
	17:00~19:00	加托时间（15元/小时）				

示例1-5　某幼儿园保育员一日工作安排

表1-7　保育员一日工作安排

时间	内容	目标	主班老师	配班老师	生活老师
7:40 ~ 7:50	班级消毒工作	教师间合理分工，明确站位与工作重点，做好室内通风、消毒工作	◆开窗、擦拭桌面	◆拿取、摆放已消毒的幼儿毛巾和水杯等物品	
7:50 ~ 8:15	晨间活动	◆积极有效开展晨间锻炼，促进幼儿生长发育 ◆注重培养幼儿良好的生活卫生习惯，文明健康的生活方式，形成积极稳定的情绪	◆准备丰富的运动器械，组织幼儿早操、晨练 ◆注意运动前后增减衣物，运动量要适宜，注意幼儿活动安全	◆协助主班老师准备运动器械，配合组织幼儿早操、晨练 ◆提醒幼儿运动前后增减衣物，注意幼儿活动安全	
8:15 ~ 9:00	早餐和餐后活动	◆营造宽松、愉快的进餐环境和氛围，激起幼儿食欲，帮助幼儿养成良好的饮食习惯 ◆对幼儿进行膳食营养、进餐礼仪方面的教育 ◆帮助幼儿养成餐后收拾餐具和餐后擦嘴、清洁桌面的习惯 ◆指导幼儿正确如厕，帮助幼儿养成排便习惯和便后洗手的卫生习惯 ◆培养幼儿保护身体私密部位的卫生及安全意识	◆组织幼儿盥洗，做好餐前准备 ◆提示幼儿进餐时正确使用餐具，做到"四净" ◆提醒幼儿餐后大便，便后整理好衣服并洗手 ◆开展餐后活动，组织幼儿制订当天计划	◆推餐车到厨房拿取幼儿早餐，回班分餐 ◆协助主班老师组织幼儿进餐，督促幼儿餐后清洁桌面 ◆检查幼儿大便情况，提醒幼儿用正确方法擦屁股、便后洗手（小班幼儿需帮擦屁股） ◆如需喂药，应做好服药登记工作 ◆送餐具到厨房，报当天班级人数，拿水果回班	

（续表）

时间	内容	目标	主班老师	配班老师	生活老师
9:00 ~ 11:30	教学活动、游戏活动、户外活动	◆遵循幼儿身心发展规律，营造愉快、轻松的教学氛围，采用多种方式开展教学活动，激发幼儿学习的兴趣和动机，引导幼儿主动发展，获取新经验 ◆充分满足幼儿观察、操作、体验等的需要，引导幼儿发现问题，鼓励幼儿尝试通过合作解决问题 ◆提供充足的活动材料，引导幼儿自主探究、自主学习，激发幼儿的想象力和创造力，注重幼儿良好学习品质的培养 ◆开展自由、自主、自发的游戏活动，在游戏中发展幼儿身体、认知、情感及社会性水平，提供恰当的指导，不断提升幼儿的游戏水平和丰富游戏内容 ◆鼓励幼儿积极参与各种运动，引导幼儿使用器械，并与同伴分享、合作；全面提升幼儿的平衡、协调、灵敏、力量、耐力等身体素质 ◆高度重视安全工作，对幼儿进行安全教育，活动前后都要及时做好"三清"(清查人数、清查场地、清查器械)工作	◆以班级为单位或者以小组和个别等形式，有计划、有目的地分组开展教育教学活动 ◆注意培养幼儿的"三轻"习惯 ◆提醒幼儿水果餐前后洗手，节约用水 ◆提醒幼儿喝足量的水 ◆分组组织户外活动，根据天气提醒幼儿增减衣物	◆协助主班老师分组开展教育教学活动 ◆注意培养幼儿的"三轻"习惯 ◆提醒幼儿用餐前后要洗手，节约用水 ◆提醒幼儿喝足量的水 ◆协助主班老师组织户外活动，根据天气提醒幼儿增减衣物	◆9:15 削水果皮、切块。9:45~10:00组织幼儿吃水果 ◆洗水果叉，交水果箱 ◆送毛巾、水杯消毒。第一批：4、6、7、8、11号楼，9:30送11:00取，第二批：1、5、9号楼，11:15送15:10取 ◆周一、周四上午拖睡室地面 ◆整理内务卫生、擦玩具柜、柜面、桌面、门、窗等 ◆协助主、配班老师组织幼儿进行户外活动 ◆11:15用浸泡了含氯消毒液的抹布擦桌子，15分钟后用清水再次擦桌子
11:30 ~ 11:45	餐前活动	◆合理安排餐前活动，营造轻松、愉快的进餐环境和氛围 ◆指导幼儿餐前洗手、做好值日工作	◆提醒幼儿用洗手液洗手，穿围裙 ◆提醒值日生做好餐前准备 ◆组织幼儿做安静游戏，稳定情绪	◆提醒幼儿用洗手液洗手，穿围裙 ◆提醒值日生做好餐前准备 ◆协助主班老师组织幼儿做安静游戏，稳定情绪	◆11:30用洗洁精、含氯消毒液清洗、擦净饭车后取餐回班，饭菜盖严盖子，碗碟套入布袋里。冬天饭菜桶要套保温套

（续表）

时间	内容	目标	主班老师	配班老师	生活老师
11:45 ~ 12:30	午餐和餐后活动	◆帮助幼儿养成良好的进餐习惯和卫生习惯 ◆引导幼儿愉快、安静地自主进餐，细嚼慢咽，做到"四净"，帮助幼儿培养一定的生活自理能力和服务意识 ◆引导幼儿餐后收拾餐具、刷牙洗脸后开展餐后自主活动，培养幼儿节约用水的意识	◆老师用午餐 ◆12:15回班组织幼儿如厕，盥洗，做好午睡准备和午检工作	◆向幼儿介绍食谱，激发幼儿食欲，了解并尊重幼儿的饮食习惯 ◆引导幼儿正确使用餐具和餐巾，教育幼儿遵守用餐规则和礼仪，保持桌面、地面整洁 ◆组织丰富、安静的餐后活动 ◆协助主班老师组织幼儿如厕、盥洗，做好午睡准备和午检工作	◆中大班协助老师指导值日生摆放餐具，戴口罩分餐 ◆与配班老师一起向幼儿介绍菜式，照顾幼儿进餐，给幼儿添饭 ◆协助组织幼儿餐后活动 ◆餐后收拾餐具，扫、拖活动室，洗餐巾、围裙，冲洗厕所 ◆送餐具到厨房
12:30 ~ 14:30	午睡	◆了解并尊重幼儿的睡眠特点，营造安静、舒适、安全、卫生的午睡环境；帮助幼儿养成良好的午睡习惯	◆组织幼儿午睡 ◆巡视幼儿午睡情况，安抚入睡困难的幼儿；如发现异常，及时处理和记录，不做与午睡管理无关的事 ◆根据天气变化及时调整幼儿的盖被情况 ◆与生活老师做好交接工作	◆老师用午餐和午休	◆12:30~13:00老师午餐 ◆13:00~14:30和主班老师做好交接工作，照看幼儿午睡，巡视幼儿午睡情况，如发现异常，及时处理和记录，不做与午睡管理无关的事
14:30 ~ 15:00	起床	◆帮助幼儿养成按时作息习惯和良好生活习惯，培养幼儿的自理能力 ◆午睡后检查幼儿身体健康状况，及时发现幼儿身体异常	◆周三、周五与生活老师一起组织幼儿起床，整理衣物，盥洗 ◆认真午检，提示幼儿有序盥洗、节约用水	◆14:30拿午点回班 ◆周一、周二、周四和生活老师一起组织幼儿起床，提示幼儿按顺序穿脱衣服 ◆认真午检，提示幼儿有序盥洗、节约用水	◆拉窗帘，协助主班、配班老师组织幼儿起床 ◆14:45~15:00消毒桌面

时间	内容	目标	主班老师	配班老师	生活老师
15:00 ~ 15:30	午点和餐后活动	◆帮助幼儿养成良好的进餐习惯和卫生习惯 ◆引导幼儿愉快、安静地自主进餐，帮助幼儿培养成良好的生活自理能力和服务意识		◆介绍午点内容，提示幼儿注意进餐卫生 ◆引导幼儿愉快、安静进餐，细嚼慢咽，做到"四净" ◆组织丰富的餐后活动	◆组织幼儿进食午点 ◆送餐具（第二批消毒的楼层取消毒好的毛巾、水杯）
15:30 ~ 16:30	教学活动、游戏活动、户外活动	◆根据本园实际，因地制宜地为幼儿拓展足够的活动空间，营造良好的区域活动环境 ◆合理调整一日活动安排，保证幼儿有足够的游戏活动时间 ◆提供安全、卫生、操作性强、足够的玩具和游戏活动材料，充分利用本地自然资源 ◆根据幼儿年龄特点开展多种类型的游戏活动，开展混班、混龄活动 ◆关注幼儿个体差异，因人施教，促进每个幼儿在原有水平上的发展和提高	◆周一、周二老师备课、写幼儿成长档案，周四布置功能室、制作学具 ◆备课时遵守"教师办公室备课制度"，认真备课 ◆根据幼儿实际发展水平制作美观、使用性和操作性强的学具	◆周一、周二、周四和生活老师分别组织活动，按计划组织丰富的室内活动和户外活动 ◆提示幼儿喝足量的水 ◆周三备课，备课时遵守"教师办公室备课制度"，认真备课 ◆周五根据幼儿实际发展水平制作美观、使用性和操作性强的学具	◆协助老师分组组织幼儿进行室内外活动
16:30 ~ 17:00	离园	◆鼓励幼儿离园前整理班级环境，形成集体服务的意识 ◆帮助幼儿学会自己收拾学具物品，整理自己的着装	◆在班当天指导幼儿整理学具、衣物、书包 ◆组织幼儿排队离园	◆在班当天指导幼儿整理学具、衣物、书包 ◆组织幼儿排队离园	◆协助老师整理幼儿学具、衣物和书包 ◆协助老师组织幼儿离园
17:00 ~ 17:15	教师工作	◆及时收集、整理简要记录或撰写幼儿个案 ◆回顾、总结、反思当天的工作情况；制订延伸活动计划，或者调整已有学习活动计划	◆收拾学具物品，做好第二天的准备工作 ◆17:00下班	◆收拾学具物品，做好第二天的准备工作 ◆17:00下班	◆清洗毛巾、水杯，冲洗厕所，整理内务 ◆送晨检牌，倒垃圾 ◆检查电器水阀是否关闭好，关好门窗。17:15下班

第三节 托育/托幼机构环境及基本设备要求

托育/托幼机构的选址

1. 应建在日照充足、交通方便、场地平整、干燥、排水通畅、环境优美、基础设施完善的地段。

2. 不应建在易发生地质灾害的地段。

3. 与易发生危险的建筑物、仓库、储罐、可燃物品和材料堆场等的距离应符合国家现行有关标准的规定。

4. 不应与大型公共娱乐场所、商场、批发市场等人流密集的场所毗邻。

5. 应远离各种污染源，并应符合国家现行有关卫生、防护标准的要求。

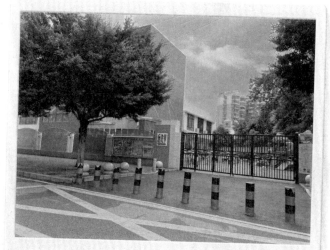

幼儿园的外环境

（本节园舍图片由广州市海珠区逸景幼儿园提供）

6. 园（所）内不应有高压输电线、燃气、输油管道主干道等穿过。

7. 四个班及以上的托育/托幼机构建筑应独立设置。两个班及以下时，可与居住、养老、教育、办公建筑合建，但应符合下列规定。

（1）合建的既有建筑应经有关部门验收合格，符合抗震、防火等安全方面的规定；

（2）应设有独立的疏散楼梯和安全出口；

（3）出入口处应设置人员安全集散和车辆停靠的空间；

（4）应设置独立的室外活动场地，场地周围应采取隔离措施；

（5）建筑出入口及室外活动场地范围内应采取防止物体坠落措施。

8. 服务半径以 300m 为宜。

1.总平面布置应包括建筑物、室外活动场地、绿化、道路布置等内容，整体设计应功能分区合理、方便管理、朝向适宜、日照充足，创造符合幼儿生理、心理特点的环境空间。

表1-8 托育/托幼机构、幼儿园房舍面积

项目	托育/托幼机构	幼儿园
占地面积	人均12m²以上	人均12m²以上
建筑面积	人均6m²以上	人均6m²以上
绿化面积	人均2m²以上	人均2m²以上
班级活动（含午睡室）	不低于80m²	不低于90m²
单设活动室	不低于40m²	不低于54m²
户外活动场地	人均3m²以上	人均2m²以上
水泥地面	不超过50%	不超过50%
保健室	不低于6m²	不低于12m²

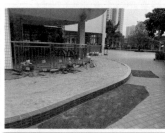
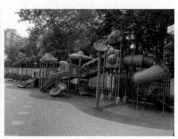
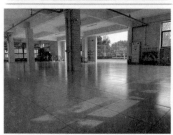
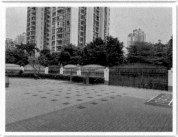

幼儿园的室外活动场地

2.总用地面积应按照国家现行有关规定执行，房舍面积参考表1-8。

3.设置室外活动场地并应符合下列规定。

（1）幼儿园每班应设专用室外活动场地，人均面积不应小于2m²。各班活动场地之间宜采取分隔措施。

（2）幼儿园应设全园共用活动场地，人均面积不应小于2m²。

①托育/托幼机构、幼儿园室外活动场地人均面积不应小于3m²。

②城市人口密集地区改、扩建的托育机构/托儿所，若设置室外活动场地确有困难，室外活动场地人均面积不应小于2m²。

（3）地面应平整、防滑，无障碍、无尖锐突出物，并宜采用软质地坪。

（4）共用活动场地应设置游戏器具、沙坑、30m跑道等，游戏器具下及周围地面应铺设软质地垫。宜设储水深度不应超过0.3m的戏水池。

（5）室外活动场地应有 1/2 以上的面积在标准建筑日照阴影线外。

4. 园所内场地绿地率不应小于 30%,宜设置集中绿化用地。绿地内不应种植有毒、带刺或有飞絮、病虫害多、有刺激性的植物。

5. 园所在供应区内宜设杂物院,并应与其他部分相隔离。杂物院应有单独的对外出入口。

6. 园所基地周围应设围护设施,围护设施应安全、美观,并应防止幼儿穿过和攀爬。在出入口处应设大门和警卫室,警卫室对外应有良好的视野。

7. 园所出入口不应直接设置在城市干道一侧; 其出入口应设置供车辆和人员停留的场地,且不应影响城市道路交通。

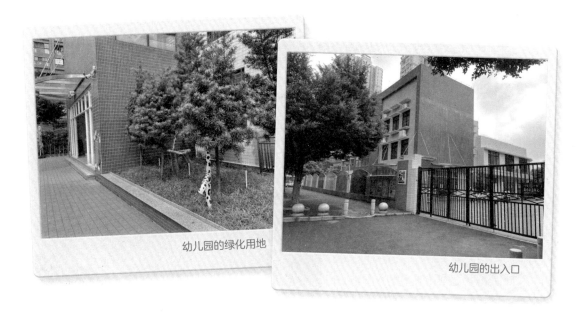

幼儿园的绿化用地

幼儿园的出入口

建筑设计

一 般 性 规 定

1. 建筑应由生活用房、服务管理用房和供应用房等部分组成。

2. 建筑宜按生活单元组合方式进行设计,各班生活单元应保持使用的相对独立性。平面布置应功能分区明确,避免相互干扰,同时方便使用管理,有利于交通疏散。

3. 生活用房不应设置在地下室或半地下室。幼儿园生活用房应布置在三层及以下。托育机构/托儿所生活用房应布置在一层。当布置在一层确有困难时,可将托大班布置在二层,其人数不应超过 60 人,并应符合有关防火安全疏散的规定。

4. 托育机构/托儿所睡眠区、活动区,幼儿园活动室、寝室,多功能活动室的室内最小净高不应低于表 1-9 的规定。

表 1-9　室内最小净高

房间名称	最小净高（m）
托育机构 / 托儿所睡眠区、活动区	2.8
幼儿园活动室、寝室	3.0
多功能活动室	3.9

注：改、扩建的托育机构 / 托儿所睡眠区和活动区室内净高不应小于 2.6m。

5. 建筑造型和室内设计应符合幼儿的生理和心理特点。

6. 生活用房应布置在当地最好日照方位，并满足冬至日底层满窗日照不少于 3h 的要求，温暖地区、炎热地区的生活用房应避免选择朝西的房间，否则应设遮阳设施。

托育 / 托幼机构建筑窗的设计

建筑窗的设计应符合下列规定。

1. 活动室、多功能活动室的窗台面距地面高度不宜大于 0.6m。

2. 当窗台面距楼地面高度低于 0.9m 时，应采取防护措施，防护高度应从可踏部位顶面起算，不应低于 0.9m。

3. 窗距离楼地面的高度小于或等于 1.8m 的部分，不应设内悬窗和内平开窗扇。

4. 外窗开启扇均应设纱窗。

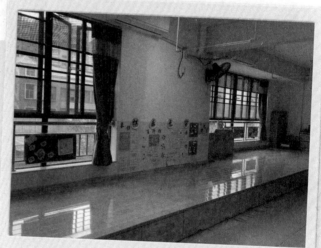

幼儿园课室的窗设置了纱窗防护

托育 / 托幼机构门的设计

1. 活动室、寝室、多功能活动室等幼儿使用的房间应设双扇平开门，门净宽不应小于 1.20m。严寒地区的建筑的外门应设门斗，寒冷地区宜设门斗。

2. 幼儿出入的门应符合下列规定。

（1）当使用玻璃材料时，应采用安全玻璃。

（2）距离地面 0.6m 处宜加设幼儿专用拉手。

（3）门的双面均应平滑、无棱角。

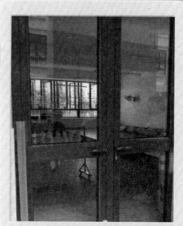

幼儿园课室双开门设防夹设施

（4）门下不应设门槛；平开门距离楼地面 1.2m 以下部分应设防止夹手设施。

（5）不应设置旋转门、弹簧门、推拉门，不宜设置金属门。

（6）生活用房开向疏散走道的门均应向人员疏散方向开启，开启的门扇不应妨碍走道疏散通行。

（7）门上应设观察窗，观察窗应安装安全玻璃。

托育／托幼机构的走廊、墙面

1.托育／托幼机构建筑走廊最小净宽不应小于表 1-10 的规定。

表 1-10　走廊最小净宽

房间名称	走廊布置	
	中间走廊（m）	单面走廊或外廊（m）
生活用房	2.4	1.8
服务、供应用房	1.5	1.3

2.建筑室外出入口应设雨篷，雨篷挑出长度宜超过首级踏步 0.5m。

3.出入口台阶高度超过 0.3m 并且侧面临空时，应设置防护设施，防护设施净高不应低于 1.05m。

4.幼儿经常通行和安全疏散的走道不应设有台阶，如果有高度差，应设置防滑坡道，其坡度不应大于 1:12。疏散走道的墙面距地面 2m 以下不应设壁柱、管道、消火栓箱、灭火器、广告牌等突出物。

5.外廊、室内回廊、内天井、阳台、上人屋面、平台、看台及室外楼梯等临空处应设置防护栏杆，栏杆应用坚固、耐久的材料制作。防护栏杆的高度应从可踏部位项面起算，且净高不应小于 1.3m。防护栏杆必须采用能防止幼儿攀登和穿过的构造，当采用垂直杆件做

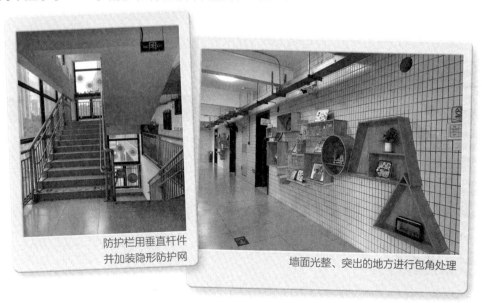

防护栏用垂直杆件
并加装隐形防护网

墙面光整、突出的地方进行包角处理

栏杆时，其杆件净距不应大于 0.09m。

6. 距离地面高度 1.3m 以下，婴幼儿经常接触的室内外墙面，宜采用光滑易清洁的材料；墙角、窗台、暖气罩、窗口竖边等阳角处应做成圆角。

托育／托幼机构的楼梯、扶手和踏步

1. 楼梯、扶手和踏步等应符合下列规定。

（1）楼梯间应有直接的天然采光和自然通风。

（2）楼梯除设成人扶手外，应在梯段两侧设儿童扶手，其高度以 0.6m 为宜。

（3）供幼儿使用的楼梯踏步以高 0.13m，宽 0.26m 为宜。

（4）严寒地区不应设置室外楼梯。

（5）儿童使用的楼梯不应采用扇形、螺旋形踏步。

（6）楼梯踏步面应采用防滑材料，踏步踢面不应漏空，踏步面应做明显的警示标识。

（7）楼梯间在首层应直通室外。

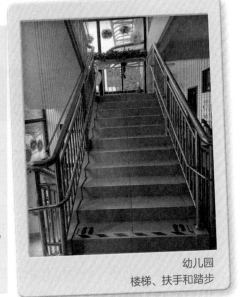

幼儿园
楼梯、扶手和踏步

2. 儿童使用的楼梯，当楼梯井净宽度大于 0.11m 时，必须采取防止儿童攀滑措施。楼梯栏杆应采取不易攀爬的构造，当采用垂直杆件做栏杆时，其杆件净距不应大于 0.09m。

托育／托幼机构生活用房

1. 托育／托幼机构生活用房应由乳儿班、托小班、托大班组成，各班应为独立使用的生活单元。宜设公共活动空间。

2. 托大班生活用房的使用面积及要求与幼儿园生活用房相同。

3. 乳儿班应包括睡眠区、活动区、配餐区、清洁区、储藏区等，各区最小使用面积应符合表 1-11 的规定。

4. 托小班应包括睡眠区、活动区、配餐区、清洁区、卫生间、储藏区等，各区最小使用面积应符合表 1-12 的规定。

表 1-11　乳儿班各区最小使用面积

各区名称	最小使用面积（m²）
睡眠区	30
活动区	15
配餐区	6
清洁区	6
储藏区	4

表1-12　托小班各区最小使用面积

各区名称	最小使用面积（m²）
睡眠区	35
活动区	35
配餐区	6
清洁区	6
卫生间	8
储藏区	4

注：睡眠区与活动区合用时，其使用面积不应小于50m²。

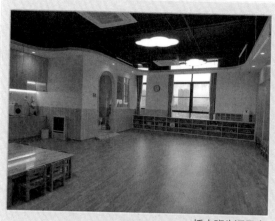

托小班生活用房

5.乳儿班和托小班宜设喂奶室，使用面积不宜小于10m²，并且应符合下列规定。

（1）临近婴幼儿生活空间；

（2）设置开向疏散走道的门；

（3）设尿布台、洗手池，并设成人厕所。

6.乳儿班和托小班生活单元各功能分区之间宜采取分隔措施，并应互相通视。

7.乳儿班和托小班活动区地面应做暖性、软质面层；距地1.2m以下的墙面应做软质面层。

8.托儿所和幼儿园合建时，托儿所应单独分区，并应设独立安全出入口，室外活动场地宜分开。

9.乳儿班和托小班生活单元各功能分区应符合下列规定。

（1）睡眠区应布置供婴幼儿使用的床位，不应布置双层床，床位四周不宜贴外墙。

（2）配餐区应临近对外出入口，并设有调理台、洗涤池、洗手池、储藏柜等，应设加热设施，宜设通风或排烟设施。

（3）清洁区应设淋浴、尿布台、洗涤池、洗手池、污水池、成人厕位等设施。

（4）成人厕位应与幼儿卫生间隔离。

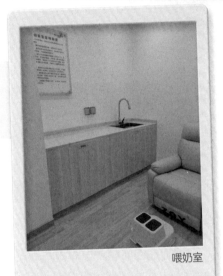

喂奶室

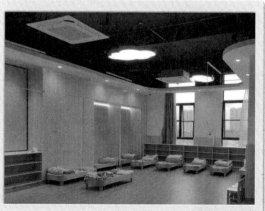

睡眠区及睡床

10. 托小班卫生间内应设适合幼儿使用的卫生器具，坐便器高度宜为 0.25m 以下。每班至少设 2 个大便器、2 个小便器，便器之间应设隔断；每班至少设 3 个适合幼儿使用的洗手池，以高 0.4~0.45m，宽 0.35~0.40m 为宜。

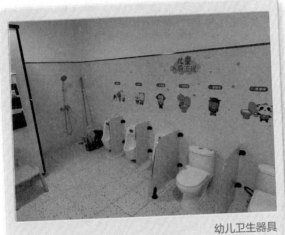

幼儿卫生器具

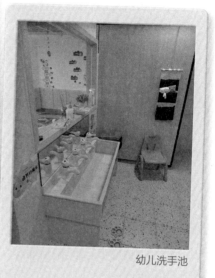

幼儿洗手池

幼 儿 园 生 活 用 房

⚠ 幼儿园的生活用房应由幼儿生活单元、公共活动空间和多功能活动室组成。公共活动空间可根据需要设置。

⚠ 幼儿生活单元应设置活动室、寝室、卫生间、衣帽储藏室等基本空间。

⚠ 幼儿生活单元房间的最小使用面积应符合表 1-13 的规定，当活动室与寝室合用时，其房间最小使用面积不应小于 105m²。

表 1-13　幼儿生活单元房间的最小使用面积

房间名称		房间最小使用面积（m²）
活动室		70
寝室		60
卫生间	厕所	12
	盥洗室	8
衣帽储藏室		9

⚠ 单侧采光的活动室进深不宜大于 6.60m。

⚠ 设置的阳台或室外活动平台不应影响生活用房的日照。

⚠ 同一个班的活动室与寝室应设置在同一楼层内。

⚠ 活动室、寝室、多功能活动室等幼儿使用的房间应设计暖性、有弹性的地面，儿童使用的通道地面应采用防滑材料。

△ 活动室、多功能活动室等室内墙面应具有展示教材、作品和空间布置的条件。

△ 卫生间应由厕所、盥洗室组成，并宜分间或分隔设置。无外窗的卫生间应设置防止回流的机械通风设施。

△ 卫生间应临近活动室或寝室，且开门不宜直对寝室或活动室。盥洗室与厕所之间应有良好的视线贯通。

△ 卫生间所有设施的配置、形式、尺寸均应符合幼儿人体尺度和卫生防疫的要求。卫生洁具布置应符合下列规定。

1. 盥洗池距地面的高度以 0.5~0.55m 为宜，宽度以 0.4~0.45m 为宜，水龙头的间距以 0.55~0.60m 为宜。

2. 大便器宜采用蹲式便器，大便器或小便器之间均应设隔板，隔板处应加设幼儿扶手。厕位的平面尺寸不应小于 0.7×0.8m（宽×深），坐式便器的高度以 0.25~0.3m 为宜。

△ 厕所、盥洗室、淋浴室地面不应设台阶，地面应防滑且易于清洗。

△ 夏热冬冷和夏热冬暖地区，幼儿生活单元内宜设淋浴室；寄宿制幼儿生活单元内应设淋浴室，并应独立设置。

△ 封闭的衣帽储藏室宜设通风设施。

△ 寝室应保证能为每个幼儿设置一张床铺的空间，不应布置双层床。床位侧面或端部到外墙的距离不应小于 0.6m。

△ 每班卫生间的卫生设备最少数量应符合表 1-14 的规定，且女厕大便器不应少于 4 个，男厕大便器不应少于 2 个。

表 1-14　每班卫生间卫生设备的最少数量

污水池（个）	大便器（个）	小便器（个或位）	盥洗池（水龙头，个）
1	6	4	6

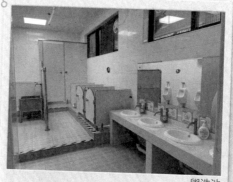

盥洗池

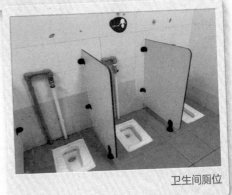

卫生间厕位

△ 应设多功能活动室，位置宜临近生活单元，其使用面积宜每人 0.65m²，且不应小于 90m²。单独设置时宜与主体建筑用连廊连通，连廊应做雨篷，严寒和寒冷地区应做封闭连廊。

服 务 管 理 用 房

1. 幼儿园服务管理用房包括晨检室（厅）、医务保健室、隔离室、教师值班室、警卫室、储藏室、园长室（所长室）、财务室、教师办公室、会议室、教具制作室等房间，各房间的最小使用面积应符合表1-15的规定。

2. 园所建筑应设门厅，门厅内应设置晨检室和收发室，宜设置展示区、婴幼儿和成年人使用的洗手池、婴幼儿车存储等空间，宜设卫生间。

3. 晨检室（厅）应设在建筑物的主入口处，并应靠近医务保健室。医务保健室和隔离室宜相邻设置，与幼儿生活用房应有适当距离。医务保健室应设在一楼，室内应配置相关器材以及设给排水设施。

表1-15　服务管理用房的最小使用面积

房间名称	规模（m²）		
	小型	中型	大型
晨检室（厅）	10	10	15
医务保健室	12	12	15
隔离室	8	8	8×2
教师值班室	10	10	10
警卫室	10	10	10
储藏室	15	18	24
园长室（所长室）	15	15	18
财务室	15	15	18
教师办公室	18	18	24
会议室	24	24	30
教具制作室	18	18	24

注：1. 晨检室（厅）可设置在门厅内；
2. 寄宿制幼儿园应设置教师值班室；
3. 房间可以合用，合用的房间面积可适当减少；
4. 幼儿园的规模：大型指招生10~12个班，中型指招生6~9个班，小型指招生5个班及以下。（以下同）

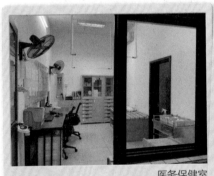

医务保健室

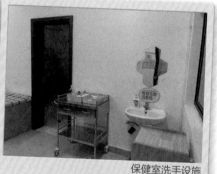

保健室洗手设施

4. 隔离室设置应符合下列规定。

（1）应设有一张幼儿床的空间；

（2）应与幼儿生活用房有适当的距离，并与幼儿活动路线分开；

（3）宜设单独出入口；

（4）应设给排水设施；

（5）应设独立的厕所，厕所内应设幼儿专用蹲位和洗手盆。

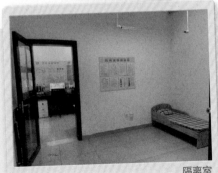

隔离室

5. 教职工的卫生间、淋浴室应单独设置，不应与幼儿合用。

供应用房

1. 供应用房包括厨房、消毒间、洗衣房、开水间、车库等房间，其中厨房应自成一区，并与婴幼儿生适用房有一定距离。供应用房的最小使用面积参考表1-16。

表1-16　供应用房的最小使用面积

房间名称		规模（m²）		
		大型	中型	小型
厨房	主副食加工间	45	36	30
	主食库	15	10	15
	副食库	15	10	—
	冷藏库	8	6	4
	配餐间	18	15	10
消毒间		12	10	8
洗衣房		15	12	8

2. 厨房应按工艺流程合理布局，并应符合国家现行有关卫生标准和现行行业标准《饮食建筑设计标准》（JGJ 64-2017）的规定。

（1）厨房使用面积宜每人0.4m²，且总面积不应小于12m²。

（2）厨房加工间室内净高不应低于3m。

（3）厨房室内墙面、隔断及各种工作台、水池等设施的表面应采用无毒、无污染、光滑和易清洁的材料；墙面阴角宜做弧形；地面应防滑，并应设排水设施。

3. 当园所建筑为二层及以上时，应设提升食梯。食梯呼叫按钮距地面高度应大于1.7m。

4. 寄宿制园所建筑应设置集中洗衣房。

5. 园所建筑应设玩具、图书、衣被等物品专用消毒间。

6. 当园所场地内设汽车车库时，车库应与儿童活动区域分开，应设置单独的车道和出入口，并应符合现行行业标准《车库建筑设计规范》（JGJ 100-2015）和现行国家标准《汽车库、修车库、停车场设计防火规范》（GB 50067-2014）的规定。

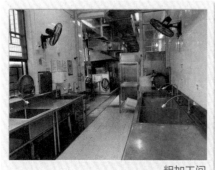

粗加工间

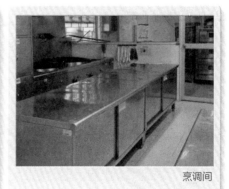

烹调间

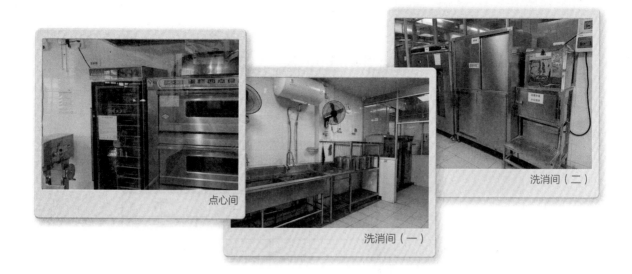

点心间

洗消间（一）

洗消间（二）

室内环境

采 光

1. 生活用房、服务管理用房和供应用房中均应有直接天然采光，其采光系数标准值和窗地面积比应符合表 1–17 的规定。

2. 建筑采光应符合现行国家标准《建筑采光设计标准》（GB 50033–2013）的有关规定。

表 1–17　采光系数标准值和窗地面积比

采光等级	场所名称	采光系数标准值	窗地面积比
ffl	活动室、寝室	3.0%	1/5
	多功能活动室	3.0%	1/5
	办公室、保健观察室	3.0%	1/5
	睡眠区、活动区	3.0%	1/5
V	卫生间	1.0%	1/10
	楼梯间、走廊	1.0%	1/10

隔声、噪声控制

1. 园所建筑室内允许噪声级应符合表 1–18 的规定。

表 1–18　室内允许噪声级

房间名称	允许噪声级（A 声级，dB）
生活单元、保健观察室	≤ 45
多功能活动室、办公室	≤ 50

2. 园所建筑主要房间的空气声隔声标准应符合表1-19的规定。

3. 园所建筑的环境噪声应符合现行国家标准《民用建筑隔声设计规范》（GB 50118-2010）的有关规定。

表1-19　空气声隔声标准

房间名称	空气声隔声标准（dB）（计权隔声量）	楼板撞击声隔声（dB）（单值评价量）
生活单元、办公室、保健观察室与相邻房间之间	≥ 50	≤ 65
多功能活动室与相邻房间之间	≥ 45	≤ 75

空气质量

1. 园所的室内空气质量应符合现行国家标准《室内空气质量标准》（GB/T18883-2022）的有关规定。

2. 园所的幼儿用房应有良好的自然通风，其通风口面积不应小于房间地板面积的1/20。夏热冬冷、严寒和寒冷地区的幼儿用房应设置有效的通风设施。

3. 园所建筑使用的建筑材料、装修材料和室内设施应符合现行国家标准《民用建筑工程室内环境污染控制标准》（GB 50325-2020）的有关规定。

建筑设备

给水排水

1. 园所建筑应设置给水排水系统，且设备选型和系统配置应符合幼儿需要。用水量标准、系统选择和水质应符合现行国家标准《建筑给水排水设计标准》（GB 50015-2019）、《生活饮用水卫生标准》（GB 5749-2022）、《饮用净水水质标准》（CJ 94-2005）和《建筑给水排水及采暖工程施工质量验收规范》（GB 50242-2002）的规定。

2. 园所建筑给水系统的引入管上应设置水表。水表宜设置在室内便于抄表位置；在夏热冬冷地区及严寒地区，当水表设置于室外时，应采取可靠的防冻胀破坏措施。供水总进口管道上可设置紫外线消毒设备。

3. 园所建筑给水系统的压力应满足给水用水点配水器具的最低工作压力要求。当压力不能满足要求时，应设置系统增压给水设备，并应符合下列规定。

（1）当设有二次供水设施时，供水设施不应对水质产生污染。

（2）当设置水箱时，应设置消毒设备，并宜采用紫外线消毒方式。

（3）加压水泵应选用低噪声节能型产品，加压泵组及泵房应采取减振防噪措施。

（4）消防水池、各种供水机房、各种换热机房及变配电房间等不得与婴幼儿生活单元贴邻设置。

4. 园所建筑给水系统入户管的给水压力不应大于 0.35MPa；当水压大于 0.35MPa 时，应设置减压设施。

5. 园所建筑宜设置集中热水供应系统，也可采用分散制备热水或预留安装热水供应设施的条件。当设置集中热水供应系统时，应采用混合水箱单管供应定温热水系统。当采用太阳能、空气源热泵等制备热水时，热水温度低于 60℃ 的系统应设置辅助加热设施。

6. 盥洗室、淋浴室、厕所、公共洗衣房应设置地漏，其水封深度不得小于 50mm，洗衣机排水应设置专用地漏或洗衣机排水存水弯。

7. 便池宜设置感应冲洗装置。

8. 园所建筑内单独设置的清扫间、消毒间应配备给水和排水设施。

9. 园所建筑厨房的含油污水，应经除油装置处理后再排入户外污水管道。

10. 消火栓系统、自动喷水灭火系统及气体系统灭火设计等，应符合国家现行有关防火标准的规定。当设置消火栓灭火设施时，消防立管阀门布置应避免幼儿碰撞，并应将消火栓箱进行暗装设计。单独配置的灭火器箱应设置在不妨碍通行处。

11. 园所建筑应设置饮用水开水炉，宜采用电开水炉。开水炉应设置在专用房间内，并应设置防止幼儿接触的保护措施。

12. 绿地可设置洒水栓，运动场地应设置排水设施。

13. 园所内不应设置中水系统。

14. 园所内不应设置管道直饮水系统。

供暖通风和空气调节

1. 具备条件的园所建筑，应将供暖系统纳入区域集中供热管网，具备利用可再生能源条件且经济合理时，应优先利用可再生能源为供暖热源。园所建筑符合现行国家标准《民用建筑供暖通风与空气调节设计规范》（GB 50736-2012）的规定时，可采用电供暖方式。

2. 采用低温地面辐射供暖方式时，地面表面温度不应超过 28℃。热水地面辐射供暖系统供水温度宜采用 35~45℃，不应大于 60℃；供回水温差不宜大于 10℃，且不宜小于 5℃。

3. 严寒与寒冷地区应设置集中供暖设施，并宜采用热水集中供暖系统；夏热冬冷地区宜设置集中供暖设施；对于其他区域，冬季有较高室温要求的房间宜设置单元式供暖装置。

4. 用于供暖系统总体调节和检修的设施，应设置于幼儿活动室和寝室之外。

5. 当采用散热器供暖时，散热器应暗装。

6. 当采用电采暖时，应有可靠的安全防护措施。

7. 供暖系统应设置热计量装置，并在末端供暖设施设置恒温控制阀进行室温调控。

8. 乡村园所建筑宜就地取材，采用可靠的能源形式供暖，并应保障环境安全。

9. 园所房间的供暖设计温度宜符合表 1-20 的规定。

表 1-20 托育/托幼机构房间的供暖设计温度

房间名称	室内设计温度（℃）
活动室、寝室、保健观察室、晨检室（厅）、办公室	20
睡眠区、活动区、喂奶室	24
盥洗室、厕所	22
门厅、走廊、楼梯间、厨房	16

10. 园所建筑与其他建筑共用集中供暖热源时，宜设置过渡季供暖设施。

11. 园所建筑通风设计应符合表 1-21、表 1-22 的规定。

表 1-21 房间的换气次数

房间名称	换气次数（次/h）
活动室、寝室、睡眠区、活动区、喂奶室	3
卫生间	10
多功能活动室	3

表 1-22 人员所需最小新风量

房间名称	新风量［m³/（h·人）］
活动室、寝室、活动区、睡眠区	30
保健观察室	38
多功能活动室	30

12. 公共淋浴室、无外窗卫生间等，应设置带防止回流措施的机械排风装置。

13. 对于夏热冬暖地区、夏热冬冷地区的建筑，当夏季依靠开窗不能实现基本热舒适要求，且幼儿活动室、寝室等房间不设置空调设施时，幼儿活动室、寝室等房间宜单独安装具有防护网且可变风向的电风扇。

14. 最热月平均室外气温大于和等于 25℃ 地区的园所建筑，宜设置空调设备或预留安装空调设备的条件，并应符合下列规定。

（1）空调房间室内设计参数应符合表 1-23 的规定。

表 1-23 空调房间室内设计参数

室内设计参数		冬季	夏季
温度（℃）	活动室、寝室、保健观察室、晨检室（厅）、办公室	20	25
	睡眠区、活动区、喂奶室	24	25
风速（v）（m/s）		0.1 ≤ v ≤ 0.2	0.15 ≤ v ≤ 0.3
相对湿度		30%~60%	40%~60%

（2）采用集中空调系统或集中新风系统时，应设置空气净化消毒装置和供风管系统清洗、消毒用的可开闭窗口。

（3）采用分散空调方式时，应设置保证室内新风量满足国家现行卫生标准的装置。

15.设置非集中空调设备的园所建筑，应对空调室外机的位置统一进行设计。空调设备的冷凝水应有组织排放。空调室外机应安装在室外地面或通道地面 2m 以上，且幼儿无法接触的位置。

建筑电气

1.托育 / 托幼机构的婴幼儿用房宜采用细管径直管形三基色荧光灯，配用电子镇流器，也可采用防频闪性能好的其他节能光源，不宜采用裸管荧光灯灯具；保健观察室、办公室等可采用细管径直管形三基色荧光灯，配用电子镇流器或节能型电感镇流器，或采用其他节能光源。睡眠区、活动区、喂奶室应采用漫光型灯具，光源应采用防频闪性能好的节能光源。寄宿制幼儿园的寝室宜设置夜间巡视照明设施。

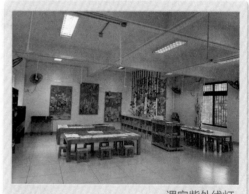

课室紫外线灯

2.托育 / 托幼机构的婴幼儿用房宜设置紫外线杀菌灯，也可采用安全型移动式紫外线杀菌消毒设备。

3.托育 / 托幼机构的紫外线杀菌灯的控制装置应单独设置，并应采取防误开措施。

4.托育 / 托幼机构的房间照明标准值应符合表 1-24 的规定。

表 1-24　房间照明标准值

房间或场所名称	参考平面及其高度	照度标准值 (lx)	UGR	Ra
活动室	地面	300	19	
多功能活动室	地面	300	19	
寝室、睡眠区、活动区	0.5m 水平面	100	19	
办公室、会议室	0.75m 水平面	300	19	80
厨房	台面	200	—	
门厅、走道	地面	150	—	
喂奶室	0.5m 水平面	150	19	

5. 托育/托幼机构房间内应设置插座，插座位置和数量可根据需要确定。活动室插座不应少于四组，寝室插座不应少于两组。插座应采用安全型，安装高度不低于 1.8m 插座回路与照明回路应分开设置，插座回路应设置剩余电流动作保护，其额定动作电流不应大于 30mA。

6. 幼儿活动场所不宜安装配电箱、控制箱等电气装置；确实不能避免时，应采取安全措施，装置底部距地面高度不得低于 1.8m。

7. 托育/托幼机构安全技术防范系统的设置应符合下列规定。

（1）园区大门、建筑物出入口、楼梯间、走廊、厨房等位置应设置视频安防监控系统；

（2）周界宜设置入侵报警系统、电子巡查系统；

（3）财务室应设置入侵报警系统；建筑物出入口、楼梯间、厨房、配电间等处宜设置入侵报警系统；

（4）园区大门、厨房宜设置出入口控制系统。

8. 大、中型托育/托幼机构建筑应设置电话系统、计算机网络系统、广播系统，并宜设置有线电视系统、教学多媒体设施。小型托育/托幼机构建筑应设置电话系统、计算机网络系统，并宜设置广播系统、有线电视系统。

9. 托育/托幼机构建筑的应急照明设计、火灾自动报警系统设计、防雷与接地设计、供配电系统设计、安防设计等，应符合国家现行有关标准的规定。

基 本 设 备

1. 儿童桌、椅、床的规格参照表 1-25。

2. 儿童常用品的规格参照表 1-26。

表 1-25　儿童桌、椅、床规格

单位：cm

种类	托小班（1~2岁）	托大班（2~3岁）	小班（3~4岁）	中班（4~5岁）	大班（5~6岁）
座椅高度	23	24	27	28	30
座椅深度	22	25	29	30	32
座椅宽度	26	28	29	30	31
椅背宽度	22	25	26	28	31
桌子高度	45	45	49	51	53
桌子宽度	60	60	65	65	65
桌子长度	90	90	95	95	95
睡床高度	30	35	35	35	40
睡床宽度	60	60	60	65	65
睡床长度	120	125	130	135	140

表 1-26　儿童常用品的规格

种类	托育／托幼机构	幼儿园
被子宽度	100cm	120cm
被子长度	140cm	160cm
被子重量	1000g	1500g
褥子宽度	根据床的大小	根据床的大小
褥子长度	根据床的大小	根据床的大小
褥子厚度	5~6cm	5~6cm
幼儿枕头	长 30cm，宽 20cm，厚 5~6cm	长 32cm，宽 20cm，厚 5~6cm
擦手毛巾	20cm×20cm	20cm×20cm
幼儿洗手香皂	洗衣皂的 1/4 或香皂的 1/2	洗衣皂的 1/4 或香皂的 1/2
幼儿茶杯	直径 6~7cm	直径 7~8cm
幼儿饭碗	直径 10~12cm，重 75g	直径 10~12cm，重 75g
筷子长度	一	中班使用，20cm 左右

第四节 托育／托幼机构人员配备及职责

托育／托幼机构人员配备

卫生保健人员配备

托育机构聘用卫生保健人员，应当按照收托 50 人及以下，至少配备 1 名兼职保健人员；收托 51~100 人，至少配备 1 名专职保健人员；收托 100 人以上，至少配备 1 名专职和 1 名兼职保健人员。有条件的配备医务人员。

托幼机构聘用卫生保健人员，应当按照收托 150 名儿童至少设 1 名专职卫生保健人员的比例配备卫生保健人员。收托 150 名以下儿童的，应当配备专职或者兼职卫生保健人员。

炊事人员配备

托育机构聘用炊事人员，应当按照收托 50 人及以下，应配备一名炊事人员；收托 50 人以上，每增加 50 人应增加 1 名炊事人员，资质符合要求；外送餐的托育机构，应有负责分餐工作的人员，资质亦需要符合要求。

托幼机构聘用炊事人员与儿童配备比例：提供每日三餐一点的托育／托幼机构应达 1:50，提供每日一餐二点或二餐一点的应达 1:80。

托育／托幼机构卫生保健职责

▲ 设立保健室或卫生室，其设置应当符合保健室设置基本要求。根据接收儿童数量配备具有相关资质的卫生保健人员。

▲ 新设立的托幼机构，应当按照相关工作要求进行设计和建设，招生前应当取得县级以上卫生行政部门指定的医疗卫生机构出具的卫生评价报告。

▲ 制订适合本园（所）的卫生保健工作制度和年度工作计划，定期检查各项卫生保健制度的落实情况。

▲ 严格执行工作人员和儿童入园（所）及定期健康检查制度。坚持晨午检及全日健康观察工作，卫生保健人员应当深入各班巡视。做好儿童转园（所）健康管理工作。定期开展儿童生长发育监测和五官保健，将儿童体检结果及时反馈给家长。

▲ 加强园（所）的传染病预防控制工作。做好入园（所）儿童预防接种证的查验，配合有关部门按时完成各项预防接种工作。建立儿童传染病预防控制制度，做好晨午检，儿童缺勤要追查，因病缺勤要登记。明确传染病疫情报告人，发现传染病病人或疑似传染病病人要早报告、早治疗，相关班级要重点消毒管理。做好园（所）内环境卫生、各项日常卫生和消毒工作。

▲ 加强园（所）的伤害预防控制工作，建立因伤害缺勤登记报告制度，及时发现安全隐患，做好园（所）内伤害干预和评估工作。

▲ 根据各年龄段儿童的生理、心理特点，在卫生保健人员的参与下建立合理的一日生活制度和制订体格锻炼计划，开展符合儿童年龄特点的保育工作和体格锻炼。

▲ 严格落实食品安全工作要求，配备食堂从业、管理人员和食品安全监管人员，明确各岗位工作职责，上岗前应当参加食品安全法律法规和儿童营养等专业知识培训。做好儿童的膳食管理工作，为儿童提供符合营养均衡要求的膳食。

▲ 卫生保健人员应当按时参加妇幼保健机构召开的工作例会，并接受相关业务培训与指导；定期对本机构内工作人员进行卫生保健知识的培训；积极开展传染病、常见病防治的健康教育，负责消毒隔离工作的检查指导，做好疾病的预防与管理。

▲ 根据工作要求，完成各项卫生保健工作记录的填写，做好各种统计分析，并将数据按要求及时上报辖区内妇幼保健机构。

各类人员的工作职责

主管卫生保健工作的园（所）长的工作职责

1. 认真执行托育/托幼机构相关管理规定，负责管理园（所）内的卫生保健工作。

2. 负责制订园（所）全年卫生保健工作计划和总结；主持召开园（所）的各种卫生保健会议，检查各班级的保健保育工作落实情况，协调园（所）内外关系。

3. 参与制订人员编制，明确岗位分工及人事的聘任、调离、晋升考核，合理安排保健、保育、炊事人员的工作。

4. 组织园（所）卫生保健人员参加知识业务学习，提高保教人员的保健知识水平。

5. 勤俭办园，管理好园（所）的财物。做好预算，统筹园（所）各种经费的合理开支。保证伙食费的专款专用，指定专人负责对采购物品的验收。

6. 重点抓好园（所）内的疾病预防、膳食管理，做好清洁消毒、隔离工作的管理。掌握伙食费的分配标准、儿童每日需要营养素的推荐摄入量，以及每月伙食费的盈亏情况。

7. 负责抓好园（所）内的卫生保健、保育、早教等工作。根据儿童不同年龄段的生长发育特点，以及心理卫生特点，认真做好膳食管理、保育护理、早期教育等工作。

8. 实施科学化、规范化管理，及时了解国内外有关托育/托幼机构卫生保健工作的信息动态，吸取经验，不断改进。定期参加卫生保健知识的培训，提高自身的管理水平。

9. 协调好园（所）与社会方面的关系，争取家长和社会的配合。向家长宣传科学育儿知识和保健知识，使园（所）内教育、家庭教育、社会教育有机结合。

10. 检查卫生保健制度的落实情况及园（所）内的安全保卫工作，杜绝意外伤害的发生。负责管理后勤人员的工作和学习，硬件设施的改造、维修，每周一次卫生检查等工作。

卫生保健人员的工作职责

1. 参加岗前及岗位培训，按时参加妇幼保健机构、社区召开的工作例会。在园（所）长的领导下，按照保健部门要求，制订园（所）卫生保健工作计划，监督检查各项计划的落实情况。明确卫生保健人员的职责权限，禁止超范围提供医疗保健服务。

2. 严格开展儿童入园及定期健康检查工作，认真做好晨检、儿童代喂药管理，深入各班巡视，发现问题及时处理。加强对高危（体弱）儿童的管理及患病儿童的全天观察工作。

3. 管理好儿童膳食，每周制订带量食谱，均衡营养，保证按量供给。定期做好营养计算并分析，指导炊事人员做好饮食卫生及餐具消毒。

4. 做好儿童的体格发育、体质测量及评价工作。

5. 负责全日健康观察，及时发现儿童的异常征象，必要时通知家长或护送至医院诊治。积极采取措施预防儿童意外伤害，发现伤害要及时处理。

6. 做好传染病管理，发现传染病要早隔离、早报告、早治疗，加强隔离室病儿的护理。做好传染病所在班级的消毒、隔离、检疫，并协助疾病预防控制部门完成各项免疫接种工作。

7. 负责组织工作人员每年体检及新上岗人员体检，合格后方可就职。发现患某种疾病不宜留园工作的人员应及时报告园（所）长，由园（所）将其及时调离。

8. 负责检查园（所）环境卫生及安全工作，发现伤害隐患，及时采取措施，避免发生意外。

9. 做好各项保健记录，积累资料，每年进行儿童健康分析，针对健康情况进行改进。做好各种统计分析和上报工作。

10. 宣传卫生知识，组织保教人员学习卫生保健知识。定期向家长宣传卫生防病知识，指导保教人员开展体格锻炼、健康促进。

保育员的工作职责

1. 在园（所）长的领导和保健人员的指导下做好本班的保育工作。

2. 认真做好本班房舍、设施、环境的清洁卫生工作。在儿童入园前做好一切清洁卫生工作，保持环境整洁。

3. 做好儿童生活、饮食、大小便、睡眠、穿衣、户外活动等护理工作。对患病和高危儿做好特殊护理和全天观察。

4. 在保健人员指导下，严格执行园（所）制订的各项安全制度，留心各种事故隐患并及时排除。

5. 严格落实卫生保健制度规定的消毒要求，掌握消毒液的配比方法和浓度，熟练掌握园（所）内常用物品的清洗消毒时间和方法，防止消毒后的再污染。

6. 妥善保管本班使用的各种物品，负责班级儿童的饮水工作。

7. 对儿童态度和蔼、动作轻柔，注意个人卫生和仪表整洁，不随意使用儿童物品。

营养员的工作职责

1. 制订计划，拟定每周食谱，按儿童不同年龄特点增添不同的辅食，规划数量并计算营养价值，保证供给各年龄组儿童膳食足够的营养量。重视高危儿营养不良及病后康复期儿童的饮食及护理。

2. 严格执行饮食卫生各项要求，餐具彻底消毒，食品烧透煮透，生熟严格分开，注意个人卫生。

3. 掌握经济核算制，保证营养费专款专用，认真做好食品的验收工作，每日做好食品的进出量记录。

4. 做好食品及物资保管工作，每月月底进行盘点，做好食品保管，不霉烂、不变质、不缺少，用具物品不消失、不无故损坏，注意库房的安全卫生工作。

5. 经常深入班级了解儿童的进食情况，听取保育员及家长意见，分析情况，不断提高儿童膳食的质量，促使其符合儿童生长发育的需要。

6. 未设专职营养员的托幼机构则根据实际情况落实。

炊事人员的工作职责

1. 认真按照带量食谱选择食品的种类和数量，不随意更改。准确掌握儿童出勤人数，做到每日按量供给食品，记录好食品进出账目。

2. 讲究烹调技术，保持食物营养素，菜要先洗后切，急火快炒。食品的色、香、味、形要适合儿童的需要。

3. 保证点心、饭菜按时供给，做好餐前服务。

4.按照卫生保健制度的要求，做好厨房、用具、餐具的清洁消毒工作，做到无灰尘、油腻。配餐间只能存放消毒过的餐具容器及熟食。

5.严格按照《中华人民共和国食品安全法》的要求，由专人按食品采购索证制度要求采购食品，杜绝腐烂变质"三无"食品入园（所）。由专人负责验收食品，并建立验收账目，认真填写每日食品用量记录。

6.注意安全，防止食物中毒；不给儿童吃隔夜剩饭、菜，不吃凉拌菜、外购热菜；避免饭菜过烫；冬季注意饭菜保温。

7.精打细算，做好伙食费的核算，保证收支平衡，避免浪费。每月派代表参与园（所）内伙委会的讨论，定期研究儿童膳食情况，提高幼儿膳食质量。

8.注意个人卫生，操作时穿工作服、戴工作帽，如厕时脱工作服，接触食品前洗手。

9.做好厨房、库房各种用品及食品的保管工作。库房由专人负责，储存食品要有标签，建立入库账目。库房保持整洁，防止用品及食品霉变、过期、丢失和鼠咬。

财 务 人 员 的 工 作 职 责

1.在园（所）长的领导下负责全园（所）的财务工作。执行勤俭办园（所）的方针，合理安排全园（所）经费，计划开支，精打细算，杜绝浪费。

2.负责编制园（所）的预算（全年、季度、每月），并认真执行预算，掌握各项经费开支，做到专款专用。

3.认真按时做好各项收支项目，健全账册，做到科目准确，数字真实，凭证完整，记录清楚，日清月结，记账及时，定期公布账目，接受领导及群众的监督，发现问题要及时查清。

4.负责儿童寄托费及伙食费的收取。

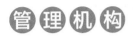

第五节 托育／托幼机构卫生保健管理

管理机构

▲ 国家卫生健康委负责监督和指导全国托育／托幼机构的卫生保健工作，负责组织制定工作规范。

▲ 县级以上各级人民政府卫生行政部门应当将托育／托幼机构的卫生保健工作作为公共卫生服务的重要内容，加强监督和指导。

▲ 县级以上各级人民政府教育行政部门应当协助卫生行政部门检查指导托育／托幼机构的卫生保健工作。

▲ 县级以上妇幼保健机构负责对辖区内托育／托幼机构卫生保健工作进行业务指导。业务指导的内容包括膳食营养、体格锻炼、健康检查、卫生消毒、疾病预防等。

▲ 疾病预防控制机构应当定期为托育／托幼机构提供疾病预防控制咨询服务和指导。

▲ 卫生监督执法机构应当依法对托育／托幼机构的饮用水卫生、传染病预防和控制等工作进行监督检查。

妇幼保健机构的管理职责

▲ 配合卫生行政部门，制订辖区内托育／托幼机构卫生保健工作规划、年度计划并组织实施，制订辖区内托育／托幼机构卫生保健工作评估实施细则，建立健全质量控制体系和评估制度。

▲ 按照相关管理要求，由卫生行政部门指定的妇幼保健机构对新设立的托育、托幼机构进行招生前的卫生评价工作，并出具卫生评价报告。

▲ 受卫生行政部门委托，妇幼保健机构对取得办园（所）资格的托育／托幼机构每 3 年进行 1 次卫生保健工作综合评估，并将结果上报卫生行政部门。

▲ 地市级以上妇幼保健机构负责对当地托育／托幼机构卫生保健人员进行岗前培训及考核，为考核合格者颁发培训合格证。县级以上妇幼保健机构每年至少组织 1 次相关知识的业务培训或现场观摩活动。

▲ 妇幼保健机构定期对辖区内的托育／托幼机构卫生保健工作进行业务指导。内容包括一日生活安排、儿童膳食、体格锻炼、健康检查、卫生消毒、疾病预防、伤害预防、心理行为保健、健康教育、卫生保健资料管理等工作。

▲ 协助辖区内食品药品监督管理、卫生监督和疾病预防控制等部门，开展食品安全、传染病预防与控制宣传教育等工作。

▲ 对辖区内承担托育／托幼机构儿童和工作人员健康检查服务的医疗卫生机构进行相关专业技术的指导和培训。

▲ 负责定期组织召开辖区内托育／托幼机构卫生保健工作例会，交流经验、学习卫生保健知识和技能。收集信息，掌握辖区内托育／托幼机构的卫生保健情况，为卫生行政部门决策提供相关依据。

相关机构的管理职责

▲ 疾病预防控制机构负责定期为托育／托幼机构提供疾病预防控制的宣传、咨询服务和指导。

▲ 卫生监督执法机构依法对托育／托幼机构的饮用水卫生、传染病预防和控制等工作进行监督检查。

▲ 食品药品监督管理机构中负责餐饮服务监督管理的部门依法加强对托育／托幼机构食品安全的指导与监督检查。

▲ 乡镇卫生院、村卫生室和社区卫生服务中心（站）应通过妇幼卫生网络、预防接种系统以及日常医疗卫生服务等多种途径掌握辖区内的适龄儿童数，并加强与托育／托幼机构的联系，取得配合，共同做好儿童的健康管理。

第六节 托育／托幼机构卫生保健评价

按照相关管理要求，新办的托育／托幼机构在招生前需完成卫生保健评价；在办托育／托幼机构也应定期进行自我评价，并接受上级管理部门的定期督导评价。实行卫生保健评价的目的是规范托育／托幼机构服务行为，促进其工作的持续改进，确保集体儿童健康发展。卫生评价标准是将国家、省市对托育／托幼机构要求，进行赋值量化，便于新办和在办托育／托幼机构的卫生保健评价的操作。本章以广州市为例，介绍托育／托幼机构卫生保健评价标准及流程。

托幼机构

新设托幼机构卫生保健评价

1. 新设立的托幼机构，应当按照托儿所、幼儿园卫生保健相关的标准进行设计和建设，招生前须向县级以上地方人民政府卫生行政部门指定的医疗卫生机构提交《新设托幼机构卫生保健评价申请书》（见附件 1）。

2. 由县级以上地方人民政府卫生行政部门指定的医疗卫生机构负责组织专业人员，评价标准参考"新设托幼机构招生前卫生保健评价表"（见附件 2）的要求，在 20 个工作日内对提交申请的托幼机构进行卫生评价。根据检查结果出具"新设托幼机构卫生保健评价报告"（见附件 3）。

3. 凡卫生评价结果为"合格"的托幼机构，可向教育部门申请注册；卫生评价结果为"不合格"的托幼机构，整改后方可重新申请评价。

新设托幼机构卫生保健评价申请书

_____:

    本园（所）拟于_____年____月开始招生，依据《托儿所幼儿园卫生保健管理办法》的要求，特向您单位申请对我园（所）进行卫生保健评价。

申请单位地址：

申请单位电话：

                         评价单位（签章）：

                         评价人员：

                         评价日期：

表1-27 新设托幼机构招生前卫生保健评价表

评价内容	分值	评价标准	评价方法	得分	备注
环境卫生	20分	◆园（所）内建筑物、户外场地、绿化用地及杂物堆放场地等总体布局合理，有明确功能分区（2分） ◆室外活动场地地面平整、防滑，无障碍，无尖锐突出物（2分） ◆活动器材安全性符合国家相关规定（1分） ◆未种植有毒、带刺的植物（1分）	查看现场		
		◆室内环境的甲醛、苯及苯系物等检测结果符合国家要求（4分）	查验检测报告		
		◆室内空气清新、光线明亮（2分） ◆有防蚊蝇等有害昆虫的设施（2分） ◆每个班级有独立的厕所和盥洗室（2分） ◆每班厕所内有污水池，盥洗室内有洗涤池（2分） ◆盥洗室内有流动水洗手装置（必达项目） ◆盥洗室内水龙头数量和间距设置合理（2分）	查看现场		
个人卫生	15分	◆保证儿童每日1巾1杯专用，寄宿儿童每人有专用洗漱用品（必达项目） ◆每班有专用水杯架，标识清楚，有饮水设施（4分） ◆每班有专用毛巾架，标识清楚，毛巾间距合理（3分） ◆有专用水杯、毛巾消毒设施（4分） ◆儿童有安全、卫生、独自使用的床位和被褥（4分）	查看现场		
食堂卫生	10分	◆食堂获得"餐饮服务许可证"（必达项目）	查验证件		
		◆园（所）内设置区域性的餐饮具集中清洗消毒间，消毒后有保洁存放设施（4分） ◆配有食物留样专用冰箱，有专人管理（3分）	查看现场		
		◆炊事人员与儿童配备比例：提供每日三餐一点的托幼机构应达1:50，提供每日一餐二点或二餐一点的应达1:80（3分）	查看资料		
保健室或卫生室设置	20分	◆设立保健室或卫生室（必达项目） ◆卫生室需有《医疗机构执业许可证》（必达项目）	查看现场、查验证件		
		◆保健室面积不少于12m²（2分）	查看现场		
		◆保健室设有儿童观察床（2分） ◆配备桌椅、药品柜、资料柜（3分） ◆有流动水或代用流动水设施（2分）	查看现场		
		◆配备儿童杠杆式体重秤、身高计（供2岁以上儿童使用）、量床（供2岁及以下儿童使用）、国际标准视力表或标准对数视力表灯箱、体围测量软尺等设备（4分） ◆配备消毒压舌板、体温计、手电筒等晨检用品（3分）	查看现场		
		◆有消毒剂（2分） ◆配备紫外线消毒灯或其他空气消毒装置（2分）	查看现场		

（续表）

评价内容	分值	评价标准	评价方法	得分	备注
卫生保健人员配备	15分	◆配备符合国家规定的卫生保健人员（必达项目）	查看资料		
		◆卫生保健工作的第一责任人是托幼机构的法定代表人或负责人（5分）	查看资料		
		◆按照收托150名儿童设1名专职卫生保健人员的比例配备（收托150名以下儿童的可配兼职卫生保健人员）（5分） ◆卫生保健人员上岗前接受培训并考核合格（5分）	查看资料		
工作人员健康检查	10分	◆托幼机构工作人员上岗前经县级以上卫生行政部门指定的医疗卫生机构进行健康检查，并取得"托幼机构工作人员健康合格证"（5分） ◆炊事人员取得"食品从业人员健康证"（5分）	查看证件		
卫生保健制度	10分	建立10项卫生保健制度，并符合实际情况，具有可操作性 ◆一日生活制度（1分） ◆膳食管理制度（1分） ◆体格锻炼制度（1分） ◆卫生与消毒制度（1分） ◆入园（所）及定期健康检查制度（1分） ◆传染病预防与控制制度（1分） ◆常见病预防与管理制度（1分） ◆伤害预防制度（1分） ◆健康教育制度（1分） ◆卫生保健信息收集制度（1分）	查看资料		

说明：

1. 托幼机构总分达到80分以上，并且"必达项目"全部通过，才可评价为"合格"。

2. 若托幼机构不提供儿童膳食，则不予评价食堂卫生、工作人员健康检查和卫生保健制度的相应部分。托幼机构分数达到剩余项目总分的80%以上，并且"必达项目"全部通过，才可评价为"合格"。

3. 如果评价结果为"不合格"，托幼机构应当根据评价报告给出的整改意见和指导进行整改，待整改合格后可重新申请卫生评价。

新设托幼机构卫生保健评价报告

_____幼儿园（托儿所）：

　　根据你园（所）申请，按照《托儿所幼儿园卫生保健工作规范》的卫生评价基本要求，我单位组织专家于_____ 年___ 月___ 日对你园（所）招生前的卫生保健状况进行评价。

评价结果：　　1. 合格。　　　　　　2. 不合格。

评价意见：

评价单位（签章）：

评价人员：

评价日期：

（此报告一式两份，一份交申请单位，一份由评价单位留存。）

托幼机构日常工作评价

1.托幼机构应定期进行自我评价,持续改进工作。市、区级妇幼保健院和社区卫生服务中心负责托幼机构的日常督导,对取得办园(所)资格的托幼机构每3年进行1次卫生保健工作综合评估,由卫生行政部门委托妇幼保健机构进行。评估标准参考"广州市托幼机构日常工作评价操作表(试行)"(见附录4)。

2.凡日常督导评价结果为"不合格"的托幼机构,应及时按照整改意见进行整改,整改时限为20个工作日。

3.托幼机构整改完成后,督导单位对托幼机构的整改情况进行复核,若仍不合格或拒不整改,报卫生健康行政部门处理。

表1-28　广州市托幼机构日常工作评价操作表（试行）

评价内容		评价标准	评价方法	扣分	备注
环境 30分	室外环境 5分	◆园（所）内建筑物、户外场地、绿化用地及杂物堆放场地等总体布局合理，有明确功能分区 (2分) ◆ 安静、远离污染源 ◆ 设立门卫室 ◆ 儿童用房应设在 3 层以下 ◆ 平屋顶可作为安全避难和室外游戏场地，但应有防护设施 ◆ 阳台、屋顶平台的护栏距离地面垂直高度高于 1.2m（内侧不得设立横栏，以防孩子攀爬），栏杆间距应小于 11cm ◆室外活动场地地面应平整、防滑，无障碍，无尖锐突出物（1分） ◆ 儿童户外活动场地日照充足，排水通畅 ◆ 户外生均面积不小于 4m² ◆活动器材安全性符合国家相关规定（1分） ◆ 楼梯宽度不小于 1.2m，台阶高度 12~14cm，深度 26~30cm，设儿童扶手 ◆ 当楼梯井净宽大于 0.2m 时，必须采取安全措施 ◆ 电源插座安装高度据地面垂直高度不低于 1.70m ◆ 墙角、台阶、水池、窗台、门角应当避免锐角，以免儿童碰撞 ◆未种植有毒、带刺的植物（1分）	查看现场及建筑设计图		
	活动室 5分	◆室内空气清新、光线明亮（1分） ◆ 活动室窗地面积比 1∶5，日照时间不少于 3 小时；或充分照明（照度值150 40瓦/10m²） ◆ 活动室使用面积（与寝室合用）每班 90m² 以上（与寝室分设的每间 50m² 以上） ◆ 平开窗距地面垂直高度 1.3m 以上 ◆ 室内设双扇平开门，其宽度不小于 1.20m；不设置门坎、弹簧门、推拉门 ◆ 儿童用座椅符合儿童年龄、身高特点 身高 100cm 以下：椅高 24cm　桌椅高之差 20.5cm　桌高 44.5cm； 身高 100~110cm：椅高 27cm　桌椅高之差 21.6cm　桌高 48.5cm； 身高 110~120cm：椅高 30cm　桌椅高之差 23cm　桌高 53cm ◆有温控设施，并采取相应防护 ◆保证儿童每日 1 巾 1 杯专用，寄宿制儿童每人有专用洗漱用品（必达项目） ◆每班有专用水杯架，标识清楚，有饮水设施（1分） ◆每班有专用毛巾架，标识清楚，毛巾间距合理（1分） ◆饮水机摆放方便小儿饮水，不限制小儿喝水；饮水设备的水温低于 40 度（1分） ◆有防蚊、蝇、鼠、虫等设施，且幼儿接触不到（1分）	查看现场		

（续表）

评价内容		评价标准	评价方法	扣分	备注
环境 30分	睡室 5分	◆儿童有安全（2分）、卫生（2分）、独自使用的床位和被褥（1分） ◆ 宜用木床和铁床，不适用软床，2岁以下用高栏床 ◆ 床：2~4岁高30cm，宽60~65cm，4~6岁高35cm，宽67~100cm ◆ 床头距50cm，床间距80cm	查看现场		
	卫生间 5分	◆盥洗室内有流动水洗手装置（必达项目） ◆每个班级有独立的厕所和盥洗室（2分） ◆ 合用只得一半分，全园只有一个不得分 ◆ 卫生间位置合理、安全，方便儿童使用 ◆ 贯通的卫生间、盥洗室应当分间或分隔，并有直接的自然通风 ◆ 地面应选防滑、易清洁的材料 ◆ 每班卫生间内至少有污水池1个，卫生间男女分隔，每班有蹲式便器或沟槽4个（或位），小便槽4位（每个蹲位的平面尺寸为0.80×0.70m，沟槽式的槽宽为0.16~0.18m） ◆ 园内单独设立保教人员卫生间 ◆盥洗室内水龙头数量和间距设置合理（1分） ◆ 每班盥洗室内水龙头不少于5个 ◆ 水龙头的间距为0.35~0.40m，盥洗室高度、宽度符合要求（上沿离地面的高度为0.50~0.55m，宽度为0.40~0.45m） ◆每班卫生洁具放置合理（1分） ◆ 厕所内有污水池，盥洗室内有洗涤池 ◆ 卫生洁具各班专用专放并有标记 ◆ 抹布用后及时清洗干净，晾晒、干燥后存放 ◆ 拖布清洗后晾晒或控干后存放 ◆厕所清洁通风、无异味，每日定时打扫，保持地面干燥（1分）	查看现场		
	保健室 5分	◆设立保健室或卫生室（必达项目） ◆卫生室需有《医疗机构执业许可证》（必达项目） ◆保健室面积不少于12m² 并有具备隔离功能的临时隔离室（1分） ◆保健室设有儿童观察床；配备桌椅、药品柜、资料柜（1分） ◆有流动水或代用流动水的设施（1分） ◆配备儿童杠杆式体重秤、身高计（供2岁以上儿童使用）、量床（供2岁及以下儿童使用）、国际标准视力表或标准对数视力表灯箱、体围测量软尺等设备；消毒压舌板、体温计、手电筒等晨检用品（1分） ◆有消毒剂；配备紫外线消毒灯或其他空气消毒装置（1分）	查看现场		
	厨房 2.5分	◆食堂取得餐饮服务许可证（必达项目） ◆食品加工用具必须生熟标识明确、分开使用（0.5分） ◆库存食品应当分类、注有标识、注明保质日期、定位储藏；老师食品幼儿食品分开放置，标识清楚（0.5分） ◆留样食品冷藏存放48小时以上、每样品种不少于125克（0.5分） ◆盛放于清洗消毒后的密闭专用容器内，盛器合乎要求（0.5分） ◆配备专用留样冰箱，有专人管理（0.5分）	查看现场		

（续表）

评价内容		评价标准	评价方法	扣分	备注
环境 30分	卫生消毒 2.5分	◆园（所）内应设置区域性的餐饮具、水杯集中清洗消毒间（1分） ◆有专用的清洗池2—3个（0.5分） ◆采用热力消毒法进行统一消毒（0.5分） ◆消毒后有保洁存放设施（0.5分）	查看现场		
询问 20分	保育员 2.5分	（预防性消毒知识，如：采取湿式清扫方式清洁地面；枕席、凉席每日用温水擦拭；被褥每月曝晒1~2次；床上用品每月清洗1~2次；保持玩具、图书表面的清洁卫生；每周至少进行1次玩具清洗；每2周图书翻晒1次） ◆平时的卫生工作有哪些？如何操作？多久一次？ ◆水杯、餐巾如何消毒？ ◆怎么配消毒液？ ◆马桶、痰盂、尿兜、小便槽如何消毒？ ◆床褥、玩具、图书如何消毒？ ◆抹布怎样放置？如何区分？ ◆……（可根据情况增加） ◆个人卫生检查	现场询问		
	教师 2.5分	◆紧急疏散时你是什么角色？怎样做？ ◆救火的步骤？ ◆灭火器的使用方法？ ◆……（可根据情况增加） ◆个人卫生检查	现场询问		
	厨房人员 2.5分	◆食品留样的做法 ◆餐具消毒的方法 ◆核查当日进货与食谱对应情况 ◆……（可根据情况增加） ◆个人卫生检查	现场询问		
	幼儿 2.5分	◆吃饭前要做哪些准备？ ◆紧急疏散时怎么走？ ◆如何洗手？ ◆……（可根据情况增加） ◆个人卫生检查	现场询问		
	卫生保健人员 10分	◆检查过程的询问，了解其对本职工作内容的熟悉程度及执行情况			
人员 15分	卫生保健人员 10分	◆配备符合国家规定的卫生保健人员（必达项目） ◆按照收托150名儿童设1名专职卫生保健人员的比例配备（收托150名以下儿童的可配兼职卫生保健人员）（5分） ◆卫生保健人员按要求接受培训（5分） ◆上岗前接受市级卫生保健培训并考核合格 ◆每三年进行卫生保健复训 ◆每年接受区级卫生保健培训并考核合格	查看资料		

（续表）

评价内容		评价标准	评价方法	扣分	备注
人员 15分	主管园长 2.5分	◆卫生保健工作第一责任人是托幼机构的法定代表人或负责人（1分） ◆主管园长上岗前接受市级培训并考核合格（1分） ◆主管园长每年参加区级卫生保健培训或相关例会（0.5分）	查看资料		
	炊事人员 2.5分	◆炊事人员与儿童配备比例：提供每日三餐一点的托幼机构应达1∶50，提供每日一餐二点或二餐一点的1∶80			
资料 30分	登记表 5分	卫生保健工作基本台账资料齐全，相关报表按时上交 ◆ 广州市托儿所幼儿园登记表：每日出勤登记表，出勤统计表，晨间检查记录表，体格锻炼观察表，缺点登记表，疾病登记表，儿童发病情况每日登记表、传染病登记表、高危儿、特殊儿童管理记录表、高危儿专案管理卡、意外情况及意外事故登记表，广州市儿童意外伤害监测报告卡 ◆膳食调查记录表：每周食谱、一周膳食调查表、平均每人进食食物量表、平均每人每日实际进食量及营养素摄取量表、膳食调查统计表	查看资料		
	统计表 5分	◆ 广州市托儿所／幼儿园卫生保健统计表 儿童系统管理情况健康年报表、健康检查年报表、疫苗补种统计表、儿童发病月报表、儿童意外伤害季报表			
	上墙资料 1分	◆ 上墙资料 生长发育评价情况、缺点矫治情况、视力检查情况、幼儿出勤情况、幼儿园常见病发病情况、血红蛋白分布情况、膳食调查结果			
	制度 1分	◆ 相关制度 一日生活制度、膳食管理制度、体格锻炼制度、卫生与消毒制度入园（所）及定期健康检查制度、传染病预防与控制制度、常见病预防与管理制度、伤害预防制度、健康教育制度、卫生保健信息收集制度			
	工作记录 18分	工作记录真实、完整、符合逻辑性 ◆ 掌握儿童健康及营养状况，并对儿童出勤、健康检查、膳食营养等进行统计分析 ◆ 幼儿名册及联系方式（1分） ◆ 幼儿保健手册、入托检查记录、转园（所）健康管理（1分） ◆ 职工名册（1分） ◆ 职工健康档案健康证（1分） ◆ 保健人员档案（学历／培训证）（1分） ◆ 幼儿食物药物过敏禁忌证名单、重点观察名单（1分） ◆ 一日生活安排、班级课程表、户外场地安排表（1分） ◆ 体质测查记录、心理筛查记录、心理问题矫治个案记录（1分） ◆ 厨房食品卫生许可证、定点采购食品"三证"、食物留样记录（1分） ◆ 伙食收支账册、每月结余、进货发票收据、验货登记或食品进出仓登记(幼儿／老师)（1分）			

（续表）

评价内容		评价标准	评价方法	扣分	备注
资料 30分	工作记录 18分	◆膳委会成员名单、膳委会会议记录（1分） ◆带药喂药、预防性服药记录（1分） ◆清洁消毒记录（空气／物品）、卫生检查记录（环境／消毒／食品卫生／个人卫生）、保健医生每日巡班记录、卫生室观察交接班记录（1分） ◆安全检查记录（大型玩具／悬吊物品／运动器械）（1分） ◆室内环境的甲醛、苯及苯系物等检测结果（1分） ◆突发公共卫生应急预案（包括重大自然灾害／食物中毒／踩踏／火灾／暴力／重大传染病／走失等）及疏散演练资料（1分） ◆计划总结、健康分析（1分） ◆健康教育资料、召开卫生保健工作会议记录（卫生保健工作会议记录）（1分）	查看资料		
指标 5分	指标 5分	◆ 幼儿园出勤率90%以上，托儿所75%以上 ◆ 生长发育达标率95%（体重及身高在M+2SD以内） ◆ 儿童生长合格率达80%（年身高增长5cm，体重增长2kg） ◆ 高危儿管理率100% ◆ 缺点矫治率80%以上 ◆ 缺铁性贫血患病率10%以下，有效矫治率100% ◆ 常见病、多发病月发病少于5% ◆ 4~6岁儿童每年至少进行视力检查一次，检查率100%，4岁儿童 < 0.6、5岁及以上儿童 < 0.8，或两眼视力相差两行及以上的幼儿，到医院复诊率100% ◆ 开展口腔保健，无龋率达30%以上、龋牙预防覆盖率90%，龋齿填充率60%	查看资料		

说明：参照卫健委《托儿所幼儿园卫生保健工作规范》制定，建议托幼机构日常督导及幼儿园复评时使用。

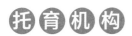

新办托育机构卫生保健评价

1. 新办托育机构在招生前向所在地区级妇幼保健院提交相关申请材料，受理单位对申请资料进行审核，资料不全或不符合法定形式的，应一次性告知申请人需要补正的全部内容。

2. 申请资料符合要求的，受理单位应在20个工作日内安排卫生保健评价人员，评价标准参照"广州市新办托育机构卫生保健评价表"（见附件5）的评价内容到现场进行首次评价。

3. 受理单位根据评价结果在10个工作日内出具"广州市新办托育机构卫生保健评价报告"（见附件6）。

4. 卫生保健评价结果为"不合格"的新办托育机构，应及时按照整改意见进行整改，整改后按流程重新申请评价。

5.卫生保健评价结果为"合格"的新办托育机构，应向所在地区级卫生健康行政部门申请备案，遵守国家、省市关于托育机构管理相关要求开展招生工作，并接受市、区级妇幼保健院和社区卫生服务中心的业务管理及卫生保健日常督导，落实托育机构卫生保健各项工作。

具体流程可参考示例1-6。

托育机构卫生保健日常督导评价

1.托育机构应定期进行自我评价，持续改进工作。市、区级妇幼保健院和社区卫生服务中心负责托育机构的日常督导，并根据督导情况出具"广州市托育机构卫生保健日常督导评价报告"（见附件8）。卫生评价标准参照"广州市托育机构卫生保健日常督导评价表"（见附件7）。

2.凡日常督导评价结果为"不合格"的托育机构，应及时按照整改意见进行整改，整改时限为20个工作日。

3.托育机构整改完成后，督导单位对托育机构的整改情况进行复核，若仍不合格或拒不整改，报卫生健康行政部门处理。

4.辖区妇幼保健院和社区卫生服务中心每三年完成一轮辖区内托育机构日常督导评价。

具体流程可参考示例1-7。

附件 5

表 1-29　广州市新办托育机构卫生保健评价表

评价内容	分值	评价标准	评价方法	得分	备注
场地设施	25分	◆选址符合国家和省市规定的安全、卫生、环保、消防、抗震、交通等相关要求。应当选择地质条件较好、环境适宜，可自然通风，日照充足、交通便利、基础设施完善的地段；与易发生危险的建筑物、仓库、储罐、可燃物品、材料堆场和加油站等之间的距离应符合国家现行有关标准的规定；园内不应有高压输电线、燃气、输油管道主干道等穿过。周边环境应有利于婴幼儿身心健康，不得与铁路、高速路、集贸市场等人流密集的场所相毗邻；与医院传染病房、垃圾中转站、污水处理站等各类污染源的距离应符合国家现行有关卫生、防疫、防护标准的要求；距离通信发射塔（台）等有较强电磁波辐射的场所50米以上（5分） ◆有自有场地或租赁期不少于3年的场地（1分）	查看现场和资料		
		室内外设计均应符合国家《托儿所、幼儿园建筑设计规范》（JGJ 39-2016）、《托育机构设置标准（试行）》《托育机构管理规范（试行）》，总体功能分区合理、朝向适宜、日照充足 ◆ 4个班及以上应独立设置；3个班及以下可与居住、养老、教育、办公建筑合建，但不能设在商业、娱乐场所内，并设有独立的出入通道（1分） ◆婴幼儿生活用房布置在3层及以下，不得布置在地下室或半地下室，并应符合防火安全疏散要求（1分） ◆室外活动场地生均面积不小于3m²；若不符合，应在室内设置符合婴幼儿年龄特点、专门用于体能活动的运动场地（1分）（符合前者得1分，符合后者得0.5分） ◆设置警卫室，面积不小于10m²，并配备相应的防暴工具等（防暴头盔、防护盾牌、橡胶警棍），对外应有良好的视野（1分） ◆防护栏杆高度从可踏部位顶面起算，净高不小于1.3m；采取防止幼儿攀登和穿过的构造，垂直杆件净距离不大于0.09m（1分） ◆楼梯井净宽度大于0.11m时，必须采取防止幼儿攀爬措施；楼梯栏杆应采取不易攀爬的构造，垂直杆件净距离不大于0.09m（1分） ◆生活用房生均使用面积不小于3m²（1分） ◆各班生活用房应为独立使用的生活单元（1分） ◆乳儿班和托小班生活用房应设置睡眠区、活动区、配餐区、清洁区、储藏区等，托小班还应设置卫生间（2分） ◆托大班、混龄班应设置活动室、寝室、卫生间（包括厕所和盥洗室）、储藏间等（1分） ◆乳儿班和托小班宜设置喂奶室，面积不小于10m²，或有布帘等遮挡的可供哺乳的空间（1分） ◆乳儿班活动区的使用面积不小于15 m²，睡眠区不小于30m²；托小班和托大班的活动区和睡眠区可合用，且托小班不小于 50 m²，托大班不小于70 m²（2分）	查看现场和资料		

（续表）

评价内容	分值	评价标准	评价方法	得分	备注
场地设施	25分	◆计划收托规模不超过10个班（1分） ◆班型设置合理（一般设置乳儿班、托小班、托大班、混龄班），班级具体收托人数合理（1分）	查看现场		
		◆自行加工膳食的，应取得有效期内的食品经营许可证，用餐人数不超过核定的配餐人数，厨房面积不小于12m²；非自行加工膳食的，需向符合资质的餐饮服务供应商购买供餐服务，设置面积不小于6m²的配餐间；不提供膳食的计时制托育机构，可不设配餐间（2分） ◆有符合卫生安全要求的餐饮设施设备，如餐具消毒机器、留样冰箱（1分）	查看现场和资料		
环境卫生	15分	◆室内环境的甲醛、苯及苯系物等检测结果符合现行国家标准GB/T 18883-2022（提供有资质的检测机构的检测报告及资质证明）（必达项目）	查看资料		
		◆活动场地地面平整、防滑、无障碍，无尖锐突出物（1分） ◆墙角、窗台拐角处圆滑无棱角（或有防护）；家具棱角处有防护（1分） ◆未种植有毒、带刺的植物（1分） ◆玩具及活动器材具有安全环保标识或符合安全卫生要求，家具符合环保要求（1分） ◆乳儿班和托小班活动区地面、距地1.2m的墙面应做软质面层，并符合阻燃要求（1分） ◆电源插座应采用安全型，安装高度不低于1.8m，低于1.8m时加设安全防护设施（1分）	查看现场和资料		
		◆婴幼儿用房明亮，天然采光，窗地面积比不低于1:5（1分） ◆室内通风、噪声、空调使用符合国家相关规定（1分） ◆有防寒降温、防蚊蝇鼠等有害昆虫的设施设备（1分）	查看现场和资料		
		◆托小班、托大班、混龄班应有独立的卫生间，有男女标识，布局合理，卫生设施齐备，尺寸符合要求（3分） ◆有独立的成人厕所（1分）	查看现场和资料		
		◆生活用房、卫生保健用房、配餐间等设置紫外线消毒灯或其他空气消毒装置，并确保使用安全有效。开关应设置在门外，高度不低于1.8m，采取防止误开误关措施及设置警示标识（2分）	查看现场和资料		
个人卫生	15分	◆保证1人1杯（奶瓶专用），1人1巾，一用一消毒（3分）	查看现场和资料		
		◆每班有专用水杯架，标识清楚，有饮水设施（2分） ◆每班有专用毛巾架，标识清楚，毛巾间距合理（2分） ◆有专用水杯、奶瓶、毛巾消毒设施（3分） ◆饮用水符合现行国家标准《生活饮用水卫生标准》（GB 5749-2022）相关规定（2分）	查看现场和资料		
		◆有安全、卫生、独自使用的床和被褥（3分）	查看现场和资料		

（续表）

评价内容	分值	评价标准	评价方法	得分	备注
保健室或卫生室设置	15分	◆设立符合要求的保健室和晨检室（厅），如设卫生室，应取得卫生行政部门颁发的医疗机构执业许可证（必达项目）	查看资料		
		◆保健室（含隔离室）面积不小于12m²，保健室内设有具备隔离功能的临时隔离室，不应分开设置（2分） ◆设有幼儿观察床（2分） ◆配备桌椅、药品柜、资料柜（3分） ◆有流动水或代用流动水的设施（1分） ◆配备儿童体重秤、身高计（供2岁以上儿童使用）、量床（供2岁及以下儿童使用）、体围测量软尺等设备（3分） ◆有消毒剂、一次性呕吐腹泻物应急处置包（1分）	查看现场		
		◆晨检室（厅）面积不小于10m²，配备消毒压舌板、体温测量设备、手电筒等晨检用品（3分）	查看现场		
人员配备	20分	◆托育机构负责人、保健人员上岗前参加广州市3岁以下婴幼儿照护服务指导中心组织的卫生保健专业知识培训，已取得合格证或提供正在参加培训的证明（报名回执或准考证）（必达项目）	查看资料		
		应配置综合管理、保育照护、卫生保健、安全保卫等工作人员，符合《托育机构设置标准（试行）》，资质符合要求，岗位职责明确 ◆卫生保健工作的第一责任人是托育机构的法定代表人或负责人（1分） ◆托育机构负责人具有大专及以上学历，有从事儿童保育教育或卫生健康等相关管理工作3年以上经历（1分） ◆保健人员具有高中及以上学历，经过卫生保健专业知识培训（2分） ◆收托50人及以下，至少配备1名兼职保健人员；收托51~100人，至少配备1名专职保健人员；收托100人以上，至少配备1名专职和1名兼职保健人员，有条件的配备医务人员（2分） ◆保育员应具有婴幼儿照护经验或相关专业背景，经过婴幼儿保育相关培训和心理健康知识培训（2分） ◆合理配备保育员，与婴幼儿的比例应当不低于：乳儿班1:3，托小班1:5，托大班1:7，混龄班1:6（2分） ◆至少有1名安保人员在岗，资质符合要求（2分） ◆收托50人及以下，应配备1名炊事人员；收托50人以上，每增加50人应增加1名炊事人员，资质符合要求；外送餐的托育机构，应有负责分餐工作的人员，资质符合要求（2分） ◆工作人员上岗前到区级以上卫生行政部门指定的医疗卫生机构进行健康检查，并取得托幼机构工作人员健康合格证（6分）	查看资料		
保健制度	10分	◆建立10项卫生保健制度，并符合实际情况，具有可操作性，包括：一日生活制度、膳食营养制度、体格锻炼制度、卫生与消毒制度、新生入托体检及定期健康检查制度、传染病预防与控制制度、常见病预防与管理制度、伤害预防制度、健康教育制度、卫生保健信息收集制度（10分）	查看资料		

说明：1.托育机构总分值达到80分及以上，并且"必达项目"全部通过，才可评价为"合格"。

2.如果评价结果为"不合格"，托育机构应当根据评价报告给出的意见进行整改，整改后按流程重新申请。

广州市新办托育机构卫生保健评价报告

_____托育机构：

  根据你方申请，按照《广州市新办托育机构卫生保健评价表》对托育机构卫生保健的基本要求，我单位组织专家于_____年___月___日对你单位招生前的卫生保健状况进行评价。

评价结果：1. 合格　　　　　2. 不合格

评价意见：

评价单位（签章）：

评价人员：

评价日期：

（此报告一式两份，一份交申请单位，一份由评价单位留存。）

附件 7

表 1-30 广州市托育机构卫生保健日常督导评价表

评价内容		评价标准	评价方法	扣分	备注
环境卫生（20分）	室外环境（5分）	◆选址符合国家和省市规定的安全、卫生、环保、消防、抗震、交通等相关要求（0.5分） ◆周边环境有利于婴幼儿身心健康（0.5分） 4 个班及以上应独立设置；3 个班及以下可与居住、养老、教育、办公建筑合建，但不能设在商业、娱乐场所内，并设有独立的出入通道（0.5分） ◆婴幼儿生活用房布置在 3 层及以下，不得布置在地下室或半地下室，并应符合防火安全疏散要求（1分） ◆室外活动场地生均面积不小于 3m²；若不符合，应在室内设置符合婴幼儿年龄特点、专门用于体能活动的运动场地（1分）（符合前者得 1 分，符合后者得 0.5~0.8 分） ◆室外活动场地、设施安全性符合国家相关规定（0.5分） ◆园区周界、婴幼儿生活活动区域设置入侵报警系统；婴幼儿生活与活动区域设置全覆盖 24 小时监控系统，录像资料保存期不少于 90 日（0.5分） ◆设置警卫室，面积不小于 10m²，并配备相应的防暴工具（如防暴头盔、防护盾牌、橡胶警棍）等，对外应有良好的视野；有一键报警装置（0.5分）	查看现场和建筑设计图		
	生活用房（7.5分）	◆室内环境的甲醛、苯及苯系物等检测结果符合国家要求（提供有资质的检测机构的检测报告），新装修后应重新进行检测（必达项目）	查看资料		
		◆各班生活用房应为独立使用的生活单元，乳儿班和托小班生活用房应设置睡眠区、活动区、配餐区、清洁区、储藏区等，托小班还应设置卫生间；托大班、混龄班应设置活动室、寝室、卫生间（包括厕所和盥洗室）、储藏间等（1.5分） ◆乳儿班和托小班宜设置喂奶室，面积不小于 10m²，或有布帘等遮挡的可供哺乳的空间（1分） ◆电源插座应采用安全型，安装高度不低于 1.8m，低于 1.8m 时加设安全防护设施（0.5分） ◆生活用房生均使用面积不小于 3m²（0.5分）	查看现场		
		◆玩具及活动器材具有安全环保标识或符合安全卫生要求，家具符合环保要求（0.5分） ◆婴幼儿用房明亮，天然采光，窗地面积比不低于 1:5（0.5分） ◆室内通风、噪声、空调使用符合国家相关规定（0.5分） ◆有防寒降温、防蚊蝇鼠等有害昆虫的设施设备（0.5分）	查看现场和资料		
		◆保证儿童每人每日 1 巾 1 杯（或奶瓶）专用（必达项目）	查看现场		
		◆每班有专用水杯架，标识清楚，有饮水设施（0.5分） ◆每班有专用毛巾架，标识清楚，毛巾间距合理（0.5分） ◆生活用房、卫生保健用房、配餐间等设置紫外线消毒灯或其他空气消毒装置，并确保使用安全有效；开关应设置在门外，高度不低于 1.8m，采取防止误开误关措施及设置警示标识（0.5分） ◆有安全、卫生、独自使用的床和被褥，不可使用上下床（0.5分）	查看现场和资料		

（续表）

评价内容		评价标准	评价方法	扣分	备注
环境卫生（20分）	卫生间（2分）	◆乳儿班和托小班清洁区应设淋浴、尿布台、洗涤池、洗手池、污水池等；托小班每班至少设2个大便器、2个小便器，便器之间设隔断，设3个洗手池；托大班、混龄班每班至少设4个大便器（宜采用蹲式便器）、2个小便器、4个洗手池、1个洗涤池、1个污水池以及水封（1分） ◆各类设施配置、形式、尺寸符合要求（0.5分） ◆有独立的成人厕所（0.5分）	查看现场		
	保健室（2.5分）	◆设立符合要求的保健室和晨检室（厅），如设卫生室，应取得卫生行政部门颁发的医疗机构执业许可证（必达项目）	查看资料		
		◆保健室（含隔离室）面积不小于12m²，保健室内设有具备隔离功能的临时隔离室，不应分开设置（0.5分） ◆设有幼儿观察床（0.3分） ◆配备桌椅、药品柜、资料柜（0.3分） ◆有流动水或代用流动水的设施（0.3分） ◆配备儿童体重秤、身高计（供2岁以上儿童使用）、量床（供2岁及以下儿童使用）、体围测量软尺等设备（0.3分） ◆有消毒剂、一次性呕吐腹泻物应急处置包（0.3分）	查看现场		
		◆晨检室（厅）面积不小于10m²，配备消毒压舌板、体温测量设备、手电筒等晨检用品（0.5分）	查看现场		
	厨房（3分）	◆自行加工膳食的，应取得有效期内的食品经营许可证，用餐人数不超过核定的配餐人数；非自行加工膳食的，需向符合资质的餐饮服务供应商购买供餐服务，设配餐间；不提供膳食的计时制托育机构，可不设配餐间（必达项目）	查看现场和资料		
		◆厨房面积不小于12m²；非自行加工膳食的，配餐间面积不小于6m²，提供供餐服务的企业至托育机构的送餐时间应控制在20min以内（0.5分）	查看现场和资料		
		◆食品加工用具必须生熟标识明确、分开使用（0.2分） ◆库存食品应当分类、注有标识，注明保质日期、定位储藏；老师食品、婴幼儿食品分开放置，标识清楚（0.2分） ◆留样食品冷藏存放48小时以上，每样品种不少于125g（0.2分） ◆留样食品盛放于清洗消毒后的密闭专用容器内，容器符合要求（0.2分） ◆配备食物留样专用冰箱，有专人管理（0.2分）	查看现场		
		◆应设置区域性的餐饮具、水杯集中清洗消毒间（0.5分） ◆采用热力消毒法进行消毒（0.5分） ◆有符合消毒要求的消毒柜（0.3分） ◆消毒后有保洁存放设施（0.2分）	查看现场		

（续表）

评价内容		评价标准	评价方法	扣分	备注
人员 （15分）	婴幼儿 （2分）	◆乳儿班（6~12个月，10人以下），托小班（12~24个月，15人以下），托大班（24~36个月，20人以下），混龄班（18~36个月，不超过18人），超过36月龄的，要求入托年龄小于36月龄（2分）	查看现场和资料		
	保健 人员 （7分）	◆配备符合国家规定的卫生保健人员（必达项目）	查看资料		
		◆收托50人及以下，至少配备1名兼职保健人员；收托51~100人，至少配备1名专职保健人员；收托100人以上，至少配备1名专职和1名兼职保健人员，有条件的配备医务人员（3分）	查看资料		
		◆卫生保健人员按要求接受岗前及定期培训，并考核合格（4分）			
	保育员 及其他 （2分）	◆合理配备保育员，与婴幼儿的比例应当不低于：乳儿班1:3，托小班1:5，托大班1:7，混龄班1:6（1分）	查看现场和资料		
		◆收托50人及以下，应配备1名炊事人员；收托50人以上，每增加50人应增加1名炊事人员，资质符合要求；外送餐的托育机构，应有负责分餐工作的人员，资质符合要求（0.5分）			
		◆至少有1名保安员在岗，资质符合要求（0.5分）			
	基本技能掌握 （4分）	◆保健人员、炊事人员、保育员掌握基本卫生知识，相关基本技能熟练（如消毒知识、全日健康观察的内容、传染病预防及处理等）（2分）	查看资料、现场抽查		
		◆积极参加相关培训，每班均有员工考取托育照护专项职业能力证书（由广州市职业能力建设指导中心组织举办）（1分）			
		◆工作人员每年参加区级及以上托育业务培训（1分）			
卫生保健制度执行情况 （52分）	生活管理和体格锻炼 （8分）	◆以温和、尊重的态度与婴幼儿积极交流互动，及时回应其情感需求（1分）	查看现场和资料、询问		
		◆一日生活安排满足婴幼儿生理和心理需求，过渡环节组织有序（1分）			
		◆保障不同月龄的婴幼儿有充足的睡眠时间，餐后无即刻入睡，睡眠环境良好（1分）			
		◆根据婴幼儿的月龄特点培养自主进餐习惯和能力（1分）			
		◆指导婴幼儿学习盥洗、如厕、穿脱衣服等生活自理技能，在各个生活环节中培养良好习惯（1分）			
		◆根据婴幼儿的月龄特点，制订多种形式的活动计划，活动内容涵盖身体发育、动作、语言、认知、情感与社会性等各个领域，内容全面，相对均衡（1分）			
		◆婴幼儿每日室内外活动时间不少于3小时，其中户外活动不少于2小时（2分）			

（续表）

评价内容		评价标准	评价方法	扣分	备注
卫生保健制度执行情况（52分）	膳食管理（4分）	◆科学制订食谱，每周更换，进行食谱分析（1分） ◆食品安全卫生、营养均衡、品种多样、搭配合理（1分） ◆食物烹调方法以蒸、煮为主，少盐少油，软烂合适，食材加工大小等符合婴幼儿发育特点（1分） ◆饮用水应符合国家饮用水卫生标准，饮水设备的水温低于40℃（1分）	查看现场和资料、询问		
	卫生消毒（4分）	◆厕所清洁通风、无异味（0.5分） ◆抹布用后清洗干净，晾晒、干燥后定位标识存放（0.5分） ◆拖布清洗后晾晒或控干后定位标识存放（0.5分） ◆每周至少进行1次玩具清洗，每2周至少翻晒1次图书（0.5分） ◆工作人员应当保持仪表整洁，不留指甲、戴戒指，无头屑（0.5分） ◆餐桌每餐使用前消毒（0.5分） ◆门把手、水龙头、床围栏等物体表面每日消毒1次并记录消毒情况（0.5分） ◆坐便器每次使用后及时冲洗，接触皮肤部位及时消毒（0.5分）	查看现场和资料、询问		
	传染病预防（4分）	◆与属地疾病预防控制部门建立联动机制，有传染病防控的有效沟通机制（0.5分） ◆做好缺勤追查和因病缺勤情况登记，记录与考勤一致，有专人负责（1分） ◆有婴幼儿常见传染病应急预案及上报流程，传染病登记完整准确。如发生传染病，立即上报至属地疾病预防控制机构（1分） ◆患传染病的婴幼儿隔离期满后，凭医疗卫生机构出具的返园/健康证明方可返回，并交托育机构保存（1分） ◆未发生爆发性疫情（0.5分）	查看现场和资料、询问		
	健康管理（10分）	◆工作人员上岗前均经区级以上卫生行政部门指定的医疗卫生机构进行健康检查，并取得托幼机构工作人员健康合格证，在岗工作人员每年均进行1次健康检查；无精神病史；无犯罪记录（3分） ◆若设有厨房和配餐间，厨房工作人员和配餐人员需取得食品从业人员健康证（1分） ◆收托时查验"预防接种证""儿童入园（所）健康检查表""0~6岁儿童保健手册"（2分） ◆督促家长定期带婴幼儿进行健康体检，追踪免疫接种情况（0.5分） ◆为每名婴幼儿设立健康档案，内容完整，包括既往疾病史、过敏史、传染病患病及接触史、定期体检记录等（2分） ◆每日进行晨检、午检及全日健康观察，发现异常及时通知监护人并完整记录（0.5分） ◆接受家长委托喂药时，查验医嘱，有药品交接和登记、喂药执行记录（0.5分） ◆婴幼儿离托3个月以上返托时需重新进行健康检查（0.5分）	查看现场和资料、询问		

（续表）

评价内容		评价标准	评价方法	扣分	备注
卫生保健制度执行情况（52分）	常见病预防（8分）	◆每3个月进行1次婴幼儿体格测量、运动及发育预警征筛查，发现筛查异常者需与家长及时沟通，做好转诊和追踪（4分） ◆对贫血、营养不良、超重肥胖等进行登记管理。加强过敏（如药物、食物等过敏）、先心病、哮喘、癫痫等登记观察和护理工作（2分） ◆做好婴幼儿的视力保护，2岁以下不接触电子屏幕，2岁以上每天电子屏幕时间不超过1小时，每次不超过10分钟（1分） ◆对过敏、哮喘、癫痫紧急情况有制订急处理流程（1分）	查看现场和资料、询问		
	伤害预防（8分）	◆未发生重大安全责任事故、重大意外事故（必达项目不计分） ◆每月有专人检查设施设备，并记录维护及维修情况（1分） ◆设有消防专责人员，每月定期检查消防设备，做好检查记录（1分） ◆设有食品安全检查专责人员，排查食品安全隐患，做好检查记录（1分） ◆有完善的婴幼儿接送制度，婴幼儿由监护人或委托的成人接送（1分） ◆有自然灾害、事故灾难、突发公共卫生事件、突发社会安全事件四大类应急预案。应急预案全面可行、操作性强，责任到人（1分） ◆每季度开展各种防灾演习（如自然灾害、事故灾难等），每半年开展1次防爆演习、传染病应急演习（1分） ◆每半年开展1次及以上急救相关培训（1分） ◆工作人员掌握急救的基本技能，以及防范、避险、逃生、自救的基本方法（1分）	查看现场和资料、询问		
	健康教育及养育支持（6分）	◆建立照护服务日常记录和反馈制度，定期与婴幼儿监护人沟通婴幼儿发展情况（1分） ◆通过不同方式向家长传播科学育儿知识和方法（1分） ◆每月至少开展1次以安全为主题的教育活动，包括婴幼儿安全意识、自我保护及防灾等（1分） ◆每半年进行1次家长满意度调查，家长满意率在90%以上（1分） ◆积极与社区联动，充分利用社区资源，支持托育机构照护服务（1分） ◆积极参加区级及以上相关部门组织的各类健康促进项目（1分）	查看现场和资料、询问		
资料（8分）	登记统计（8分）	◆按要求设置托育机构婴幼儿健康档案（3分） ◆按要求做好托育机构卫生保健登记、统计工作，并在广州市智慧化婴幼儿照护服务健康平台上报（3分） ◆按要求填写"广州市托育机构卫生保健年度自评报告"，并在广州市智慧化婴幼儿照护服务健康平台上报（1分） ◆引导家长使用健康管理小程序（如"广州健康通保健熊"等），使用率60%以上，连续动态监测婴幼儿的发育情况（1分）	查看资料、询问		

（续表）

评价内容		评价标准	评价方法	扣分	备注
健康指标（5分）	健康指标（5分）	◆传染病年发病率小于10%（0.5分） ◆体重、身长在 M±2SD 以内比例达 95% 以上（0.5分） ◆儿童管理率达 98% 以上（0.5分） ◆儿童系统管理率达 95% 以上（0.5分） ◆高危儿登记率达 100%（0.5分） ◆缺铁性贫血患病率小于 10%（0.5分） ◆无龋率达 30% 以上（0.5分） ◆儿童眼保健和视力检查覆盖率 98% 以上（0.5分） ◆儿童心理行为发育筛查率 90% 以上，筛查阳性复诊率达 90% 以上（0.5分） ◆国家免疫规划疫苗接种率达 90% 以上（0.5分）	查看现场和资料、询问		

说明：1. 托育机构总分值达到 80 分及以上，并且"必达项目"全部通过，才可评价为"合格"。等级从高到低分别为五星级（★★★★★），≥96 分；四星级（★★★★），92~96 分（含 92，不含 96）；三星级（★★★），88~92 分（含 88，不含 92）；二星级（★★），84~88 分（含 84，不含 88）；一星级（★），80~84 分（含 80，不含 84）。

2. 如果评价结果为"不合格"，托育机构应当根据评价报告给出的意见进行整改，整改后按流程重新申请。

广州市托育机构卫生保健日常督导评价报告

　　＿＿＿＿＿＿＿＿＿托育机构：

　　按照《广州市托育机构卫生保健日常督导评价表》对托育机构卫生保健工作的基本要求，我单位组织专家于＿＿＿＿年＿＿月＿＿日对你单位卫生保健状况进行评价。

评价结果：1. 合格，星级＿＿＿＿＿＿。　　　　　　2. 不合格。

评价意见：

　　　　　　　　　　　　　评价单位（签章）：

　　　　　　　　　　　　　评价人员：

　　　　　　　　　　　　　评价日期：

（此报告一式两份，一份交申请单位，一份由评价单位留存。）

·工 作 流 程·

示例1-6 广州市新办托育机构卫生保健评价流程

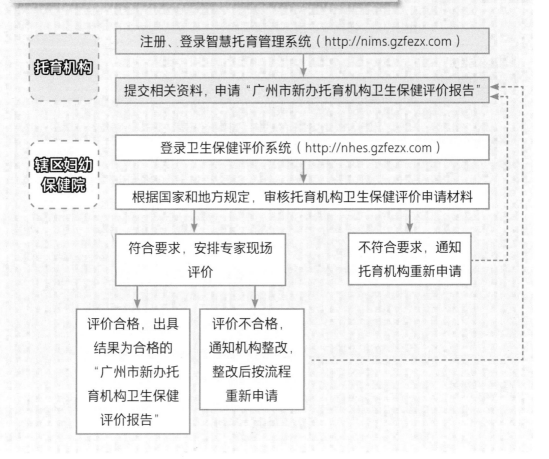

托育机构

注册、登录智慧托育管理系统（http://nims.gzfezx.com）

↓

提交相关资料，申请"广州市新办托育机构卫生保健评价报告"

**辖区妇幼
保健院**

登录卫生保健评价系统（http://nhes.gzfezx.com）

↓

根据国家和地方规定，审核托育机构卫生保健评价申请材料

符合要求，安排专家现场评价

不符合要求，通知托育机构重新申请

评价合格，出具结果为合格的"广州市新办托育机构卫生保健评价报告"

评价不合格，通知机构整改，整改后按流程重新申请

广州市新办托育机构卫生保健评价流程图

示例 1-7　广州市托育机构卫生保健日常督导评价流程

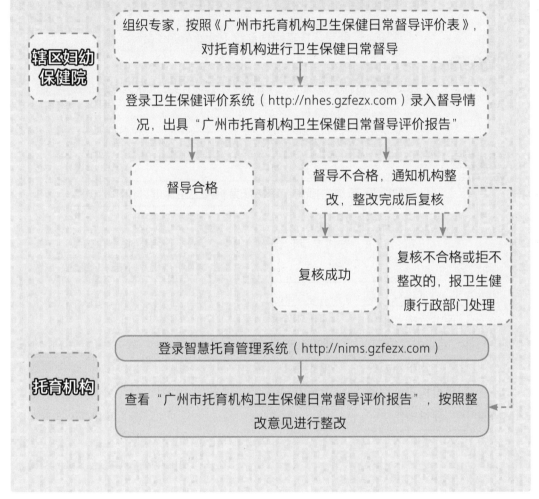

辖区妇幼保健院

组织专家，按照《广州市托育机构卫生保健日常督导评价表》，对托育机构进行卫生保健日常督导

登录卫生保健评价系统（http://nhes.gzfezx.com）录入督导情况，出具"广州市托育机构卫生保健日常督导评价报告"

督导合格

督导不合格，通知机构整改，整改完成后复核

复核成功

复核不合格或拒不整改的，报卫生健康行政部门处理

托育机构

登录智慧托育管理系统（http://nims.gzfezx.com）

查看"广州市托育机构卫生保健日常督导评价报告"，按照整改意见进行整改

广州市托育机构卫生保健日常督导评价流程图

操 作 示 范

广州市托育机构卫生保健评价信息化平台应用示范

  广州市依托"广州市智慧化婴幼儿照护服务健康平台"开展托育机构卫生保健评价工作。托育机构登录网址：http://nims.gzfezx.com；受理单位登录网址：http://nhes.gzfezx.com。

新 办 托 育 机 构 卫 生 保 健 评 价

托育机构端
操作页面

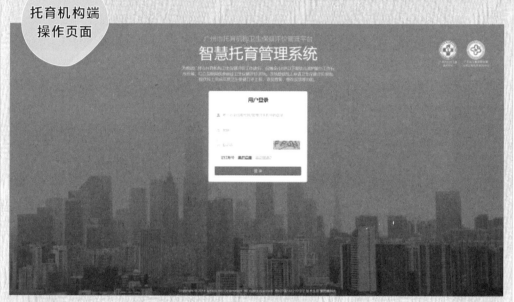

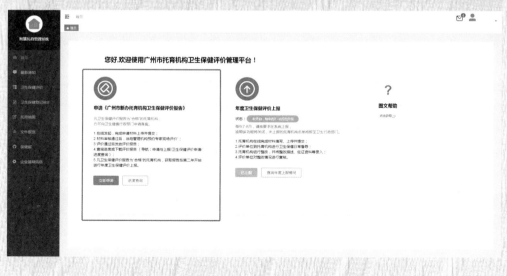

托育机构端操作页面图

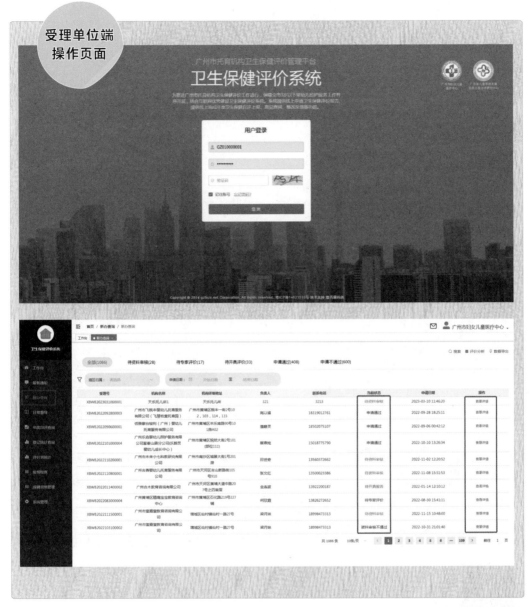

受理单位端操作页面图

托育机构卫生保健日常督导评价

托育机构端操作界面

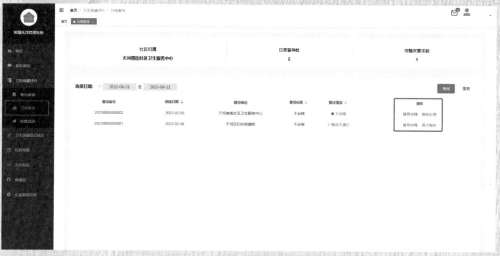

托育机构端操作界面图

受理单位端操作界面

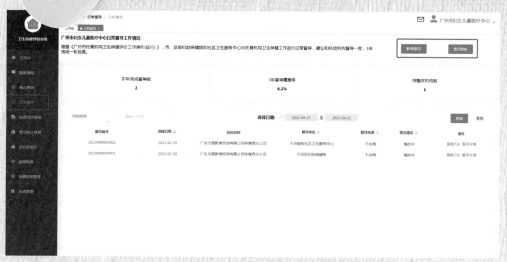

受理单位端操作界面图

技术支持

http://zektech.cn/

第七节 托育/托幼机构健康教育

托育/托幼机构健康教育的基本内容——

《"健康中国2030"规划纲要》中明确提出了对儿童健康教育的要求与发展方向："建立健全健康促进与教育体系，提高健康教育服务能力，从小抓起，普及健康科学知识。"而开展儿童健康教育是实现儿童健康的必要路径。学龄前期是行为习惯培养的敏感期和关键期，学龄前期的性格等会间接通过受教育水平、饮食等影响成人健康，因此将干预窗口前移具有重要意义；学校作为儿童除家庭外最常接触的场所，对提升其健康素养有重要作用。

《中华人民共和国基本医疗卫生与健康促进法》规定，国家将健康教育纳入国民教育体系。学校应当利用多种形式实施健康教育，普及健康知识、科学健身知识、急救知识和技能，提高学生主动防病的意识，培养学生良好的卫生习惯和健康的行为习惯，减少和改善学生近视、肥胖等不良健康状况；学校按照规定配备校医，建立和完善卫生室、保健室等。《中国儿童发展纲要（2021—2030）》规定，要依托家庭、社区、学校、幼儿园、托育机构，加大科学育儿、预防疾病、及时就医、合理用药、合理膳食、应急避险、心理健康等知识和技能宣传普及力度，促进儿童养成健康行为习惯。

托育/托幼机构卫生保健工作的主要任务是贯彻"预防为主、保教结合"的工作方针，为集体儿童创造良好的生活环境，预防、控制传染病，降低常见病的发病率，培养儿童健康的生活习惯，保障儿童的身心健康。

托育/托幼机构的健康教育

托育/托幼机构的健康教育应按照规范进行，基本内容包括以下四点。

1. 托育/托幼机构应当根据不同季节、疾病流行等情况制订全年健康教育工作计划，并组织实施。

2. 健康教育的内容包括膳食营养、心理卫生、疾病预防、儿童安全以及良好行为习惯的培养等。健康教育的形式包括开设健康教育课程、发放健康教育资料、建立宣传专栏、提供咨询指导、设立家长开放日等。

3. 采取多种途径开展健康教育宣传。每季度对保教人员开展1次健康讲座，每学期至少举办1次家长讲座。每班有健康教育图书，并组织儿童开展健康教育活动。

4. 做好健康教育记录，定期评估相关知识知晓率、良好生活卫生习惯养成、儿童健康状况等健康教育的效果。

托育/托幼机构健康教育的基本流程——

1. 组建健康教育管理小组。由托育/托幼机构主要负责人担任健康教育管理小组组长，保健人员、保育员、教师担任组员，小组全面负责健康教育工作的开展。具体工作流程可参考示例1-8。

2. 制订健康教育计划。健康教育管理小组成员进行前期调查，包括分析幼儿园儿童健康状况，发现健康问题及其影响因素，如肥胖、龋齿、视力不良、生长迟缓、心理问题、意外伤害、不良卫生习惯等健康问题；调查儿童家庭自然状况、生活习惯、饮食习惯、运动方式等健康相关因素，并通过回顾国内外文献、专家咨询等共同商讨制订年度健康教育计划。

3. 优化健康教育方案。将儿童早期发展理念贯彻到健康教育中，并将健康教育内容渗透到日常工作中，考虑儿童不同的年龄段和生长发育特点、个体需求，制订不同的健康教育内容，对健康教育计划进行调整，形成完善的标准化方案。各阶段健康教育工作实施流程可参考示例1-9。

4. 开展健康教育培训。在健康教育方案调整完成后，定期组织托育/托幼机构员工开展健康教育相关内容的培训。

5. 实施健康教育。实施方法包括以下三种。

（1）建立健康档案：充分评估儿童的基本资料、健康行为、依从性等，建立健康档案，了解儿童可能存在的健康问题以及不良生活方式，给出与之相对应的改善建议，如制订饮食计划、运动计划等。

（2）组织形式多样的健康教育活动，包括开设健康教育课程（可参考示例1-10、1-11）、发放健康教育资料、建立宣传专栏、咨询指导、设立家长开放日等。

（3）家长监督：联系儿童家长，请家长协助配合健康教育内容的实施。定期进行家庭随访，通过与家长交流，明确儿童在健康教育干预期间各项措施的落实情况。

6. 健康教育效果评价。做好健康教育记录和总结，定期评估相关知识知晓率、良好生活卫生习惯养成、儿童健康状况等健康教育的效果。

> 评估健康教育知识知晓率可采用自编问卷的形式，制作健康教育知识知晓率调查问卷，主要了解家长或儿童对儿童健康通识知识的认知，包括良好生活卫生习惯的养成方法、对儿童生长发育的了解、儿童安全常识、合理膳食知识等，问卷问题一般采用单选和多选等形式。问卷总分设置为100分，得分 > 80分的视为知晓，得分在60~80分间的视为基本知晓，得分 < 60分的视为不知晓。
>
> 健康教育知识知晓率 =（基本知晓例数 + 知晓例数）/ 各组总例数 ×100%

托幼机构健康教育的常见形式

　　健康教育模式遵循丰富和渗透原则已在世界各国学校健康教育工作中得到普遍认可，除开设独立健康教育课程、健康课与其他课程共同开课的形式，很多国家还非常注重与家长、社区、社会组织、政府等社会力量联合开展健康教育活动。

> 常见的健康教育形式
>
> 1. 开设健康教育课程，结合课堂游戏和情景剧等形式。
>
> 2. 面对面指导、提供健康教育咨询电话。
>
> 3. 利用微信公众号等新媒体平台发布科普文章和视频等健康教育材料。
>
> 4. 更新健康教育宣传栏、发放宣传单等健康教育资料。
>
> 5. 设立家长开放日。
>
> 6. 关注妇幼健康科普公益平台，可获取专业、权威的育儿知识。如广州市妇女儿童医疗中心运营的"保健熊""广州托育托幼""广州妇幼保健"微信公众号，"儿童早期发展中心"视频号，"广州家庭科学育儿第一课"直播课堂。扫描下方二维码，可获取上述平台资讯。
>
> | | | | | |
> |:---:|:---:|:---:|:---:|:---:|
> | 保健熊 | 广州托育托幼 | 广州妇幼保健 | 儿童早期发展中心 | 广州家庭科学育儿第一课 |

　　未来，托幼机构应充分挖掘各类健康教育资源，积极开展多元化、个性化的以儿童为中心的健康教育模式，除传统健康教育途径外，还应积极探索开展多种形式的专题科普实践活动，编制专题科普丛书，绘制专题科普漫画，摄拍专题科普视频，建立科普实验室等。

· 工 作 流 程 ·

示例1-8 健康教育管理小组搭建

托育／托幼机构在实际开展健康教育过程中，首先需要搭建园所的健康教育管理小组，并明确各小组成员职能与具体的工作内容及工作流程。

管 理 小 组 架 构

根据日常工作内容，托育／托幼机构健康教育管理小组通常可以分为由组长带领的两个部分。第一部分是由保健人员带领的保育员小组，主要负责园所幼儿健康检查与发展评估以及日常健康照护工作实施；第二部分是由教学主管带领的托育教师小组，主要负责园所幼儿的日常健康教育与幼儿早期健康发展。组长负责全园年度健康教育目标制订以及健康档案检查与管理。

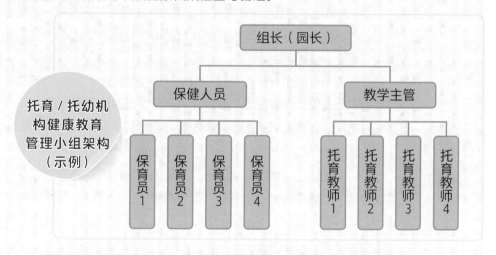

托育／托幼机构健康教育管理小组架构（示例）

健 康 教 育 管 理 小 组 成 员 的 工 作 职 责

组长主要负责全园健康教育目标制订与结果管控。

组长工作职责

△每年于12月前制订下一年全园健康教育工作目标与员工责任分工；

△做好全园健康筛查与幼儿发展评估的关键节点的管控；

△做好针对家长与员工健康教育讲座培训的关键节点管控；

△做好全园幼儿健康教育工作执行的关键节点管控；

△做好园所幼儿健康档案的检查与管理工作；

△做好园所年度健康教育总结与整体成效评估的管理工作。

保健人员工作职责

保健人员主要负责全园幼儿健康发展检查与评估，以及日常照护实施工作。

△负责制订并执行对新入托幼儿的健康筛查；

△组织管理园所幼儿定期健康筛查工作；

△每月组织保育员日常健康照护培训工作；

△指导并监督保育员科学做好幼儿的日常健康照护工作；

△每年组织2~3次针对家长的幼儿健康教育讲座；

△及时检查、整理日常幼儿健康筛查与健康照护的档案资料，并定期交由组长归档。

保育员工作职责

保育员主要负责各班幼儿的日常健康照护工作实施与管理。

△根据托育/托幼机构的健康照护标准执行每日工作，可参考表1–31；

△定期提交健康照护观察报告并与主班老师沟通，报告归档；

△参加园区组织的日常健康教育培训与讲座，努力提升专业能力；

△及时向主班老师以及保健人员反馈班级幼儿的特殊状况，并取得支持；

△定期向保健人员反馈在实际操作过程中的经验与问题总结，共同提升园所健康教育工作品质。

教学主管工作职责

教学主管主要负责全园幼儿健康教育与早期发展的工作管理。

△根据保健人员提供的幼儿健康发展筛查结果以及幼儿早期发展特征制订全园幼儿的健康教育工作计划并监督班级执行；

△及时关注幼儿的特殊需求，协助班级老师做好问题梳理与解决；

△定期针对托育教师组织婴幼儿健康教育培训，提升托育教师的专业能力；

△及时检查与整理健康教育相关工作档案资料，并定期交组长归档。

托育教师工作职责

托育教师主要负责班级幼儿日常健康教育管理以及个体早期发展的观察、评估与促进。

△根据教学主管制订的健康教育计划以及班级幼儿的个体发展差异细化执行方案，并及时反馈执行效果；

△及时关注幼儿的特殊需求，遇到问题及时寻求支持；

△定期向家长反馈幼儿健康发展的情况，做好家园共育工作；

△做好班级幼儿健康教育档案管理工作，定期交由教学主管检查归档。

入 托 前 健 康 教 育 实 施 流 程

组长	保健人员	家长

发布入托健康筛查工作启动通知 → 指定具体筛查项目与开展流程

协调各部门开展入托前健康筛查工作 → 根据园区入托要求带幼儿到指定机构进行健康筛查

收集家长递交的资料并汇总评估 ← 将结果递交园区保健人员

为每位幼儿建立健康管理档案

根据园所幼儿的健康发展情况确定适宜的健康教育目标与实施方案

审核保健人员提交的健康教育实施方案 ←

在园区公示整体方案并推进各部门员工执行

组织入托新生家长参加幼儿健康教育家庭讲座，统一理念与思想

入托前健康教育实施流程图

日常健康教育工作实施流程

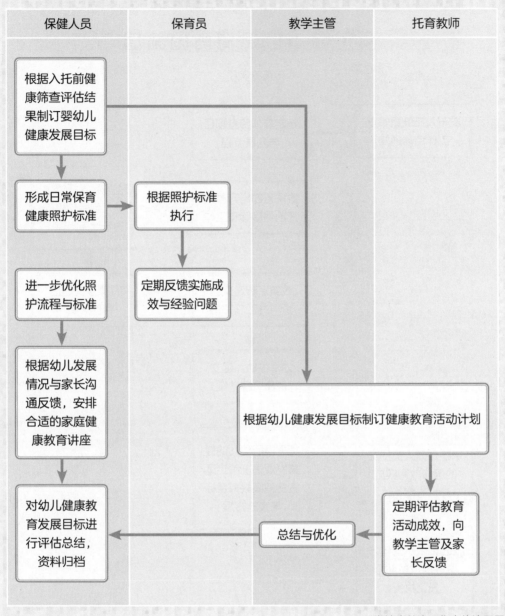

保健人员	保育员	教学主管	托育教师

- 根据入托前健康筛查评估结果制订婴幼儿健康发展目标
- 形成日常保育健康照护标准 → 根据照护标准执行 → 定期反馈实施成效与经验问题
- 进一步优化照护流程与标准
- 根据幼儿发展情况与家长沟通反馈，安排合适的家庭健康教育讲座
- 根据幼儿健康发展目标制订健康教育活动计划
- 对幼儿健康教育发展目标进行评估总结，资料归档 ← 总结与优化 ← 定期评估教育活动成效，向教学主管及家长反馈

日常健康教育工作实施流程图

操作示范示例

	幼儿健康教育之卫生习惯：中班"我会洗手"
活动目标	1.培养爱干净、讲卫生的好习惯。 2.知道手上有很多看不见的细菌，了解洗手的原因。 3.通过儿歌掌握七步洗手法。
活动准备	幼儿手卫生绘本 PPT、手卫生科普的短视频、七步洗手法的图示和视频、水洗颜料。
活动过程	（一）开始部分 谈话引出幼儿手卫生绘本。 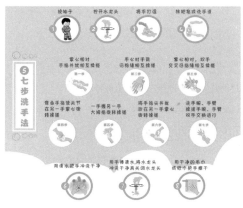 1.了解为什么要洗手。 （1）与幼儿共读绘本，感知、理解画面内容。 （2）播放手卫生科普的短视频，引导幼儿观察手指放大后藏着的脏东西、分泌的汗水、细菌等，让幼儿了解洗手的原因。 2.学习如何正确洗手。 （1）出示图示，分步骤学习"七步洗手法"：内、外、夹、弓、大、立、腕。 （2）教师在手上挤上可水洗的颜料展示七步洗手法，让幼儿更直观地感受每一个步骤的重要性。 （3）出示视频，完整连贯学习"七步洗手法"。 3.巩固洗手七步骤。 （1）排一排：请幼儿将七步洗手法的图示按正确顺序排序。 （2）练一练：带领幼儿跟着七步洗手法儿歌练习正确的洗手步骤。 （三）结束部分 1.拓展延伸：想要保持手部的干净卫生，除了勤洗手，还要勤剪指甲，这样脏东西才不容易藏在我们的指甲缝里噢！ 2.幼儿到洗手池体验洗手。

示例 1-11　由幼儿教师实施的健康教育课程"正确坐姿真精神"

幼儿健康教育之健康体态：中班"正确坐姿真精神"	
活动目标	1. 理解绘本故事，知道不良坐姿对身体的危害。 2. 掌握正确的坐姿并在日常活动中努力保持端正的姿势。
活动准备	幼儿坐姿科普宣教 PPT、幼儿平时的坐姿照片、小积木。
活动过程	（一）开始部分 谈话引出幼儿坐姿科普绘本故事。 （二）课程实施部分 1. 倾听绘本故事第一部分，理解不良坐姿对身体的危害。 2. 倾听绘本故事第二部分，理解正确的坐姿对身体的影响。 3. 坐姿模拟小实验 将 5 块红色积木整齐地叠在一起，然后把继续往上叠的积木歪歪扭扭地堆向一侧；将绿色积木整齐地逐个对齐叠在一起，和幼儿一起讨论观察哪种颜色的积木能堆得又高又稳。 4. 与幼儿一起讨论如何保持正确的姿势。 （三）结束部分 师生玩"木头人"游戏，幼儿根据教师念的儿歌有节奏地走动或是活动身体，当教师念到"不许动"时幼儿要端正地坐在位置上保持不动。

示例 1-12　托育 / 托幼机构一日保育健康照护内容

表 1-31　托幼机构一日保育健康照护内容表

生活环节	健康照护内容	操作标准
饮食健康照护	喂奶健康照护	◆提前与家长确认幼儿奶量与冲泡标准 ◆操作前务必洗手，并保持手部干爽 ◆可以让幼儿观察或参与整个冲泡过程 ◆将奶给幼儿前，要帮助幼儿清洁双手 ◆使用正确的手法给婴儿喂奶，避免喝入空气，引起胃肠不适 ◆引导同龄较大的幼儿坐在固定的位置上专心喝奶 注：做好奶瓶的清洗与消毒工作管理
	饮水量摄入照护	◆通常 6 个月之前的婴儿不需要额外补充水分，该阶段的宝宝胃容量很小，少量的水就会使宝宝有饱腹感，影响正常吃奶，导致拉肚子或营养不良等后果 ◆6~12 月龄婴儿奶 / 食物 + 水的总摄入量为 900ml 左右，水分摄入约 120ml/ 日 ◆1~3 岁奶 / 食物 + 水的总摄入量为 1300ml 左右，水分摄入约为 500~600ml/ 日 ◆在气候炎热或者干燥，活动量比较大的时候，应当适当增加摄入量 ◆注意观察婴幼儿的排尿情况，判断是否缺水 注：选择适合不同月龄段幼儿的水杯，通常 2 岁后就可以使用一般的敞口杯，避免养成不良的饮水习惯

（续表）

生活环节	健康照护内容	操作标准
饮食健康照护	进餐健康照护	◆注意用餐前后的手面部与口腔清洁 ◆营造轻松自在的就餐氛围，避免比赛、强迫吃完等方式造成压力 ◆鼓励幼儿尝试各种食物，不挑食，不暴饮暴食 ◆餐后不做剧烈运动，不马上上床睡觉 注：注意观察并记录幼儿的用餐情况，包括量与种类，做好营养摄入登记
睡眠健康照护	自主入睡照护	◆选择正确的哄睡方式，避免使用摇睡、抱睡、奶睡等不当方式； 建立有序的睡前仪式，选择安静的睡前活动，逐步引导幼儿自主入睡
	睡眠健康观察	◆与家长沟通，合理安排白天的睡眠时间与时长，保证婴幼儿每日有足够的睡眠时长。0~3 个月婴儿每日睡眠时长为 13~18 小时，4~11 个月婴儿为 12~16 小时／日，1~2 岁幼儿 11~14 小时／日，3~5 岁幼儿 10~13 小时／日。（参考《0~5 岁儿童睡眠卫生指南》睡眠推荐量） ◆为婴幼儿准备合适的寝具，避免坠床风险，保证脊椎发育健康 ◆做好睡前的健康检查，包括体温、嘴里手上是否有危险物品等 ◆检查婴幼儿床周是否有造成窒息风险的物件，并排除风险 ◆保持寝室内合适的温湿度，每 1~2 小时室内通风换气 注：睡眠过程中定时观察幼儿的睡姿是否安全，呼吸频率是否正常，是否口呼吸，是否有出汗、尿床等情况
如厕健康照护	二便观察	◆通过观察婴幼儿的大便干稀与颜色情况判断幼儿健康状况，并做好记录与家长保持及时沟通跟进 注：通过观察与记录婴幼儿一日小便的情况，判断是否有脱水等健康情况
	更换纸尿裤	◆根据婴幼儿月龄与排便情况及时更换纸尿裤 ◆做好清洁与隔离工作，避免红屁股或其他感染 ◆选择固定的位置为婴幼儿更换纸尿裤，注意卫生以及隐私问题 ◆换过纸尿裤后及时做好工作台的清洁与消毒工作，避免交叉感染 注：可以带领幼儿一起收拾整理与清洁，养成健康生活习惯
	自主如厕照护	◆注意根据婴幼儿的发展合理科学安排自主如厕练习，避免过早训练打击幼儿信心，使其失去兴趣 ◆幼儿自主如厕练习阶段如果出现尿湿裤子的情况，不要批评、指责幼儿，避免造成心理压力 ◆通过分阶段、分性别的自主如厕准备活动自然过渡 注：及时与家长沟通，保持一致的方式
衣物更换	衣物选择	◆尽量让家长选择舒适、简单、宽松的衣物入托，避免太过复杂的衣服影响婴幼儿活动 ◆选择适合不同月龄婴幼儿的衣物，避免不当的衣物影响婴幼儿的正常发展 注：选择适宜厚度的衣物，避免穿太多影响婴幼儿身体自我调节机能

（续表）

生活环节	健康照护内容	操作标准
衣物更换	更换衣物安全照护	◆使用正确的照护手法为不同月龄的婴幼儿穿脱衣物，避免不当操作带来伤害 ◆及时在婴幼儿运动前后照护或引导婴幼儿增减衣物，学会自我健康管理 注：更换下来的衣物做好分类整理，特别是呕吐或腹泻的婴幼儿要避免污染物交叉感染
其他健康护理	口腔清洁	针对不同月龄的婴幼儿选择合适的口腔牙齿清洁工具与操作方法 ◆对0~6月龄的婴儿每周使用棉纱巾清洁一次舌苔 ◆对出牙后未添加辅食的婴幼儿，每次喝奶后喂一小口水漱口，每天用棉纱布帮助清洁牙齿 ◆对于添加辅食的幼儿，逐步在固定的时间帮助幼儿养成刷牙的健康生活习惯
	手面部护理	◆在一日生活中安排好洗手的时机，逐步引导幼儿养成健康生活习惯 ◆每天晨检时顺便检查婴幼儿的手脚指甲并及时修剪 注：保持面部清洁与皮肤滋润，特别是皮肤易过敏幼儿需要特殊照护
	预防接种护理	对于接种后送入园的婴幼儿要做好登记，保育员需要特别观察照护，有异常情况及时与保健人员及家长沟通 ◆观察体温情况 ◆观察接种位置的红肿情况 注：观察婴幼儿情绪状况
	过敏儿健康照护	提前向家长了解婴幼儿的过敏史，并做好特殊照护安排与登记管理

第二章

儿童生长发育管理

第一节 儿童体格生长测量和评价

体格生长常用指标

　　体格生长，应选择易于测量、有较大人群代表性的指标来衡量。一般常用的形态指标有体重、身高（长）、头围、胸围等。

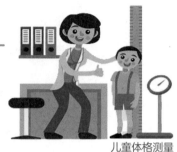

儿童体格测量

体格生长评价

体格测量

> **身长/身高测量**

　　身长/身高（length/height）是头部、脊柱和下肢长度的总和。3岁以下婴幼儿测量时采用仰卧位，故称身长。3岁以上人群采用站立位测量，称为身高。身高是反映长期营养状况和骨骼发育的重要指标。

（一）三岁及以下婴幼儿身长测量

　　测量条件：仰卧位，室温25℃左右。测量工具：卧式测量床，分度值0.1cm，测板摆幅≤0.5cm。测量方法：将量板平稳放在桌面上，脱去婴幼儿的鞋帽和厚衣裤，使其仰卧于量板中线上。助手用手固定婴幼儿头顶部，使其紧密接触头板。此时婴幼儿仰面向上，两耳在同一水平线上，两侧耳廓上缘与眼眶下缘的连线与量板垂直（法兰克福平面垂直于水平面）。测量者位于婴幼儿右侧，在确定婴幼儿平卧于量板中线上后，将左手置于婴幼儿膝部，使婴幼儿两腿伸直、双膝并拢紧贴量床并使之固定。用右手滑动滑板，使之紧贴婴幼儿双足跟，当两侧标尺读数一致时读数（见右图），误差≤0.1cm。读数与记录：读取滑板内侧数值，以厘米为单位，精确至0.1cm。

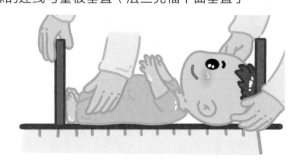

婴幼儿身长测量

（二）三岁以上人群身高测量

测量条件：被测量者应脱帽子、不穿鞋、解开发髻、脱去外衣物，室温25℃左右。测量工具：立柱式身高计，分度值0.1cm，有抵墙装置。滑测板应与立柱垂直，滑动自如。测量方法：被测量者取立正姿势，站在踏板上，两眼平视正前方，眼眶下缘与耳廓上缘保持在同一水平线上（法兰克福平面与水平面平行），挺胸收腹，两臂自然下垂，脚跟靠拢，脚尖分开约60°，双膝并拢挺直，脚跟、臀部和两肩胛角间三个点同时接触立柱，头部保持正立中位置（见右图）。测量者手扶滑

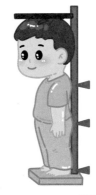

身高测量

测板轻轻向下滑动，直到底面与头颅顶点相接触，此时观察被测者姿势是否正确，确认姿势正确后读数。读数与记录：读数时测量者的眼睛与滑测板底面在同一个水平面上，读取滑测板底面对应立柱所示数值，以厘米为单位，精确到0.1cm。

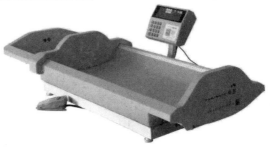

体重测量

体重（weight）是身体各器官、骨骼、肌肉、脂肪等组织及体液重量的总和，是反映近期营养状况和评价生长发育的重要指标。

（三）三岁及以下婴幼儿体重测量

测量条件：测量应在空腹状态（喂奶后2小时）、排空大小便、仅穿单衣条件下进行，室温25℃左右。测量工具：经计量认证的体重秤，分度值≤0.01kg。婴幼儿体重秤被移动后，需以1kg标准砝码为参照物校准体重秤，误差不得超过±0.01kg。测量

婴幼儿身长体重测量仪

时将体重计放置平稳，校准并调零。测量方法：尽量脱去全部衣裤（婴儿需注意脱去尿不湿），将婴幼儿平稳放置于体重计上，四肢不得与其他物体相接触，待婴幼儿安静时读取体重读数，冬季可用已知重量的毯子包裹婴幼儿。读数与记录：准确记录体重秤读数，精确到0.01kg。如穿贴身衣物称量，应用称量读数减去衣物估重，从而得出裸重。

（四）三岁以上人群体重测量

测量条件：测量应在清晨、空腹、排泄完毕的状态下进行，室温25℃左右。测量工具：经计量认证的体重秤，分度值≤0.1kg。使用前以20kg标准砝码为参照物校准体重秤，误差不得超过±0.1kg，测量时将体重秤放置平稳，校准并调零。测量方法：被测者平静站立于体重秤踏板中央，两腿均匀负重，脱去帽子和鞋子，穿贴身内衣裤。读数与记录：准确记录体重秤读数，精确到0.1kg。

头围（head circumference）是自眉弓上缘经枕骨枕外隆凸最高点绕头一周的最大周径，反映脑和颅骨的发育。2 岁以内头围的测量最有价值。

测量工具：玻璃纤维软尺。测量部位：通过右侧眉弓与枕骨粗隆最高点平面头部周长。测量方法：测量者立于被测者的前方或右方，用左手拇指将软尺零点固定于头部右侧眉弓上缘处，右手持软尺沿逆时针方向经后脑勺突出最高处绕头部一圈回到零点。（见下图）测量时软尺应紧贴皮肤，左右两侧保持对称，长发者应先将软尺经过处头发向上下分开。读数与记录：以厘米为单位，精确到 0.1cm。

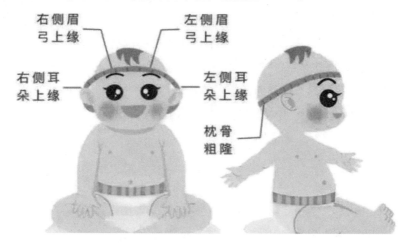

右侧眉弓上缘　左侧眉弓上缘
右侧耳朵上缘　左侧耳朵上缘
枕骨粗隆

头围测量

胸围（chest circumference）是指平乳头下缘和两肩胛骨下角水平绕体一周的长度。

3 岁以下婴幼儿取卧位，3 岁以上人群取立位。被测者处于平静状态，两手自然下垂，两眼平视。测量者立于其前方或右方，用左手拇指将软尺零点固定于被测者胸前乳头下缘，右手拉软尺使其绕经右侧后背（以两肩胛骨下角下缘为准）。经左侧面回至零点，各处软尺轻轻接触皮肤（1 岁以下皮下脂肪松厚者宜稍紧），取平静呼气、吸气的期间读数，精确至 0.1cm。

体格发育评价

儿童处于快速生长发育阶段，身体形态及各部分比例变化较大。充分了解儿童各阶段生长发育的规律、特点，正确评价儿童生长发育状况，及早发现问题，给予适当的指导与干预，对促进儿童的健康成长十分重要。

评价标准 根据情况选择 2006 年世界卫生组织（World Health Organization, WHO）儿童生长标准或 2015 年中国九大城市儿童的体格生长数据作为中国儿童参照人群值。

儿童体格生长评价包括生长水平、生长速度以及匀称程度三个方面。 **评价内容**

1. 将儿童体检时所获得的某一项体格生长指标测量值（横断面测量）与对应年龄的生长标准或参照值比较，得到该儿童在同年龄、同性别人群中所处的位置，即为该儿童该项体格生长指标在此年龄的生长水平。生长水平评价法通常以等级评价法表示其结果。利用标准差与均值的位置远近划分等级，根据要求的不同可概括为三分法、五分法等。国内最常用的是五等级评价标准（见表 2-1）。通常离差法以 X ± 2SD 为正常范围，包括样本的 95%。百分位数法以 P3~P97 为正常范围。

生长水平包括所有单项体格生长指标，如体重、身高（长）、头围。生长水平评价的优点是简单、易于掌握与应用。但是对个体儿童评价仅表示该儿童当前已达到的水平，不能说明过去存在的问题，也不能预示该儿童的生长趋势。

表 2-1　五等级评价标准

等级	离差法	百分位数法
上	>X+2SD	> P 97
中上	X+(1SD-2SD)	> P 85
中	X ± 1SD	P 15-P 85
中下	X-(1SD-2SD)	< P 15
下	<X-2SD	< P 3

2. 生长速度是对某一单项体格生长指标定期连续测量（纵向观察），即需要将两次连续测量值的差与参数中相同年龄的数值差进行比较，得到该儿童该项体格生长指标的生长速度，结果以正常、下降（增长不足）、缓慢、加速等表示。用生长曲线表示生长速度最简单、直观，定期体检是生长速度评价的关键。这种动态纵向观察个体儿童的生长规律的方法，可以发现每个儿童有自己稳定的生长轨道，体现个体差异。因此，生长速度的评价较生长水平评价更能真实了解儿童的生长状况。一般幼儿 2 岁时体重约为出生时的 4 倍（约 12kg 左右）；2 岁至青春前期体重增长减慢，年增长值约为 2kg。幼儿 1 岁时身长约

75cm，为出生时的 1.5 倍；第二年身长增长速度减慢，约增长 11~12cm，即 2 岁时身长约 87cm；2 岁以后身高每年增长 7cm，正常儿童体重身高估计公式可参考表 2-2。幼儿 2 岁时头围约 48cm；5 岁时头围约 50cm。1 岁至青春前期胸围应大于头围（约为头围 + 年龄 -1cm）。头围与胸围生长曲线的交叉年龄与儿童营养、胸廓的生长发育有关，生长较差者头围、胸围交叉时间延后。

表 2-2 正常儿童体重身高估计公式

年龄	体重（kg）	年龄	身高（cm）
3~12 月	［年龄（月）+9］/2	12 月	75~77
1~6 岁	年龄（岁）×2+8	2~12 岁	年龄（岁）×7+77
7~12 岁	［年龄（岁）×7-5］/2		

3. 匀称程度是对体格生长指标之间关系的评价。体形匀称度：常选用体重 / 身高表示，即一定身高的相应体重增长范围，间接反映身体的密度与充实度。将实际测量值与参照人群值比较，结果常以等级表示。

大于 2 岁的儿童可以使用 BMI（体重指数）来评价体形匀称度，计算方法是体重（Kg）除以身高²（m²）。小儿 BMI 因年龄、性别而有差别，评价时数值介于 85%~95% 为超重，超过 95% 为肥胖。

身材匀称：以坐高（顶臀高）/ 身高（长）的比值反映下肢生长状况。按实际测量计算结果与参照人群值计算结果比较。结果以匀称、不匀称表示。身材匀称度的评价结果可帮助诊断内分泌及骨骼发育异常疾病。

特别提示：

★定期连续测量比一次数据更准确。

★各生长指标发育均衡：各项指标的测量数值如体重、身高（长）、头围等应位于大致相近的百分位。

★生长存在个体差异，均值或 P50 不是儿童生长的目标。

★儿童生长曲线从原稳定的生长轨道偏离 1 个主百分位线需要关注，偏离 2 个主百分位线提示生长紊乱，需要转诊。

生长发育评价案例说明

案例一：转诊指引

在园中班女童小玲，5 岁 6 月龄，主班老师发现小玲明显比同班儿童偏矮，主动联系保健人员，保健人员根据实际情况给小玲测量身高，对比儿童生长发育标准（女）（表 2-3）后对其进行评价，发现小玲处于 P3 标准以下，及时联系小玲的家长，告知小玲身高情况，并建议家长及时去区级妇幼保健院儿保科进行及早干预。通过说明，家长意识到问题的严重性，及时带小玲去儿保科进行复查。

表 2-3　儿童生长发育标准（女）

标准版	-3SD	-2SD	-1SD	均值	+1SD	+2SD	+3SD
5 岁 6 月龄	100.7	104.9	109.2	113.5	118.0	122.6	127.2

小玲身高为 102.5 厘米，与 5 岁 6 月龄、同性别人群标准身高相比，低于 -2 个标准差 104.9cm，在标准身高 -3 个标准差与 -2 个标准差之间，生长水平评价为下。

案例二：身高、体重描点记录操作

下图记录了一个男孩 18 月龄、21 月龄和 24 月龄时身长和体重的数值，在曲线图上找到相应的月龄对应的身长和体重的点，描点记录情况。由下图可知，儿童生长水平处于 97% 曲线上，与同年龄、同性别儿童相比，年龄别身长和年龄别体重均处于 97% 曲线上，属于高身材、过重。三次体重和身长的测量结果与标准曲线图的生长轨道变化情况相同，因此，该男孩身长和体重的生长速度为正常速度。为避免体重过重，需要进行干预，应适当减少脂肪摄入，加强体育锻炼等。

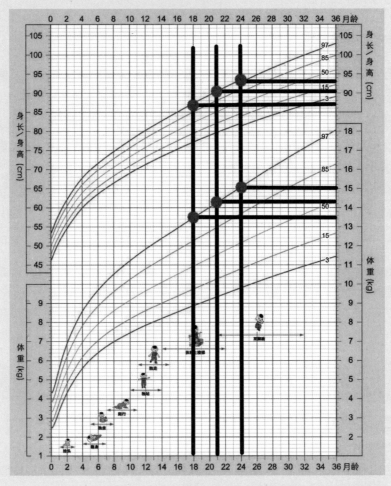

0~3岁男童身长（身高）/ 年龄、体重 / 年龄百分位标准曲线图

下图记录了一个女孩 18 月龄、21 月龄和 24 月龄时身长和体重的数值，在曲线图上找到相应的月龄对应的身长和体重的点，描点记录情况，由下图可知，儿童生长水平处于 3% 曲线上，与同年龄、同性别儿童相比，年龄别身长和年龄别体重在 3% 曲线附近。三次体重和身长的测量结果显示出该女孩的身长（身高）和体重的生长轨道，与标准曲线图的生长轨道进行比较发现，身长和体重的生长速度有所增加，但是该女孩的身长和体重仍在 3% 的水平，需要及时进行干预，增加体重，促进生长发育。

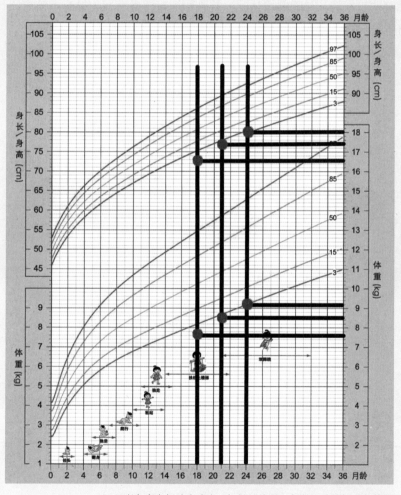

0~3 岁女童身长（身高）／年龄、体重／年龄百分位标准曲线图

儿童生长偏离和障碍

生长能够明显反映儿童的健康状况、营养和遗传背景情况。身高和体重生长速度偏离正常范围可能预示着某种潜在的先天性或获得性疾病。

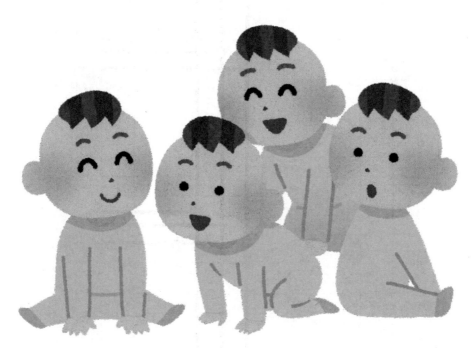

儿童健康成长

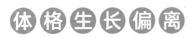

体格生长偏离

在良好适宜的环境下，大多数儿童的遗传潜力能够得到较好的发挥，遵循一定的规律或轨道稳定生长。但是若受到体内外某些因素的影响，生长速度或会发生异常，导致体格生长水平与匀称度发生异常，即出现生长偏离正常规律或轨道的现象。生长偏离发生的时间以及偏离程度需要通过定期连续观察才能尽早发现，然后进行及早干预。体格生长偏离（deviation of growth）是儿童生长过程中最常见的问题，有些可能源于胎儿期，有些是遗传、代谢、内分泌疾病所致，还有少数是神经心理因素所致，其中大多数与后天营养和疾病密切相关。生长偏离有时影响整个身体，有时影响部分身体；有的可以"赶上生长"，有的则不可逆转。常见的体格生长偏离有下以几种。

体重生长偏离

低体重　指体重低于同年龄、同性别参照人群值的均值 -2 个标准差（或第 3 百分位）。该项指标主要反映慢性或急性营养不良。

身高（长）生长偏离

高身材　指身高（长）超过同种族、同年龄、同性别参照人群值的均值 +2 个标准差（或第 97 百分位）以上。可见于家族性遗传以及病理性改变如性早熟、染色体异常（如 Klinefelter 综合征）、基因异常（如马方综合征、巨人症）等。

生长迟缓　指身高（长）低于同种族、同年龄、同性别参照人群值的均值 -2 个标准差（或第 3 百分位）。常见于特发性矮小、生长激素缺乏、重度营养不良、早产儿、家族性遗传病等。

头围生长偏离

头围过大　指头围大于同年龄、同性别参照人群值的均值百分位曲线的第 97 百分位。表现为营养性疾病如维生素 D 缺乏，神经病变疾病如颅内占位、颅内感染、脑积水，遗传性疾病如软骨发育不全、黏多糖病等。

头围过小　指头围小于同年龄、同性别参照人群值的均值百分位曲线的第 3 百分位。表现为宫内感染、缺氧、脑发育不良、染色体及基因异常等。

体形匀称度偏离

体形匀称度评估体重与身高（长）的关系，如身长别体重或体重指数（BMI）能反映一定身高（长）的体重范围或身体的充实程度。

消瘦　　指身高（长）别体重低于同年龄标准人群身高（长）别体重均值 -2 个标准差（或第 3 百分位）。

超重与肥胖

2018 年 "学龄儿童青少年超重与肥胖筛查" 中明确指出以下划分标准。

0~2 岁以身长别体重为诊断标准，参考相关数据资料，85%-97% 即为 "超重"，大于 97% 即为 "肥胖"。

2~5 岁以体重指数 BMI 为诊断标准，参考相关数据资料中制定的中国 2~5 岁儿童肥胖 / 超重筛查 BMI 界值点，推荐将 85% ≤ BMI ≤ 95% 作为超重的诊断标准，BMI > 95% 作为肥胖诊断标准。

6~18 岁以体重指数 BMI 为诊断标准，参考相关数据资料中 6~18 岁学龄儿童肥胖 / 超重筛查 BMI 界值点，推荐将 85% ≤ BMI ≤ 95% 作为超重的诊断标准，BMI > 95% 作为肥胖诊断标准。

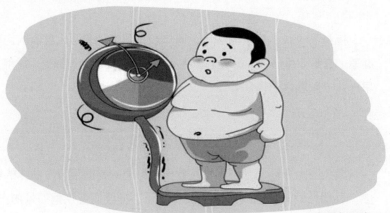

超重与肥胖

生长迟缓鉴别诊断

生长迟缓（身材矮小，short stature）

指在相似环境下，身高（长）小于同种族、同年龄、同性别儿童身高（长）正常参照值的中位数 -2 个标准差或低于正常生长曲线第 3 百分位。

不同年龄儿童中生长迟缓的发生率可能不同，但尚无不同年龄生长障碍发生率的全面资料。Lacey 等纵向研究了 2256 名儿童的生长发育状况，发现在 10 岁时低于第 3 百分位的有 98 人，其中 82% 为正常变异，如父母亲身材矮小，青春期成熟慢和社会环境差；其中 18% 的儿童患有遗传或全身性疾病，包括 21- 三体综合征、Hurler 综合征、Still 病、Fallot 四联症、慢性肾脏病和胰腺囊性纤维性变等；只有 1 人为生长激素缺乏症，未发现甲状腺功能减退症。

诊断和鉴别诊断

目前国际文献非常强调生长迟缓的诊断应该依靠发育学资料，通过生长记录了解其生长速率（GR）和生长偏离状况（偏离自身原来的对应年龄生长轨道以及偏离方式和程度）；判断身高年龄（身高相当于某年龄均值的相应年龄）、骨龄（BA）（以左手正位片判断）和生活年龄（按出生年月判断）的关系等。同时，生长迟缓受多种基因、神经内分泌系统以及内外环境因素，如营养、疾病、社会心理等的影响，并且各因素间相互作用、互为因果。因此，临床诊断需要详细的病史、家族史，全面的体检、测量及骨骼 X 线检查等资料，必要时进行有关内分泌激素及染色体的分析。

1. 询问病史，包括病儿出生时的胎龄、娩出方式、身长和体重，有无窒息、畸形等情况；询问母亲的胎次、产次、妊娠及生产史，孕期健康状况，疾病史，饮酒、吸烟史；家族史，询问病儿父母及同胞的身高情况，父母的青春发育史；病儿有无受歧视、虐待或环境中是否存在影响病儿精神心理的不良因素；喂养和食欲情况。

2. 收集病儿以往测量的身高记录，绘制成生长曲线，并予以分析。

3. 体格检查、测量包括身高、体重、坐高、指距、头围、皮下脂肪厚度等。观察病儿发育是否匀称，头面部、躯干、四肢有无特殊情况。检查肌肉的发育、肌张力、全身各器官，重点检查性器官及第二性征。

4. 生长迟缓的实验室检查包括筛查性检查和特异性检查。

生长迟缓（按照百分位数法进行的生长发育水平评价，<P3 即为生长迟缓）的鉴别诊断如下图所示。

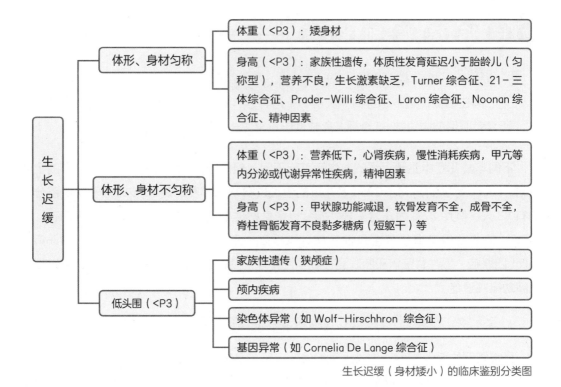

生长迟缓（身材矮小）的临床鉴别分类图

性早熟

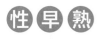

性早熟（precocious puberty）是指女童在 8 岁前，男童在 9 岁前出现第二性征发育的临床现象。此标准源于 20 世纪 60 年代的观察资料。有研究显示，近年儿童性发育年龄已明显提前，但相关机构尚未制定新的统一标准。目前多按其发生机制将性早熟分为三类：一是特发性中枢性性早熟：它和正常青春发育程序相似，在青春期前的各个年龄组都可以发病，症状进展程度的个体差异性较大。在性发育的过程中，均伴有身高和体重过快的增长和骨骼成熟加速。由于骨骼的快速增长可使骨骺融合较早，早期身高虽较同龄儿童高，但成年后反而较矮小。二是外周性性早熟：有第二性征发育，有性激素水平升高，但下丘脑—垂体—性腺轴不成熟，无性腺的发育。三是部分性性早熟：也称不完全性性早熟，多为单纯性乳房早发育，也可见单纯性阴毛发育、单纯性早初潮。可能与下丘脑稳定的负反馈机制尚未建立伴有一过性雌二醇增高有关。

生长偏离和障碍案例

案例一：营养不良干预

小玲，早产女孩，出生时体重轻于正常值，出生后至1岁身长体重增长正常，1岁以后由于喂养不当、不良的喂养行为以及多次患呼吸道疾病，1岁半时身高别体重低于同年龄标准人群身高别体重均值－2个标准差（第3百分位），为中度消瘦。

托育机构保健人员发现小玲体格消瘦，与家长进行详细沟通后，家长意识到问题的严重性，带小玲前往区级妇幼保健机构进行干预处理。经半年营养干预及调理体质后，小玲2岁时身高别体重从低于均值－2个标准差（第3百分位）追赶至高于均值－1个标准差（第25百分位），达到正常水平，回归正常生长曲线，其中体重半年增长2.2kg，为正常速度的2.2倍。如下图所示。

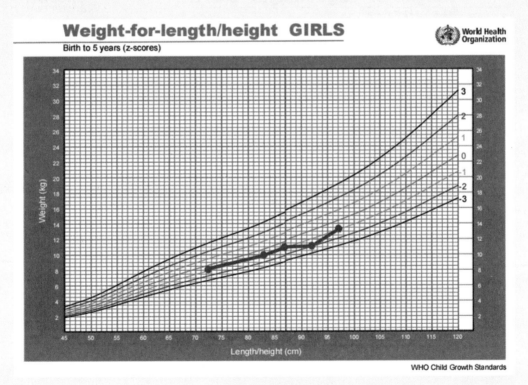

干预前后女童身长（身高）/年龄，体重/年龄数值变化曲线图

案例二：肥胖干预

小军，足月男孩，出生时身高体重正常，1 岁 3 个月前身高别体重正常，1 岁 9 个月开始体重迅速增加，2 岁时身高别体重高于同年龄标准人群身高别体重均值 + 2 个标准差（第 97 百分位），为肥胖。

托育机构保健人员发现小军体重增加明显，及时与小军家长进行沟通，了解小军在家的饮食与活动情况，并指导家长带幼儿前往区级妇幼保健机构进行干预处理。经过 6 个月的营养调整，降低能量摄入，纠正不良的饮食习惯，如避免强迫喂养，同时增加身体锻炼，2 岁 6 个月时，小军的身高别体重为同年龄标准人群身高别体重均值 + 1 个标准差(75%~90% 之间)，回归正常生长曲线。如下图所示。

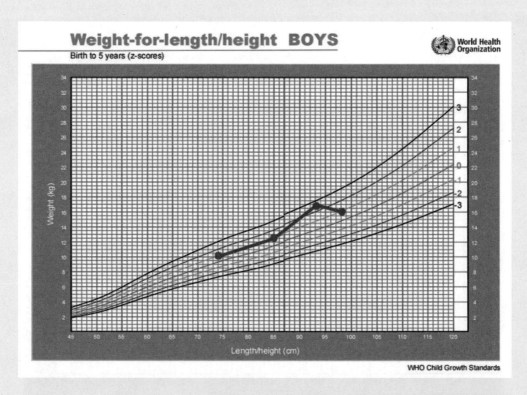

干预前后男童身长（身高）/ 年龄，体重 / 年龄数值变化曲线图

案例三：生长发育迟缓

小琳，女孩 3 岁余，幼儿园教师发现其较同年龄儿童明显瘦小。

保健人员与家长沟通后获悉，小琳足月出生，出生身长体重均正常。近 1 年身高体重增长较同龄人慢，平日食欲欠佳，易积滞，有挑食、偏食习惯，父 / 母身高为 171cm/155cm，否认家族身材矮小史。

保健人员采取做法是，首先重新对小琳的身高、体重进行测量，以确定小琳身高、体重的真实数值，并主动与小琳家长进行沟通，提高家长警惕性。然后协助家长联系妇幼保健机构儿保科转诊处理，以尽早干预，配合家长和儿保科医师更好地促进小琳生长发育监测。

因此例儿童有挑食、偏食习惯，除儿保科医师进行干预外，保健人员建议家长改变家庭食谱，增加食物的多样性，提高小琳的食欲。

妇幼保健院医师的诊断为生长发育迟缓。经妇幼保健院医师及时干预处理，定期对小琳进行身高体重的监测，1 年后，小琳复诊的身高增长 7.8cm，体重增长 2.6kg。

高危儿管理

高危儿管理在托育／托幼机构范畴是对儿童营养性疾病（包括维生素 D 缺乏性佝偻病、缺铁性贫血、蛋白质－能量营养不良、超重／肥胖）的案例建立专案管理（如高危儿管理工作流程图），具体营养性疾病管理工作如下：

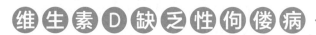

基础知识

定义

维生素 D 缺乏性佝偻病是由于体内维生素 D 不足，引起钙、磷代谢紊乱产生的一种以骨骼病变为特征的全身慢性营养性疾病。

病因

（一）围生期储存不足

孕妇和乳母维生素 D 不足、早产、双胎或多胎。

（二）日光照射不足

室外活动少、高层建筑物阻挡、大气污染（如烟雾、尘埃）、冬季、高纬度（黄河以北）地区。

（三）生长过快

生长发育速度过快的婴幼儿，维生素 D 相对不足。

（四）疾病

反复呼吸道感染、慢性消化道疾患、肝肾疾病。

临床表现

（一）初期

多见于婴儿特别是 6 月龄内的婴儿。早期常有非特异性的神经精神症状，如夜惊、多汗、烦躁不安等。骨骼改变不明显，可有病理性颅骨软化。

> 维生素 D 缺乏性佝偻病根据临床表现可分为活动期（包括初期、激期）、恢复期和后遗症。

（二）激期

常见于 3 月龄至 2 岁的小儿。有明显的夜惊、多汗、烦躁不安等症状。骨骼改变可见颅骨软化（6月龄内的婴儿）、方颅、手（足）镯、肋串珠、肋软骨沟、鸡胸、O形腿或X形腿等体征。

（三）恢复期

初期或活动期经晒太阳或维生素D治疗后症状消失，体征逐渐减轻、恢复。

（四）后遗症

多见于3岁以上的儿童。经治疗或自然恢复后症状消失，骨骼改变不再进展，可留有不同程度的骨骼畸形。

诊断

维生素D缺乏性佝偻病的发生发展呈连续动态表现，维生素D营养状况分级可参考表2-4。依据年龄、生活史、病史、症状、体征、X线及血生化等综合资料诊断。

表2-4　维生素D营养状况分级

	血清25（OH）D水平
维生素D缺乏	<30 nmol/L
维生素D不足	30~50 nmol/L
维生素D充足	50~ 250 nmol/L
维生素D中毒	>250 nmol/L

治疗

（一）维生素D治疗

活动期维生素D缺乏性佝偻病儿童建议口服维生素D治疗，剂量为2000~4000 IU/d，3个月后改为400 IU/d。口服困难或腹泻等影响吸收时，可采用大剂量突击疗法，一次性肌内注射维生素D 15万~30万IU。若治疗后上述指征改善，1~3个月后口服维生素D 400~800IU/d维持。

（二）其他治疗

1. 户外活动：在日光充足、温度适宜时每天户外活动1~2小时，充分暴露皮肤。

2. 钙剂补充：乳类是婴幼儿钙营养的优质来源，适当补充钙剂，调整膳食结构，增加膳食钙的摄入。

3. 加强营养：应注意多种营养素的补充。

4. 外科治疗：严重的骨骼畸形可通过外科手术矫正。

管理

（一）随访

活动期维生素D缺乏性佝偻病每月复查1次，恢复期维生素D缺乏性佝偻病每两个月复查 1 次，至痊愈。

（二）转诊

若活动期维生素 D 缺乏性佝偻病经维生素 D 治疗 1 个月后症状、体征、实验室检查无改善，应考虑其他非维生素 D 缺乏性佝偻病（如肾性骨营养障碍、肾小管性酸中毒、低血磷抗 VitD 性佝偻病、范可尼综合征）、内分泌、骨代谢性疾病（如甲状腺功能减退、软骨发育不全、黏多糖病）等，应转上级医疗保健机构明确诊断。

（三）结案

活动期维生素 D 缺乏性佝偻病症状消失 1~3 个月，体征减轻或恢复正常后观察 2~3 个月无变化者即可结案，具体工作可参考下图。

预防

（一）母亲

孕妇应经常户外活动，进食富含钙、磷的食物。妊娠后期为冬春季的妇女宜适当补充维生素 D 400~1000IU/d，以预防先天性佝偻病的发生。

（二）婴幼儿

1. 户外活动：婴儿出生后尽早户外活动以接受日光照射，逐渐达 1~2 h/d，尽量暴露皮肤。

2. 维生素 D 补充：如户外日照不充足，婴儿（尤其是纯母乳喂养儿）生后数天即应开始摄入维生素 D 400 IU/d，可持续补充至青春期。

3. 高危人群补充：早产儿、双胎儿出生后即应补充维生素 D 800~1000 IU/d，3 个月后改为 400~800 IU/d。

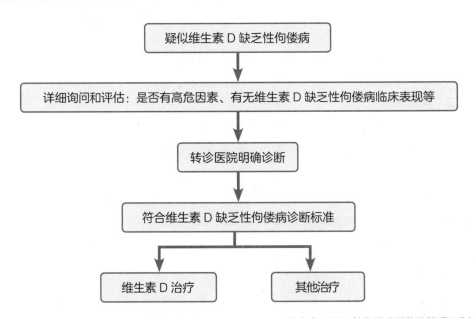

维生素 D 缺乏性佝偻病婴幼儿管理工作流程图

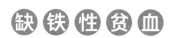 缺 铁 性 贫 血

定义

缺铁性贫血是婴幼儿时期最常见的一种贫血症，其发生的根本病因是体内铁缺乏，致使血红蛋白合成减少。

病因

1. 早产、双胎或多胎、胎儿失血和妊娠期母亲贫血，导致先天储铁不足。

2. 未及时添加富含铁的食物，导致铁摄入量不足。

3. 不合理的饮食搭配和胃肠疾病，影响铁的吸收。

4. 生长发育过快，对铁的需要量增大。

5. 长期慢性失血，导致铁丢失过多。

临床表现

不同年龄段婴幼儿缺铁性贫血临床表现可见表 2-5。

表 2-5　不同年龄段婴幼儿缺铁性贫血的临床表现

年龄组	临床表现
新生儿及 12 月龄以下婴儿	面色苍白、睡眠障碍、厌食、发育迟缓、易怒、屏气发作、热性惊厥
1~3 岁幼儿	面色苍白、睡眠障碍、厌食、发育迟缓、不宁腿综合征 / 周期性肢体运动障碍、异食癖、易怒、易疲劳
>3~8 岁幼儿	面色苍白、厌食、发育迟缓、不宁腿综合征 / 周期性肢体运动障碍、异食癖、易疲劳、头晕、易怒、注意力不集中、手脚冰冷、头痛

小儿贫血诊断标准

不同年龄段婴幼儿贫血的诊断标准可见表 2-6。

表 2-6　不同年龄段婴幼儿贫血的诊断标准

年龄	1 月	1~4 月	4~6 月	6~59 月	6~11 岁	12~14 岁
血红蛋白参考值	<145g/L	<90g/L	<100g/L	<110g/L	<115g/L	<120g/L

治疗

（一）病因治疗

根据可能的病因和基础疾病采取相应的措施。

（二）铁剂治疗

1. 常采用口服铁剂补充治疗，按元素铁计算补铁剂量，即每日补充元素铁 3~6mg/kg，餐间服用，可同时口服维生素 C 以促进铁吸收。以下为常用铁剂及其含铁量，1 mg 元素铁相当于：硫酸亚铁 5mg、葡萄糖酸亚铁 8mg、乳酸亚铁 5mg、柠檬酸铁铵 5mg 或富马酸亚铁 3mg。必要时可同时补充叶酸、维生素 B_{12}（VitB$_{12}$）等微量营养素。口服铁剂可能出现恶心、呕吐、胃疼、便秘、大便颜色变黑、腹泻等异常表现。

2. 疗程：应在血红蛋白值正常后继续补铁剂 2 个月，恢复机体储存铁水平。

3. 疗效标准：补铁剂 2 周后血红蛋白值开始上升，4 周后血红蛋白值应上升 10~20 g/L 及以上。

（三）一般治疗

合理喂养，给予含铁丰富的食物，避免感染性疾病。

管理

（一）随访和转诊

中度贫血儿童补充铁剂后 2~4 周复查血红蛋白（Hb），并了解服用铁剂的依从性，观察疗效。经铁剂正规治疗 1 个月后无改善或进行性加重的，应及时经上级医疗保健机构会诊或转诊治疗。重度贫血儿童应转至上级医疗保健机构进一步进行诊治。

（二）结案

治疗满疗程后 Hb 值达正常水平即可结案，具体可参考缺铁性贫血婴幼儿管理工作流程图。

预防

（一）饮食调整及铁剂补充

1. 早产儿和低出生体重儿：提倡 12 月龄母乳喂养。纯母乳喂养的早产儿从 2 周龄开始到 12 月龄服用铁剂［2~4 mg/（kg·d）］。混合喂养和奶粉喂养的婴儿应选用铁强化配方奶粉。6 月龄后及时添加辅食，首先添加强化铁的婴儿谷粉、肉泥、肝泥等富含铁的泥糊状食物，逐渐加入多种动物类食物及富含维生素 C 的食物。1 岁内不选择蛋白粉、豆奶粉。

2. 足月儿：足月母乳喂养和混合喂养儿从 4 月龄开始服用铁剂［1 mg/（kg·d）］；奶粉喂养的婴儿应选用铁强化配方乳，并及时添加富含铁的食物。

3. 幼儿：注意食物的均衡和营养，纠正儿童厌食、偏食等不良习惯；鼓励进食蔬菜和水果，促进肠道铁吸收；2 岁以内幼儿尽量饮用配方奶粉。

（二）防治寄生虫感染

在寄生虫病感染的高发地区，应在防治贫血的同时进行驱虫治疗。

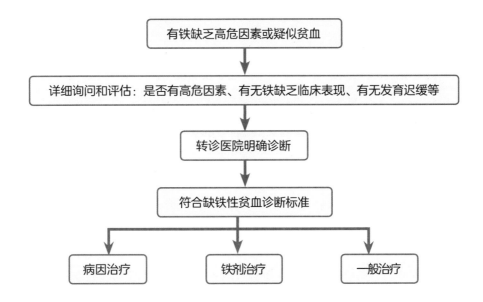

缺铁性贫血婴幼儿管理工作流程图

蛋白质—能量营养不良

基础知识

定义

蛋白质—能量营养不良是一种由蛋白质和（或）能量摄入不足或消耗过多引起的营养缺乏病。

病因

1. 早产儿、低出生体重儿或小于胎龄儿。

2. 喂养不当，如乳类摄入量不足、未适时或适当地进行食物转换、有偏食和挑食等喂养问题。

3. 反复呼吸道感染和腹泻，消化道畸形，内分泌、遗传代谢性疾病及影响生长发育的其他慢性疾病。

蛋白质—能量营养不良分别以体重／年龄、身长（身高）／年龄和体重／身长（身高）为评估指标，采用标准差法进行低体重、生长迟缓和消瘦的评估和分类表（2-7）。

表2-7 蛋白质—能量营养不良评估及分类

指标	测量值标准差法	评估结果
体重／年龄	M-3SD~M-2SD	中度低体重
	< M-3SD	重度低体重
身长（身高）／年龄	M-3SD~M-2SD	中度生长迟缓
	< M-3SD	重度生长迟缓
体重／身长（身高）	M-3SD~M-2SD	中度消瘦
	< M-3SD	重度消瘦

治疗

了解患儿近期饮食因素及健康状态，明确病因。对于营养不良的婴幼儿，需要在对因干预的同时，开展个体化营养强化干预。非疾病相关的营养不良，需要解决喂养困难、挑食、偏食等根本原因，如对喂养人提供喂养知识和喂养行为的指导、关注母亲的心理健康，同时给予营养强化干预。疾病相关的营养不良，应在积极治疗原发病、控制感染与其他合并症的基础上，根据患儿的需求进行强化营养摄入。

（一）中度营养不良

据营养膳食分析结果调整饮食，使能量摄入量 >85% 推荐摄入量（RNI），蛋白质和矿物质、维生素摄入量 >80%RNI。

（二）重度营养不良

及时转诊上级医院进行专科治疗，定期了解其转归情况；出院后及时纳入专案管理，按上级医院的治疗意见协助恢复期治疗，直至恢复正常生长。

管理

（一）随访

进行营养和喂养行为指导，每月进行健康检查和生长发育评估直至恢复正常生长；连续 2 次治疗体重增长不良者，或营养改善 3~6 个月但身长或身高仍增长不良者需转至上级医疗保健机构接受治疗。

（二）结案

一般情况好，体重／年龄或身长（身高）／年龄或体重／身长（身高）≥ M-2SD 的即可结案，具体工作可参考蛋白质—能量营养不良婴幼儿管理工作流程图。

1.指导早产儿／低出生体重儿采取个体化强化喂养，定期评估；积极治疗可矫治的严重先天畸形。

2.及时分析病史，询问生长发育不良的原因，针对原因进行个体化指导；对存在喂养或进食行为问题的儿童，指导家长进行合理喂养和行为矫治，使儿童体格生长恢复正常速度。

3.对于反复患消化道、呼吸道感染及影响生长发育的慢性疾病的儿童应及时治疗。

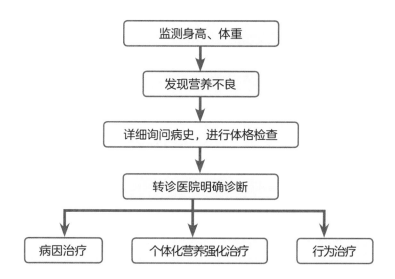

蛋白质—能量营养不良婴幼儿管理工作流程图

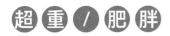

超重/肥胖

基础知识

定义

肥胖指由多因素引起的能量摄入量超过消耗，导致体内脂肪积聚过多、体重超过参考值范围的营养障碍性疾病。根据脂肪组织分布部位的差异,肥胖可分为向心性肥胖和周围型肥胖。

病因

1. 过度喂养和进食，膳食结构不合理。

2. 运动量不足及行为偏差。

3. 环境因素。

4. 内分泌、遗传代谢性疾病。

5. 内环境因素。

6. 精神心理因素。

7. 药物因素。

诊断

1. 建议年龄 <2 岁的婴幼儿使用 "身长别体重"来诊断，根据世界卫生组织 2006 年的儿童生长发育标准，参照同年龄、同性别和同身长的正常人群相应体重的平均值，计算标准差分值（或 Z 评分），"超重"定义为大于参照人群体重平均值 +1 个标准差（Z 评分 >+1）或 85%~97%，"肥胖"定义为大于参照人群体重平均值 +2 个标准差（Z 评分 >+2）或 97%。

2. 建议年龄 ≥ 2 岁的儿童使用体重指数(Body Mass Index, BMI)来诊断。BMI= 体重(kg)/身高²（ m²）。2~5 岁儿童可参考"中国 0~18 岁儿童、青少年体块指数的生长曲线"中的中国 2~5 岁儿童肥胖/超重筛查 BMI 界值点（表 2-8）。

表 2-8 中国 2~5 岁儿童肥胖/超重筛查 BMI 界值点（kg/m²）

年龄	男		女	
	超重	肥胖	超重	肥胖
2 岁	17.5	18.9	17.5	18.9
2 岁	17.1	18.4	17.1	18.5
3 岁	16.8	18.1	16.9	18.3
3 岁	16.6	17.9	16.8	18.2
4 岁	16.5	17.8	16.7	18.1
4 岁	16.4	17.8	16.6	18.1
5 岁	16.5	17.9	16.6	18.2
5 岁	16.6	18.1	16.7	18.3

治疗原则是减少能量摄入和增加能量消耗，使体脂减少并接近正常状态，同时又不影响患儿的身体健康和生长发育。

（一）婴儿期

1. 孕期合理营养，保持孕期体重正常增长，避免新生儿出生时体重过重。

2. 提倡6个月以内纯母乳喂养，在及时、合理添加食物的基础上继续母乳喂养至2岁左右。

3. 超重／肥胖婴儿控制体重增长速率，无须采取任何减重措施。

4. 监测体重、身长的增长和发育状况，强调合理膳食，避免过度喂养。

（二）幼儿期

1. 定期监测体格生长情况，避免过度喂养和过度进食，适当控制体重增长速度，不能使用饥饿、药物等影响幼儿健康的减重措施。

2. 采用行为疗法改变不良的饮食行为，培养健康的饮食习惯。

3. 养成良好的运动习惯和生活方式，多进行户外活动，每日观看电视或电子屏幕的时间控制在30分钟以内。

（三）学龄前期

1. 开展有关儿童超重／肥胖预防的健康教育活动，包括均衡膳食，避免过度进食，培养健康的饮食习惯和生活方式。

2. 每年进行1~2次体格发育评价，对超重／肥胖儿童进行饮食状况和生活方式分析，纠正不良的饮食和生活习惯。

1. 对筛查出的肥胖儿童采用体重／身长（身高）曲线图或BMI曲线图进行生长监测。

2. 对有危险因素的肥胖儿童在常规体检的基础上增加体重测量次数。

3. 根据肥胖儿童年龄段采取相应的干预措施。

4. 对怀疑有病理性因素、存在合并症或经过干预但肥胖程度持续提升的肥胖儿童，应转至上级医疗保健机构进行进一步诊治。

具体工作可参考超重／肥胖婴幼儿管理工作流程图。

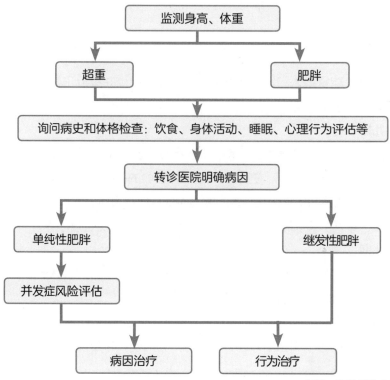

超重／肥胖婴幼儿管理工作流程图

高危儿管理工作流程

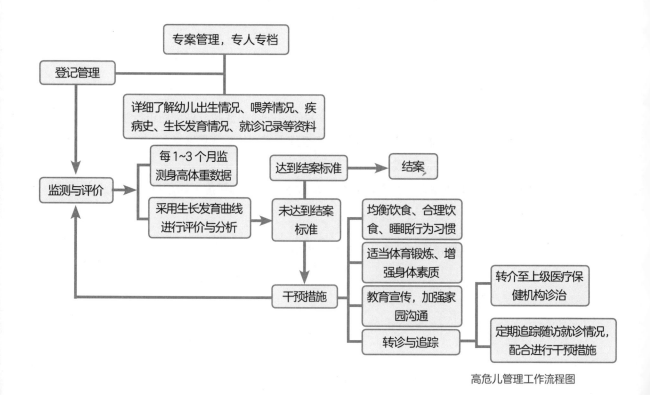

高危儿管理工作流程图

【高危儿管理案例】

小一班李*，男，入园体检发现生长发育迟缓，进行专案管理，定期监测，追踪随访。

管理记录如表2-9：

表2-9 儿童专案管理表

分类	姓名／日期	性别／年龄(岁)	年龄(月)	胎龄／身高测量结果(cm)	身长／生长发育评价	体重／测量结果(Kg)	窒息抢救史／生长发育评价	饮食及生活习惯／管理原因／干预措施／结案
个人信息	李*	出生日期 2016.8.10	男		胎龄 35周+	身长 48CM	体重 2.25KG	窒息抢救史 无	3个月母乳喂养，之后为人工喂养，9个月添加辅食，现进食较晚，喜欢吃零食习惯，胃口一般。晚上上床时间较晚，一般在22时以后，夜间睡眠质量一般，有时半夜会醒。
建档信息	建档日期 2019.10.12	3	2	88.3	<M-2SD	11	<M-1SD	管理原因：中度生长发育迟缓
定期监测	2019.12.20	3	4	88.9	<M-2SD	11.8	<M-1SD	干预措施： 1. 增加肉类、豆类、蛋类等高蛋白质食物的摄入量。每天保证奶量300~500ml。纠正挑食等不良饮食行为习惯。 2. 每日保证睡眠时间10~13小时，上床时间尽量控制在晚上21时前。 3. 增加户外活动，尤其是体育锻炼活动，鼓励进行周末户外亲子互动。 4. 建立良好的亲子关系和伙伴关系，保持愉悦情绪。 5. 医院就诊情况：2020年8月到医疗机构就诊，建议每日补充维生素D和维生素AD，每3个月随诊，半年后调整为每天补充维生素D400IU。
	2020.3.10	3	7	91.4	<M-2SD	13	<M-1SD	
	2020.6.12	3	10	92.6	<M-2SD	13.2	<M-1SD	
	2020.9.15	4	1	95.4	<M-2SD	14	<M-1SD	
	2020.12.20	4	4	96.5	<M-2SD	14.5	<M-1SD	
	2021.3.20	4	7	99.2	<M-2SD	14.9	<M-1SD	
	2021.6.17	4	10	101	<M-2SD	15.7	<M-1SD	
	2021.9.12	5	1	103.3	M-2SD	16.5	<M-1SD	
	2021.12.15	5	4	105.2	M-1SD	17	<M-1SD	结案

第三章

儿童心理健康促进

0 ~ 6 岁儿童心理发展特点

从出生到 2 岁是儿童大脑发育最快的时期。生命早期，大脑虽然还不成熟，但是可塑性最强，代偿能力最强，具有在外界环境或经验的作用下不断塑造其结构和功能的能力。儿童心理行为发育的生理基础是神经系统的生长发育，尤其是大脑的发育，同时受到遗传、教育和环境等因素的影响，存在个体差异。随着儿童脑功能的不断发展，儿童心理不断发育，体现在感知觉、动作、语言、认知、情绪、个性和社会性等各方面。儿童各个年龄段在心理行为发展方面都存在一定的特点，其发展遵循着一定的规律和原则。下面仅介绍 0~6 岁年龄段相关的三个时期，即婴儿期、幼儿期和学龄前期的儿童心理行为发育特点。

婴 儿 期 0 ~ 1 岁

婴儿心理行为发育特点

这段时期，幼儿的脑发育很快，1 岁时运动发育已经达到能主动接触周围人、物的水平，感知觉能力也迅速发展。语言、认知和社会—情绪能力的发育进一步提高了婴儿和周围人亲近并建立联系的能力。

运动发育

（一）大动作

出生 1 个月后婴儿的颈部肌肉力量逐渐增强，2 个月时能勉强地间歇仰头，3 个月时能控制头部和抬胸，4 个月时能翻身，8~9 个月时能双上肢向前爬行，独坐稳，12 个月时能独站。

（二）精细动作

婴儿 3 个月时拳头已经放松，能够一手抓握物体，4~5 个月时握物用手掌的尺侧。6~7 个月时用桡侧一把抓，7~9 个月时用整个拇指及示指指面捡拿物品，9~10 个月时方能用拇指、示指远端夹取，能随意放掉手中物品，12 个月大的婴儿在开始抓握物体之前可以对物体进行准确的定位。

感知觉发育

（一）视觉

随着身体调节机制的完善，婴儿视力迅速提高，到 3~4 个月时已经能够看清眼前和室内其他处的人物，12 个月时视觉调节能力基本形成。

（二）听觉

婴儿的低频和高频声音听阈比成人高，8~9 月龄婴儿能区别不同的声音。听成人对他说话，婴儿能分辨肯定句与疑问句的语气，以及音素 b、p、g、k 等。

（三）味觉

婴儿期的味觉系统非常发达，4~5 月龄时婴儿对食物的任何改变都会作出敏锐的反应。

语言和认知发育

婴儿处于语言发育的前语言阶段，为儿童的语言表达和理解做了大量的准备工作。新出生的婴儿可以通过眼神接触进行交流并通过视线离开终止交流；2~4 月龄婴儿能模仿成人发单音节的元音，渐渐地加上辅音；4 个月左右的婴儿开始注视与成人相同的方向；5~9 月龄的婴儿能辨别言语的节奏和语调特征，能分辨疑问句和肯定句的语气，能发双音节和多音节；8~9 个月时开始出现姿势性语言，即表现出能听懂成人的一些话，作出相应的反应，并以手势表达意思，如挥手表示"再见"，拍手表示"欢迎"，等等；9~12 月时经常模仿成人的语音，并且能够根据场合调节自己的发音，语音能够和某些特定的事物联系在一起。追随成人的视线变得更准确，同时成人也关注婴儿注视的方向，这种共同的注意力对婴儿的早期语言发展非常重要。在游戏期间与婴儿保持共同注意力的母亲会使婴儿理解更多的语言，更早地学习有意义的手势和词语。

4~6 月龄婴儿逐渐从一些日常活动中理解一个重要的概念——因果关系，如挥动铃铛可以发出声音；6 个月前有了分辨大小的能力，6 月龄以上会爬的婴儿，绝大多数具有深度知觉；8~12 月龄婴儿已有"客体永存"的概念，明白藏起来的东西实际上没有真正消失，会去寻找被藏起来的物体，如试图揭开蒙在玩具上的布等。

社会—情绪发育

情绪是婴幼儿适应生存的重要心理工具，是其行为的激发者和驱动器。新生儿有情绪反应，或哭或静或四肢舞动，这就是原始的情绪反应。儿童在婴儿期可获得 8~10 种基本情绪，如愉快、兴趣、惊奇、厌恶、痛苦、愤怒、惧怕、悲伤等；6~10 周龄的婴儿会出现社会性微笑；4~6 月龄以上的婴儿会出现愤怒情绪；7 月龄婴儿会因为与熟人分开而产生分离焦虑，并惧怕从高处坠落；8~10 个月时在不能肯定的情况下，开始根据他人的情绪线索作出相应的反应，这种行为被称为社会性参照；1 岁时会对新异物体的突然出现感到惊奇。

婴儿开始出现情绪的社会化，包括情感依恋、分离焦虑和陌生人焦虑。

1. 情感依恋：情感依恋的形成是婴儿情绪社会化的一个重要标志。一般在 6~7 个月时形成，表现为婴儿努力寻求并企图保持与他人密切的身体联系，依恋对象主要是母亲或其他亲近的照管者，是婴儿与他人间的感情联结。婴儿的依恋包括安全型依恋、回避型依恋和反抗型依恋，另外还有少数矛盾型依恋。安全型依恋为良好、积极的依恋，有助于培养儿童的信任感和积极的探索力；回避型和反抗型依恋又称为不安全依恋，是消极、不良的依恋。

2. 分离焦虑：随着婴儿情感依恋的建立，婴儿会出现分离焦虑，即婴儿与某个人产生依恋之后又要与所依恋的人分离，就会表现出伤心、痛苦情绪，甚至拒绝分离。分离焦虑的发展过程与情感依恋的建立有关，也与婴儿应付情境的能力有关。

3. 陌生人焦虑：随着婴儿逐渐能分清陌生人、熟人，随着情感依恋的建立，婴儿能很好地把主要抚养人和陌生人区分开来，陌生人的出现会引起婴儿的恐惧、焦虑。陌生人焦虑一般在婴儿 6~8 个月时发生。

幼 儿 期 1 ~ 3 岁

幼儿心理行为发育特点

这一时期是儿童体格和心理发育的重要时期，幼儿脑神经纤维迅速增长，神经纤维髓鞘化过程逐渐完善，大脑和脊髓的通路已经建立，第二信号系统开始发育。幼儿的运动、语言、思维、情绪都得到迅速发展，儿童与外界的主动交流显著增加。

运动发育

1. 大动作：幼儿在此阶段逐渐能独走、单脚站立、奔跑、跳跃、倒退走、双脚交替上下楼梯，可以从高处跳下。

2. 精细动作：幼儿逐渐学会堆叠积木，3 岁时能在他人示范下用 3 块积木搭桥；能正确握笔，模仿画线条，能逐页翻书；自己能穿脱简单的衣物，熟练地使用勺子，能够完成日常生活活动，如吃饭、喝水、洗手、收拾玩具等。

感知觉发育

幼儿期的感知觉发展有了极大进步，幼儿 18 个月时已能区别不同的形状，如正方形、圆形、三角形；2 岁时视力相当于成人水平的 0.3，能逐渐区别垂直线和水平线，学会辨别红、黄、蓝等颜色。幼儿对听力的分辨更加精确；触觉也更加敏感，可以辨别物体的属性，如软、硬、冷、热等；幼儿后期对食物产生偏爱。

语言和认知发育

幼儿期的语言发育已经进入早期语言发展阶段，从单音节发音逐渐发展为说句子，幼儿在 3 岁时已经能简单叙述发生的事情。词汇积累的速度加快，理解为表达语言的 2 倍。幼儿词汇量的增加不是线性的，最早每周可以学会 1~3 个新词，当词汇量增加到大概 40 个时，很多幼儿突然能够每周学习 8~10 个新词，当词汇量达到 100 个左右时，儿童会进入"词语爆炸期"，公认的准确时间是 16~20 个月。词汇类型的增加是不成比例的，名词是最早出现的词汇，且 35 个月以前的词汇以名词为主。

幼儿能认识自己的身体器官和生活中的物品，具备一定的空间概念，能分辨大小、多少，能识别几种颜色，能区分男女，理解因果性，并能应用工具。幼儿期的记忆和认知具有重要意义，一般认为幼儿期的记忆以机械记忆为主，有很大的无意性，不持久，但有研究表明，18 月龄幼儿能取回在眼前藏匿数小时的玩具。幼儿对感兴趣的事情能较长时间集中注意力。大约 2 岁时开始出现最初的想象活动。

社会—情绪发育

1 岁以后认知能力的提高使幼儿的情绪反应更有情境针对性，社会情绪增多，得到称赞会高兴，受到责备会伤心。2 岁以后随着语言的发育，幼儿开始用语言发泄情绪。2~3 岁时开始出现自我意识，把自己作为主体来认识，从称呼自己的名字变为称自己为"我"，是自我意识发展的一个重要标志。自我评价大约也从这个时期开始，主要依赖成人对他们的评价，同时出现了自我意识情绪，如局促不安、羞愧、害羞、内疚、自豪等。2~3 岁的幼儿表现出对自主性的强烈要求，当他们独立行动的愿望受到大人的限制，而幼儿的语言表达和控制能力较弱时，他们就以发脾气来对抗限制，这被称为"第一反抗期"。

幼儿期的幼儿已经能独立行走，与周围环境的接触越来越多，加之语言的迅速发展，与同伴的交往迅速发展，2 岁左右时社会性游戏已超过单独游戏。在游戏中，幼儿和同伴发展交往，进行情感交流，建立最初的友谊。

学 龄 前 期 3 ~ 6 岁

学龄前儿童心理行为发育特点

这一时期的儿童体格生长发育处于稳步增长状态，但心理发育迅速，与同龄儿童和社会事物有了广泛接触，求知欲增强，知识面扩大，情绪控制能力增强，生活自理和社交能力得到锻炼。3 岁开始形成个性基础，对今后的个性特征具有重要影响。

运动发育

1. 大动作：3 岁以后，儿童能上下楼梯、跳远；4 岁时能沿着直线走；5 岁时能在宽大的平衡木上行走，会脚跟对脚尖走直线。

2. 精细动作：这个阶段的儿童能完成更多的精细动作，3~4 岁时能使用一些工具性玩具，如玩泥胶、拧开瓶盖等；能描绘菱形、三角形等更加复杂的图形。4~5 岁时能系鞋带、剪纸，并能使用筷子夹取食物。

认知发育

学龄前儿童的认知发育处于前运算阶段（2~7 岁），认知发育出现了符号功能或象征性功能。所谓符号，即事物的代表，如儿童双手合掌放在头的一侧示意睡觉。随着符号功能的出现，儿童的想象能力较之前迅速发展。3~4 岁阶段的儿童的想象多为自由联想，内容贫乏；5 岁儿童则以有意想象为主，内容更丰富，并更符合客观逻辑。5 岁儿童能区别各种颜色，以绘画为象征性表达形式，开始描述物体的颜色和形状，对物质的大小、轻重和质感等属性有感知觉，有空间方位感和时间感，但对时间的认知发展相对落后于对空间方位认知的发展。学龄前儿童初步形成观察事物的能力，随着年龄的增长，观察事物的时间逐渐延长并细致化，开始发现事物内部的联系。儿童的求知欲不断增加，喜欢问"为什么"。

语言发育

学龄前儿童开始出现复杂的语言形式，出现介词、代词、条件句、连接词。此阶段的儿童能更熟练而清晰地表达自己的意图和意思，能讲故事，能描述事情，也会讲述梦中和幻想中的事情，但在表达复杂事物时偶尔会出现说话不流利，发第一个字时重复的现象，这被许多父母误认为是"口吃"。儿童对语言的理解能力更强，会期待将要发生的事，能听懂 3 个以上连续的指令，能对一些简单的问题作出应答，例如：谁、什么、何处。3~5 岁时，儿童已能理解较长的句子，如理解对物体功能和用途的解释。

社会—情绪发育

随着认知能力和语言能力的增强，儿童与他人的交往能力较之前有了明显的发展。3 岁时能和小朋友一起玩简单的游戏，如模仿做家务等；逐步形成立自己的生活习惯，开始懂得区分安全、危险。4 岁时能和年龄较大的小朋友一起玩发挥想象力的游戏，开始意识到自己的责任，愿意帮助别人，勇于承认错误。5 岁时喜欢和幼儿园的小朋友交往，能有效地在一个精心策划的游戏中创造并扮演很多角色，同时对故事线索也有了准确的理解，喜欢玩有比赛性质的游戏。开始懂礼貌，帮助成人做简单的家务。

学龄前儿童的情绪能力迅速发展。3~4岁能借助语言、动作等控制自己的情绪，如电视内容情节紧张时蒙住眼睛，但仍易情绪冲动和发脾气。5岁儿童自我情绪的控制能力较之前增强，会有意识地抑制不合要求的愿望和行动。

情感和道德发育

儿童的情感包括一系列基本的情绪体验，如快乐、痛苦、愤怒、惧怕、害羞、悲伤等。学龄前儿童对同一种情感体验能根据不同的对象表现出程度的深浅，这说明他的情感体验层次有所增加，例如，儿童对行动可能有不同的体验，对自己的行动成就可能表现出骄傲，而对别人的行动成就表现出羡慕。幼儿不仅对自己活动的过程产生情绪体验，而且开始对活动结果产生情绪体验。随着儿童认知能力和语言能力的增强，情感涉及的范围逐渐扩大，内容不断丰富。学龄前儿童与周围人的社会交往增加，情感更多地在社会交往中表现出来，表达情感的表情在社会交往过程中所起的作用越来越大。

学龄前期儿童开始意识到规则的存在，并认为必须无条件地遵守，但同时他们在游戏中又表现出明显的自我中心化特征，并能对行为责任作出一定的道德判断。例如，3岁时逐渐学习遵守游戏规则，5岁时能意识到自己的责任，能承认错误。在学龄前儿童中，同伴之间的相互影响对道德发展具有重要意义，因而要重视集体活动。

0~6岁儿童心理保健要点和预见性指导

按照儿童心理发展的规律和不同年龄阶段的心理行为特征，定期对儿童进行心理行为发育评估，及时掌握不同年龄段儿童的心理行为发育水平，营造良好的环境，科学促进儿童健康发展。早期发现、及时干预，消除影响儿童心理行为发育的生物、心理和社会不利因素，早期识别儿童心理行为发育偏异，有针对性地开展随访、干预和健康管理。

定 期 监 测

在健康检查时，根据条件，至少选择以下方法中的一种进行心理行为发育监测。筛查结果可疑或异常者，应当登记并转至上级妇幼保健机构或其他医疗机构的相关专科门诊，并进行随访。

1.儿童生长发育监测图（如以下两幅图所示）：监测8项儿童行为发育指标（抬头、翻身、独坐、爬行、独站、独走、扶栏杆上楼梯、双脚跳），了解儿童在监测图中相应月龄的运动发育情况。如果某项运动发育指标至箭头右侧月龄仍未通过，提示有发育偏异的可能。

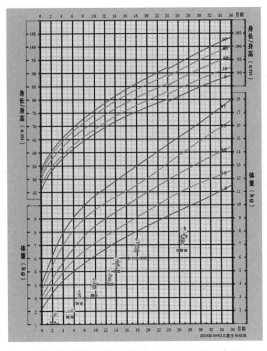

干预前后男童身长（身高）/ 年龄，体重 / 年龄
数值变化曲线图

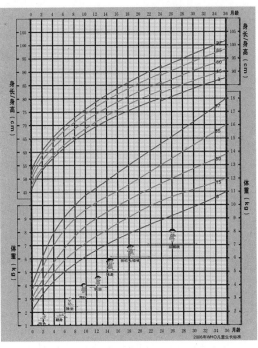

干预前后女童身长（身高）/ 年龄，体重 / 年龄
数值变化曲线图

2. 预警征象：根据儿童心理行为发育问题预警征象（见表 3-1），检查有无相应月龄的发育偏异，若有，在相应的"□"内画"√"。出现任何一条预警征象应及当时登记并转诊。

表 3-1　儿童心理行为发育问题预警征象

年龄	预警征象	年龄	预警征象
3 月龄	□对很大的声音没有反应 □不注视人脸，不追视移动的人或物品 □逗引时不发音或不会笑 □俯卧时不会抬头	18 月龄	□不会有意识地叫"爸爸""妈妈" □不会按要求指人或物 □不会独走 □与人无目光对视
6 月龄	□发音少，不会笑出声 □紧握拳不松开 □不会伸手及抓物 □不能扶坐	2 岁	□无有意义的语言 □不会扶栏杆上楼梯 / 台阶 □不会跑 □不会用匙吃饭
8 月龄	□听到声音无应答 □不会区分生人和熟人 □不会双手传递物品 □不会独坐	2 岁半	□兴趣单一、刻板 □不会说 2~3 个字的短语 □不会示意大小便 □走路经常跌倒
12 月龄	□不会挥手表示"再见"或拍手表示"欢迎" □呼唤名字无反应 □不会用拇指、示指对捏小物品 □不会扶物站立	3 岁	□不会双脚跳 □不会模仿画圆 □不能与其他儿童交流、玩游戏 □不会说自己的名字

预 见 性 指 导

在儿童定期健康检查过程中，应当以儿童心理行为发育特点为基础，根据个体化原则，注重发育的连续性和阶段性特点，给予科学的心理行为发育的预见性指导（具体可参见示例 3-1），并做好登记（如表 3-2，表 3-3）。

新生儿期

1. 强调母婴交流的重要性，鼓励父母多与新生儿接触，如说话、微笑、拥抱等。

2. 学会辨识新生儿的哭声，及时安抚其情绪并满足其需求，如按需哺乳。

3. 新生儿喂奶 1 小时后可进行俯卧练习，每天可进行 1~2 次婴儿被动操。

4. 给新生儿抚触按摩，让新生儿看人脸或鲜艳的玩具、听悦耳的铃声和音乐等，促进其感知觉的发展。

1~3 个月

1. 注重亲子交流，在哺喂、护理过程中多与婴儿带有情感地说话，逗弄婴儿，对婴儿发声要用微笑、声音或点头应答，强调目光交流。

2. 通过俯卧、竖抱练习、被动操等，锻炼婴儿头颈部的运动和控制能力。

3. 增加适度的听觉、视觉和触觉刺激，如让婴儿听悦耳的音乐或带响声的玩具，用鲜艳的玩具吸引婴儿注视和跟踪。

3~6 个月

1. 鼓励父母亲自养育婴儿，主动识别并及时有效地应答婴儿的生理与心理需求，逐渐建立安全的亲子依恋关系。

2. 培养规律的进食、睡眠等生活习惯，多与婴儿玩看镜子、藏猫猫、寻找声音来源等亲子游戏。

3. 营造丰富的语言环境，多与婴儿说话、模仿婴儿发声以鼓励婴儿发音，以达到"交流应答"的目的。

4. 鼓励婴儿自由翻身、适当练习扶坐；让婴儿多伸手抓握不同质地的玩具和物品，促进手眼协调能力发展。

6~8 个月

1. 父母多陪伴和关注婴儿，在保证安全的前提下扩大婴儿的活动范围，鼓励婴儿与外界环境和人接触。

2. 经常叫婴儿的名字，说家中物品的名称，培养婴儿对语言的理解能力。引导婴儿发"ba ba""ma ma"等语音，提高其对发音的兴趣。

3. 帮助婴儿练习独坐和匍匐爬行，扶腋下蹦跳；练习伸手够远处的物品、双手传递物品、撕纸等双手配合和手指抓捏动作，提高手眼协调能力。

8~12 个月

1. 帮助婴儿识别他人的不同表情；当婴儿出现生气、厌烦、不愉快等负面情绪时，转移其注意力；当婴儿受到挫折时，给予其鼓励和支持。

2. 丰富婴儿的语言环境，经常同婴儿讲话。让婴儿按指令做出动作和表情，如叫名字有应答，懂得挥手"再见"，等等。

3. 帮助婴儿多练习爬行，学习扶着物品站立和行走；给婴儿提供杯子、积木、球等安全的玩具玩，发展手眼协调能力和相对准确的操作能力。

4. 增加模仿性游戏，如拍手"欢迎"、捏有响声的玩具、拍娃娃、拖动毯子取玩具等。

12~18 个月

1. 给幼儿探索环境、表达愿望和情绪的机会。经常带幼儿玩亲子互动游戏，如相互滚球、爬行比赛等；引导幼儿玩功能性游戏，如模仿给娃娃喂饭、拍睡觉等。

2. 多给幼儿讲故事、念儿歌，教幼儿指认书中图画和身体部位，引导幼儿将语言与实物联系起来，鼓励幼儿有意识地用语言表达。

3. 给幼儿提供安全的活动场地，通过练习独立行走、扔球、踢球、拉着玩具走等活动，提高控制平衡的能力。

4. 鼓励幼儿多做翻书页、盖瓶盖、用笔涂鸦、垒积木等游戏，提高认知及手眼协调能力。

18~24 个月

1. 家长对待幼儿的养育态度和行为要一致。在保证安全的前提下，给幼儿自主做事的机会，对幼儿每一次的努力都给予鼓励和赞扬，培养其独立性和自信心。

2. 学习更多词汇，引导幼儿说出身边物品的名称、短语，鼓励幼儿用语言表达需求和与他人简单对话；学习区分大小，匹配形状和颜色等。

3. 提高幼儿的身体动作协调能力，让幼儿学习扶着栏杆上下楼梯、踢皮球、踮着脚走和跑、握笔模仿画线、积木叠高等。

4. 培养幼儿的生活自理能力，如用匙进食、用杯子喝水，学习脱袜子、脱鞋；固定大小便时间，练习示意大小便等。

24~30 个月

1. 鼓励幼儿帮家长做一些简单的家务活动，如收拾玩具、扫地、拿东西等，促进幼儿自信心的发展，激发其参与热情。

2. 当幼儿企图做危险的活动时应当及时制止；出现无理哭闹等不适宜的行为时，可采用消退（不予理睬）或转移等行为矫正方法，让幼儿懂得日常行为的对与错，逐步养成良好的行为习惯。

3. 教幼儿说出自己的姓名、性别、身体部位以及一些短句和歌谣。学习执行指令，用较准确的语言表达需求；培养幼儿理解"里外"、"上下""前后"等空间概念。

4. 学习独自上下楼梯、单腿站，提高身体协调能力及大运动能力；通过搭积木、串珠子、系扣子、画画等游戏，提高精细动作能力。

30~36个月

1. 提供与小朋友玩耍的机会，鼓励幼儿发展同伴关系，学习轮流、等待、合作、互助与分享，培养爱心、同情心和自我控制能力。

2. 通过与小朋友玩"开火车""骑竹竿""过家家"等想象类和角色扮演类游戏，保护和培养幼儿的兴趣和想象力。

3. 经常给幼儿讲故事，并鼓励幼儿复述简单的故事，教幼儿念歌谣、唱儿歌、讲述图画，不断丰富词汇，提高语言表达能力。

4. 练习双脚交替上楼梯、走脚印、跳远等，提高身体协调能力。通过画水平线、画圆形、扣扣子、穿鞋子等提高精细动作能力。

5. 逐步培养规律的生活习惯，学习洗手、进食、穿衣、大小便等生活技能。帮助幼儿学会适应新环境，做好入园准备。

3~4岁

1. 允许儿童在成长中犯错，让其学会从错误中吸取经验教训。以正确的方法纠正不良的行为，避免简单粗暴的管教方式。

2. 帮助儿童适应集体环境，逐渐建立良好的伙伴关系。关注分离焦虑情绪，引导儿童进行适当的表达，妥善处理和缓解消极情绪。

3. 采用丰富的词句与儿童对话、看图讲故事，耐心听其说话及复述故事，鼓励儿童发现、提出问题并认真回答。交流时注意平视儿童的眼睛。

4. 在保证安全的前提下鼓励儿童练习走直线、走和跑交替、攀登、骑三轮车等，学习折纸、剪纸、画画、玩橡皮泥、使用筷子等。

5. 通过有主题的角色扮演等团体游戏，鼓励儿童自由联想、保持好奇心。培养儿童的注意力及对事物的观察力，培养儿童的兴趣爱好。

6. 帮助儿童学会遵守生活、游戏和学习的规则，鼓励儿童独立完成进食、穿衣、如厕等力所能及的事情。

4~5 岁

1. 培养儿童的独立意识；帮助儿童正确认识性别差异，建立自我性别认同。

2. 引导儿童用语言表达自己的感受和需求，逐渐学会控制情绪和行为。鼓励儿童多接触社会，遵守各种规则，强化其乐于助人的意识。

3. 增加猜谜语等简单的抽象思维游戏，学习按形状、大小、颜色、性质、用途等对物品进行分类，帮助儿童认识事物的规律和内在联系。

4. 学习儿歌、讲故事、表演节目；练习跳绳、扔球、接球；练习复杂图形剪纸、摆拼图、搭积木等。

5. 注重培养儿童的生活自理能力，在实际生活中学习整理和保管自己的玩具和图书。

5~6 岁

1. 给儿童设立适当的行为规范，引导儿童遵守社会与家庭生活规则和要求，对儿童的各种努力与进步及时给予肯定和鼓励，促进儿童的自尊心和自信心的发展。

2. 让儿童在活动中自己感受困难，适度、适量体验挫折，并为克服困难作出努力，培养其坚持和忍耐的品质。

3. 帮助儿童逐渐学会了解他人的感受和需求，懂得与人相处所需的宽容、谦让、共享与合作，同情、抚慰、关心和帮助他人。

4. 鼓励儿童仔细观察周围的事物及它们的相互联系，促进有意注意的发展。多与儿童交流幼儿园及周围发生的事情，积极回答儿童提出的问题。

5. 练习跳绳、单脚跳、拍皮球等；经常画图画、做手工、玩创造性游戏；学会整理书包、文具及图书等物品，做好入学前的准备。

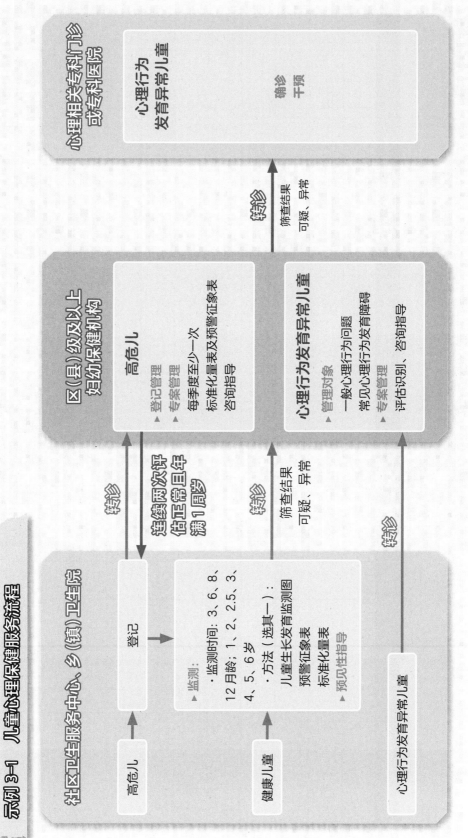

· 工 作 流 程 ·

示例 3-1　儿童心理保健服务流程

儿童心理保健服务流程图

表3-2 高危儿及心理行为发育异常儿童登记表一

地址： _____ 市 _____ 区（县） _____ 街道（乡） _____ 居委会（村）

编号	登记日期	姓名	性别	出生日期	家长姓名	联系电话	高危因素或异常情况	追访结果

表 3-3 高危儿及心理行为发育异常儿童登记表二

编号：_____

姓名：_____ 性别：_____ 出生日期：_____年___月___日 开始管理日期：_____年___月___日

转诊单位：_____ 高危因素：_____ 既往患病情况：_____

转归：正常□ 转诊□ 拒转诊□ 失访□ 死亡□ 结案日期：_____年___月___日

检查日期	年龄	评估方法	评估结果	指导意见	处理结果	检查者

第一节 0~6 岁儿童常见心理行为问题

儿童心理行为问题是指在儿童期因生理缺陷、功能障碍或在不利环境因素等作用下出现的心理活动和行为的异常表现，主要包括行为、认知、情感或躯体几个方面。0~6 岁儿童常见心理行为问题通常包括一般不良行为习惯和心理行为障碍。

0～6 岁儿童常见一般不良行为习惯

0~6 岁儿童常见的一般不良行为习惯包括吮吸手指、啃咬指甲、习惯性交叉擦腿和屏气发作等，这些不良行为习惯的出现常常伴随相应的心理问题，应及时发现并进行矫治。

吮 吸 手 指

吮吸手指是指儿童自主或不自主地反复吸吮拇指、示指等行为。作为一种原始反射，婴儿早期吮吸手指属正常生理现象。婴儿期吸吮手指的发生率可高达 90%，随着年龄增长逐渐下降，学龄期以后逐渐消失。如果儿童在 4 岁后仍有吮吸手指的习惯则为行为偏异。

儿童吮吸手指可能是由于喂养婴儿的过程中没能满足婴儿吸吮的需要和欲望，婴儿以吸吮手指的方式来抑制饥饿或满足吸吮的需要，并逐渐养成习惯。还可能是因为缺乏环境的刺激或成人的关爱，容易以吮吸手指来自娱或自我安慰。儿童出现心理紧张时，如父母争吵、家长过于严厉等，也容易出现吮吸手指的行为。

预防和矫正儿童吮吸手指的关键在于从小养成良好的习惯，纠正不良的喂养方式，多关注儿童，及时回应和满足儿童的生理和心理需求，建立安全型依恋关系。给予儿童丰富的环境刺激，使其把注意力从吮吸手指转移到别处，从而防止吮吸行为习惯化或减少已成习惯的吮吸手指行为。对于顽固性吮吸手指，可采用厌恶疗法，如在其手指上涂上苦味剂或辣味剂等。

啃 咬 指 甲

啃咬指甲是指儿童 5 岁以后反复出现的自主或不自主啃咬指甲的行为，这是顽固性吮吸手指行为的延续，严重者甚至会啃脚指甲。

啃咬指甲是儿童常见而持久的缓解紧张、分散注意力的一种方式，通常在情绪紧张不安、心理压力大、焦虑、恐惧时发生。有的儿童是在模仿他人咬指甲后养成习惯的。

一般此行为习惯随着儿童年龄增长可逐渐消失，但部分儿童的这种习惯可持续至成年期。通常应查找使儿童感到紧张和焦虑不安的原因，以缓解这种行为。对于啃咬指甲比较严重的儿童，可以采用行为疗法，如厌恶疗法和习惯矫正训练。

习 惯 性 交 叉 擦 腿

习惯性交叉擦腿又称摩擦癖，是指反复用手或其他物品摩擦自己外生殖器的行为。6 月龄左右的婴儿即可出现，但多数发生在 2 岁以后。女孩较男孩多见。婴儿期发作表现为在家长怀抱中两腿交叉内收做出擦腿动作。幼儿则表现为将两腿骑跨于凳子或木块上，或在某种物体上摩擦外生殖器。小儿做摩擦动作时两颊泛红，两眼凝视，额部微微出汗，呼唤不理，如果强行制止则会不满甚至发脾气。习惯性交叉擦腿多发生在入睡前或醒后或单独玩耍时，常被误认为癫痫发作。

习惯性交叉擦腿的可能原因是外阴局部刺激引起瘙痒，如外阴部的湿疹、炎症、蛲虫症，包茎引起的包皮炎等，在此基础上形成习惯性动作；也有男童因大人逗玩其外生殖器，或无聊时玩弄外生殖器，而后形成习惯性动作；不良的生活环境、儿童情绪紧张和焦虑也可引发或加剧擦腿动作，儿童将其作为缓解焦虑和自我安慰的一种手段。

若发现儿童有上述行为，家长首先应寻找并去除局部刺激因素，注意儿童生理卫生，不穿紧身内裤。此外，家长发现此现象后不要流露出焦虑或紧张的情绪，更不要责骂或惩罚孩子，可转移其注意力以终止不良行为的发作；晚上让孩子感到疲倦后再上床入睡，清晨醒后唤之起床，随着年龄的增长，这种习惯性动作会逐渐减少，最后消失。如果采取上述干预后，儿童的行为无改善，则需到医疗保健机构做进一步检查。

屏 气 发 作

屏气发作是指儿童遇到强烈刺激后，剧烈哭闹时突然出现呼吸暂停的现象。儿童在需求得不到满足或因盛怒出现急剧的情感爆发，剧烈哭叫，随即呼吸暂停，伴有口唇发绀和全身强直，甚至意识丧失，抽搐发作，哭不出声来。一般持续 30 秒至 1 分钟，严重者长达 2~3 分钟。三四岁以后，随着儿童语言表达能力的增强与剧烈哭闹现象的减少，屏气发作会自然缓解，6 岁以后很少出现。

儿童屏气发作前往往与环境或父母存在明显的矛盾冲突，初次发作后受到父母不适当的抚育，因而被强化而持续存在。父母的焦虑、过度呵护与关注儿童的教养态度容易使儿童屏气发作。

矫正屏气发作的重点在于预防，父母不要溺爱迁就子女，要正确对待孩子的需求，耐心说服教育。矫正该行为的重点是解决儿童与父母及环境之间的冲突。屏气发作现象是一种良性行为，父母应消除紧张疑虑情绪，分析引起发作的原因并有效地消除、避免各种诱发因素，纠正不良的抚育方式。粗暴的惩罚与斥责只会促进屏气发作。

电 子 产 品 依 赖

电子产品依赖是指儿童长时间沉迷于手机、电视等电子产品，每天超过 4 小时，并导致不同程度的身心症状，如形成依赖和强烈渴求，反复长时间观看等。

长期依赖电子产品会影响儿童早期语言发育，影响视力、睡眠等，观看不良视频还容易引发儿童心理行为问题。家庭关系紧张、伙伴关系紧张、压力大、社会关系不良的儿童更容易出现电子产品依赖。

为预防儿童出现电子产品依赖，家长需要限制儿童使用电子产品的时间，可与儿童一起观看，帮助孩子理解内容，引导其培养自我控制能力；同时，家长应注重培养儿童的兴趣，鼓励儿童多参加户外活动或其他游戏，保持良好的亲子关系，加强亲子互动，保持有规律的生活。如果儿童出现电子产品依赖而无法自拔，应对其进行适当的行为干预和心理治疗。

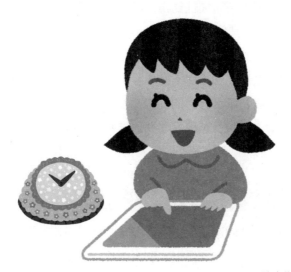

防止儿童出现电子产品依赖

0～6岁儿童常见心理行为障碍

语言和言语障碍

语言和言语障碍又称沟通障碍。语言障碍是指语言的理解、表达及交流中出现障碍；言语障碍指口头语言中的发音、发声及言语流畅性和节律性障碍。

主要表现特征

1. 语言发育迟缓是指儿童语言发展明显落后于同龄儿童的正常发育水平。其可分为表达性语言发育迟缓和感受性语言发育迟缓。前者是指儿童在 18 月龄后可以听懂和理解别人的讲话内容，也能做出相应的情感反应和举动，只是语言表达欠佳，不能正确使用语言。后者是指儿童在 18 月龄后仍不能理解简单指令的含义，对语言反应少，听不懂别人讲话，也不能正确理解别人的讲话内容，回答问题反应差。

2. 构音异常，说话不清楚，发音错误，导致他人不能听懂和理解。

3. 嗓音异常，主要表现为音调、响度、音质共鸣的异常。嗓音异常可单独存在，也可与其他语言或言语问题同时存在。最常见的音质问题是声音嘶哑。嗓音异常可能是功能性的，也可能是器质性的。

4. 流利性问题，主要表现为说话时有停顿、重复、延长和阻塞现象，无法表达清楚自己想要表达的内容。

干预治疗

1. 针对语言发育迟缓进行治疗，应为儿童营造丰富的语言环境，婴儿期是语言发育的准备期，不能认为婴儿听不懂就不与其讲话，要围绕儿童一天的生活活动进行交流，可通过游戏、讲故事、读儿歌、看图画书等方式跟儿童边说边玩，促进其语言发展。对于严重患儿，可采取一对一训练、集体训练和家庭训练相结合的方式，增强其对语言的理解能力，促进语言发育。

2. 多数发音错误的儿童并不能意识到自己的发音是错误的，可让儿童听录音和正确地发音并辨认。当儿童能完全辨认后，就能逐步进入音素、音节、单词以及句子水平的治疗，同时还需要配合口腔功能进行训练。

3. 嗓音问题的治疗主要是对听力障碍和智力发育障碍的儿童进行发声训练，包括音调、响度、清浊音等。

4. 年幼儿童语言不流利与口吃很难区分，当发现儿童存在流利性问题时，可先通过游戏、父母指导、调整环境等方式加以引导。为儿童消除造成其紧张、焦虑的因素，营造和谐温馨的家庭环境。如果问题严重，可寻求专业医师的帮助。

注意缺陷多动障碍

注意缺陷多动障碍(Attention Deficit Hyperactivity Disorder, ADHD)，又称多动症，指与年龄不相符的注意力不集中、活动过度、情绪冲动，伴有认知障碍和学习困难的一组综合征。目前患病率为 3%~10%，男多于女，比例为 4.9:1。

主要表现特征

1. 注意缺陷。ADHD 患儿注意力的特点是无意注意占优势，有意注意减弱，因此 ADHD 患儿对身边所有刺激都有反应，不能滤过无关刺激（比如，当你专注于一道数学题时对朋友走过教室门口没有反应，但 ADHD 患儿无法忽略朋友走过的影响），表现为上课时注意力不集中，常开小差，就像"白日做梦"，对老师的提问茫然不知，做作业时易受外界干扰而分心，但对于感兴趣的游戏、电视节目、书刊等则能全神贯注或注意力相对集中，因此常被家长误以为其注意无问题。

2. 活动过度。表现为与年龄不相称的多动，包括躯体活动、手的活动以及言语活动的明显增多。学龄前期表现为手脚动个不停，显得格外活泼，少有安静的时刻，在幼儿园不守纪律，难以静坐，好喧闹和捣乱，玩耍也无长性，常更换玩具。

3. 情绪冲动。常对不愉快的刺激反应过度，易兴奋和冲动、不分场合、不顾后果，难以自控甚至伤害他人，不遵守游戏规则，不能忍耐或等待。在家常翻箱倒柜，对玩具、文具任意拆散、毫不爱惜。容易犯错误，但对老师、家长的批评置若罔闻，屡教屡犯。参加游戏活动不能耐心等待轮换，易插队或放弃。好发脾气、执拗、任性、脾气暴躁、鲁莽，稍不如意即大吵大闹、蛮横无理，经常干扰别人，容易与人发生冲突、争吵、打架。

干预治疗

ADHD 的治疗需要老师、家长和医师共同参与，只有采用心理支持、行为矫正、家庭和药物治疗的综合措施，才能收到良好的效果。对于 4~5 岁的学龄前期儿童，建议以行为治疗为主，如行为治疗无效，再考虑药物治疗；6~11 岁的学龄期儿童建议首选药物治疗，推荐药物治疗和行为治疗联合疗法；12~18 岁的青少年建议以药物治疗为首选，推荐辅以心理治疗。

1. 药物治疗，主要包括中枢兴奋剂和去甲肾上腺素再摄取抑制剂。根据个体化原则，从小剂量开始，逐渐调整用量，最后达到最佳剂量并维持治疗。在治疗过程中应采用恰当的方法对药物的疗效进行评估，注意可能出现的不良反应。

2. 父母参加相关培训，学习 ADHD 相关知识，如发病率、病因、临床表现、干预和治疗，亲子关系和家庭教育，ADHD 患儿的学习干预、行为管理、情绪调控等。

3. 行为干预，一方面可提高家长改善和塑造患儿行为的能力，另一方面可提高患儿的自我管理能力。培训的技巧包括奖赏、惩罚、漠视法等，奖赏和惩罚应与任务难度相匹配。

孤 独 症 谱 系 障 碍

孤独症谱系障碍(Autism Spectrum Disorder, ASD),又称孤独症或自闭症,是一组以不同程度的社交沟通障碍、狭隘的兴趣与重复刻板行为为主要特征的神经发育障碍性疾病。目前全球发病率约为 1%,男女比例约为 4:1。

主要表现特征

1. 社会交往 / 交流障碍是 ASD 的核心症状,患儿喜欢独自玩耍,对父母的多数指令常常充耳不闻,但是患儿的听力是正常的,因为患儿会执行其所感兴趣的指令,例如上街、丢垃圾、吃饼干等。ASD 患儿缺乏与他人的交流或交流技巧,缺乏与亲人的目光对视,喜欢独自玩耍而不愿意或不懂得如何与小朋友一起玩,不能参加合作性游戏,通常不怕陌生人,与父母之间似乎缺乏安全型依恋或表现为延迟的依恋,在多数时间对亲人离去和归来缺乏应有的悲伤与喜悦。

2. 语言发育障碍,多数 ASD 患儿语言发育落后,部分患儿在正常语言发育后出现语言倒退或停滞现象,部分患儿具备语言能力,但是语言缺乏交流性,表现为难以听懂的言语、无意义语言、重复刻板语言或自言自语,语言内容单调,有些语言内容奇怪、难以理解,模仿言语和"鹦鹉语言"很常见,不能正确运用"你""我""他"等人称代词。

3. 狭隘的兴趣和重复刻板行为主要体现在身体运动的刻板和对物件、玩具不同寻常的喜好和方式。ASD 患儿可能对多数儿童喜爱的活动和东西不感兴趣,但是会对某些特别的物件或活动表现出超乎寻常的兴趣,并表现出重复刻板行为或刻板动作,例如反复转圈、嗅味、玩弄开关或键盘、来回奔走、排列玩具和积木、双手舞动,特别依恋某种东西(如车轮、风扇或其他圆形物体),反复观看电视广告或天气预报、爱听某一首或几首特别的音乐,但对动画片通常不感兴趣。ASD 患儿往往在某一段时间有某几种特殊兴趣和刻板行为,但并非一成不变的。通常病情严重者身体运动的刻板行为常见,而病情轻微者可能更多地体现在思维的强迫性方面。

干预治疗

ASD 的治疗以教育训练为主,精神药物治疗为辅。教育训练的目的在于改善核心症状,促进社会交往能力、言语和非言语交流能力的发展,减少刻板重复行为,同时促进智力发展,培养生活自理和独立生活能力,减少不适应行为,减轻残疾程度,提高生活质量,缓解家庭和社会的精神、经济和照护方面的压力,力争使部分患儿在成年后具有独立学习、工作和生活的能力。ASD 患儿存在多方面的发展障碍,因此在治疗中应该根据患儿的个体情况,将行为矫正、教育训练、结构化教学等相应课程训练与药物治疗等手段结合起来形成综合干预治疗。

发 育 迟 缓 / 智 力 障 碍

发育迟缓 / 智力障碍是指 18 岁以前发育过程中出现的认知及社会适应能力障碍。5 岁以下婴幼儿一般诊断为发育迟缓，5 岁以上儿童诊断为智力障碍。2000 年抽样调查显示，我国 0~6 岁儿童智力残疾率为 0.931%。

主要表现特征

1. 智力发育落后。主要表现为感知、记忆、语言和思维方面的障碍。幼儿时期主要表现为大运动、精细动作、语言和社会生活能力全面落后。

2. 运动发育迟缓。运动发育比正常儿童明显落后，仰卧、抬头、坐、爬、站、走等动作起始都比正常同龄儿童晚。

3. 喂养问题及对环境的反应。婴幼儿时期表现出喂养困难，对环境的反应比较敏感。

4. 躯体异常表现或特殊体征。例如先天愚型面容、毛发枯黄、皮肤白皙、身材矮小、小头畸形、听力障碍等。

5. 心理行为特征。此类儿童性格较内向孤僻，缺乏主动需要和兴趣；感知范围狭窄，感知速度缓慢，记忆范围狭窄，性格固执。

干预治疗

发育迟缓 / 智力障碍的治疗原则是早期发现、早期诊断和早期干预。治疗方法主要包括病因治疗、对症治疗和特殊教育干预。根据儿童正常的发育程序评估制订有针对性、有计划、有目标、循序渐进的教育训练计划。

第三节 托育/托幼机构心理行为保健管理工作实操

托育/托幼机构幼儿心理行为保健管理小组架构

托育/托幼机构通过建立幼儿心理行为保健管理小组，落实从幼儿心理筛查到幼儿心理行为保健档案管理、幼儿心理行为问题处理、幼儿心理健康促进以及家园共育等相关工作。具体建设标准可参考右图。

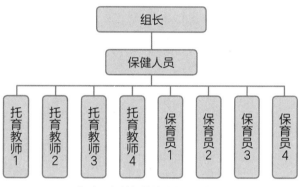

托育/托幼机构幼儿心理行为保健管理小组架构

小组成员的工作职责

（组长的工作职责）

组长通常由园（所）长担任，主要负责统筹管理全园（所）幼儿心理行为保健工作有序推进，并形成完整的工作过程记录，完善幼儿心理档案，组织实施幼儿心理健康发展实施方案，促进全园（所）幼儿心理健康发展。

（保健人员的工作职责）

保健人员通常是园（所）卫生保健医生，主要负责全园（所）幼儿心理健康筛查，心理行为问题收集与个案针对性管理。定期组织开展幼儿心理健康主题的家长讲座与教师培训。

（托育教师的工作职责）

托育教师主要负责班级幼儿日常心理行为问题的观察与评估，积极参与培训学习，提升专业能力，对幼儿心理健康发展提供有效的支持。

托育／托幼机构幼儿心理行为保健管理实施流程

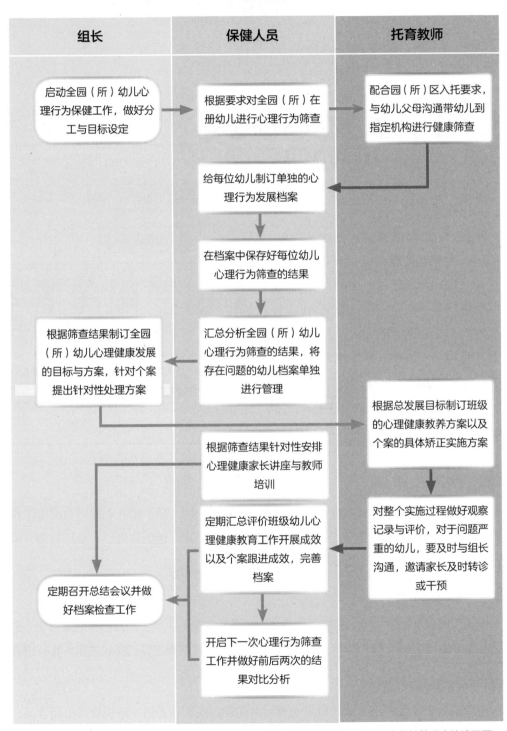

托育／托幼机构幼儿心理行为保健管理实施流程图

组长	保健人员	托育教师
启动全园（所）幼儿心理行为保健工作，做好分工与目标设定	根据要求对全园（所）在册幼儿进行心理行为筛查	配合园（所）区入托要求，与幼儿父母沟通带幼儿到指定机构进行健康筛查
	给每位幼儿制订单独的心理行为发展档案	
	在档案中保存好每位幼儿心理行为筛查的结果	
根据筛查结果制订全园（所）幼儿心理健康发展的目标与方案，针对个案提出针对性处理方案	汇总分析全园（所）幼儿心理行为筛查的结果，将存在问题的幼儿档案单独进行管理	根据总发展目标制订班级的心理健康教养方案以及个案的具体矫正实施方案
	根据筛查结果针对性安排心理健康家长讲座与教师培训	
	定期汇总评价班级幼儿心理健康教育工作开展成效以及个案跟进成效，完善档案	对整个实施过程做好观察记录与评价，对于问题严重的幼儿，要及时与组长沟通，邀请家长及时转诊或干预
定期召开总结会议并做好档案检查工作	开启下一次心理行为筛查工作并做好前后两次的结果对比分析	

针对托儿所幼儿心理健康的教育实践 —

建立高品质的师幼照护关系，保障幼儿心理行为健康发展

高品质的师幼照护关系，是托儿所保障婴幼儿心理健康的重要支持。托儿所可以从依恋关系建立、回应性照护以及师幼合作三个维度来开展工作。通过设立主要照护人制度，帮助婴幼儿尽快与一位教师建立起稳定的依恋关系。通过回应性照护的方式及时回应婴幼儿的需求并给予积极的反馈，与婴幼儿建立高品质的师幼照护关系。通过师幼合作的方式，鼓励婴幼儿参与各项活动，帮助婴幼儿获得成长。

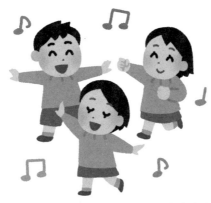

保障幼儿心理行为健康发展

设立主要照护人制度

主要照护人是指班级教师，主要负责照护某些婴幼儿，可以由家长或婴幼儿主动选择，或者教师根据实际情况自行分配，托儿所的师幼数量比可参考表 3-4。这样的照护安排可以不断密切教师与婴幼儿之间的关系，有助于家长通过主要照护人获得婴幼儿在园的相关信息。只要婴幼儿在托儿所中，教师就尽可能与婴幼儿在一起，这就是主要照护。要注意的是，主要照护并非专属照顾。每位教师都应该努力与班级所有婴幼儿建立融洽、亲密的关系，及时给予婴幼儿情感上的支持。

托儿所与家长也要努力为婴幼儿提供持续性照护，最好从入托之日起到儿童 3 岁为止。在持续的照护关系中，婴幼儿将学会信任成人，并获得安全感，形成积极的心理力量。

表 3-4　托儿所推荐的师幼数量比

儿童年龄	中国国家卫健委
0~12 个月	1∶3
13~24 个月	1∶5
24~36 个月	1∶7

建立回应性照护机制

在教师与婴幼儿相处的一日生活的各个场景中建立回应性照护机制，确保婴幼儿获得积极、有效的回应。信任与积极回应是帮助婴幼儿建立安全感的重要条件。

婴幼儿发出信号 —— 教师积极共情关注 —— 教师提供支持与鼓励 —— 教师与婴幼儿充分交流 —— 婴幼儿获得积极心理行为发展

托儿所一日流程中的回应性照护机制

共情关注：婴幼儿关注什么，成人就关注什么。即便婴幼儿关注的东西一直在变化，照护者也应该遵循这一原则，及时对婴幼儿的行为作出回应。

支持与鼓励：支持、鼓励不只是言语上的，还需要教师为婴幼儿的持续探索提供适宜的环境与材料。

充分交流：教师通过与婴幼儿充分探讨，轮流谈话，帮助婴幼儿加深对事物的理解并进行更深入的探索。

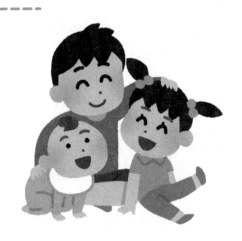

信任与积极回应婴幼儿

建立合作的照护关系

让幼儿参与一日生活中的各个环节，让其为一个合作者，在参与的过程中持续获得能力，这种成就感能帮助幼儿应对各种困难与挑战，保持心理健康。

如何在更换纸尿裤这个照护项目上使婴幼儿获得积极的回应与支持。请参考表3-5。

表3-5　婴幼儿更换纸尿裤照护回应标准

操作环节	回应与支持的关键点	参考内容
准备	有准备的固定环境与工具。一个有准备的环境可以让婴幼儿觉得更安全，同时也会让照护过程更加顺利，让教师与婴幼儿彼此都获得积极愉悦的心理体验。	◆确认环境卫生整洁，配置干净的隔尿垫。 ◆确认物料准备齐全（纸尿裤、一次性隔尿垫、纸巾、护臀膏、留样盒、密封袋、有盖垃圾桶）。 ◆提前清洁双手。
邀请婴幼儿	提前告知婴幼儿要做什么，带领婴幼儿体验完整的操作过程，并得到婴幼儿的回应与配合。不能直接将婴幼儿抱走就开始操作，这样会让婴幼儿觉得非常不安，同时也难以配合。	◆带领婴幼儿到他们专属的位置，请他们拿上干净的纸尿裤与衣物。 ◆告诉婴幼儿我们即将去哪里、做什么。
介绍环境	◆边准备物料，边简单向婴幼儿介绍要用的物品。带婴幼儿熟悉环境并请他配合。 ◆协助婴幼儿自己爬上尿布台。	将所有需要使用的物品放在方便拿取的位置，让整个照护过程更顺利。
操作	在整个操作过程中，提前向婴幼儿介绍每一个环节，让婴幼儿能够预判，有足够的安全感，请婴幼儿主动配合。	◆"我准备要帮你脱裤子了哦。" ◆"我需要你抬一下腿，谢谢你的配合。"
收拾整理	邀请婴幼儿共同完成收拾整理工作，并一起洗手清洁。	◆带领婴幼儿一起将使用过的物品归位并清洁双手。 ◆感谢婴幼儿的配合。

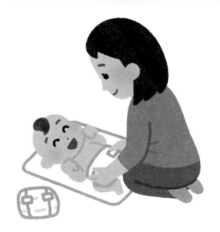

帮婴幼儿更换纸尿裤

如何在冲泡奶粉这项工作中让幼儿成为合作者，使其获得能力？具体操作过程请参考表 3-6。

表 3-6　冲泡奶粉幼儿合作操作参考

操作环节	幼儿合作关键点	参考内容
准备	准备一个工作位置，邀请幼儿共同参与。	◆材料准备：准备一张适合幼儿操作的干净桌子。 ◆清洁准备：使用正确的洗手方式清洁并擦干双手。
介绍材料	认识自己的物品并自主准备材料。	引导幼儿从属于自己的固定位置拿出自己的奶粉、奶瓶。
操作	倒温水 加入奶粉 搅拌均匀	◆带领幼儿一起倒水，幼儿刚开始可能需要多次尝试，才能相对准确地倒出所需的水量，教师可以适当地协助。 ◆引导幼儿根据奶粉的比例加入适量的奶粉，边加边数数，建立数与量的概念。 ◆通过前期的示范，引导幼儿自主搅拌均匀，并观察整个过程的变化。
收拾整理	清洗奶瓶，放置消毒。	教师协助幼儿完成整个过程。

积极应对婴幼儿的挑战性行为和心理健康问题

行为是婴幼儿表达快乐、需求和挫折的一种方式。我们如果能够正确解读婴幼儿的行为，就有了一把解锁婴幼儿行为含义的钥匙，就能引导他们清楚地表达需求。[①]

应对婴幼儿的挑战性行为时，教师应该理解和尊重他们，回应他们的需求。因为在这个过程中，婴幼儿同样处在挑战中，并且急需支持。值得关注的是，低龄婴幼儿还不能用语言表达他们的痛苦，所以，教师积极及时的干预显得更加重要。

家园共育实践

分离焦虑

分离焦虑，又称离别焦虑，是指婴幼儿因与亲人分离而引起的焦虑、不安或不愉快的情绪反应，以表示拒绝分离。分离焦虑是婴幼儿焦虑症的一种类型。"分离"是婴幼儿产生信任的重要组成部分。即使幼儿面对分离似乎并不是特别难过，我们也需要帮助他们应对这一问题。

[①] [美]唐纳·S.威特莫，[美]桑德拉·H.彼得森著：《0—3 岁婴幼儿发展与回应式课程设计：在关系中学习》，中国轻工业出版社，2022，第 411 页。

首先我们需要与家长做好入园前的沟通，帮助家长积极看待婴幼儿分离焦虑这个问题。婴幼儿一旦学会克服分离恐惧，就会获得一种掌控感，他们的信任感也会逐渐扩展到社会关系中的其他人身上。在这一过程中，积极的准备尤为重要。

第一步：提前召开新生家长讲座，让家长理解婴幼儿在与熟悉的照护者分离时产生的心理压力，告知家长可以做哪些准备工作以积极应对。

☆练习短暂分离，告诉孩子你的目的地，但马上就回来。或者玩躲猫猫，让婴幼儿理解分离只是暂时的。
☆提前带婴幼儿熟悉托儿所的环境和教师，让婴幼儿逐渐产生安全感。
☆根据托儿所的一日安排，提前帮助婴幼儿调整作息时间。
☆帮助家长学习正确的告别方式，避免因为不告而别或者反复纠缠给孩子带来更大的心理压力。
☆提前设计入园后的家庭安抚方案，可参考表 3-7 的内容。

表 3-7　婴幼儿入园后的家庭安抚方案

阶段	婴幼儿的表现	家庭安抚建议
前一天	懵懂、好奇、担忧、期待。	提前与婴幼儿做好沟通，让婴幼儿预知第二天的活动，以及会见到的老师，如果有好朋友一起，整个过程会更顺利一些。
入园第一阶段	哭闹、焦虑、行为回退，第一次离开父母的婴幼儿需要更多爱和关注，通过挑战行为希望获得父母更多的关注；个别婴幼儿表现出对新环境的好奇，所以情绪相对愉悦。	◆回家后全身心陪伴，多给予婴幼儿拥抱。 ◆注意不问负面问题。 ◆积极关注婴幼儿的负面情绪。 ◆使用正确的方式与婴幼儿告别。 ◆可以给婴幼儿带一个家里常用的安抚物，例如娃娃或小毛巾。
入园第二阶段	通常第二周是最艰难的，婴幼儿不再对玩具和环境感到新鲜，知道要在托儿所待较长时间家长才去接他。而且托儿所有很多的不同的规则，他们会更抗拒入园。	◆知道婴幼儿第二周的不适应，更多的是对新的规则的不适应。 ◆在家配合婴幼儿提升自理能力，以帮助他们尽快适应新环境。 ◆拿出婴幼儿在园的照片与他沟通，肯定婴幼儿的努力与进步。 ◆理解并接纳婴幼儿的小情绪。 ◆坚持对于形成有序的规律感进而尽快适应新环境很重要。
入园第三阶段	大部分婴幼儿会在入园的第三周停止反馈，慢慢适应。	◆及时肯定婴幼儿的努力。 ◆根据老师分享的一天活动，与婴幼儿沟通，让他谈谈自己最喜欢的环节。

第二步：教师与家长进行入园前一对一面访，为婴幼儿制订更有针对性的入园方案。表 3-8 提供了入园方案的沟通以及一些特别的适应方案。

表 3-8　婴幼儿入园后的家庭安抚方案

婴幼儿的表现	□与家长分离的焦虑感 □对新环境的陌生感 □对陌生人（新老师、同学等）的陌生感 □对新的规则与作息时间的适应 □能力方面的担忧（自主入睡、进餐、排便、同伴交往或其他）
合适的分离方案	□直接分离 □逐步分离 第一天在家长的陪伴下，在托儿所共同游戏 1 个小时后离开； 第二天家长陪伴 15~20 分钟，然后告别离开，婴幼儿在园度过 1 个小时，然后接走； 第三天家长直接告别，婴幼儿在园度过 2 个小时，然后接走； 第四天家长直接告别，婴幼儿在园度过半天，吃完午餐接走； 第五天家长直接告别，婴幼儿在园度过一整天。
其他注意事项	安抚物选择： 特殊情况预警：

第三步：入园后与家长保持密切的沟通，同时也需要提醒家长积极与教师沟通幼儿的心理情况，以便教师能配合家长及时缓解婴幼儿的心理压力。

情绪问题

当婴幼儿有情绪问题时，通常的行为表现是哭泣、尖叫或者其他攻击性行为。成人如果不能积极正面地应对婴幼儿的情绪，那么婴幼儿就无法习得合理的应对方法。面对幼儿的情绪问题，我们可以采用下列方式回应。

★自己先深呼吸放松一下，然后尽可能多地拥抱婴幼儿，或者与婴幼儿坐在一起。

★告诉婴幼儿："我们爱你，我们会陪着你。"

★帮助婴幼儿说出他此刻面临的状况和情绪，通过描述感受的词语表达自己的情绪。例如，我们可以说："哦，这个小球总是放不稳，真的是太让人失望了。"通常这样做可以让婴幼儿感受到被理解而平静下来，同时也能更好地帮助婴幼儿理解并应对自己的情绪。

★当婴幼儿使用攻击性行为表达愤怒时，我们要坚定地拒绝，并且引导他做出合理的行为，为婴幼儿提供更积极的选择，例如"你想要自己再试试还是我帮助你？"

★在家或者班级教室创设一个舒适安静的角落，为他们提供喜欢的安抚物、玩具、书籍、柔软的抱枕等。我们可以鼓励婴幼儿生气的时候去那里，尝试让自己慢慢平静下来。

★创设有趣的游戏场地，帮助婴幼儿发泄自己的情绪，或者通过游戏转移注意力，进而使婴幼儿平静下来。

能力发展滞后

照护能力发展相对滞后的婴幼儿有一定的挑战，这类婴幼儿可能面临着更大的压力，因为能力不足会使他们产生更多的挫败感。所以成人需要提供"鹰架"（也被称为"脚手架"）来支持婴幼儿持续发展他们的能力，帮助他们获得自我掌控的成就感。以下支持方案可供参考。

★对婴幼儿的情绪、社会性、认知、语言与身体发育进行全面的评估，了解幼儿目前所面临的困难。

★将婴幼儿的某个能力发展目标细化为多个小目标，降低婴幼儿做到的难度。

★鼓励婴幼儿，将任务的最后一步交由婴幼儿自己完成，让他们有信心继续挑战。

★对于个别问题较严重的婴幼儿，应该及时与家长沟通并转到当地的医院进行更全面的评估与系统矫正。

攻击性行为

面对有攻击性行为的婴幼儿，我们同样要进行全面的评估，了解他是否存在发育迟缓的问题，例如语言发育迟缓的婴幼儿无法准确表达自己的需求，因此会通过用身体攻击的方式达到目的。有些婴幼儿可能存在神经认知方面的问题，例如他们无法判断什么样的力度是别人可以接受的。面对攻击性行为频发的婴幼儿，我们可以参考以下方案。

★与婴幼儿建立稳定的照护关系，让婴幼儿信任教师，从而建立融洽的关系，提供更多一对一相处的时间，引导婴幼儿用更积极的方式来满足自己的需要。

★向婴幼儿示范更多积极的语言与行为，而不是用粗暴的行为或语言来应对他们的失控行为，例如当婴幼儿攻击你的时候你可以说："我不喜欢你这样对我，我会痛，也很伤心。你可以轻轻地拍我。"然后拉着他的手反复示范轻的感觉是怎样的，直到他可以控制自己的力度。

★减少刺激。通过持续观察，了解婴幼儿通常会在什么样的情况下做出攻击性行为，然后尽量减少刺激，从而帮助婴幼儿减少攻击性行为发生的次数，并及时给予他肯定，激励他继续控制自己的行为。

★营造平静而有意义的生活、学习环境，帮助婴幼儿获得更多积极体验。例如，为婴幼儿提供一个舒适的可以独处的空间，为学步儿提供有因果关系的玩具，让婴幼儿在操控的过程中获得成就感。

★一定要记得与家长保持密切的沟通，保证大家使用一致的态度与方法，避免婴幼儿产生疑惑。

交往挑战

0～3岁的婴幼儿，还处于平行社交的阶段，不太了解互动的方式，他们的兴趣点多在物品上，所以常常会因为物品的使用权而发生冲突。我们可以通过以下方式帮助幼儿缓解冲突。

★不强迫婴幼儿分享，同时帮助婴幼儿理解物品的所有权问题。例如，我们可以给学步儿一个玩具，然后说："这是你的玩具，如果你愿意，你可以一整天都拿着它，不需要和别人分享。其他玩具是让所有儿童分享和使用的。"

★通过专属的物品摆放区域，将婴幼儿的物品都写上姓名或贴上专属的标签，帮助婴幼儿理解哪些物品是他的，哪些是别人的，建立初步的物权意识。

托儿所可以通过家庭讲座、教育资讯分享等方式，帮助家长建立正确的育儿观念，协助家长使用积极、科学的方式应对婴幼儿的各种挑战与心理问题。与家长一起解决问题，能够让我们获得更多婴幼儿的信息，同时也能减少因沟通不畅而产生的障碍。

第四节　家庭养育

习近平总书记在全国教育大会上指出，家庭是人生的第一所学校，家长是孩子的第一任老师，要给孩子讲好"人生第一课"，帮助扣好人生第一粒扣子。家庭教育发于童蒙、启于稚幼，是从孩子无意识时便潜移默化、深入骨髓的教育，是真正性格养成、品性端立的根基。因此，托育/托幼机构和保育员必须重视家园共育，帮助家长及时了解孩子的发展情况，不断提高对教育的重视程度，提高教育素质，与家长建立真诚的合作关系，形成合力，共同营造适合婴幼儿成长需要的人文氛围，促进婴幼儿健康、安全、幸福发展。

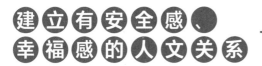

建立有安全感、幸福感的人文关系

保育员和家长的合作关系

婴幼儿与家长共同生活是其最基本的生存状态，其成长离不开家庭的照顾与支持，家长是影响婴幼儿身心健康发展的关键所在，是不可替代的。家长为婴幼儿营造良好的人文环境与物质环境，将对婴幼儿的健康成长起到非常积极的作用。家长对婴幼儿的影响最为直接，没有谁比家长更了解自己的孩子，家长是保育员了解婴幼儿的最佳渠道。保育员要和家长建立良好的沟通反馈机制，互相分享信息，加深对幼儿的了解，使婴幼儿能够得到更好的照顾。

保育员和家长有效合作关系建立的基础

保育员和家长在合作关系中的作用完全不一样，因各自独特的贡献而受到尊重。同时，在双方的沟通合作中，也会因为社会角色、身份经历、专业经验等方面的差异而存在意见分歧。婴幼儿的所有照顾者达成养育共识，有助于保育员和家长的成功合作。

尊重孩子，尊重个体发展的差异性，尊重优弱势的智能表现。每个孩子都是"独一无二"的。在成长过程中，受遗传与环境（后天教养）的交互影响，不同个体之间在身心特征上所显示的、彼此不同的现象，即个体差异。

生命的发展是一个持续、渐进的过程，同时也表现出一定的阶段性特征。不同婴幼儿在沿着相似进程发展的过程中，各自的发展速度和达到某一水平的时间不完全相同。

个体的差异性体现在不同方面，比如有的孩子"好养"，吃得好、睡得好，而有的孩子则可能爱哭、难哄，在日常生活中会显得比较"难养"；又如能力差异，有的孩子大运动能力突出，有的则擅长动手（精细动作发展优势），有的对音乐特别有感觉，有的则语言能力较强，说话早；再如性格差异，有的孩子反应灵敏、喜欢和同伴在一起，好动，而有的孩子喜欢独处，爱思考，更内敛安静。

保育团队需要引导家长学会关注、观察和理解婴幼儿的发展规律和特点，切莫将自己经验中以为的"好"强加在孩子身上，也不要强迫孩子一定以同样的速率在同样的领域和其他孩子达到同样的水平，而要耐心观察孩子的优势和劣势。对于优势的培养，通过给孩子带来丰富的体验，激发孩子在成功的过程中培养自信和高度自尊的品格，成就更好的自己。

对于孩子发展的弱势，成人有时候会走向两个极端，一端是把关注点过多地放在孩子的弱势上，并且缺乏正确的沟通和鼓励方法；另一端是忽视孩子的弱势，担心或者害怕孩子自尊心受挫，而采取"眼不见为净"的策略，其实这都不利于孩子的幸福感培养。客观看待孩子身上的优劣势：优势可以使孩子变得更积极、进取和独立；弱势可以帮助孩子锻炼出坚韧、勇敢的品质和挑战、解决问题的能力。

关于补短板的价值，可以通过一个心理学的实验帮助保育团队和家长更加清晰。20世纪60年代，积极心理学的创始人马丁·塞利格曼通过动物实验发现，一直在笼子里被反复电击但没办法躲开的狗，最终完全放弃了躲避，下一次电击的信号响了，哪怕实验者在电击前已经把笼门打开，它也不会逃走。相反，它会在电击到来前就倒地不起，痛苦呻吟。

塞利格曼根据这个现象提出了"习得性无助"的理论模型：如果动物在先前的经历中，习得了"自己的行为无法改变结果"的感觉，即使它们在可以控制的新环境中，也会放弃尝试。本来可以采取行动避免不好的结果，却选择相信痛苦一定会到来，放弃任何反抗。这种消极的情绪就是"习得性无助"。

如果这种无助经验太多，消极情绪不断积累，孩子就容易出现"习得性无助"，表现出畏难、害怕麻烦的情绪，对陌生的或者没有体验过的活动不能正确对待。

所以扬长和补短是相辅相成的，如果保育团队和家长能把孩子的优势作为弥补短板的基础和促进条件，补短的效果往往更好。另外，成人也要有这样的心理准备：让孩子做不擅长的事情，需要运用适当的方法，也需要付出更多的努力和给予情感陪伴，更需要不断地鼓励孩子。

（一）从孩子的视角出发，让他们做自己的主人

古人言"父母之爱子，则为之计深远。"家长为孩子"计深远"，必须以相信并保护

孩子内在的生命力、生长力、学习力，支持孩子的发展为目标。

让孩子做自己的主人，首先家长要学会相信孩子。这对很多大人来说并不容易，他们因为生理、心理和文化优势往往将孩子视为未成熟的、弱小的、能力不足的、需要指导和帮助的个体，这种心态容易使照顾者在孩子面前产生优越感、掌控感，认为自己是被孩子需要的对象，而忽略孩子也是一个个体。如果保育员和家长换一个视角，看到孩子作为一个有自主意识的个体，有着强大的生命力、生长力和内在的渴望，就知道孩子与成人一样，甚至有比成人更强烈的学习需求、欲望和主动性。

让孩子做自己的主人，还需要成人学会从"要求者"变为"同行者"，站在孩子的角度观察和把握孩子在每个成长阶段的"力所能及"（即教育学所说的"最近发展区"），不能毫无根据地主观臆断；基于孩子的"力所能及"给予指导或进行设计，以陪伴者、建议者的身份与孩子互动，帮助孩子取得最佳结果。举个例子：照顾者培养孩子的归位习惯，在孩子1岁时，通过语言提醒："这个（玩具）不玩了，从哪里拿的放回哪里去。"但是受到动作能力、语言理解能力和表达能力的影响，孩子只是看着照顾者做，还不懂"放回去"的意思，这就需要照顾者带着孩子一起完成，让孩子观察和模仿照顾者的动作。这样，孩子2岁半时就能够自己收拾了。若孩子不愿意收拾玩具，照顾者可以问"需要妈妈/爸爸/老师来帮忙吗？"从而让孩子行动起来。到孩子4岁半时，虽然常把游戏区弄得很乱，但可以自己察觉到，然后自己收拾玩具，有时候也会主动找大人帮忙一起收。家长不仅需要言传，还要身教，用符合孩子发展特点的语言和游戏方式陪伴、帮助、支持孩子成为收拾整理的主角。作为孩子的"陪跑者"的过程可能比较缓慢且反复，家长需要做到的就是温馨的陪伴、温柔的坚持，这样孩子终能从成人的陪伴中获得成长支持。

（二）掌握正面管教方法，学会倾听孩子的诉求

美国儿童心理学家吉诺特说过："我们不但要有一颗爱孩子的心，更要懂得如何去爱孩子。"然而在信息发达的今天，育儿却成了一场"不能输在起跑线上"的竞赛，引发了家长的育儿焦虑。养育孩子是世界上最难的工作，所以保育员和家长应该并肩协作，互相支持和提醒，为共同的养育目标而不断学习与成长。

家长要给予孩子足够的尊重、认同和爱，不对孩子的行为对错进行判断，而是通过外在行为的表象去挖掘儿童行为背后的发展需求和心理需要，给予孩子支持、信任和帮助，让孩子感觉到被尊重、被理解。家长要改变养育理念和认知，把关注点放到怎么和孩子有效沟通上，而不是解决问题。家长需要学习的是如何倾听孩子的诉求，真正解决"如何听，孩子才会说；如何说，孩子才会听"的问题。

家长不仅需要倾听孩子说什么，也需要倾听孩子的哭泣、发脾气、愤怒等"非语言的语言"。有句话叫"孩子越是不可爱的时候越需要被爱"，孩子的非语言行为可能正是遇到困难、心情特别不好、非常没有安全感的表现。

这里有一个关于倾听的故事与大家分享。

我记得自己第一次发现情绪辅导可能对我的女儿莫莉亚产生作用，是在她 2 岁时。那天，我们探访亲戚后坐在回程的飞机上，感到很无聊、疲倦，所以我想到女儿也会有无聊、疲倦和古怪的感觉。

无聊、疲倦和古怪的莫莉亚问我要斑马。很不幸，我忘了这件事，把她的小斑马放在了行李架上，现在肯定是拿不到的。（编者注：这是事实，如果你是爸爸，你会不会跟她讲道理？可孩子怎么都不会听，孩子会越来越闹。这是普遍现象，但请看这位爸爸是如何把危机变成良机的。）

"爸爸没有注意就把小斑马放进了安检箱里面，对不起宝贝，我现在没有办法拿到斑马。"爸爸解释道。

"我要斑马！"莫莉亚可怜地发起牢骚。

爸爸又说："哦，宝贝，真的不好意思，我居然把它放在那里了，真不好意思。"

"我要斑马，我要斑马！"孩子开始哭闹了。爸爸无奈地说："我现在实在没有办法拿到。"

然后女儿开始哭，"我要斑马，我要斑马……"叫得越来越大声，而且开始扭动起身体，大声哭闹起来。爸爸不断地说"没办法了"。

这时，机舱内的乘客都在安静地休息，此时发出的任何一点声响都很明显。旁边坐的乘客以及机组人员都在看着这个孩子，然后又一起把目光落在了爸爸身上。爸爸此时心中所想的只有赶紧让孩子停止哭闹，"唉，不如我们来看《埃里克》。"他把书拿出来，那是一本女儿最喜欢的图书，心想：不知道转移注意力是否有用。

"不要，不要，我不要埃里克，现在只要斑马。"孩子开始伸手去拉行李架。

这时所有人，甚至孩子妈妈也向爸爸再一次投来压抑已久的目光，好像在说——赶紧让你女儿安静下来！此时，爸爸想：我真的要换一个角度来想，现在已经没有任何办法了，难道我就束手无策了吗？难道我就是一个无能的爸爸吗？虽然我不能给她斑马，我感觉到她的难过，但是，我能够给她一个父亲的同理心，还有一个父亲的慰藉呀。（编者注：如果爸爸能在情感上给予女儿适时的慰藉，她会从这样的经验中慢慢学会自己慰藉自己，将来获得这种能力以后，她也能用这种能力去帮助别人、慰藉别人。）

"但愿你此刻拥有斑马！"当爸爸说出这句话的时候，女儿就开始说："对啊！"此时女儿的情绪就开始释放了，她紧接着说了很多个"对"。

"但愿你此刻拥有斑马。"

"对啊！"莫莉亚伤心地说。

"因为我没有办法给你斑马，你很生气对吗？"

"对啊！"

"噢，因为爸爸的疏忽，没有给你斑马，让你很生气对吗？"

爸爸又说了一遍"但愿你此刻拥有斑马"。

女儿开始用好奇、惊异的眼光看着爸爸，她发现爸爸突然走进自己心里面去了，莫莉亚又好奇又惊异地看着爸爸。

爸爸又说："你现在累了是吗？"

"对啊！"

"你现在很希望，很想抱着斑马，是吗？"

"是啊！"

"抱着斑马，躺在软软的大床上，旁边有很多你喜欢的枕头，滚来滚去，很舒服地睡觉，是吗？"说到这里，女儿就已经表现出困倦的神情，"是啊！"

"噢，想睡，对不对？"

爸爸继续说："但愿你此刻拥有斑马。"

"现在我们一起躺在又软又舒服的大床上，堆满你喜欢的玩具和枕头，让我们躺下来好好地睡上一觉吧。"

女儿迷迷糊糊地咕哝着："好。"

爸爸看着她绷紧的脸开始慢慢地舒缓，靠在椅背上一点点往下面滑，然后她又继续咿呀了几句，逐渐归于平静，很快就睡着了。（编者注：这就是爸爸慰藉的力量，当爸爸真正倾听女儿的情绪和通过语言"翻译"出她的需要和感受，她的情绪在爸爸的倾听与回应下释放出来以后，她就不再要求了，因为她已经感到被理解，最后她慢慢地调整自己，回到安静平和的状态。）

> 倾听是一种关怀，有一种默默支持的力量，家长掌握这个力量的使用方法，让孩子能够在被倾听中学会共情、学会自主解决问题。

（三）建立接纳关系，不贴标签，不比较，不评判

保育员需要引导家长做"智慧父母"，充分理解和尊重幼儿发展进程中的个别差异，切忌用一把"尺子"衡量孩子，不要在孩子之间进行横向比较。也尽量不要对孩子某时某刻的表现进行负面评价，甚至武断地"贴标签""下定义"。如果长期拿自家孩子的"不好"去比别人家孩子的"好"，容易导致自家孩子不自信，影响其正向、积极的自我心理建构。

电影《哪吒之魔童降世》中有句台词："人心中的成见是一座大山，任你怎么努力都休想搬动。"最后哪吒愤愤地说："他们把我当妖怪，我就当妖怪给他们瞧瞧！"

其实孩子也一样。

当你对他说：你总是磨磨蹭蹭！你从来不好好吃饭！你怎么这么胆小，什么都不敢做，做什

么都要别人陪！孩子也会这样认同自己，他就被限制在这些条条框框里面：我就是这样的一个孩子，我磨蹭、不好好吃饭、胆小。很多时候，孩子身上的毛病和问题会被父母不断放大和强化。

每个孩子对自己的认识，一开始都是从别人的评价中慢慢建立起来的，特别是照顾者。照顾者是孩子最信任的人，对孩子说的话往往影响最大。所以在评价孩子的时候，成人需要特别注意语言，特别是负面的语言。评价孩子之前，要始终牢记一点：其实每个孩子都非常期待成为好孩子，成长过程中的种种问题并不是他想要的，他也很无助，成人要做的是给予他们信心，去面对和解决这些问题。

（四）关注和识别婴幼儿的情绪，做到积极回应

心理学研究表明，新生婴儿已经能表现出好奇、伤心、厌恶和满意的情绪；到 6 月龄左右的时候，婴儿会出现生气、悲哀、惊奇和恐惧的情绪；2 ~ 3 岁时，幼儿进一步获得了自我认知和评价标准，一些次级情绪如尴尬、害羞、内疚、骄傲等便逐渐产生。

通常情况下，在婴幼儿情绪社会化的过程中，照顾者更愿意关注婴幼儿的积极情绪，而对消极情绪如焦虑、愤怒、悲伤、恐惧等关注较少。在社会能力发展的过程中，婴幼儿能学会识别、理解、表达自己和他人的情绪，是情绪策略发展的关键。而在生命早期，婴幼儿并不具备情绪调控能力，需要他人的帮助，在这段时期，照顾者应积极回应婴幼儿的各种情绪，包括积极情绪和消极情绪。这在促进照顾者和婴幼儿社会交往的同时，也能帮助婴幼儿掌握情绪调节的策略，逐步学会理解、推断他人的情绪、想法和行为，促进社会认知能力的发展。

婴幼儿表露出的各种极端的、适度的、积极的、消极的情绪都是在向他人传递信息，发送自身的需求信号，照顾者要对这些情绪信号足够敏感。当婴幼儿表现出愤怒、悲伤、满足等情绪、情感，并伴随着相应的行为表现时，照顾者可用精准的情绪词汇命名婴幼儿的这些表现，让婴幼儿有机会从与自己相关的情境线索中掌握情绪的表达方法。例如，可可因为妈妈的离开而哭泣，教师可用语言描述可可的情绪表现："可可，老师知道你舍不得妈妈，你想念妈妈了是吗？"

婴幼儿一旦学会使用语言来表达自己的情绪，就会减少使用身体语言表达消极情绪的行为，在与其他婴幼儿交往中也会更多地使用语言。对婴幼儿情绪的关注和识别可以从婴儿时期开始，仔细观察他们的表情、语调、姿势，专注地倾听，准确理解婴幼儿的情绪密码，并对他们的情绪进行非评判性描述，帮助他们理解自己正经历的情绪，并协助其使用不同的情绪词语向他人表达自己的情绪。

建立认可双方角色的合作关系

保育员需要认识到与家长合作的重要性。保育员的工作目标是为婴幼儿提供一个温暖、安全、有趣的环境，使自己成为婴幼儿家长不在场时，婴幼儿可以信任和依赖的人。家长通常深爱着自己的孩子，给予孩子爱和安全感；保育员作为专业人员，需要思考的是

怎样和幼儿进行互动，以实现婴幼儿的成长目标。婴幼儿的成长依赖这两种关系以始终如一的、值得信赖的方式来实现。

（一）建立和谐信任的家园关系

保育员和家长之间的关系影响着婴幼儿对双方的依恋程度。当家长对保育团队的老师和机构环境有信心时，婴幼儿能够感知到这种信心，进而对老师和环境产生信任感。同时，老师也应该对婴幼儿的家长显示出尊敬，承认他们是婴幼儿生命中最重要的人。

如果保育员和家长彼此信任，那么这种关系除了对婴幼儿具有重要影响外，对双方的心理也是非常有益的。心理学研究表明，和家长的良好关系能够减缓老师的职业倦怠感，降低老师的流动率。保育团队的稳定性反过来为婴幼儿营造了一个更稳定的照护环境，也减少了家长的压力，增强了送托信心。

（二）营造学习型人文教育环境

以婴幼儿为中心，保育团队和家长建立相互信任、尊重的合作关系，有助于他们在婴幼儿成长和发展过程中持续沟通。当家长在因孩子容易发脾气或者在家不能好好吃饭的问题而感到焦虑时，保育团队可以通过家长分享的成长信息及时了解家长的需求，并且提供支持。双方通过一起收集、交换、解读婴幼儿持续发展的行为、感觉、喜好、兴趣、能力方面的信息，从对方身上了解什么是婴幼儿这个阶段发展的需求，什么是由于受环境变化、语言回应、教养方式等影响而出现的偏差性成长。初为父母的家长可以由此树立育儿信心，有经验的家长则在新的亲子关系建立过程中得到支持。同时，保育团队也在不断学习成长，调整自己以适应每个婴幼儿的不同需求。

通过共同的努力，家长和保育团队可以消除婴幼儿从家向托育/托幼机构过渡过程中出现的不适。而且，对婴幼儿养育、照护和早期学习持不同理念的家长、照顾者、托育老师，可通过沟通拓展自己的认知，营造出有利于婴幼儿成长的学习型教育环境。

保育员和家长建立有效合作关系的策略

保育员和家长之所以能建立合作关系，一方面是因为保育员认可和重视家长作为保障婴幼儿健康幸福成长的主要角色；另一方面，家长也愿意充分信任托育/托幼机构和保育团队，将其视为自己在育儿之路上的重要合作伙伴。下列策略可以帮助保育团队让家长积极参与进来，成为支持者、信任者。

（一）在家庭中营造婴幼儿入托的过渡环境

2022年4月发表的研究论文《职场母亲对0~3岁婴幼儿的照护现状及其托育意愿》中提到，43%的未送托家庭表示考虑安全问题而不放心送托。"不放心"是一种主观的评价，深层次的原因是家庭与托育模式、托育／托幼机构没有建立起基本的信任。

从合作准备来说，在家庭中营造一个舒适的物质环境有利于初次轻松的相遇交谈。可以在托育／托幼机构内专设一个以家庭为中心的空间或房间，这个过渡环境类似于休闲区，家长可以放心地坐下来陪伴孩子熟悉环境，可以看到老师如何带领孩子探索和活动，可以和老师交谈了解孩子在园区的情况；当他们走进这个空间，可以从容不迫，并期盼着到托育／托幼机构来，同时将其视为孩子和自己可以在此找到乐趣的地方。

保育员从第一次与家长接触开始，就应真诚地欢迎他们到来，且以一种友善、尊重、平等的态度用心与家长彼此认识。如果托育／托幼机构和保育团队意识到家长的到来，是婴幼儿入托的重要助力，而不是干扰因素，能够以欢迎的态度科学专业地指导家长何时该陪伴、何时该退出，那么家长自然愿意成为保育团队的合作伙伴。

（二）建立以家庭为中心的入托流程

当家长第一次把婴幼儿交给他人照看时，他们通常会产生强烈的情绪体验，比如愧疚、不舍、委屈、担忧、害怕。保育员应预见到家长的情绪，将其视为入托流程的常规部分，这是非常重要的。

以家庭为中心的入托流程能够接纳家长和婴幼儿的情绪，以及处理这些情绪的方式。虽然托育／托幼机构和老师不能消除这些情绪，但可以为家长提供时间和所需的支持，帮助他们减缓或者转化负面情绪，接纳婴幼儿入托并且让托育／托幼机构的生活融入他们的生活中。为减少或者避免生硬而痛苦的过渡，保育团队可以通过下列步骤引导入托过程（表3-9），使婴幼儿入托循序渐进。

表 3-9　以家庭为中心的入托流程

流程			详细内容
准备入托	接待来访	环境参观	◆接待家长参观整个环境，如婴幼儿在室内和户外玩耍、探索、攀爬的地方 ◆吃饭、睡觉、换尿布、母亲给婴儿喂奶的空间 ◆一日流程和观察记录表的说明
		家长诉求收集	◆家长对孩子养育的担忧、诉求和目标 ◆家长对托育 / 托幼机构的期待
	入托材料	入托信息表	◆基础信息：家长及其他监护人的姓名、地址、电话、职业、婴幼儿的姓名、出生日期 ◆婴幼儿的健康信息：过敏史、既往病史、用药情况、疫苗接种记录等 ◆紧急联系人：联系人、联系电话，父母以外的紧急联系人、联系电话 ◆成长信息：进餐、睡眠和卫生习惯，最喜欢的游戏和安抚物，在家的每日生活作息等
		入托协议	◆包括学费、餐费等付款信息和安排 ◆机构的开放时间、考勤和接送时间、入学和退学手续及关于婴幼儿生病请假的手续 ◆家长和机构的职责：尿布供应、护理、奶瓶和婴幼儿食物、用药说明、干净的衣服和寝具的说明等
		入托物品	◆婴幼儿的衣服、尿片、奶瓶、水瓶等生活用品 ◆家庭成员照片 ◆婴幼儿喜欢的安抚物
入托适应期	初期	过渡性参观	为婴幼儿介绍托育 / 托幼机构，预告入托。如告知婴幼儿"明天我们一起去 XX 托育园和其他孩子一起玩"。带着婴幼儿参观托育园，使婴幼儿在这样的过渡性参观中产生安全感，并且对环境和老师形成初步印象
		家访	◆家庭硬环境布置，婴幼儿喜欢在什么地方游戏，如何进餐、睡眠 ◆观察家长和其他家庭成员对婴幼儿的养育方式和教养方式，了解婴幼儿习惯如何被抱着、喂养、换衣服和尿布、哄睡 ◆拍摄家庭成员和婴幼儿的合影，为婴幼儿入托后通过照片得到安抚做准备

（续表）

流程			详细内容
入托适应期	观察反馈	家长会	◆每日分享：分享婴幼儿的入托情绪、一日作息和大小便情况、与老师情感建立等信息 ◆每周反馈：反馈婴幼儿的活动兴趣、情绪情感表达、在园区的喜好和环境适应等信息 ◆月度总结：约家长见面沟通，交流和发现婴幼儿在家和在园区是否有差异性表现，如情绪情感表现、成长需求，了解家长的担忧、疑问、期待等

（三）交换对婴幼儿的成长观察信息

在入托初期，保育员向家长征询婴幼儿的个人信息和观察内容，填写好婴幼儿日常生活记录表（表 3-10），这样可以更好地制订帮助婴幼儿顺利过渡的计划和安排，尽可能地让婴幼儿在园区的体验和家中一致。在家访时，讨论入园和离园后应该怎么安排，家庭接送者和园区接送老师之间如何配合，婴幼儿应怎样适应托育 / 托幼机构的步调和游戏活动内容，等等。

3-10　0~3 岁婴幼儿日常生活记录表

以下内容，由父母 / 家人填写			
儿童姓名：＿＿＿＿＿	入园时间：＿＿＿＿＿		填写日期：＿＿＿＿＿
送托人：＿＿＿＿＿	上次喂奶或进食的时间：＿＿＿＿＿		
当天的特别要求：＿＿＿＿＿			

以下由老师填写			
儿童奶量			
奶量（mL）		喂奶时间	
奶量（mL）		喂奶时间	
食物			
☆早餐			
食物名称			
进餐情况	进餐量：	□无　　□较少　　□正常　　□较多	
	进餐专注情况：	□良好　　□一般　　□不太好	
备注（第一次进食的新食品等）：			
☆午餐			
食物名称			

（续表）

进餐情况	进餐量：	□无	□较少	□正常	□较多
	进餐专注情况：	□良好	□一般	□不太好	
备注（第一次进食的新食品等）：					

☆午点

食物名称			
进餐情况	进餐量：	□无 □较少 □正常 □较多	
	进餐专注情况：	□良好 □一般 □不太好	
备注（第一次进食的新食品等）：			

更换尿布／如厕					
时间	小便	大便	稀溏	固态	使用坐便器（尿壶）
	□	□	□	□	□
	□	□	□	□	□

睡眠			
入睡时间		醒来时间	
入睡时间		醒来时间	

活动记录	
游戏活动	
行为和情绪	
问题和挑战	

材料需要			
尿布	□	床上物品	□
湿巾	□	汗巾	□
衣物	□	其他	□

（四）鼓励家长参加托育中心活动

家长积极参与托育中心活动有很多益处：家长和托育／托幼机构、保育老师可以提高对彼此的熟悉和信任程度，从而共同成长，不断提高婴幼儿照护和养育能力；家长可以看到并欣赏孩子的成长，可以支持彼此帮助孩子顺利过渡至下一阶段；婴幼儿也会逐渐融入与适应，因为他们看到家长与机构、老师都有深刻的联结；帮助家长了解和解决婴幼儿在托育／托幼机构内发生的不可避免的某些问题（如"我"的孩子在园内被其他孩子咬了一口的人际问题；"孩子在园内摔了一跤"的安全意识建立问题）。

当家长和托育/托幼机构真正建立了紧密联系，他们通常更愿意在朋友圈、社区群中为机构作宣传，从积极的视角给其他新家长分享婴幼儿入托的经验，捐赠物品帮助机构改善物质环境等。

如果家长积极参与托育/托幼机构举办的亲子活动、家长会、育儿主题交流与分享会、为托育/托幼机构提供义工服务等，婴幼儿会认为父母、家庭和托育/托幼机构都有联结。在联结关系中，婴幼儿可以依赖老师和家庭给予的悉心照护，得到早期学习的经验，获得积极情绪体验，拥有快乐童年。

保育团队与婴幼儿建立友爱的信任关系

家长看到婴幼儿能够与托育/托幼机构老师建立信任关系，会坚定将婴幼儿送托的信心。同时，在早期教育环境中，婴幼儿首先与一个主要照顾者建立信任关系，再通过这个人与其他人建立信任关系，这才能够发展好奇心、主动性、勇敢与坚持的品质、共情能力，感到自己归属于一个友爱的社会共同体。以下策略可以帮助保育团队与婴幼儿建立友爱的信任关系。

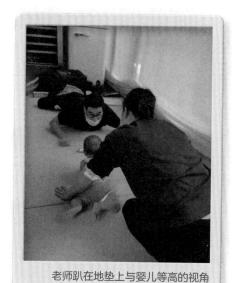
老师趴在地垫上与婴儿等高的视角

（一）与婴幼儿等高的视角

如果照顾者与婴幼儿的身体、视线等高，将有助于双向沟通。照顾者可以抱起婴幼儿面对面交流，或者俯身跪着、坐着、趴着靠近婴幼儿，减少给婴幼儿带来的视觉压迫感，这样婴幼儿就不容易把照顾者看作"巨人"。

（二）尊重婴幼儿的偏好和气质

照顾者应该在理解婴幼儿的偏好和气质的前提下，尊重婴幼儿在某个阶段对同伴、游戏方式、食物的偏好，理解和接纳婴幼儿不同气质特点需要的回应方式。不管婴幼儿是"安静"的还是"好动，静不下来"，作为婴幼儿成长的支持者，保育员必须接纳并在整个一日流程中保持弹性。例如，在一个机构里，老师发现一个孩子总是精力充沛，需要的睡眠时间比其他孩子少，那么可以让他在一个专属的远离睡眠区的区域玩玩具、看看书、搭积木，照顾者可以在他附近以便及时回应他的需求。

（三）关注婴幼儿的活动节奏

婴幼儿是在玩耍中学习和成长的，参与各种游戏能够使婴幼儿的身体和大脑都得到锻炼。照顾者或者老师可通过唱歌给婴幼儿听，鼓励婴幼儿玩滑梯、在两个器皿中轮流做装满和倒出豆子等方式和他们建立关系。随着关系逐渐紧密，婴幼儿会模仿照顾者的神情举止、行为动作，渐渐树立起探索世界的信心。照顾者或老师给婴幼儿设计的活动应该以游戏为主，并引导他们自己主导游戏不断提升技能。照顾者和老师要记住，婴幼儿参与游戏的时间、对游戏的参与度和承受力是不同的。一些婴幼儿可能很享受长时间的大运动游戏，而另一些婴幼儿则可能无法承受持续的运动，活动激烈时会呜咽哭泣，后者可能更喜欢安静、不用大范围跑动的游戏，比如分拣豆子或者穿珠子。

感到刺激不足或兴奋过度时，语言表达能力还未成熟的婴儿或学步儿会发出信号，照顾者要提高对这些信号的敏感度和理解力。婴幼儿感到刺激不足时，可能会用哭声或者笑声邀请照顾者与他们一起做游戏，他们也可能会晃动胳膊和腿来引起照顾者的注意。被过度刺激的婴幼儿可能会来回转换，无法专注于任何一项活动，也可能突然大发脾气或者无目的地走来走去。照顾者或老师要准确理解婴幼儿发出的信号，尊重他们的需求，根据他们的需要调整玩具和保育环境。

（四）重视倾听婴幼儿的成长需求

0~3 岁的婴幼儿还未掌握成熟的口头语言表达能力，非常依赖耐心的"听众"理解他们要表达的意图，并需要"听众"给予恰当的回应。保育团队中的照顾者和老师要特别留意婴幼儿的非语言沟通，通过持续关注，认识到婴幼儿通过观看、微笑、发出声响来表达他们的兴趣、愉悦和兴奋，而用头转开、身体扭动来表达"够了"。

0~3 岁婴幼儿的成长过程中会出现很多发展里程碑，期间的成长特点可参考表 3-11。婴幼儿成长发育的进程各不相同，掌握各种能力的时间早晚不一，比如有的婴幼儿 12 月龄时就可以走路，有的可能在 14 月龄时才迈出第一步。所以照顾者和老师了解婴幼儿成长的特点，也有助于创设符合他们需求的活动。

（续表）

表3-11 0~3岁婴幼儿的成长特点

月龄段	发展里程碑
0~1月龄	◆ 头可以从一边转向另一边 ◆ 醒着时，目光能追距眼睛20cm左右的物品 ◆ 在新生儿身边摇响铃时，其手脚会向中间抱紧 ◆ 与陌生人的声音相比，婴幼儿更喜欢听妈妈的声音 ◆ 能分辨味道，喜欢甜味 ◆ 对气味有感觉，当闻到难闻的气味时会转过头 ◆ 当听到轻音乐、人的说话声会安静下来 ◆ 会不自主地微笑
1~3月龄	◆ 俯卧时能抬头，抱坐时头稳定 ◆ 能把小手放进嘴里，能挥握手 ◆ 喜欢看妈妈的脸，看到妈妈就高兴 ◆ 眼睛盯着东西看 ◆ 会笑出声，会叫喊，能应答性发声 ◆ 能以不同的哭声表达不同的需要 ◆ 喜欢让熟悉的人抱，吃奶时发出高兴的声音
4~6月龄	◆ 能翻身，能靠着东西坐或独坐 ◆ 会紧握铃铛，主动拿玩具，拿到东西就放到嘴里咬 ◆ 玩具能够在两只手间互换 ◆ 喜欢玩脚和脚趾头 ◆ 喜欢看颜色鲜艳的东西，会盯着移动的物体看 ◆ 会大声笑，自己发出"o""a"等音，喜欢别人跟他说话 ◆ 开始认生，认识亲近的人，见生人会哭或者扭动不让抱 ◆ 会故意扔、摔东西 ◆ 喜欢与人玩"躲猫猫"游戏 ◆ 对周围各种东西都感兴趣 ◆ 能区别别人说话的语气，受到批评会哭 ◆ 有明显的害怕、焦虑、哭闹等反应
7~9月龄	◆ 能自己坐，能扶着大人或床沿站立 ◆ 会爬 ◆ 能用一个玩具敲打另一个玩具 ◆ 能用手抓东西吃，能用拇指对捏拿起细小物品 ◆ 能发出"ma ma""ba ba"等无意义音节 ◆ 能听懂大人的一些话，知道一些名词的意思 ◆ 喜欢让人抱着，会对着镜子中的自己笑 ◆ 学拍手，能按自己的指令找常见的物品 ◆ 大人表扬自己时有高兴的反应 ◆ 喜欢与大人玩"躲猫猫"游戏
10~12月龄	◆ 能熟练地爬 ◆ 能扶着家具或其他物品走 ◆ 能用手滚皮球 ◆ 喜欢反复拾起东西再扔掉 ◆ 会找到藏起来的东西，喜欢玩藏东西的游戏 ◆ 理解一些简单的指令，如拍手、再见 ◆ 用手指向物品 ◆ 会用面部表情、肢体语言、单字与大人交流，如微笑、拍手 ◆ 能跟着音乐做动作 ◆ 喜欢听儿歌、故事，能听大人的指令指出书上相应的东西 ◆ 能用1~2个字表达自己的意愿 ◆ 能从杯子中取出或放入小玩具 ◆ 能有意识地叫"爸爸""妈妈" ◆ 能辨别家人的称谓和家里熟悉的东西 ◆ 能认出镜子里的自己 ◆ 能搭1~3块积木 ◆ 指出身体的部位，如眼睛、鼻子、嘴巴 ◆ 能自己用杯子喝水

月龄段	发展里程碑
1.5 ~ 2 岁	◆ 能后退走 ◆ 能扶栏杆上下楼梯 ◆ 在大人的照顾下，能在较宽的平衡木上走 ◆ 在大人的帮助下，能自己用勺吃饭 ◆ 能踢球、扔球 ◆ 喜欢童谣、歌曲、短故事和闭合拉链 ◆ 模仿大人试图拉开和闭合拉链 ◆ 模仿大人做家务 ◆ 能手口一致地说出身体各部位名称 ◆ 知道并运用自己的名字，如 "宝宝要" ◆ 能自己洗手 ◆ 会说动宾短语，如 "妈妈抱" ◆ 喜欢看书，模仿大人翻书 ◆ 喜欢玩沙、玩水 ◆ 能认出照片中的自己，会笑或用手指 ◆ 表现出多种情感（同情、爱、不喜欢等）

月龄段	发展里程碑
2~3 岁	◆ 会骑三轮车，能两脚并跳，能爬攀登架，能独自绕过障碍物 ◆ 能用手指捏细小物品，解开和扣上衣服上的大纽扣 ◆ 能独自走较宽的平衡木 ◆ 能自己上下楼梯 ◆ 会拧开或拧紧盖子 ◆ 能用手掌握住大的蜡笔在大纸上涂鸦 ◆ 喜欢倒东西和装东西的活动 ◆ 开始有目的地运用东西，如将一块积木当成一艘船到处推 ◆ 能对物品进行简单分类 ◆ 认识常见的颜色和形状 ◆ 熟悉主要的交通工具和常见的水果、动物 ◆ 能说出绘本上物品的名称 ◆ 能说出 6~10 个词的句子，能比较准确地使用 "你" "我" "他" ◆ 喜欢帮忙做家务，爱模仿生活中的活动，如喂玩具娃娃吃饭 ◆ 喜欢模仿同伴的言行，观察其他孩子玩耍

＊ 摘自教育部能与联合国儿童基金会的合作项目——"早期儿童养育与发展"项目。

（五）以平等的方式和婴幼儿有效沟通

建立合作关系的关键在于照顾者和老师在与婴幼儿交谈时，不用成人权威的说话方式来压制婴幼儿，而是以一种平衡的、轮流的方式沟通和交谈，给他们足够的时间来回应。每位婴幼儿都有自己沟通的节奏，他们需要时间来决定是否回应、怎样回应，以及用什么语言（如果会说话）回应。下面的例子是 1 岁 2 个月的宸宸和老师 Anna 在与妈妈挥手道别中的一次沟通。

> 宸宸：拜拜——（与妈妈挥手）
>
> Anna：拜拜——（挥挥手并看着妈妈上了车）
>
> 宸宸边喊着"啊、啊"边举起手臂伸向 Anna。Anna 把宸宸抱起来："现在你可以看得更清楚了，妈妈上车了。"
>
> 宸宸：妈妈，拜拜，妈妈，拜拜。
>
> Anna：拜拜，妈妈。（妈妈的车消失在拐弯处）
>
> 宸宸：妈妈，走，回来？
>
> Anna：是的，妈妈走了。放学后她会来接你。
>
> 宸宸靠在 Anna 身上，过了一会儿想扭动着下来。Anna 把宸宸轻轻地放到地上。
>
> 宸宸指着另一个孩子：米——米。
>
> Anna：是的，那是米高。

（六）给婴幼儿自主选择的机会

一个人真正面对社会，需要具备三种能力：自主选择、自我承担、自我满足。心理发展的最终目标，就是一个人拥有自我满足的能力，而自我满足的起点是从自主选择开始的。任何能力和品质，都要经历从稚嫩到成熟，需要时间和经验的积累，选择能力的培养也不例外。孩子从小有机会作选择，长大之后才会有选择的能力。

有时婴幼儿会拒绝照顾者提供的选择，当遇到这种情况时，照顾者需要明确哪些事情是他们必须做的，并在必须做的范围内向他们提供参与行动的切实可行的选择方案。例如，某天户外活动结束时，2 岁的佳杰正在开心地玩玩具车，不愿意进课室吃午餐，老师首先共情佳杰的需求："你真的很想继续玩车，对吧？我请你现在进课室是因为你的午餐已经放在桌子上了。"确认佳杰注意听老师的话，老师可以接着提供选择："你可以把车放在书包柜，或者把你的车带进课室陪着你进餐。"佳杰想了一下，发现其他孩子都在进餐，于是选择带着车去吃午餐。

（七）聚焦婴幼儿个体发展差异的最近发展区和兴趣

当孩子从婴儿期发展到学步期，他们会展现出神奇的技能，会在相对较短的时间内学会新的技能。在这个快速发展的时期，照顾者通过聚焦婴幼儿当下正在做的事情，而不是期待、评价他们还不会做的事情，来最大限度地支持婴幼儿发展中的全部技能和想法。

聚焦婴幼儿的个体差异，为他们提供可追随的积极路标，帮助他们构建出"跳一跳"

能够达到某个水平的平台。例如，一个 10 月龄的婴幼儿正在试图站起来，照顾者为她提供了刚好到腋下的椅子或桌子、结实的箱子和木块以及照顾者自己的身体，来支持她在课室内扶着东西慢慢站起来并逐步站稳，留意她何时迈出第一步，并为她的迈步而开心。

（八）支持婴幼儿完成他们决心要做的事情

当婴幼儿试图做他们没有能力完成或实现的事情时，照顾者的支持是十分重要的。通常 1 岁左右的学步儿会做自己想做的事情，他们喜欢那种独立的感觉，所以照顾者应通过仔细观察、谨慎判断来思索何时伸出援手，帮助婴幼儿坚持到底，实现目标。

当婴幼儿产生"我自己来"的想法后，成人提供帮助需要征得他们的同意，就像"脚手架"一样，成人的角色不是直接指导者和替代者，而是从主导者变成辅助者，这样，婴幼儿在活动中能够感受到成功，为自己独立或者有能力完成任务而感到自豪。

（九）支持和引导学步儿处理社交冲突

如何介入学步儿的冲突，以及在此过程中成人对婴幼儿的影响，是托育 / 托幼机构的老师们长期研讨的课题。研究表明，婴幼儿在冲突中了解到他人的意图，在解决同伴冲突的过程中，会逐渐意识到自己和他人的关系，学习从别人的角度看问题，进而在一定程度上"去自我中心"，学会与同伴相处。

当然，低龄的婴幼儿仍以自身的欲望和情绪为中心，尤其是当他们真的渴望做某件事、得到某个物品时，无论当前发生什么，他们更关注的是"我的""我要"。尽管如此，照顾者依然需要支持和帮助婴幼儿在冲突中学习具体的社交规范与技巧。

> 当学步儿之间的争论引发哭泣、打人或咬人行为时，照顾者可以遵循以下五个步骤支持学步儿学习处理社交冲突。

表 3-12　解决学步儿社交冲突的步骤

◆ 冷静地接近婴幼儿，并阻止可能发生的伤害行为	◆让自己处于婴幼儿中间，和他们保持同样的高度 ◆使用平静的声音，温柔地触摸婴幼儿 ◆保持中立，不偏袒任何一方 ◆把发生争议的物品拿在手上
◆ 接纳和描述婴幼儿的情绪	◆不对情绪作判断，命名并描述婴幼儿的情绪，如"你看起来很生气" ◆先安抚婴幼儿的情绪，使他们平静下来
◆ 收集信息与确认问题	◆对于婴儿和低龄的学步儿，观察他们的行为，了解问题所在和事情发生的缘由 ◆让稍大的学步儿描述问题，并询问其他婴幼儿是否如此，倾听他们的回应
◆ 与婴幼儿一同寻找解决冲突的方法，并确认共同选择的一种	◆鼓励婴幼儿思考解决方法：我们可以怎么解决这个问题？ ◆对于婴儿和低月龄幼儿，描述多种选择方案或描述他们自发解决的方法 ◆询问稍大的学步儿的想法，并取得他们的同意 ◆确认婴幼儿双方都接受解决方案，可以通过仪式（如拥抱）确认结束
◆提供后续支持	◆告诉婴幼儿："你们解决了这个问题！" ◆待在婴幼儿附近，随时留意是否需要给予后续支持

为婴幼儿营造尊重式的人文环境 ——————

安全感, 婴幼儿生命发展的地基

养育者（主要是母亲）和婴幼儿建立了安全型依恋关系。建立安全的人际关系和依恋纽带是婴幼儿出生头三年的重要任务，对婴幼儿的发展至关重要。在高品质的保育环境中，照顾者重视帮助家长与婴幼儿建立安全型依恋关系。

1. 每天和家长聊聊婴幼儿的情况，包括饮食、睡眠、如厕、游戏等；

2. 提供一个专属的情感安抚空间，让婴幼儿带上家庭成员的照片和依恋物人

3. 提供一个安静舒适的地方，以便妈妈给婴儿喂奶；

4. 把每周的一日流程、活动计划以及特别活动方案等发给家长，让家长为婴幼儿提前准备需要的材料；

5. 鼓励家长正向和婴幼儿告别，注意家长分离时的情绪；

6. 鼓励家长融入托育 / 托幼机构的活动；

7. 尊重每个家庭的文化和经验，将家庭文化和经验融入婴幼儿的日常照护中；

8. 鼓励家长和保育团队分享婴幼儿在家里的变化；

9. 倾听婴幼儿家长的育儿疑惑或者担忧。

叛逆, 婴幼儿独立意识发展的过程

1~3 岁幼儿的认知能力飞速提升，随着大运动能力和精细动作能力的发展，他们更加乐此不疲地探索周围的世界，在对外界信任的基础上，开始出现"我自己来""这是我的""我能行"的独立信号。这时，照顾者的鼓励和支持起着非常重要的作用。正面的、鼓励性、欣赏性的语言，如"你的小手太有力量了，自己把瓶盖拧开了""瞧，你做得多好，把玩具都放回去了"等话语可以让幼儿感到非常开心，并有利于他们建立正面的自我形象。在幼儿自主探索阶段，照顾者还需要有意识地给幼儿设置界限，确保他们的安全，帮助幼儿培养安全意识。

（一）"不""不要"的独立宣言

在 1.5 ～ 2 岁这一阶段，幼儿的自我意识得到发展，语言模仿能力和表达能力也得到提升，能学着说一些简单的词汇。通常在这个时候，幼儿会乐此不疲地说"不"，以此来表达自己的意见，展示自己的力量。

理解婴幼儿说"不"背后的意义，可以帮助照顾者对不同的需求进行回应

★"我"要和"你"不一样。当婴幼儿意识到自己和成人是两个不同的个体时，有时会出现为了彰显"我"与其他人不同，而把"不""不要"作为表现形式，但不是真的不要。如1岁3个月的心心准备吃午餐了，老师告诉心心："我们要吃饭了！"心心马上说"不要"，老师把餐食都放在桌面上，告诉心心："今天有你最喜欢吃的西兰花。"心心马上走到餐椅边坐下来，并用手抓起西兰花往嘴里送。

★婴幼儿说"不"是为了维护内在秩序。2~4岁的幼儿对物品的摆放、动作发生的顺序、人物的出现以及物品的所有权等有着非常苛刻的要求。也就是无论在何时何地，成人都需要遵守"我"的规则，一旦规则被破坏或者不按照他们的顺序，他们就会哭闹不已，甚至要求一切重来。

★说"不"是因为幼儿有自己的计划。幼儿正在专心致志地研究玩具，这时候，妈妈叫幼儿吃饭，幼儿说："不！"他是真的不想吃饭吗？其实，他可能真正想说的并不是不吃，而是"等我研究好手上的玩具了再吃饭"。幼儿虽小，但有属于自己的计划和想法，比如"我要把这个玩具研究透了再吃饭"。低月龄幼儿词汇量不足，当成人要求他们去做另外一件事的时候，他们还不会表达"我"要先做这件事再去做成人要求的那件事，所以只能蹦出一个"不"字。

★说"不"是拒绝不想做的事。当婴幼儿遇到自己不喜欢或者不愿意做的事情，大人需要允许和接纳幼儿的"不"，"不"的背后是界限。幼儿学会说"不"，能够说"不"，就是保护和尊重自己的自我界限。

（二）四类安抚方法可应对婴幼儿发脾气

当自我意愿得不到满足时，低月龄婴幼儿通常因受限于语言发展，而发出"我不开心""我很生气"等情绪信号。对于这个阶段的婴幼儿来说，从感官体验入手安抚他们的情绪比讲道理更有效。安抚的方法可以分为肌肤接触类、摇晃轻拍类、声音语言类、安抚物品类。

1. 肌肤接触类。肌肤接触可以给婴幼儿最直观的感官体验，轻柔的抚摸、温暖的怀抱都能让他们的情绪平复。

2. 摇晃轻拍类。此类方法通过一些动作和互动（如抱起来摇晃走动、用背带背巾带走动、轻轻拍打婴幼儿的身体部位等），作用于婴幼儿的前庭系统，前庭系统通过神经纤维连接情绪中枢，所以前庭刺激能影响情绪，包括正面与负面的各种情绪，如兴奋、紧张、平静等。

3. 声音语言类。通过一些声音和语言，从听觉入手，让婴幼儿的情绪平复下来。与特别安静的环境相比，白噪声、柔和的谈话声、舒缓的音乐，更能让婴幼儿转移注意力，抚平情绪。

4. 安抚物品类。安抚奶嘴、安抚巾、安抚娃娃都是能够提升婴幼儿心理复原力的物品。很多传统家庭对安抚奶嘴总是抱有排斥的态度，其实安抚奶嘴一方面可以安抚婴幼儿的情绪，提升安全感，对婴幼儿的口腔肌肉锻炼、吞咽能力都有帮助，而且越早给婴幼儿安抚奶嘴，他们越容易接受，超过 3 个月再给，婴幼儿有可能就不要了。照顾者也可以增加多几个安抚物，给婴幼儿更多的选择，这样，婴幼儿就不容易依赖单一的安抚物，也有助于戒掉安抚奶嘴。

（三）任何东西都是"我的"

18 月龄到 3 岁的幼儿开始积极地培养自我意识。在这个时期的幼儿眼中，凡是他们想要的、他们喜欢的，甚至是他们看到的一切都是属于他们的，他们会不断通过"我的"来树立强烈的专属意识。幼儿也会通过寸步不离地守着这个物品，来提升自我的认同感和安全感。

"占有"是这个阶段幼儿的正常表现，如果被强迫分享，那么幼儿将不得不接受成人的要求，因为这关乎他的安全感和可能会失去"好的"自我形象，但这个阶段幼儿的自我意识没有完全培养起来，被迫分享等同于"失去"，他们将在有能力的情况下寻求补偿，从而更容易成为自私且占有欲强的人。

所以，这个阶段，托育/托幼机构和家庭需要重视幼儿的专属权，保护和明确哪些东西是专属于他们的，哪个空间是他们可以支配的空间，并且成人进入时都要经过他们的同意，也需要告诉幼儿不属于他们的东西是不可以随意拿的，要学会尊重别人的所有权。

（四）孩子固执得不可理喻，怎么办

对婴幼儿来说，坚持自己的选择，凸显自我与众不同是非常重要的，这是培养自我意识过程中的关键性影响。现阶段的固执可以帮助婴幼儿塑造坚强的品格，使其在成年后拥有自我决定、坚持与勇敢的气魄。所以成人既要尊重婴幼儿的固执及自主选择权，让他们感受到充分的自由与被尊重，也要让他们学会并有能力为自己所作的决定负责。他们因此产生的自信才能孕育出健全的性格，成为易于沟通的人。

游戏，婴幼儿认知发展的必要条件

研究表明，只有具备安全感和愉悦感的婴幼儿，才有心力去感知世界的乐趣。给予婴幼儿这种最自然、最快乐的认识世界和理解世界的乐趣的方式就是游戏。在游戏过程中，婴幼儿会表现出自由、天真、探究等自然的天性，还会展示出极强的学习能力、专注力、想象力、创造力。所以，在进行早期教育时，及时、适当地为婴幼儿提供丰富的游戏环境和有益的学习经验，对提高早期教育活动的质量和促进婴幼儿发展具有重大意义。

（一）重复是婴幼儿认知发展的智力体操

0～3岁的婴幼儿，生理和心理都在飞速发展，对自身、身边的环境和事物的探索学习兴趣与好奇心非常强烈。但由于婴幼儿认知能力有限，而且对外界事物的认知依赖于感官体验，因此，重复行为能够帮助他们建立大脑中的突触连接，加深大脑对所接触事物的记忆。

婴幼儿的重复不是简单机械的重复，重复的过程中每一次的感受、体验和关注的细节可能都是不同的。反复地做、听同样的内容能帮助他们记住相关信息，而且重复多次，婴幼儿会将短时记忆变为长时记忆，加深对物理世界各种物体、环境的完整认知，这些都能为日后进一步的认知发展奠定基础。

（二）动起来，婴幼儿头脑更发达

以爬行为例子，感觉体验是0～2岁婴幼儿构建认知的重要途径。在爬行的过程中，他们能看到不一样的画面，听到不一样的声音，触摸到不一样的地面，视觉、听觉、触觉都有全新的体验，并且在不断变化着，婴幼儿的认知水平自然也会不断变化。一个能够自由爬行的婴幼儿和一个一直被抱着或者躺在婴儿车里的婴幼儿相比较，前者的空间意识和自主探索的能力肯定比后者强，通过爬行获得的经验会影响智力的提升。动起来，对婴幼儿的成长益处多多，所以照顾者和家长不妨多思考和探索，让"好动"、运动能力突出的婴幼儿，充分地玩出花样，玩出自信心，玩出优势潜能。

（三）小动作促进"大脑瓜"

医学研究证实，人体内的每个器官、每块肌肉，都在大脑皮层中有着相对应的"代表区"，负责控制手部动作的是大脑的最高区域——皮层的条形区，这一区域横跨整个大脑，手上的动作越细致，需要调用的脑区就越大。所以说精细动作能刺激大脑发育，让婴幼儿变得更聪明。

精细动作虽然涵盖无数种具体的动作，但是决定精细动作的能力要素其实只有五个：手指动作、双手协作、手眼协调、抓握力量以及手腕灵活及稳定。这五种能力均衡发展，相互交织，相互影响，共同推动精细动作发展。

（四）婴幼儿天生爱音乐，要培养他们的乐感

人的音乐潜能与生俱来，几乎所有的新生儿对音乐都表现出天生的偏好与一定的加工能力。婴幼儿爱音乐，因为音乐经验可以促进脑的全面发展，尤其是听觉、视觉、体感运动以及多通道的整合加工。丰富的音乐经验可以使人脑产生结构与功能的可塑性变化，同时也可以促进个体的社会性发展，增强合作意识与纪律性，促进自我表达，提高自信，激发创造性，建立与提升自我内在价值，塑造人格，稳定情绪。

> 对于对音乐天生有感觉的婴幼儿来说，照顾者可以通过三种方法提升他们的乐感。

★提供多样的音乐体验。照顾者要给婴幼儿提供丰富的听觉体验，可以和婴幼儿一起敲杯子和碗，让婴幼儿听塑料、玻璃、不锈钢等不同材质发出的不同声音，提升和丰富婴幼儿的听觉感受力与认知经验。

★鼓励婴幼儿即兴表达。在婴幼儿的口头语言能力还未发展成熟前，他们的肢体已经可以配合音乐"动起来"。当婴幼儿慢慢学会即兴跳、演、唱，会用音乐和动作表达感情时，他们就成了音乐创造者。

★用音乐中的节奏玩起来。打节拍，看似是普通的活动，却需要大脑的听觉中枢、运动中枢和顶叶三个脑区的信息传递和综合才能完成。成人可以边听音乐边随着节拍轻拍婴幼儿的身体，让他们被动感受节拍。久而久之，婴幼儿就能跟着节拍唱歌、跳舞或者操作乐器。

（五）亲子阅读，提升婴幼儿的语言能力

已经有很多研究表明，亲子阅读能够丰富婴幼儿的词汇量（知道口语中更多词语的含义）以及提升认知能力和口语表达能力。这些能力不仅对婴幼儿的社交、语言表达有所助益，对他们以后在阅读时，更好地理解文字也是有帮助的。因为他们的大脑里已经有了足够的概念知识帮助他们去理解文本。

在亲子阅读中根据婴幼儿的语言发展特点，介绍一个对话式阅读（Dialogic Reading）的技巧——PEER。对话式阅读是由美国纽约大学教授 Grover. J. Whitehurst 等人通过研究和实验（1988）所提出的一种指导婴幼儿阅读的方法，这种阅读方法有助于婴幼儿思考和提高语言能力，因为他们在提出问题的过程中会合理地运用一些提问技巧，引导婴幼儿去想去说，去理解绘本故事。

以《咘—咘—咘》这本书为例，PEER 的策略如下。

P——Prompts(提示)：问问题和鼓励婴幼儿回答问题。例如，妈妈指着大象问："这是什么？"

E——Evaluates（评估）：观察婴幼儿的反应并作出适当回应。例如，婴幼儿回答："这是大象。"妈妈回应："好棒，这就是大象。"

E——Expands（扩展）：将婴幼儿说出来的内容加以延伸、重组。例如，可以接着说："这是一头灰色的、长鼻子的大象。"

R——Repeats（重复）：再重问一次问题，让婴幼儿回应或鼓励婴幼儿复诵一次刚刚家长扩展的语句。例如，鼓励孩子："来，你来跟妈妈再说一次哟。这是一头灰色的、长鼻子的大象。"

（六）成年人在婴幼儿游戏中的角色

成年人在婴幼儿游戏中的高质量陪伴，是婴幼儿安全感、自信心和幸福感发展的主要促进因素。游戏在婴幼儿的生活中如此重要，所以成人在陪伴婴幼儿玩游戏时，应该时刻

注意：婴幼儿才是游戏的主体！在游戏中，成人不是一个拥有丰富经验和各种能力，具有权威性的角色，而只是一个配角。成人的目的在于引导婴幼儿以自己的力量和智慧获得成功，让婴幼儿感受到爱和支持。

不同年龄段婴幼儿喜欢的游戏不同，游戏中的挑战亦不同。成人在配合婴幼儿玩游戏时，随着他们的需要而灵活地改变"应战"模式，让婴幼儿受到循序渐进的挑战，激发婴幼儿的兴趣，使他们全身心投入游戏中。

成人还可以在游戏中作为一个观察者，通过观察婴幼儿的行为表现觉察他们当下的情绪，这是增进信任感的一个契机。如果婴幼儿重复出现落落寡合的行为，常常吮吸手指、哼哼唧唧，就可能是情绪堵塞或压抑，需要成人的关注和倾听，以转化情绪。

规则是婴幼儿自律品质的护卫

在婴幼儿的成长过程中，照顾者有很多事需要认真考量，而给婴幼儿立规矩，也需要仔细斟酌。立规矩是一种手段，而非目的。规则可以使婴幼儿拥有心理的力量，使婴幼儿拥有安全感，使婴幼儿有序地和环境及他人相处，感受到被爱但依然要遵守规则，做到行事有尺，心中有爱。

（一）规则是为了保护婴幼儿的安全感

树立清晰明确的规则非常重要，以下策略可帮助婴幼儿培养规则意识。

★给婴幼儿立规矩时，明确"红线"。比如，电源开关是绝对不能碰的，需要非常严肃和明确地给予婴幼儿"试都不能试"的信号，使婴幼儿在听到"危险"警告时能够做到自我控制。

★就事论事，不要给婴幼儿贴任何负向的标签，特别是3岁以下的婴幼儿。他们还没有形成独立思考问题的能力，对照顾者的依赖性很强，非常容易受到心理暗示，按照他人贴的标签去寻找归属。

★给予婴幼儿参与感和自我决定的机会。提前与婴幼儿约定或者预告，尊重他们的意见，顺应这个时期婴幼儿自主性的发展，让婴幼儿懂得遵守规则，其实也意味着他有足够的空间去进行自我选择和作出决定。

★及时反馈，巩固成果。当婴幼儿的行为触犯了规则时，明确告知他们需要承担的责任，例如发脾气把碗摔了，就要单独坐在旁边，暂停任何活动。如果孩子可以做到遵守规则，照顾者就要及时欣赏和认可他们的努力。

★成人的榜样示范。规则对所有人都是公平的，对成人也有约束力，而不是仅仅约束婴幼儿的行为。通过观察成人对规则的维护和自律，婴幼儿在潜移默化中被影响、被带动，从而培养了自律的品质。

（二）成人保持一致性，划分明确的界限与制订规则

一致性表现在两个方面，一是成人做到"以身作则"，言行一致。很多时候家庭的规则是具有通用性的，如果成人因为今天心情好就允许某种行为发生，第二天又对这种行为反应过度，那么，婴幼儿不仅会产生困惑，还会进一步想要去触碰成人的底线，找出真正的界限在哪里。

二是规则的制订。规则不是个人主观喜好类的，也不以个人判断为执行标准。例如，婴幼儿在家里打人，家长觉得是开玩笑，不仅不反对，还跟着婴幼儿一起笑，但是在外面打人却不被允许，家长觉得不礼貌、丢了脸面。这些规则的摇摆不仅会让婴幼儿非常困扰，还会失去规则本身的价值。

（三）自律源于婴幼儿在生活中独立自主的自信

真正的自律是建立在自知、自信和热爱之上的，不是自我压抑，服从成人权威的强制要求。以探讨如何让婴幼儿学会自我控制吃糖为例，父母如果一味满足婴幼儿的需求，则容易对孩子的牙齿或者健康造成危害；如果管得太严，孩子总会想办法满足自己的需要，就无法培养孩子的自律能力。

案例分享

以下是一位妈妈分享的案例。

孩子 3 岁多，很爱吃糖。妈妈害怕孩子吃糖太多会有龋齿，也担心会发胖，就严格控制数量，规定孩子每天只能吃两块。孩子经常一醒来就迫不及待地要妈妈拿糖给他，而且经常在吃完当天限额的两块后，觉得不够，缠磨着妈妈想得到更多。妈妈坚持原则，一块都不多给，并把糖筒放到高处，不让孩子够着。

可是有一天，妈妈发现了问题：糖筒里的糖在急速减少，再仔细观察一下，发现放糖筒的柜子前多了一个凳子，糖筒也挪动了位置，心里就明白了。这个小家伙，尽管聪明，但"做贼"的智商还处在大猩猩的水平——在搬了凳子爬上柜子偷偷拿糖后，不懂得消灭"证据"。这个发现让妈妈意识到：本意是让孩子少吃糖，学会自我控制。可这样看来，孩子不但没少吃糖，还多吃了；自控力不仅没有培养出来，还多了一个偷拿东西的坏毛病。

这位妈妈没有马上去批评孩子，而是开始反思自己对孩子的管理，认识到自己必须改变一下方式，于是跟孩子谈了一次话。她没有揭穿孩子偷糖，而是很真诚地跟孩子说："你这么爱吃糖，可妈妈每天总是忘记主动拿糖给你吃，宝宝就得天天追着妈妈要糖，这样不好。以后这样吧，宝宝自己管糖筒，想什么时间吃糖，就自己去拿，好不好？"孩子一听，当然高兴，马上说"好"。

妈妈又对孩子说："糖筒你自己管着，不过妈妈还是不希望你多吃，多吃糖的坏处已经给你讲过，所以你还是每天吃两块，好吗？"孩子说"好"。于是妈妈把糖筒交给孩子，孩子既兴奋又吃惊，这可是以前妈妈摸都不让他摸的东西啊！

妈妈打开糖筒看看说："糖不太多了，我们一起数一下还有多少块，还能吃几天。"孩子和妈妈一起数了，还有 20 块糖。妈妈说："这些糖还够你吃 10 天，等吃完了，妈妈就买糖回来。"然后放心地把糖筒交给孩子。过了几天，妈妈悄悄去数糖筒里的糖，发现孩子真的一块都没有多吃。

这个案例让我们看到，家长只是改变了一下方式，就达到多种教育效果：第一，控制了孩子的吃糖数量；第二，发展了孩子的自控力；第三，防止孩子撒谎和小偷小摸。

这个案例中，妈妈转变了养育态度，不再是监督者和控制者，把信任还给孩子，让孩子获得自我管理的权力，唤起孩子的自尊感和责任心，反而使孩子更加自觉。

营造高品质的主动学习环境

为婴幼儿营造主动学习的环境

婴幼儿在不断成长，不同阶段有不同的需求，兴趣爱好也不一样，在环境的营造上需要注意婴幼儿的诉求，要营造适合他们主动学习的氛围。而婴幼儿主动学习需要一个宽敞、舒服的空间，婴幼儿可以在那里自由地发展自己的兴趣爱好，实现个人目标。因此，照顾者在为婴幼儿营造主动学习环境时，要通过具有一致性的、结构化的空间来提供机会和选择的空间。

营造匹配婴幼儿心理发展特点的专属环境

学习环境要适合婴幼儿的气质和发展阶段，照顾者应该为0～3岁婴幼儿营造适合其阶段性发展的专属环境，其中包括家具、照明设备、午睡区、更衣室、用餐区、游戏材料、手工及艺术用品等。

这些专属环境可以为婴幼儿提供适宜的活动空间，便于婴幼儿提高现有能力、学习新技能。处于与月龄相匹配的专属环境中，婴幼儿的需要会得到及时的满足；个性获得尊重；照料他们的成人会认真地和他们交谈，并用心倾听他们的心声。

配置符合婴幼儿智能发展特点的材料

（一）有利于婴幼儿感官发展的支持性材料

为了支持婴幼儿的感官发展，照顾者应在探索和游戏中加入开放式材料；不同材质的地表，如毛毯、塑料地板和木地板；不同类型的户外地标；不同种类的低矮墙面或者墙面材料；同类型的户外栅栏或者围墙制作材料；不同种类的织物；照顾者需要提供有趣的景观。

具体对婴幼儿感官有吸引力的材料可以参考以下物品。

1.芳香材料和体验：大木球和木盒；羊毛、毛毡和皮球；结实的橡胶球和磨牙圈；网球；做工结实的小布包；普通的家用香料；柳条篮和编织垫；面团；橡皮泥和黏土；剃须膏；报纸；开花植物（无毒）；在户外游戏区，婴幼儿可闻到青草、泥土、树叶、树皮、花和雨的气息；准备好的食物和烹饪时散发的味道。

2.可以吃和闻的各种食物；空香料瓶（装过肉桂、大蒜、丁香等）。

3. 发声材料和体验:拨浪鼓;干葫芦;密封严实的底片盒或罐头,用来装豆子、米、小卵石和水;雨声棒;响板;铃铛;木琴、金属击鸣乐器;锅盖;饼干盒;果汁罐头的金属盖子、金属和木质的勺子及碗;瓦楞纸;风铃、时钟、报时钟、音乐盒;音乐音频;唱歌;户外游戏和声响;在微风中飘动的旗帜和横幅;雨落在屋顶和窗户上发出的声响;在枯叶堆上蹦跳、翻滚。

4. 木制品:小盒子;木质框架的小鼓;拨浪鼓;口响板;晒衣用的衣夹(木栓或夹钳类);可穿在一起的大彩珠;小方木块;缠线框;勺子、刮刀、蛋杯;小碗。

5. 金属制品:量匙;勺子;小搅拌器;钥匙链或钥匙环上的钥匙;小铁罐;小肉饼烤模;柠檬榨汁机;小漏斗;窗帘铜环;压蒜器;哨子;易戴的手镯;洗瓶刷;小金属镜;连在一起的钥匙圈;挂在卷筒上的大铃铛(在乐器目录中);滤茶器;长链子;自行车铃铛;泡茶漏网;铝箔。

6. 皮革、布、橡胶和软毛制成的物品:皮钱包;带拉链的小皮包或钥匙包;皮质眼镜盒;高弹球;长橡皮管;带链子的浴盆塞或排水塞;天鹅绒粉扑;毛球;各种颜色、大小、形状的毛毡;小布娃娃;小泰迪熊;纱线球;防烫套垫;口头巾;丝巾;短绸缎毯子、蕾丝;网球;高尔夫球。

7. 纸/硬纸板制成的物品:小笔记本或便签本;蜡纸;小纸盒;纸巾筒/硬纸管;硬纸板书;明信片;锡箔纸;硬纸板盒。

(二)支持不同阶段婴幼儿大动作发展的物品与设备

0～3岁的婴幼儿大运动能力聚焦在转身翻滚、坐立、滚动爬行、扶走、独立行走、攀爬、跑步、跳跃等方面,因此,照顾者要匹配婴幼儿不同阶段大运动发展所需的物品和设备,参考内容如下。

1. 当婴幼儿活动四肢、转身、翻滚时,地板和地面有安全、柔软的空间,供他们躺、转身和翻滚;可抓握的有趣的玩具、材料,和可伸手摸到、紧紧抓住及松手放开的人。

2. 当婴幼儿坐立时,在各种物理层面上有可供他们坐立的安全舒适的地方,他们坐在那儿能看到丰富多样的风景,包括室内和户外;坐在地上时有可使用的矮桌子;坐立时可探索、抓握、敲击和扔掉的材料。

3. 当婴幼儿滚动和爬行时,地板和地面有安全宽敞的空间和小路,在那儿,他们可以滚动和爬行;斜坡和台阶,他们可以爬到不同的高度;可爬过去的隧洞;可爬进去的箱子、纸板箱或其他舒适的空间;各种吸引他们爬过去的材料和景观;可供爬行追赶的球。

4. 当婴幼儿想抓着东西站起来时,有结实牢靠的设备可供他们紧握、倚靠(如椅子、长凳、桌子、栏杆、扶手);可供他们推动的结实的玩具,带长手柄(用来推、倚靠和帮助平衡)的小车。

5. 当婴幼儿走路、骑行、摇晃时,他们需要室内和户外的无障碍通道有安全的表面;他们需要在扶手的斜坡和台阶上练习走上走下;他们需要手推车和雪橇,大到可以推拉,并坐在里面驾驶;他们需要摇椅、摇船、摇摆木马和又矮又深的吊床;他们需要各种骑乘玩具，可坐在里面，也可推动。

6. 当婴幼儿攀爬、跳跃和跑步时，他们需要室内和户外可以攀爬、跳跃和跑步的安全空间；他们需要各种安全的攀爬架、滑梯、台阶和梯子；他们需要可供他们安全跳跃的各种空间，并且降落区有缓冲垫；他们需要可吸引他们跑过去、绕圈、上上下下的有趣物品（如树、大圆石、长凳、稻草捆、斜坡、小山等）。

（三）专注力培养区域物品的准备

婴幼儿对事物的专注时间短、被动，并且与刺激物本身的特征有比较大的关系，他们自主探索物品的过程，能够促进专注力的形成。故此，照顾者在给予婴幼儿物品时，不可一次给予过多，挑选 1 ~ 3 样他们感兴趣的物品即可，可参考如下内容。

1. 积木：塑料、泡沫或者硬纸板材质的砖形积木（至少 20 块）；木质积木套装。

2. 抓握玩具：可发出声音、方便婴幼儿抓握的玩具，如塑料圈、铃棒等，比较适合 2 ~ 6 月龄的婴儿。

3. 镶嵌玩具：圆形、方形、三角形嵌板；动物形状嵌板。

4. 透空玩具：套杯、套环。

（四）艺术启蒙培养区域物品的准备

婴幼儿在对艺术材料进行探索的过程中通常会把身体弄得脏兮兮的，但他们十分享受这个过程。同时，他们会在过程中发现物品的表象特征、作用，这样的体验为婴幼儿提供了丰富的认知经验。他们在日常生活中，想要表达自己的想法时，往往会提取艺术探索中的过往经验。所以照顾者在为婴幼儿准备艺术启蒙培养区域的物品时，可参考如下内容。

1. 绘画材料：手指画颜料（红色、黄色、蓝色），可外购，也可自制；无毒水彩颜料，液体或粉末（红色、黄色、蓝色）；装颜料的稳固的小容器（如松饼盒，将剪过的酸奶盒或金枪鱼罐头放在小饼干盒里，把婴儿食品罐放进海绵里，有盖的重塑料容器，纸盘或塑料盘）；短柄画笔；小壁画刷（不同宽度）；画笔的替代物（如硬毛刷、洗碗刷、羽毛、棍子、布球或海绵）；蜡笔；无毒水性马克笔（如宾果游戏笔）；粉笔；装颜料的小挤瓶（由等量的面粉、盐和水组成，再滴上几滴颜料）。

2. 面团和黏土材料：橡皮泥；黏土；可用来戳或塞橡皮泥、黏土的材料（如木栓、冰棍棒、贝壳、石头、罐盖、瓶盖、软木塞、橡皮塞、高尔夫球、金属钥匙）；装面团和黏土的密封容器。

3. 纸：报纸、白厚纸卷、牛皮纸或彩色美术纸、棉纸、玻璃纸。

4. 家具：水槽或水源；放笔刷的桶、透明盒子或架子；放彩色马克笔的固定容器；放蜡笔、粉笔或类似材料的容器，贴有便签；盛装湿画笔的桶；用来储存纸张的带轮子的矮架子、低矮的供应推车、放纸卷的固定器（垂直或水平方向）；桌子；独立的或是安装在墙上的画架；塑料或乙烯基工作服，挂在木栓上。

（五）思维发展区物品的准备

具体动作思维是 0 ~ 3 岁的婴幼儿所处的思维阶段，随着他们的精细动作发展的需要以及对外界事物探索兴趣的增强，照顾者应根据发展的需要，添置匹配的物品，可参考如下内容。

1. 供组装和拆卸的物品：结实的拼图（3 ~ 5 片，所有把手应粘牢）；大木珠，短拉筋或塑胶线；形状分类器和各种形状；短金属链；尺寸渐变的嵌套玩具；罐子、盒子、杯子、勺子、人物或动物塑像；大联锁积木（乐高得宝系列、鬃毛积木、磁力积木）；无绳大塑料串珠，珠子挨着就会"啪"的一声连在一起，一拉就会分开。

2. 可开关的材料：手电筒（开关或按钮易于操作，电池仓设计须确保婴幼儿操作安全）；带拉链的袋子、钱包、化妆盒；木盒和金属盒，带铰链盖、已开启的弹簧锁。

3. 可装满和倒空的物品：彩色木质小积木、木质计数方块、大木珠、短拉筋或塑胶线；短金属链；大木栓和木栓板；各种结实的贝壳、光滑的石头，松果，木栓式的衣夹，缠线框，球／积木，布片；可装满和倒空的容器如（如燕麦盒、罐子、篮子）。

4. 可在假装游戏中使用的物品：大的和小的人物塑像；结实的小型交通工具，如小汽车、卡车、公共汽车、露营车、简单的火车；适合婴幼儿玩耍的柔软的小木偶。

5. 家具类：低矮的储物架；敞开的篮子和容器（贴上标签），用来装细小的物品。

（六）阅读区物品的准备

国际阅读协会和美国幼儿教育协会在共同声明中强调，在婴幼儿早期为他们读书和婴幼儿后期的读写能力发展之间存在联系。因此，阅读区应该是婴幼儿可以轻松找到绘本，并且享受阅读的地方。

在位置的选择上，婴幼儿阅读区应该位于房间角落或者游戏区的周边，这样就不会因为周边的嘈杂声妨碍婴幼儿阅读绘本。照顾者也可以把书架和其他家具当作绘本区域的边界，例如可以用一些帐篷、箱子搭建一个角落，让婴幼儿在里面享受阅读的乐趣。

阅读区还可以放几个毛绒玩具和尺寸与婴幼儿大小相近的木偶，以代表他们熟悉的故事角色，为婴幼儿玩假装游戏提供条件。

在绘本选择上，照顾者应该选择照片清晰、绘图精美的硬板书。婴幼儿更倾向于图片质量高的绘本，而非单纯的字母或数字绘本。除了绘本，照顾者还可以提供小相册，里面装有他们为婴幼儿拍摄的照片和明信片、个性图片等。

放置的绘本应该让婴幼儿看到封面，比如，将绘本立放在前置式书架上，悬挂在透明袋中，或者竖放在低矮的架子上，其余容纳不下的书可以放在篮子或者箱子里，并定期更换。此外，婴幼儿喜欢重复听同一个故事，因此照顾者可以将婴幼儿喜欢的图书提前准备好，并放在陈列室中。

（七）自然观察区物品准备

自然界中的物品往往给婴幼儿带来最直观的感受，如植物是色彩缤纷的，即使是普通的树叶，也有多种色彩（如深绿色、浅绿色、翠绿色），能促进婴幼儿的视觉发展。而自然界中的鸟叫声、虫鸣声、风声、水声等有不同的韵味，能促进婴幼儿的听觉发展。

因此，照顾者可以在自然观察区中添加如下物品。

可触摸、品尝和观察的材料（来自大自然的物品）：松果（"花瓣"闭合）；石头；结实的贝壳；木棍和小树枝；干葫芦；大羽毛；浮石；新鲜的鳄梨核；天然海绵；丝瓜瓤；柠檬；苹果；可食用的花；等等。

由天然材料制成的物品：鹅卵石；小篮子；软木瓶塞；小草席；木柄天然鬃毛刷（涂指甲、刷牙、修面、擦鞋、房屋粉刷及化妆时用的毛刷）；棱镜；彩色玻璃窗；等等。

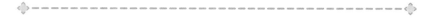

婴幼儿专属
区域的使用
规则

（一）遵循空间专属原则

0~3岁是婴幼儿自我意识发展的阶段，一般1岁左右的婴幼儿已经能够分清哪些物品是谁的，初步形成归属意识，所以明确的空间划分有助于他们的自我认知发展。同时，专属感也体现在空间的功能以及秩序方面，混乱的空间会导致婴幼儿认知的混淆。

（二）遵循归位原则，从哪里拿的放回哪里

婴幼儿不具备归位能力，需要成人带其感受或者观看成人归位的过程，体验完整活动的秩序；婴幼儿到学步阶段后，成人要坚持让幼儿把物品放回去后，再探索另一个物品，这样有助于他们培养秩序感和有序的品质。

（三）遵观察婴幼儿的活动兴趣和发展需求

家长通常会把玩具收纳起来，当孩子想玩的时候再拿出来，其实这不利于孩子的个体能力发展，也不利于其秩序感的发展。在婴幼儿的不同发展阶段，有限数量的高度匹配的活动材料能够使婴幼儿保持专注。照顾者在思考孩子的兴趣和发展需要时，也应想办法更了解孩子。

营造支持婴幼儿生活自主的环境

婴幼儿的吃喝拉撒睡占据了他们生活中的大部分时间，因此，照顾者不仅要提供必备的自主学习物品，更应该提供舒适的生活环境。对于生活环境，婴幼儿不仅是其中的居住者、使用者，而且是空间的改造者。环境给婴幼儿提供了安全、健康的保证，提供了人际交往的空间，也提供了练习、探索的机会。婴幼儿在生活环境中可以辨识事物，建立与事物之间的联系，积累各种社会经验。

已有的研究表明人脑是"搜索式"器官，而不是"接受式"器官。照顾者应该让婴幼儿在丰富的环境中积极探索，即为婴幼儿营造足够的自主生活环境，满足婴幼儿与生俱来的对辨别因果关系、认识事物秩序和积累各种生活经验的需要。

进餐区的物品准备

1. 餐具：奶瓶（给每个孩子的奶瓶贴上标签）；边缘上翘的塑料盘；浅底塑料碗；重力球吸管水杯；学步儿可用双手握住的塑料水杯；短柄勺。

2. 电器用品：供应热水的水槽；冰箱；洗碗机；微波炉；热奶器或慢炖锅；幼儿够不到的橱柜或置物架；带幼儿安全锁的橱柜或壁橱；放个人围嘴、罩衣和围裙的篮子或挂钩。

3. 家具：为抱婴幼儿的成人准备的舒适的椅子、沙发或枕头。支撑幼儿坐立的枕头（如喂奶枕头）或婴儿椅（如帮宝椅）。供一名幼儿使用的折叠餐桌，或是低矮的桌子（高 12 英寸）；婴儿尺寸的椅子或凳子（座位高 5.5~6 英寸）；学步儿尺寸的桌子（高 14~16 英寸）；学步儿尺寸的椅子或凳子（座位高 6.5~8 英寸）。

4. 防护衣：围嘴（给每名婴儿的围嘴贴上标签）；毛巾（给每名婴儿的毛巾贴上标签）；方便学步儿自己戴的围嘴；为不再使用围嘴的学步儿提供餐巾或擦手巾；罩衣或围裙。

5. 清洁用品：洗碗布和海绵；消毒剂；洗涤液；扫帚、簸箕、拖布、真空吸尘器（取决于地板表面的材质）；装热肥皂水的水桶；适合幼儿尺寸的扫帚、刷子和簸箕；废纸篓。

睡眠区的物品准备

1. 安抚物：婴幼儿自己选择、自行使用的安抚物（毛绒玩具、安抚奶嘴、小毯子）。

2. 家具：婴儿床、摇篮或篮子（每名婴儿一个，贴上其名字）；婴儿床或简易床（为每名学步儿准备一张）；合适的硬床垫（每张婴儿床上放一个）；大盖篮或密封袋，用来装脏的床上用品。

3. 寝具：保护性床垫褥（每张床一个）；床套（每张床一个）；毯子或被子（每张床一个）；为每个婴幼儿准备一套备用寝具。

4. 电器用品：洗衣机；烘干机（如条件允许，可在晴朗干燥的天气用晾衣架）。

1.家具：水槽；使用水槽时所需的梯凳（如果水槽不适合学步儿的高度）；安装在水槽上方的镜子；换尿布台或长台（约91cm高，四周有低矮的屏障，有可清洗的柔软表面）；供婴幼儿自己爬到换尿布台上的台阶（或自带台阶的换尿布台）；带盖的脚踏或垃圾桶，用来装脏的一次性尿片、湿纸巾和铺在换尿布台上的纸张；大盖篮或密封袋（用来装脏的布尿片和衣物）；装可清洗小玩具的容器；婴幼儿够得到的卫生纸机；适合学步儿尺寸的马桶或坐便器；幼儿使用成人马桶时所需的踏凳；方便成人取放换尿布用品的橱柜或置物架。

2.个人护理用品：适合幼儿皮肤的肥皂；一次性湿纸巾或为每名幼儿准备一条毛巾；每名幼儿一把梳子；护臀霜（如有需要，上面写明父母的提示）；按压洗手液；幼儿擦手巾、纸或布；卫生纸。

3.清洁用品：消毒剂；喷壶皂液和清洁剂；抹布；纸卷（用以铺在换尿布台表面）；一次性手套。

4.衣物：每名幼儿的尿布、尿布罩和尿布固定带（如果他们使用的话）；每名幼儿的内裤（如有需要）；每名幼儿的换洗衣物；储存衣物的容器（塑料盆、包、枕套），贴上每名幼儿的名字。

设计能促进婴幼儿身心健康发展的一日活动

婴幼儿是存在个体差异的，即使是双胞胎也有可能存在比较大的差异，因此，照顾者需要遵循以下原则规划婴幼儿一日活动的方案。

创建一个可预期又富有弹性的整体日程安排

1.围绕日常活动和保育常规安排一天的工作；

2.始终如一地遵循整体日程安排；

3.适应婴幼儿的自然节奏和天生气质；

4.从一种有趣的经历平稳过渡到下一种。

照顾者将对幼儿的支持整合到每一个事件和保育常规中。

1.耐心对待婴幼儿对周围事物的强烈兴趣；

2.重视每个事件和常规中婴幼儿对感知觉—运动操作和探索的需求；

3.通过给婴幼儿选择权，和他们分享一天的控制权；

4.全天观注婴幼儿的沟通和谈话；

5.团队合作，在一天中为每个婴幼儿提供持续不断的支持；

6.从关键发展指标的角度看待婴幼儿的行动和沟通。

以托育园所中1.5~2岁年龄段为例，保育团队围绕上述原则指导家长设计适合家庭和婴幼儿成长发展的一周活动计划表（如表3-16）。

表3-16　1.5~2岁婴幼儿一周活动计划表

苗苗班一周活动计划表

指导教师：青青老师，小余老师，李老师

本周重点	家园配合
1.学会如何安全地坐在椅子上：练习自主拉椅子坐和归位椅子；2.帮助幼儿更换纸尿片，鼓励幼儿适当地动动小手	1.周一玩具分享活动，请家长为幼儿准备一个玩具带过来；2.周末分享，请家长周末拍摄宝宝周末的活动乐趣的照片或视频，周一前发给老师

时间	星期一	星期二	星期三	星期四	星期五
8：00~8：30	入园时间：晨接（晨检）—户外阳光运				
8：25~9：00	盥洗/喝水（少量）—早餐—餐后阅读				
9：00~9：50 自由探索	自由工作：幼儿可以在不同区域进行独立手操作（培养动手能力，秩序感和专注力）				
9：50~10：00 圆圈活动	动作礼仪：如何坐在椅子上（目的：学会拉开椅子安全地坐下来；学习动作礼仪以及培养归位椅子的习惯） 周一周末分享—社交问好—唱名字/月主题活动……				
10：00~10：20	水果餐：盥洗—喝水—有序取水果—吃完后整理和归位椅子，洗餐具—洗手—大运动前准备（隔汗巾/增减衣服） 热身音乐律动				
10：30~11：20 大肌肉运动	本周运动游戏：跳跃　目的：练习跳跃的动作；身体协调性的运动能力的培养；感受运动的快乐 安全与规则的约束—自由玩耍—活动结束—起整理游戏区—喝水				
11：20~12：00	盥洗—餐前手指游戏—认识餐具—取餐　开餐仪式—餐后椅子和餐具归位—餐桌清洁				
12：30~14：50	甜蜜午睡				
14：50~15：30	起床（自我照顾）—盥洗—喝水—午点—餐后阅读				
15：30~16：00 多元课程	社交语言：绘本分享 目的：培养幼儿学会征求他人的同意；提升幼儿的语言表达能力；感受被尊重和懂得尊重他人；社会交往能力的培养	音乐感知：走和跑 目的：感受音乐的旋律和节拍，锻炼幼儿的节奏感和专注力，听觉注意力和记忆力的培养	科学探索：颜色变变变 目的：感知清水变得有颜色的过程；培养幼儿的观察能力；培养幼儿的动手能力，启发幼儿对事物的探索兴趣	美工艺术：毛毛球粘贴画 目的：通过粘毛毛球锻炼幼儿的动手能力，丰富幼儿对色彩的感知	语言：分享与表达 目标：通过回顾和分享一周的活动照片，激发幼儿的语言表达欲望，培养语言表达能力及记忆力
16：00~16：20	放学前整理：盥洗—喝水—整理个人物品—接园前晚妆（测温，衣着面貌，是否有磕碰伤痕等）—爱的抱抱				
16：20~17：00	户外或大厅运动/音乐律动/绘本阅读等				

（一）婴幼儿一日活动观察报告

照顾者观察记录婴幼儿一日活动的目的是了解他们的行为和行为变化，评估婴幼儿的发展状态，探明婴幼儿的发展区，了解婴幼儿的内部需要，与他们交流，个性化实施活动。

照顾者在编制观察记录表时，可以将婴幼儿自主学习的区域作为记录的项目，对他们在自主学习区域当中的学习状态做好记录和描述，包括情绪、社交、睡眠、喝水量等，可参考以下范例（表 3-17）。

表 3-17　婴幼儿一日活动观察记录表

自主学习区域		工作项目名称	学习状态（√）					备注
区域划分	代码		专注时长	独立工作	需要成人指导	集体合作	没有完成/放弃	
日常生活区	A							
感官预备区	B							
大运动区	C							
思维发展区	D							
专注力培养区	E							
艺术启蒙培养区	F							
自然观察区	G							
阅读区	H							

▶情绪

正面情绪：入园平静□；积极、愉悦□；和老师情感融洽□

负面情绪：分离焦虑□；情绪低落□；受挫退缩、回避□；不自信跟随□

▶社交：主动关爱弱小□；分享□；助人□

▶用餐：专注□；一般□；较差□

食量：正常□；偏少□；增多□；备注：_____

水果和点心：正常□；偏少□；增多□；备注：_____

▶喝水：300~500mL □；500~800mL □；800mL 以上□

▶午睡：独立入睡□；老师陪伴下入睡□；不愿意睡□

午睡时长：半小时以内□；一小时以内□；一小时以上□

▶小便：有□；无□

▶大便：有□；无□

（二）婴幼儿观察记录分析

分析应基于婴幼儿一日活动的观察记录，这样的分析能够真实有效地反映婴幼儿的区域活动、社交互动，促进照顾者了解他们是怎样发展的，有助于规划出婴幼儿日常支持的有目的的互动和恰当的活动。

照顾者的记录必须具有客观性和持续性，这对于婴幼儿的成长变化分析及给予家长针对性的养育建议非常有帮助。可参考以下范例（表3-18）：

表3-18 新生入园后观察记录与家长沟通表

班级：苗苗班　　　　幼儿姓名：桐桐　　　　年龄：26月龄　　　　入园时间：2022年9月5日

项目	内容说明	初入园状态	变化（进步点）的状态	家长反馈和期待/给家长的建议
情感	入园分离情绪（情绪表现）	和妈妈分开的时候有情绪，需要老师从妈妈手上抱过来。进课室之后很快就能平静下来，但是环节过渡的时候还会有情绪，特别是运动回来吃饭的时候会哭着说要找妈妈	入园时大部分还是常有情绪，但是老师伸手过去抱的时候身体会倾向老师。入园后很快就能进入状态，可以很顺利地完成一日流程了。中途也没有说要找妈妈了	—
	情绪表达	老师观察到他的情绪有点低落的时候，他就会走过去哭着说要找妈妈，寻求老师的关注，老师安慰他后，他很快平静下来。桐桐属于比较温和的孩子，但是开心的时候也能够感染身边的人	现在会用语言、动作、表情来表达自己的情绪了。特别是分享了《情绪小怪兽》绘本后，有时老师安慰哭的小朋友的时候他就会过来问："他怎么不开心了？"。今天中午吃完饭后绘本分享时，桐桐给小朋友表演各种不同的情绪表达	在家可以表达自己的意愿，沟通时一般单字回应；关于入园情绪，回去会表达"看不见爸爸妈妈，我害怕"
	和老师的关系（依赖的老师）	前期老师在他想妈妈的时候会抱抱他，安慰他，给他讲绘本，哄他入睡，与桐桐建立依恋关系。慢慢地，有时候老师在吃饭或者忙别的事情，他也能接受其他老师	现在有什么事都主动找老师帮忙，不特别指定某位老师	与照顾者建立信任和依赖关系，由对主要照顾者的信任感发展出对其他人的亲近

（续表）

项目	内容说明	初入园状态	变化（进步点）的状态	家长反馈和期待／给家长的建议
情感	社交（玩伴／自己玩／互动）	自己玩得比较多，或者和老师互动	会和小伙伴一起玩，一起拼积木，一起踢球，没有指定要和某一位小伙伴玩，会自然地融入某一个圈子	上学前户外活动少，对陌生人比较谨慎，总是躲避，和家里亲戚的小孩接触很慢热；上学后，可以和家里亲戚的小孩很快玩到一起
	生活饮食（食量、食物选择、独立完成进餐过程等）	独立进餐，喜欢吃肉，食量一般，因为早餐吃得比较晚，会影响中午进餐	独立进餐，现在基本都能光盘，早餐吃得早或者当天运动量比较大的话，中午就吃得很多，青菜也都能吃完	在家接受的食物很少，在学校尝试的新食物，在家里仍然拒绝吃
	睡眠（入睡困难、独立、需陪伴等）	入睡时间相对比较晚，需要讲绘本才能入睡	现在可以独立入睡了	—
	自我照顾（独立洗手、如厕、换衣裤等）	可以自己如厕，但是冲水和洗手需要老师提醒。换衣服时都是坐在一旁等老师来帮助	冲水、洗手偶尔还需要老师提醒，现在慢慢尝试穿衣服和穿鞋子，会自己把衣服拿出来，可能还没办法自己脱衣服，老师会引导他先把两个手臂脱下来，然后尝试把衣服从头部脱下来。穿的时候，老师也会引导他先从头套进去，然后慢慢再把手伸出来。每次自己把两个手伸出来的时候都很开心	—
	照顾环境	在老师引导下可以清理桌面和地板	主动清理桌面和地板	在家积极参与家务劳动（洗碗、拖地）
	秩序与习惯（生活秩序、活动秩序等）	一开始不愿意和小伙伴们一起手拉手、排队等，上完课不能很好地整理学具	现在可以跟小朋友一起排队，但是偶尔还是不愿意和小伙伴牵手，要和老师牵手。上完课可以独立整理学具	—

（续表）

项目	内容说明	初入园状态	变化（进步点）的状态	家长反馈和期待 / 给家长的建议
工作状态	喜欢的工作	日常区的工作，捞珠子、捏珠子、揉面粉、刷牙	科学区：嵌板（遇到不会的会问老师，比如板子拿对了，但是放的方向不对时，老师会用手触摸嵌板的边沿，然后做错误示范，再慢慢地转回正确的方向）。日常区：榨果汁（整个工作都特别流畅，包括收拾和清洗学具）、打泡泡	—
	工作中的变化（专注、秩序、动作技能）	专注时长一般，有时候还没有整理上一份学具，就又拿另外一份学具	一个工作专注时间可超过20min，可以很有逻辑地完成每一份工作	—
大肌肉运动	大动作技能（爬、跳、跑、平衡、协调性、兴趣、主动、被动等）	跑跳、攀爬，喜欢踢球	会和小伙伴协作踢球、搭积木等，较少攀爬三脚架梯	在家很活跃，喜欢各种攀爬和跳跃活动，和外出时完全是两种状态
集体活动	兴趣、参与持续性、互动情况	需要老师陪伴在身边参与活动，对各项活动都很感兴趣	可以独立参与活动，对户外活动、多元课程都非常积极地参与，积极回答老师的问题，也勇于发表自己的见解	—

第四章

儿童膳食及营养管理

儿童从膳食中获取各种各样的营养物质，满足生长发育的需要。营养素长期供给不平衡可能危害儿童的健康，所以必须科学安排每日膳食，以提供数量及质量适宜的各种营养素。合理制订食谱是为了更好地实现膳食规划和食材的采购管理，减少食材的浪费。

带量食谱（营养配餐）是按人体的需要，根据食物中各种营养成分的含量，设计一天、一周或一段时间的食谱，使人们摄入的营养素充足且比例合理，达到平衡膳食的目的。食谱编制，是根据平衡膳食的原则，把一天或一周各餐中主、副食的品种、数量、烹调方式、进餐时间作详细的计划编排。

儿童营养配餐的原则

总体的配餐要求

托育/托幼机构的带量食谱应该每周或者每两周制订一次，一周内每餐的主、副食的品种尽量不重复。食材的种类应多样化，应选择当季新鲜的食材，菜品和点心应由厨房自制。烹调方式尽量选择清蒸、水煮、炖、汆，少用煎、炒的方式加工烹调食物，有利于儿童消化吸收食物、控制能量摄入过多以及淡口味的培养。烹调过程中，应控制盐和糖的用量，尽量选择天然的调味品，如葱、姜、蒜，不加味精、鸡精、蚝油及辛辣料等调味品，保持食物的原汁原味，让儿童首先品尝和接纳食物的自然味道。

营养配餐的原则

（一）膳食既要能满足就餐者的能量需要又要防止过量

满足能量需要：营养配餐应根据就餐者的年龄、性别、职业、劳动强度、生理特点、健康需要状况等要求，确定三大营养素的摄入比例和摄入量。学龄前儿童每日能量需要在1200Kcal ～ 1400Kcal，蛋白质供能比为12%~15%，脂肪供能比为30%~35%，碳水化合物占比为50%~65%。

（二）各营养素之间的比例要适宜

特别注意维生素和矿物质等营养素要充足，可选择全谷物、深色菜、奶类等食物，满足微量营养素和膳食纤维的需要。在与营养素有关的地方性疾病的高发地，尤其要注意食物选择，如碘缺乏、硒缺乏或过多的地区；一些营养性疾病的高发人群，如缺铁性贫血、佝偻病等，应根据需要选择合适的强化食品，如铁强化的酱油、加碘盐。

（三）食物多样，搭配合理

食物多样即指合理、平衡的膳食必须由多种食物组成，能够满足人体能量和各种营养素的要求，达到营养充足、保持健康的目的。同类食物有相近的营养特点。注意主食与副食、杂粮与精粮、荤与素等食物的平衡搭配。

（四）合理分配三餐，保持能量均衡

膳食中能量来源及其在各餐中的分配比例要合理，婴幼儿和学龄前儿童适宜三餐三点制，早餐提供的能量应占全天总能量的 20%~25%，早点应占 5%~10%，午餐应占 30%，午点应占 10%，晚餐应占 30%（含晚点应占 10%）。

（五）合理烹调，注意饮食习惯和饭菜口味

选择合理的烹调方法，避免营养素在烹调过程中损失，使食物色香味形俱全，增加就餐者的食欲。一日三餐及一周的每天中，食物在烹调方法、口味特征、色泽搭配等方面不出现简单的重复。尽量减少营养素的损失，避免在食物的烹调过程中产生对健康有害的物质。

（六）既要考虑季节和市场供应情况，也要兼顾经济条件（成本效益）

不 同 年 龄 儿 童 食 谱 制 订 的 要 求

6~12 月龄儿童食谱的制订要求

该年龄段的儿童刚开始摄入固体食物，食物的种类从少到多逐步开始引入和丰富。每添加一种新的食物，需要观察 3~5 天后再引入新的食物。食物的质地从稀到稠，从泥糊状到小颗粒状，具体根据儿童的咀嚼和吞咽功能的发展来调整。刚开始引入固体食物时，尽量选择常见的、容易消化的、不容易致敏的新鲜时令食材，同时注意及时引入含铁丰富的动物性食物，如红肉、蛋黄。蔬菜以深色蔬菜为主。随着婴儿月龄的增加，应当注重培养婴儿的自主进食能力，如从 8 月龄开始提供手指食物。

13~24 月龄儿童食谱的制订要求

满 12 月龄的儿童已经具备一定的咀嚼能力和吞咽能力，可以进食软饭、面点，食物性状应该是稠的，可以进食小块状、小颗粒状的食物，如肉沫（碎）、馒头片、小的饺子和馄饨。鼓励 13~24 月龄儿童尝试家庭食物，并可在满 24 月龄后与家人一起进餐。部分食物如经过烟熏、卤制和烧烤的，重油、甜腻以及辛辣刺激的高盐、高糖、刺激性的重口味食物不适合提供给 13~24 月龄的儿童。适合该年龄段儿童的食物应该是少盐、少糖、少刺激的淡口味食物，最好是家庭自制的食物。

<table>
<tr><td>

2~3岁儿童食谱的制订要求

</td><td>

该年龄段的儿童已经完成食物性状过渡，可正常饮食，但咀嚼和消化能力仍比成人稍弱。保证动物性食物的摄入，包括奶类、蛋类、鱼禽肉类。鱼类可以选择刺少的鱼（如鳕鱼、银鱼等），肉类宜选择肉质较嫩的，如里脊肉、鸡翅、鸡腿肉。制作的肉片应当比成人稍小一点。蔬菜多选择深色的，如番茄、胡萝卜、豆角、菠菜叶等。

</td></tr>
<tr><td>

4~6岁儿童食谱的制订要求

</td><td>

该年龄段儿童的咀嚼能力、吞咽能力、动手能力逐步完善。但该年龄段儿童的活动水平高，注意力容易分散。这个时期的食谱可以更为多样化，注重色彩的搭配。一些豆制品和杂豆类（如黄豆、毛豆、红豆）均可加入日常食谱中。蔬菜宜搭配叶类菜、根茎类菜，如芹菜、韭菜、豆芽等，不用总是用番茄、冬瓜、土豆等。

</td></tr>
</table>

食谱搭配的要求

（一）粗细搭配

除了摄入大米、面粉等精粮，儿童的主食还可以添加粗粮、杂粮、杂豆，如小米、玉米、红薯、红豆、绿豆。主食注意大米与面粉、细粮与粗杂粮、谷类与薯类的搭配。二米饭、红豆饭、双色糕、金银花卷、小豆粥、腊八粥等都是不错的选择。杂豆可以和主食搭配食用，发挥膳食纤维、维生素 B、钾、镁等均衡营养的作用，提高蛋白质的互补性和吸收率。也可以提供绿豆汤、红豆糕等糕点作为加餐，以增加杂豆的摄入。推荐每天吃全谷物食物，相当于一天所摄入谷物的 1/4~1/3。在烹调杂豆和全谷物过程中，注意巧用现代化炊具，因为全谷物入口感觉粗糙，杂豆不易煮熟，所以应使用适宜的烹饪方法。

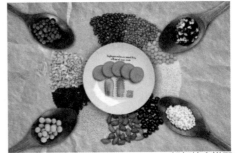

粗细粮食搭配

7~24 月龄的儿童，因消化功能尚未成熟，主食以精制的米面为主，每周可以适当摄入薯类、小米，而糙米、紫米、燕麦等较难消化的粗粮应当等进入学龄前期再添加。

（二）深浅搭配

深颜色、浅颜色的食材搭配制作，可以增强儿童的食欲。例如，莴笋丝炒鸡蛋，菜品的颜色偏浅色，增加一个红烧肉丸或者深色蔬菜，会提高幼儿对食物的兴趣，且深颜色的蔬菜营养价值较高。

（三）多种类蔬菜、水果搭配

每日的食谱中，要搭配一些根茎类和叶类蔬菜，如菜心、花菜，以训练儿童的咀嚼能力，促进肠道蠕动。蔬菜烹调的过程中，注意要先洗后切、开汤下菜、急火快炒、炒好即食，以便于保持蔬菜的营养。

选择蔬菜水果，可以参考以下方法。

（一）重"鲜"

新鲜应季的蔬菜水果，颜色鲜亮，如同鲜活有生命的植物一样，其水分含量高、营养丰富、味道清新。食用这样的新鲜蔬菜水果对人体健康益处多。

（二）选"色"

根据颜色深浅，蔬菜可分为深色蔬菜和浅色蔬菜。深色蔬菜包括深绿色、橙黄色和红紫黑色等蔬菜（如表4-1），具有营养优势，尤其富含 β 胡萝卜素，是膳食维生素 A 的主要来源，应多选择。

（三）多"品"

要挑选和购买多种蔬菜，每天至少 3~5 种（4-2）。夏天和秋天属水果最丰收的季节，不同的水果甜度和营养素含量有所不同，每天至少食用 1~2 种，首选应季水果。

表 4-1　深色的蔬菜水果分类举例

蔬菜	举例
深绿色蔬果	菠菜、油菜、芹菜叶、空心菜、莴笋叶、韭菜、西兰花、茼蒿、萝卜缨、芥菜、西洋菜、猕猴桃等
橙黄色蔬果	西红柿、胡萝卜、南瓜、柑橘、柚子、柿子、芒果、哈密瓜、彩椒、香蕉、红辣椒等
红紫黑色蔬果	红或紫苋菜、紫甘蓝、红菜苔、干红枣、樱桃、西瓜、桑葚、醋栗等

表 4-2　常见蔬菜种类

蔬菜种类	举例
叶、花和嫩茎类	油菜、菠菜、菜花、青菜、芹菜、竹笋
根茎类和薯芋类	白萝卜、胡萝卜、甜菜头、芋头、山药
茄果类	南瓜、胡瓜、茄子、西红柿、青椒
鲜豆类	菜豆、豌豆、扁头、蚕豆、长豆角
葱蒜类	大蒜、大葱、青葱、韭菜、洋葱
水生蔬菜	藕、茭白、慈菇、菱角
菌藻类	蘑菇、香菇、平菇、木耳、银耳
	海带、裙带菜、紫菜
其他	树生菜如香椿、槐花等；野菜如苜蓿、荠菜

（四）荤素搭配

荤素搭配可以增加食材的种类，如土豆红烧鸡块、红萝卜丝炒肉片等。同时荤素搭配还能让菜品的味道和色彩更为丰富，提高儿童的食欲。

（五）干稀搭配

早餐主食有菜肉包子，可以搭配粥类或牛奶、豆浆；进食饺子可以搭配汤类。上、下午的点心餐，如果进食蛋糕、糕点，可以搭配牛奶、豆浆，或者水分含量比较高的水果，如橘子、西瓜等。广东地区使用药食同源的食材煮水，可以增加儿童的饮水量，也是不错的选择，如山楂苹果水、罗汉果水。

儿童的膳食需要

《中国居民膳食指南》制订了 7~24 月龄和学龄前儿童的平衡膳食宝塔，膳食宝塔明确了各年龄段儿童每日对食物的需要量。按照各年龄段儿童每日所需的食物供给量，分配到每天的食谱中，称为带量食谱。

7~24 月龄婴幼儿的膳食营养目标

7~24 月龄婴幼儿的膳食营养目标是满足婴幼儿适宜营养需要，保障婴幼儿体重的正常增长、正常生长发育。各类食物的需要量，根据月龄的增长和婴幼儿需要逐步增加，参考中国 7~24 月龄婴幼儿平衡膳食宝塔图。每日辅食的次数和比例要适宜，一般每天加 2~3 次辅食，表 4-3 至表 4-6 所示为特定月龄的婴幼儿每日的膳食需要量，并对不同月龄的辅食质地进行了说明。

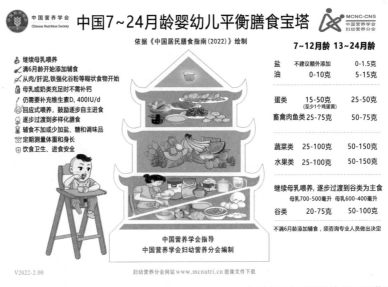

中国 7~24 月龄婴幼儿平衡膳食宝塔图

表 4-3　7 月龄婴儿每日膳食需要量

类别	每日食用量（生重）	辅食的形状
奶类	600~800mL	—
谷薯杂豆类	20~30g	米糊、烂面、稠粥、带小颗粒的薯泥
畜禽肉类、水产类	25~30g	带肉末的肉泥
蛋类	1/2~1 个蛋黄（可少量尝试蛋白）	—
蔬菜类	20~30g	带碎末的菜泥
水果类	20~30g	带小颗粒的果泥
植物油	可以尝试加几滴	—

食物形状：带有小颗粒的泥糊状、碎末状。

奶：4~6 次 / 天；辅食：2~3 次 / 天

表 4-4　8~10 月龄婴儿每日膳食需要量

类别	每日食用量（生重）	辅食的形状
奶类	600~700mL	—
谷薯杂豆类	30~50g	稠粥、烂面、蒸至软烂的薯丁
畜禽肉类、水产类	30~50g	肉糜、肉末
蛋类	1 个蛋黄（可尝试蛋白）	—
蔬菜类	30~50g	菜末（8 月龄）、菜丁（9 月龄）
水果类	30~50g	带小颗粒的果泥
植物油	5g（10mL）	—

食物的形状：小颗粒状、末状（8 月龄）；颗粒状、小丁状、软的条状（9 月龄）。

奶：4~6 次 / 天；辅食：2~3 次 / 天。

8 月龄是宝宝尝试不同食物、感受不同味道的关键时期，在不过敏的前提下让宝宝尝试食用不同种类的食物

9 月龄：可以引入手指食物（口感软、烂、入口即化、方便吞咽的食物，如红萝卜条、冬瓜条）

表 4-5　10~12 月龄婴儿每日膳食需要量

类别	每日食用量（生重）	辅食的形状
奶类	600mL	—
谷薯杂豆类	30~75g	稠粥、面、烂饭
畜禽肉类、水产类	30~75g	剁碎的肉糜、肉末
蛋类	1 个鸡蛋（至少 1 个蛋黄）	—
蔬菜类	50~100g	菜末（8 月龄）、菜丁（9 月龄）
水果类	50~100g	小片状、小块状
植物油	10g（15~17mL）	—

食物的形状：颗粒状、小丁状、软的条状。

奶：4~6 次 / 天；辅食：2~3 次 / 天。

表 4-6　13~24 月龄婴儿每日膳食需要量

类别	每日食用量（生重）	辅食的形状
奶类	500~400mL	—
谷薯杂豆类	50~100g	稠粥、软饭、面条、馒头片
畜禽肉类、水产类	50~75g	小的肉片、碎鱼肉
蛋类	50g（大约 1 个鸡蛋）	—
蔬菜类	50~150g	菜丁
水果类	50~150g	小片状、小块状
植物油	10~15g	
食盐	0~1.5g	—

学龄前儿童，其体格发育速度比婴幼儿期相对减慢，但仍保持稳步增长。膳食营养目标是满足儿童营养需要和消耗，保证学龄前儿童正常生长发育。学龄前儿童的膳食应由多样化食物构成，建议平均每天食物种类数至少达到12种，每周达到25种以上，烹调油和调味品不计算在内。

按照食物大类建议：

1.谷类、薯类及杂豆类食物：平均每天3种以上，每周5种以上。

2.蔬菜、菌藻及水果类食物：平均每天4种以上，每周10种以上。

3.鱼、蛋、畜肉及禽肉类食物：平均每天3种以上，每周5种以上。

4.奶、大豆及坚果类食物：平均每天有2种，每周5种以上。

按照餐次建议：早餐3~5种；午餐5~6种；晚餐4~5种；加餐1~2种。

为了让儿童膳食更加丰富，推荐以下几种方法：小分量多种类；同类食物互换；荤素搭配；根据季节更换和搭配食物；变换烹调方式。

根据不同年龄儿童膳食营养素需要量和学龄前儿童平衡膳食宝塔图，中国营养学会给出了学龄前儿童每日各类食物的建议摄入量，如下图和表4-7所示。

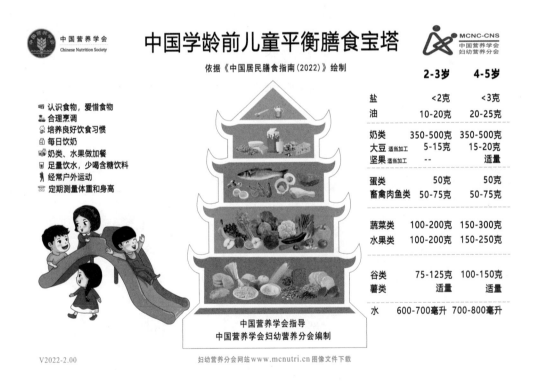

中国学龄前儿童平衡膳食宝塔图

表 4-7　学龄前儿童每日各类食物建议摄入量

食物	2~3 岁	4~5 岁
谷类 /g	75~125	100~150
薯类	适量	适量
蔬菜 /g	100~200	150~300
水果 /g	100~200	150~250
畜禽肉鱼类 /g	50~75	50~75
蛋类 /g	50	50
奶类 /g	350~500	350~500
大豆（适当加工）/g	5~15	15~20
坚果（适当加工）	—	适量
烹调油 /g	10~20	20~25
食盐 /g	<2	<3
饮水量 /mL	600~700	700~800

儿童各餐食谱制订的要求

各托育 / 托幼机构的餐次安排有所不同，有三餐两点、两餐两点（早餐 + 午餐）、一餐两点（午餐 + 两次点心）。不同餐次安排的供能比如表 4-8 所示。

表 4-8　不同在园餐次安排的供能比

餐次	早餐	上午点心	午餐	下午点心	晚餐
三餐两点	25%	5%	30%	10%	30%
两餐两点	25%	5%	30%	10%	—
一餐两点	—	10%	30%	10%	—

餐次安排：学龄前儿童应每天安排早、中、晚三次正餐，即三餐两点。大部分托育 / 托幼机构不提供晚餐。两次正餐间隔 4~5 小时，加餐与正餐间隔 1.5~2 小时。加餐为上、下午各一次，若儿童晚餐就餐较早，可在睡前 2 小时安排一次加餐。

加餐以奶类、水果为主，配以少量松软面点，尽量不选择油炸食品、膨化食品、甜点及含糖饮料。

早 餐 的 要 求

对于 7~24 月龄的婴幼儿，早餐一般安排奶类，再配以适当的谷物类食物。学龄前期儿童的早餐以主食为主，辅以副食，有足量的谷类和适量的优质蛋白质（如奶类、豆浆），以饱腹、可口为原则。注意干稀搭配，例如，面食搭配牛奶或粥，汤面搭配蔬菜、肉末或鸡蛋。早餐食物还要注意色、香、味、形搭配，如用蔬菜汁、水果汁点缀颜色，面食捏成花样小动物形状，自制薄饼、葱油饼、花色小蛋糕等主食。副食选择高蛋白质的牛奶、豆浆、鸡蛋、肉片、鱼片等。食物应当是当天早晨制作的新鲜食品。

午 餐 的 要 求

儿童的午餐应当包含谷薯类、动物性食物、蔬菜类，有汤菜搭配，至少两菜一汤，荤素搭配，种类丰富。主食需要米面交替，如果午餐吃了面食，则晚餐或下午点心不宜再吃面食；如果吃米饭，可以在大米中添加杂粮，如小米、玉米、红豆等；如果吃面食，可以有汤面、面片、饺子、馄饨、包子、烙饼等，面食应当由厨工使用新鲜食材制作而成，避免采购预包装食品如饺子、烧卖、馄饨。吃面食时往往可以搭配一个汤类，如青菜汤、排骨胡萝卜汤，但是要注意儿童的蔬菜摄入量，汤里面的蔬菜一般较少，要避免出现儿童蔬菜摄入不足的情况。

在副食选择上，荤菜应以儿童能接受、能吃完、易消化的食品为主。鱼汤、骨头汤不能算作荤菜，因为儿童并没有摄入汤内的肉块。如果是排骨汤、鸡汤，每个儿童喝汤的同时能摄入 3~4 块（如拇指大小）的肉块，则可以算作一道荤菜。

点 心 （ 加 餐 ） 的 要 求

对于 7~24 月龄的婴儿，上下午（点心）加餐一般以奶类为主，可以搭配一些水果、糕点，保证婴儿每日的奶和蔬菜水果摄入量达标。对于学龄前儿童，（点心）加餐以奶类、水果、自制的糕点为主，夏季可以适当配以药食同源的煮水，不建议配果汁、乳酸饮料。点心制作以厨工自制为主，避免添加太多的添加糖、防腐剂、色素。3 岁以下儿童不建议摄入添加糖，3 岁以上儿童每日添加糖的摄入量控制在 25g 内。

对于提供三餐两点的园所，下午点心以水果为主。对于两餐及一餐的下午点心，以奶类、汤水为宜，需要加一定的谷薯类食物，如红豆粥、煮玉米。如果中午午餐荤菜量不足，下午点心可以补充蛋白质丰富的食物，如肉包、鸡蛋、鹌鹑蛋、肉松等；如果午餐蔬菜量不足，下午点心可加菜包、黄瓜、盐水毛豆、蔬菜粥等。

制订带量食谱的准备工作和步骤

制订带量食谱的准备工作

1. 了解本地区应季、新鲜的粮食、蔬菜、水果、动物性食物和豆制品的上市情况。

2. 掌握本机构儿童用餐人数、年龄范围、特殊情况（如食物过敏、营养不良、贫血等）以及儿童活动和体格锻炼情况。

3. 掌握本机构的厨工人数、技术水平、烹饪设施设备的情况。

4. 采购预包装食品时，要查看预包装食品的安全许可证、食品标签，尽量不选择高糖、高盐的预包装食品。

制订带量食谱的步骤和说明

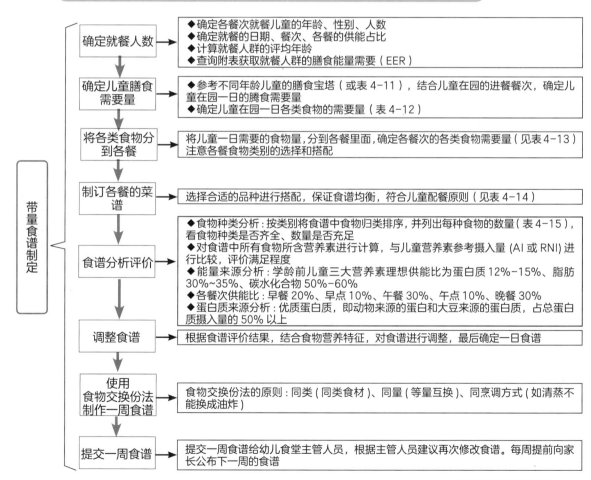

带量食谱制定

| 确定就餐人数 | ◆确定各餐次就餐儿童的年龄、性别、人数
◆确定就餐的日期、餐次、各餐的供能占比
◆计算就餐人群的评均年龄
◆查询附表获取就餐人群的膳食能量需要（EER） |

| 确定儿童膳食需要量 | ◆参考不同年龄儿童的膳食宝塔（或表4-11），结合儿童在园的进餐餐次，确定儿童在园一日的膳食需要量
◆确定儿童在园一日各类食物的需要量（表4-12） |

| 将各类食物分到各餐 | 将儿童一日需要的食物量，分到各餐里面，确定各餐次的各类食物需要量（见表4-13）注意各餐食物类别的选择和搭配 |

| 制订各餐的菜谱 | 选择合适的品种进行搭配，保证食谱均衡，符合儿童配餐原则（见表4-14） |

| 食谱分析评价 | ◆食物种类分析：按类别将食谱中食物归类排序，并列出每种食物的数量（表4-15），看食物种类是否齐全、数量是否充足
◆对食谱中所有食物所含营养素进行计算，与儿童营养素参考摄入量（AI或RNI)进行比较，评价满足程度
◆能量来源分析：学龄前儿童三大营养素理想供能比为蛋白质12%-15%、脂肪30%~35%、碳水化合物50%-60%
◆各餐次供能比：早餐20%、早点10%、午餐30%、午点10%、晚餐30%
◆蛋白质来源分析：优质蛋白质，即动物来源的蛋白和大豆来源的蛋白质，占总蛋白质摄入量的50%以上 |

| 调整食谱 | 根据食谱评价结果，结合食物营养特征，对食谱进行调整，最后确定一日食谱 |

| 使用食物交换份法制作一周食谱 | 食物交换份法的原则：同类（同类食材）、同量（等量互换）、同烹调方式（如清蒸不能换成油炸） |

| 提交一周食谱 | 提交一周食谱给幼儿食堂主管人员，根据主管人员建议再次修改食谱。每周提前向家长公布下一周的食谱 |

制订带量食谱流程图

带量食谱的制定可参考上图，第一步确定就餐儿童的年龄和性别、就餐餐次和各餐的就餐人数（参见表4-9）。以表4-9为例，计算配餐平均年龄，平均年龄＝（268×3+281×4+325×5）÷874≈4.07岁。查看第四章附表，4岁男童能量EER为1300 kcal/d，4岁女童能量EER为1250 kcal/d。因此针对表4-9的就餐群体，每日的热量需要量为1250~1300kcal。确定食谱日期、餐次、各餐供能比（参见表4-10）。

表4-9　就餐人数登记表

年龄	男	女	人数合计
小班（3岁）	147	121	268
中班（4岁）	148	133	281
大班（5岁）	167	158	325
人数合计	462	412	874

表4-10　就餐日期、餐次及各餐供能

餐次	就餐日期					各餐供能占比
	3月20日	3月21日	3月22日	3月23日	3月24日	
早餐	√	√	√	√	√	20%
早点	√	√	√	√	√	10%
午餐	√	√	√	√	√	30%
午点	√	√	√	√	√	10%

第二步，参考不同年龄儿童的膳食平衡宝塔，结合儿童在园的进餐餐次，确定儿童在园一日的膳食需要量。也可以参见表4-11，确定儿童一日膳食需要量。如某幼儿园中班儿童年龄4岁，每日能量EER为1250~1300kcal，每日在园需要摄入两餐两点（早餐、早点、午餐和午点），占一日总能量摄入的70%，结合平衡膳食宝塔，幼儿园各餐次儿童每日膳食需要量如表4-12所示。

表4-11　中国居民平衡膳食模式——不同能量下的食物组成

食物种类	能量需要量（kcal·d⁻¹）										
	1000	1200	1400	1600	1800	2000	2200	2400	2600	2800	3000
◆谷物	85	100	150	200	225	250	275	300	350	375	400
全谷物	适量			50~100					125~200		
薯类	适量			50		75		100	125		
◆蔬菜	200	250	300	300	400	450	450	500	500	500	500
深色蔬菜	占所有蔬菜的1/2										
◆水果	150	150	150	200	200	300	300	350	350	400	400
◆禽畜肉类	15	25	40	40	50	50	75	75	75	100	100
蛋类	20	25	25	40	40	50	50	50	50	50	50
水产品	15	20	40	40	50	50	75	75	75	100	125
◆乳制品	500	500	350	300	300	300	300	300	300	300	300
◆大豆和坚果	5	15		25				35			
◆烹调用油	15~20	20~25		25	25	25	30	30	30	35	35
◆烹调用盐	< 2	< 3	< 4	< 5	< 5	< 5	< 5	< 5	< 5	< 5	< 5

（注：平衡膳食宝塔的能量范围在1600~2400kcal/d，薯类为鲜重）

表 4-12　4~5 岁儿童在园一日各类食物膳食需要量（生重，可食部）

食物类别	两餐两点（能量占比 70%）食物需要量	一餐两点（能量占比 50%）食物需要量	提示
谷薯类	谷类 70~105g，薯类适量	谷类 50~75g，薯类适量	谷类餐餐吃，薯类不能少
蔬菜水果类	蔬菜 105~210g，水果 105~175g	蔬菜 75~150g，水果 75~125g	蔬菜餐餐吃，其中深色蔬菜占一半以上
畜禽肉鱼类 蛋类	畜禽肉鱼类 30~50g 蛋类 35~50g	畜禽肉鱼类 25~37.5g 蛋类 25g	经常吃鱼肉和禽肉，猪牛羊畜肉类要吃瘦肉
奶类 大豆和坚果	奶类 200~350mL 大豆和坚果适量	奶类 175~250mL 大豆和坚果适量	每天喝奶类，经常吃豆制品，吃适量坚果
油和盐	烹调油 14~17.5g 食用盐 <2g	烹调油 10~12.5g 食用盐 <2g	少盐少油，食用油以植物油为主
饮水量	500~600mL	500~600mL	以白开水为主，不喝果汁和含糖饮料

　　第三步，得出儿童在园一日各类膳食需要量后，将食物分到各餐里面，确定各餐次的各类食物需要量。如表 4-13 所示。

表 4-13　4~5 岁儿童在园一日（两餐两点）各餐食物需要量（生重，可食部）

餐次	食物量	提示
早餐	谷类 30~50g，蛋类 35g，蔬菜 30g，奶 200mL	以谷类为主，辅以优质蛋白质，如奶、蛋类，可以适当添加蔬菜
上午加餐	水果 50~80g，坚果适量，饮水适量	可以选择新鲜的水果、蔬菜、奶类、坚果
午餐	谷类 35~50g，蔬菜 100g，畜禽肉鱼类 35~50g，烹调油 8~10g	谷类粗细搭配，蔬菜 2~3 种，畜禽肉鱼类 1~2 种，荤素搭配
下午加餐	奶 150mL，薯类、杂豆类 50g，水果 50~80g	奶类、水果为主，给予一定富含碳水化合物的食物，如薯类、杂豆类

　　第四步，选择合适的品种进行搭配，保证食谱均衡，符合儿童配餐原则。4 岁儿童在园一日（两餐两点）食谱，如表 4-14 所示。

表 4-14　4 岁儿童在园一日（两餐两点）食谱

餐次	菜名	原材料和用量
早餐	上海素菜包	小麦粉 40g、大白菜 30g、粉丝 2g、香菇干 2g、花生油 1g
	煮鹌鹑蛋	鹌鹑蛋 35g
	牛奶	鲜牛奶 200g
上午点心	水果	橙子 60g、香蕉 60g
午餐	二米饭	粳米 50g、小米 5g
	三鲜烩牛肉	牛肉（瘦）30g、番茄 20g、胡萝卜 10g、鲜菇 10g
	素鸡油菜心	素鸡 7g、油菜心 60g
	枸杞菜黑鱼汤	枸杞菜（鲜）25g、黑鱼 10g
	花生油	8g
	食盐	2g
下午点心	奶香紫薯南瓜银耳羹	纯牛乳 150g、紫薯 50g、南瓜 50g、银耳（干）10g、玉米淀粉 3g

第五步，制订初步的一日食谱后，利用膳食分析软件，计算出在园一日膳食营养素摄入量。简单的食谱评价至少包括三大方面：一是食物种类；二是能量和营养素是否满足推荐膳食参考摄入量或适宜摄入量的要求；三是能量来源分析。另外，还包括优质蛋白质构成比分析。食谱评价结果如下。

（一）食物种类分析

食物类别多样性是营养均衡的保障。按类别将食谱中食物归类排序，并列出每种食物的供给量（见表 4-15），看食物种类是否齐全、供给量是否充足。可见各类食物供给量均达到平衡膳食宝塔的要求，即儿童在园一天可以完成一日膳食需要的各类食物量的 70%。

表 4-15　对 4 岁儿童在园一日（两餐两点）食谱的各类食物量的分析

食物类别	食谱供给量	膳食推荐量	评价
谷类	95g	70~105g	合理
薯类	50g	适量	合理
蔬菜类	195g+12g（菌藻类）	105~210g	合理
水果类	120g	105~175g	合理
肉禽鱼类	40g	30~50g	合理
蛋类	35g	35~50g	合理
奶类	350g	200~350mL	合理
大豆和坚果	豆制品 7g	适量	合理
植物油和食盐	植物油 9g，食盐 2g	烹调油 14~17.5g，食用盐 <2g	合理

（二）能量和营养素供给分析

对食谱中所有食物所含营养素进行计算，结果如表 4-16 所示，并与 4 岁儿童营养素参考摄入量（AI 或 RNI）进行比较。该食谱提供能量 916.94kcal（占应供给量的 100%），蛋白质 35.86g（占应供给量的 171%），碳水化合物 136.55g（应供给量的 95%）。能量的供给范围是合理的，蛋白质的供给是充足的，其他矿物质和维生素的摄入量占应供给量的 100% 以上，充裕。

这里需要说明的是，该食谱的蛋白质量显著高于推荐摄入蛋白质的 RNI（30g/ 天，2023 年版）。而实际上，在实际的食谱制作中，合理的食谱除满足蛋白质的 RNI 以外，还需要满足平衡膳食宝塔的各类食物的需要量以及其他维生素和矿物质的需要。因此，对于食谱的评价，不能单纯看某种营养素对 RNI 的满足程度，而要进行综合评价，如结合总能量和宏量营养素供能比判断。

表 4-16　对 4 岁儿童在园一日（两餐两点）食谱中的营养分析

营养素名称	单位	摄入量	应供给量	百分比
能量	kcal	916.94	910	100%
蛋白质	g	35.86	21	171%
脂肪	g	27.63	28.3	98%
碳水化合物	g	136.55	143	95%
膳食纤维	g	8.53	—	—
钙	mg	560.03	420	133%
铁	mg	9.09	7	129%
锌	mg	5.83	3.85	151%

（三）能量来源分析

1. 食谱能量来源分析指的是三大营养素比例分配是否合适。根据 2023 年版 DRIs 提供的 AMDR 的参考范围，可见蛋白质的供能比在合理的范围。4 岁儿童食谱的三大营养素理想供能比为蛋白质 8% ～ 20%、脂肪 30% ～ 35%、碳水化合物 50% ～ 65%。对该食谱的宏量营养素的供能比进行分析（见表 4-17），蛋白质的供能比为 16%，合理；脂肪的供能比为 27%，偏低。脂肪供能比偏低则可以适当增加富含油脂的食物，或者适当增加植物油。

表 4-17　对 4 岁儿童在园一日（两餐两点）食谱的能量来源分析

宏量营养素	提供的能量（kcal）	占食谱总能量构成比	推荐的供能比	评价
蛋白质	143	16%	8%~20%	合理
脂肪	249	27%	30~35%	偏低
碳水化合物	525	57%	50~65%	合理

2.对该食谱提供各餐次的能量供能比进行分析（见表4-18）。儿童在园一天（两餐两点），各餐占全天膳食能量需要量的比例为早餐20%、早点10%、午餐30%、午点10%，早餐和早点能量占全天膳食能量30%，午餐和午点能量占全天膳食能量40%。对食谱进行各餐能量分析，可见午餐的能量偏低（占全天的25.65%），此时注意适当提供含能量丰富的食物（碳水化合物丰富的食物，如谷薯类）作为下午午点，该食谱的午餐＋午点的供能占全天膳食能量的39.22%（25.65%+13.57%），接近40%，因此该食谱的各餐能量供给基本上是合理的。

表4-18　对4岁儿童在园一日（两餐两点）食谱的各餐能量供能比分析

餐次	应供给的能量（kcal）	应占全天能量（1300kcal）的占比	食谱供给的能量（kcal）	食谱供给量占全天能量（1300kcal）的占比	评价
早餐	325	25%	329	25.3%	充足
早点	65	5%	78	6%	充足
午餐	390	30%	333.5	25.65%	偏低
午点	130	10%	176.5	13.57%	充足
合计	910	70%	917	70.52%	充足，合理

3.对食谱的蛋白质来源进行分析（见表4-19）。对于婴幼儿，优质蛋白质，即动物来源的蛋白质和大豆来源的蛋白质，应占全天总蛋白质摄入量的50%以上。该食谱提供的优质蛋白质占比为62%，符合要求。

表4-19　对4岁儿童在园一日（两餐两点）食谱的蛋白质来源分析

蛋白质来源	食谱供给量（g）	构成比	评价
优质蛋白质	22.2	62%	合理（>50%）
非优质蛋白质	13.7	38%	合理

第六步，根据食谱评价结果，结合食物营养特征，对食谱进行调整。

第七步，确定了一日食谱后，可以根据《食物交换份》团体标准（T/CNSS 020-2023）对各类食材进行替换。

《食物交换份》团体标准（T/CNSS 020-2023）将食物分为8类：谷薯杂豆类、蔬菜类、水果类、肉蛋水产类、坚果类、大豆、乳及其制品、油脂类、调味类。每份食物指的是相当于提供90kcal能量的食物质量。每份调味品指的是相当于1g盐或400mg钠的质量。由于同类食物提供相近的能量，所含的蛋白质、脂肪、碳水化合物相似，因此同类食物可以进行等值交换（见表4-20～4-27）。如表4-20所示，35g馒头可用75g米饭替换。

使用食物交换份法的原则：同类（同类食材）、同量（等量互换）、同烹调方式（如清蒸不能换成油炸）。用食物交换份法换出新的食谱后，需要采用膳食分析软件计算出食谱提供的营养素含量，再进行食谱评价。

★谷薯杂豆类

谷薯杂豆类细分为谷物、主食制品（包括面制品和米饭）、全谷物、杂豆类、粉条、粉丝、淀粉类、糕点和油炸类、薯芋类。

表 4-20　谷薯杂豆类食物交换份（/ 份）

食品种类		重量（g）	食物举例	能量（kcal）	蛋白质（g）	脂肪（g）	碳水化合物（g）
谷物（初级农产品）		25	大米、面粉、玉米面、各种杂粮（干、生非加工制品）	90	2.5	0.5	19.0
主食制品	面制品	35	馒头、花卷、大饼、烧饼、面条（湿）、面包	90	2.5	0.4	18.0
	米饭	75	粳米饭、籼米饭	90	2.0	0.2	19.4
全谷物		25	糙米、全麦、玉米粒（干）、高粱、小米、荞麦、黄米、燕麦、青稞等	90	2.5	0.7	18.0
杂豆类		25	绿豆、赤小豆、芸豆、蚕豆、豌豆、眉豆等	90	5.5	0.5	15.0
粉条、粉丝、淀粉类		25	粉条、粉丝、团粉、玉米淀粉等	90	0.3	0.0	21.2
糕点和油炸类		20	蛋糕、江米条、油条、油饼等	90	1.4	2.6	13.0
薯芋类		100	马铃薯、甘薯、木薯、山药、芋头、大薯、豆薯	90	1.9	0.2	20.0

从表 4-20 中可以看出，谷薯杂豆类食物主要提供碳水化合物和能量，尤其是薯芋类的制品——粉丝、粉条、淀粉类，基本是含的纯碳水化合物；杂豆类则是此大类食物中蛋白质（植物蛋白）含量最高的。糕点、油炸类，如油条、油饼等，因为加工的原因，脂肪含量明显高于其他类别的食物。非精加工的谷薯杂豆类，是膳食纤维、微量营养素和 B 族维生素的主要食物来源。

★蔬菜类

蔬菜类细分为蔬菜（综合）、深/浅色叶菜、茄果类、根茎类、干/鲜蘑菇类及鲜豆类（表4-21）。

表4-21　蔬菜类食物交换份（/份）

食品种类		重量（g）	食物举例	能量（kcal）	蛋白质（g）	脂肪（g）	碳水化合物（g）
蔬菜类（综合）		250	所有常见的蔬菜（不包括干、腌制、罐头类制品）	90	4.5	0.7	16.0
嫩茎叶花菜类	浅色	330	大白菜、奶白菜、圆白菜、娃娃菜、菜花、白笋、竹笋等	90	7.2	0.5	14.2
	深色	300	油菜、芹菜、乌菜、菠菜、鸡毛菜、香菜、萝卜缨、茴香、苋菜等	90	7.3	1.2	14.0
茄果类		375	茄子、西红柿、柿子椒、辣椒、西葫芦、黄花、丝瓜、南瓜等	90	3.8	0.7	18.0
根茎类		300	红萝卜、胡萝卜、白萝卜、水萝卜等（不包括马铃薯、芋头）	90	3.2	0.5	19.2
蘑菇类	鲜	275	香菇、草菇、平菇、白蘑菇、金针菇、牛肝菌等鲜蘑菇	90	7.6	0.6	14.0
	干	30	香菇、木耳、茶树菇、榛蘑等干制品	90	6.6	0.8	17.0
鲜豆类		250	豇豆、扁豆、四季豆、刀豆等	90	6.3	0.7	15.4

除干蘑菇外，每份90kcal的蔬菜，重量在250~375g。蔬菜类的主要营养素为碳水化合物（包括膳食纤维），其次是蛋白质，尤其以叶菜及菇类蛋白质（植物蛋白）较高。另外，蔬菜中也含微量营养素，是维生素、矿物质和植物化合物的主要来源。

★水果类

水果分为水果类（综合）、柑橘类、仁果核果及瓜果类、浆果类、枣及热带水果类和果干类（表4-22）。

表4-22　水果类食物交换份（/份）

食品种类	重量（g）	食物举例	能量（kcal）	蛋白质（g）	脂肪（g）	碳水化合物（g）
水果类（综合）	150	所有常见的新鲜水果（不包括干、糖渍、罐头类制品）	90	1.0	0.6	20.0
柑橘类	200	橘子、橙子、柚子、柠檬	90	1.7	0.6	20.0
仁果、核果及瓜果类	175	苹果、梨、桃、李子、杏、樱桃、甜瓜、西瓜、黄金瓜、哈密瓜等	90	0.8	0.4	21.0
浆果类	150	葡萄、石榴、柿子、桑葚、草莓、无花果、猕猴桃等	90	1.4	0.5	20.0
枣及热带水果类	75	各类鲜枣、芒果、李子、桂圆、菠萝、香蕉、榴莲、火龙果等	90	1.1	1.1	18.0
果干类	25	葡萄干、杏干、苹果干等	90	0.7	0.3	19.0

水果中最主要的宏量营养素是碳水化合物，且以葡萄糖、果糖等简单糖类为主，容易吸收，而蛋白质和脂肪含量低，因此不宜大量无限制地进食。新鲜的水果富含膳食纤维、维生素 C 和钾、镁等矿物质以及植物化学物。果干是蒸发了水分后的水果制品，营养素有一定的损失，不能代替鲜果。选择果干时一定要选无添加糖或盐的。

★肉蛋水产品类

肉蛋水产品类包括禽畜肉类（综合）、畜肉类、禽肉类、蛋类、水产类（综合）和水产类，是我们每日的优质蛋白质、脂肪、脂溶性维生素等的主要来源（表 4-23）。

表 4-23　肉蛋水产品类食物交换份（/份）

食品种类		重量（g）	食物举例	能量（kcal）	蛋白质（g）	脂肪（g）	碳水化合物（g）
禽畜肉类（综合）		50	常见的禽畜肉类	90	8.0	6.7	0.7
畜肉类	脂肪≤5%	80	纯瘦肉、牛里脊、羊里脊等	90	16.0	2.1	1.3
	脂肪6~15%	60	猪里脊、羊肉（胸脯肉）等	90	11.5	5.3	0.3
	脂肪16~35%	30	前臂尖、猪大排、猪肉（硬五花）等	90	4.5	7.7	0.7
禽肉类		50	鸡、鸭、鹅、火鸡等	90	8.8	6.0	0.7
蛋类		60	鸡蛋、鸭蛋、鹅蛋、鹌鹑蛋等	90	7.6	6.6	1.6
水产类（综合）		90	常见的淡水鱼、海水鱼、虾、蟹、贝类、海参等	90	14.8	2.9	1.7
水产类	鱼类	75	鲤鱼、草鱼、鲢鱼、鳙鱼、黄花鱼、带鱼、鲳鱼、鲈鱼等	90	13.7	3.2	1.0
	虾蟹贝类	115	河虾、海虾、河蟹、海蟹、河蚌、蛤蜊、蛏子等	90	15.8	1.5	3.1

脂肪含量越低的畜肉，一份的重量更高，其所含有的蛋白质也越多。水产类食物的蛋白质含量明显高于畜禽类，且脂肪比例更低。蛋类除了提供优质的蛋白质，蛋黄中还含有丰富的维生素、矿物质以及卵磷脂，属于高营养密度的食物。

★坚果类

坚果类分为坚果类（综合）、淀粉类坚果和脂类坚果三大类（表 4-24），淀粉类坚果以碳水化合物为主，脂类坚果脂肪含量较高。坚果类一份的重量在 15~25g 等，属于能量密度较高的食物，因此需要注意摄入量。坚果可作为零食，是正餐的补充。坚果可提供丰富的矿物质、脂溶性维生素及部分膳食纤维和植物蛋白质。

表 4-24　坚果类食物交换份（/份）

食品种类		重量（g）	食物举例	能量（kcal）	蛋白质（g）	脂肪（g）	碳水化合物（g）
坚果类（综合）		20	常见的坚果、种子类	90	3.2	5.8	6.5
淀粉类坚果（碳水化合物≥40%）		25	板栗、白果、芡实、莲子	90	2.5	0.4	16.8
脂类坚果	高脂类（脂肪≥40%）	15	花生仁、西瓜子、松子仁、核桃、葵花籽、南瓜子、杏仁、榛子、开心果、芝麻等	90	3.2	7.7	2.9
	中脂类（脂肪20%~40%）	20	腰果、胡麻子、核桃（鲜）、白芝麻等	90	3.2		

★大豆、乳类及其制品

大豆、乳类及其制品，蛋白质、碳水化合物和脂肪含量较其他类别的食物都更为均衡，是营养价值较高的食物，尤其富含钙、优质蛋白质和 B 族维生素（表 4-25）。需要注意的是，油炸加工的豆制品，包括油豆腐、炸腐竹等，并未被列入此交换份表，考虑到油炸加工的过程增加了大量脂肪，营养素比例改变明显，因此不宜与大豆以及豆腐、豆干、豆皮等水性加工的豆制品进行互换。

乳糖不耐受的人群，根据大豆、乳类及其制品食物交换份表，可以选择发酵乳或乳酪。

表 4-25　大豆、乳类及其制品食物交换份（/份）

食品种类		重量（g）	食物举例	能量（kcal）	蛋白质（g）	脂肪（g）	碳水化合物（g）
大豆类		20	黄豆、黑豆、青豆	90	6.9	3.3	7.0
豆粉		20	黄豆粉	90	6.5	3.7	7.5
豆腐	北豆腐	90	北豆腐	90	11.0	4.3	1.8
	南豆腐	150	南豆腐	90	9.3	3.8	3.9
豆皮、豆干		50	豆腐干、豆腐丝、素鸡、素什锦等	90	8.5	4.6	3.8
豆浆		330	豆浆	90	8.0	3.1	8.0
液态乳	全脂	150	全脂牛奶等	90	5.0	5.4	7.4
	脱脂	265	脱脂牛奶等	90	9.3	0.8	12.2
发酵乳（全脂）		100	发酵乳	90	2.8	2.6	12.9
乳酪		25	奶酪	90	5.6	7.0	1.9
乳粉		20	全脂乳粉	90	4.0	4.5	10.1

★油脂类

油脂类是膳食脂肪和脂溶性维生素的重要来源。包括植物油和动物油，均可等量替换（表 4-26）烹调油使用植物油，避免使用动物油脂。

表 4-26　油脂类食物交换份（/ 份）

食品种类	重量（g）	食物举例	能量（kcal）	蛋白质（g）	脂肪（g）	碳水化合物（g）
油脂类	10	猪油、橄榄油、菜籽油、大豆油、玉米油、葵花籽油、稻米油、花生油等	90	0	10.0	0
畜肉类（脂肪含量 ≥ 85%）	10	肥肉、板油等	90	0.2	8.9	0

★调味料盐

　　每份调味品指的是相当于 1g 盐或 400mg 钠的质量（表 4-27）。《中国居民膳食指南（2022）》建议学龄前儿童每人每天不超过 3g 盐，7~24 月龄婴幼儿每人每天不超过 1.5g 盐。除了食盐以外，鸡精、味精、豆瓣酱等调味料的含钠量也是相当高的。烹调过程中注意调味品的使用量。

表 4-27　调味料盐交换份（/ 份）

食品种类		重量（g）	盐含量（g）	钠含量（mg）	主要食物
食用盐		1	1	400	精盐、海盐等
鸡精		2	1	400	鸡精类
味精		4.8	1	400	味精类
酱类	豆瓣酱等（高盐）	6	1	400	豆瓣酱、辣椒酱、蒜蓉辣酱等
	黄酱等（中盐）	16	1	400	黄酱、甜面酱、海鲜酱等
酱油		6.5	1	400	酱油、生抽、老抽等
耗油		10	1	400	耗油类
咸菜类		13	1	400	榨菜、酱八宝菜、腌雪里蕻、腌萝卜干等
腐乳		17	1	400	红腐乳、白腐乳、臭腐乳等

　　第八步，每周带量食谱制订完毕后应提交给幼儿食堂主管人员，根据主管人员的建议再次修改食谱。每周提前向家长公布下一周的食谱。

　　食物经过加工和烹调，从生到熟的的过程发生重量的变化，实际上是食物脱水和吸水的过程，这个过程也伴随着营养素的分解和流失。在实际工作中，我们为集体儿童制定食谱时需要考虑到不同的个体的膳食摄入量是存在差异的，并且在给儿童进行分配食物的时候也不会准确地称量分量。因此，烹调过程引起的营养素流失是可以不考虑的，不需要因此增加食材的采购量。

第一节 集体儿童膳食调查

膳食调查是指采集被调查对象或集体单位在一定时间内，通过膳食所摄取的能量和各种营养素的数量和质量，以此来评定被调查对象营养素需要能否满足及满足程度。膳食调查的目的是了解不同个体和人群的膳食结构，包括摄入的食物品种及每日从食物中摄取的各种营养素的量。通过了解儿童膳食摄入量，与推荐摄入量相比较，能够评价儿童膳食摄入是否满足需要量以及满足程度，寻找儿童营养问题，进一步对后续食谱进行调整。膳食调查的常用方法有称重法、记账法、食物回顾法。在集体儿童机构中，我们采用称重法进行膳食调查。

称重法膳食调查

称重法是对一个集体单位或个人，一日各餐食物的生重量、熟重量及剩余食物重量分别称重记录，并按照年龄或者班级统计每餐就餐人数，计算每人每日的食物消耗量，再根据食物成分表计算出每人每日摄取的营养素的量。称重法准确性高，可作为膳食调查的"金标准"。

（一）调查对象

包括在该机构就餐的全体儿童，不包括缺勤未就餐的儿童。

（二）调查时间和季节安排

托育、托幼机构应每月或者每季度进行一次膳食调查，在一周内选择连续4天进行。

（三）调查目的

获取该机构儿童平均每人每日各种食物的摄入量（生重），经过营养素的计算，得出平均每人每日能量与各种营养素的摄入量，与膳食营养素参考摄入量（RNI或AI）进行比较，进行膳食评价。

（四）参考标准

膳食调查的评价参考标准，主要来源于《中国居民膳食指南（2022）》中的婴幼儿和学龄前期儿童喂养指南和平衡膳食宝塔，各类营养素的参考摄入量标准依据《中国居民膳食营养素参考摄入量（2023）》。

称重法膳食调查的步骤和实施方法 ——

称重法膳食调查和评价的工作流程如下图所示。

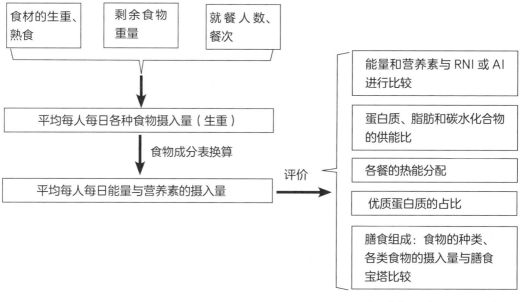

称重法膳食调查和评价工作流程图

第一步

第一步，制订膳食调查计划，确定膳食调查进行的时间和对象。每个季度选择一周，一周内选择连续 4~5 天对机构的全体儿童开展膳食调查。提前一周制订好膳食调查日的带量食谱、食材称重记录表、就餐人数登记表。确定调查日期和对象后，需要告知参与的人员（园长、卫生保健人员、保教人员、班级老师、炊事员、财务人员等），明确调查目的、步骤和方法。调查前的物资准备包括：食物称重记录表，就餐人数登记表、称量器、盛装生食、熟食、剩余食物的器具、计算器。

扫码观看"称重法膳食调查
前的准备"操作视频

称重法进行膳食调查的工作流程如下图所示。

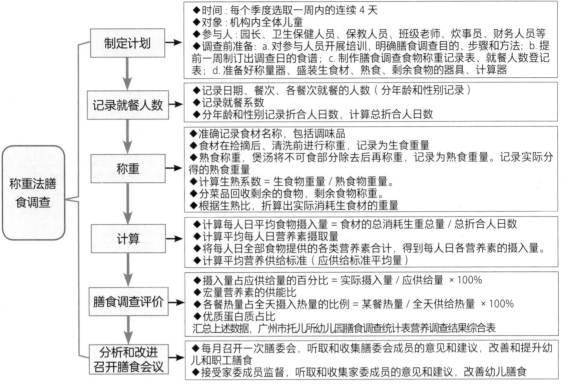

称重法膳食调查

制定计划
◆时间：每个季度选取一周内的连续 4 天
◆对象：机构内全体儿童
◆参与人：园长、卫生保健人员、保教人员、班级老师、炊事员、财务人员等
◆调查前准备：a.对参与人员开展培训，明确膳食调查目的、步骤和方法；b.提前一周制订出调查日的食谱；c.制作膳食调查食物称重记录表、就餐人数登记表；d.准备好称量器、盛装生食材、熟食、剩余食物的器具、计算器

记录就餐人数
◆记录日期、餐次、各餐次就餐的人数（分年龄和性别记录）
◆记录就餐系数
◆分年龄和性别记录折合人日数，计算总折合人日数

称重
◆准确记录食材名称，包括调味品
◆食材在捡摘后、清洗前进行称重，记录为生食重量
◆熟食称重，煲汤将不可食部分除去后再称重，记录为熟食重量。记录实际分得的熟食重量
◆计算生熟系数 = 生食物重量 / 熟食物重量。
◆分菜品回收剩余的食物，剩余食物称重。
◆根据生熟比，折算出实际消耗生食材的重量

计算
◆计算每人日平均食物摄入量 = 食材的总消耗生重总量 / 总折合人日数
◆计算平均每人日营养素摄取量
◆将每人日全部食物提供的各类营养素合计，得到每人日各营养素的摄入量。
◆计算平均营养供给标准（应供标准平均量）

膳食调查评价
◆摄入量占应供给量的百分比 = 实际摄入量 / 应供给量 ×100%
◆宏量营养素的供能比
◆各餐热量占全天摄入热量的比例 = 某餐热量 / 全天供给热量 ×100%
◆优质蛋白质占比
汇总上述数据，广州市托儿所幼儿园膳食调查统计表营养调查结果综合表

分析和改进 召开膳食会议
◆每月召开一次膳委会，听取和收集膳委会成员的意见和建议，改善和提升幼儿和职工膳食
◆接受家委成员监督，听取和收集家委成员的意见和建议，改善幼儿膳食

称重法进行膳食调查工作流程图

明确园所内厨房工作人员、正副班主任、保育老师膳调操作细则并落实执行。

厨房工作人员膳食调查操作细则

在膳食调查日期间，厨房工作人员负责按照称重法的操作要求，准确记录食材的生重、熟重和剩余食物的重量，填写膳食调查食材称重记录表。

（一）生料称重

生食材的称重，是指食材捡摘后或者去皮去囊后，清洗前进行称重，所称重量为生食材的可食部重量。

1.谷类食材：稻米、面粉、面条、粗粮等食材，可食部分为100%，根据实际用量称重记录。

2.干生料：如香菇、瑶柱、莲子、百合、木耳、虾米（皮）、腐竹、粉丝、梅菜等，以及大豆和杂豆，如红豆、绿豆、大豆，这些食材的可食部分为100%，均在泡发、清洗前称重。

3.蔬菜瓜果：去掉不可食用的部分后，如叶菜捡择腐烂的菜叶、瓜类去皮去囊，在清洗前称重，记录为蔬菜瓜果的可食部分的生重。

4.肉类：对于可食部分为100%的肉禽鱼类食材，如瘦肉、鸡胸肉、鱼柳可以直接生

料称重，注意解冻到常温状态后称重，记录为生食材可食部的重量。对于烹调前剔除骨头较难的食材，如猪大排、鸡腿、鱼等，称量常温状态生料的毛重，再利用食物成分表中的食物的可食部数据进行换算，计算出食材可食部的重量。或在儿童就餐后称量骨头的重量，实际进食生食的可食部重量为生料的毛重减去骨头的重量。

5. 蛋类：蛋类在清洗沥干，生食去壳后称重，记录为可食部的生重。

6. 液态奶：直接称重，记录为可食部的生重。如食用盒装牛奶，可以按照盒装奶包装标注的重量作为奶的可食部重量（每瓶奶的重量 × 总数量 = 牛乳的可食部重量）。

7. 水果：清洗沥干，削皮、去核后称重，记录为可食部的生重。对于进食前不方便削皮的水果，先称量毛重，在儿童进食后称量果皮重量，毛重减去果皮的重量为实际进食的可食部重量。

8. 调味品：准确记录各调味品的名称，在当天烹调前、烹调后分别进行称重，记录为可食部的生重。

（二）熟料称重

称量熟食前，先减去盛装食物的容器重量。逐一称量每个菜品的熟重，并记录。注意是称量实际分给儿童进食的熟食量。

（三）生料料称重

厨房工作人员将称重的生料和熟食的重量记录入《膳食调查食物称重记录表》（见表4-31）。此外，厨房工作人员还需要准备盛装剩余食物的回收桶。

正副班主任膳食调查操作细则

在膳食调查过程中，正副班主任主要负责早餐的就餐人数清点，早餐剩余食物的收集。

1. 在膳食调查人数登记表上准确记录实际的早餐就餐人数。

2. 分类回收剩余食物。

（1）早餐包点、面条：用垃圾袋或容器分开收集。

（2）早餐汤面、粥：用汤桶分别回收。

（3）牛奶或豆浆：剩余的牛奶或豆浆倾倒在回收桶。包装盒子另外用垃圾袋回收后作为垃圾弃掉。

注意：剩余食物分类倾倒，包点、面条与粥或牛奶分开回收，并将剩余食物用餐车拉回食堂。

保育老师膳食调查操作细则

保育老师负责午餐、午点和晚餐的就餐人数登记，以及按照菜品分别回收剩余食物。

1. 在膳食调查人数登记表上准确记录午餐、午点和晚餐的实际就餐人数。需要按照年龄和性别对统计就餐人数。

2. 分类回收剩余食物。

(1) 米饭、面条、包点：剩余食物用垃圾袋或容器分别收集。

(2) 蔬菜瓜果等菜品：剩余食物用容器或菜桶按照不同的菜品分别回收（包含菜的汤汁）。

(3) 含肉类的菜品：剩余食物用盛肉容器收集，不可食用的骨头需要单独用容器收集。

(4) 牛奶或豆浆：剩余的牛奶或豆浆倾倒在回收桶。包装盒子另外用垃圾袋回收后作为垃圾弃掉。

(5) 汤：剩余的汤水、汤渣用汤桶回收。

(6) 水果：用容器或垃圾袋回收，注意不同种类的水果分开回收。

3. 剩余食物分类倾倒。

(1) 保育老师将分类回收的食物用餐车拉回食堂，并把桶内或垃圾袋内剩余食物按标签分类倒入回收桶，方便后续称量剩余食物。

(2) 保育老师对各班级回收的食物进行分类称重，并在膳食调查食物称重记录表填入各餐次剩余食物重量。

第二步　　　记录膳食调查日期、餐次、各餐次就餐人数（分年龄和性别记录）（表 4-28），填写就餐系数（表 4-29），如两餐两点：早餐 20%~25%，早点 5%~10%，午餐 30%，午点 10%。一餐两点：早点 10%，午餐 30%，午点 10%。早餐 + 早点共 30%，午餐 + 午点共 40%。计算人日数，填写折合人日数表（表 4-30）。人日数是指一个人 24 小时所有餐次为 1 人日。人日数 = 早餐餐次总人数 × 早餐餐次比 + 中餐餐次总人数 × 中餐餐次比 + 晚餐餐次总人数 × 晚餐餐次比。当不同餐次就餐人数不同时，计算折合人日数。折合人日数 = 调查期间各餐用餐人数之和 × 该餐进餐系数。

3 月 20 日各餐就餐人次如表 4-28 所示，按照表 4-29 的就餐系数，计算出折合人日数：

3 岁组（男）的折合人日数 =66 × 20% + 66 × 10% + 53 × 30% + 53 × 10% =41 人日。总折合人日数 = 各年龄组男幼儿的人日数总和 + 各年龄组女幼儿的人日数总和。

表 4-28　膳食调查就餐人数登记表

时间	餐次	就餐人次	3 岁组	4 岁组	5 岁组	6 岁组	合计
2023-3-20	早餐	男	66	71	66	70	273
		女	60	59	70	78	267
	早点	男	66	71	66	70	273
		女	60	59	70	78	267
	午餐	男	53	59	66	70	248
		女	53	55	70	78	256
	午点	男	53	59	66	70	248
		女	53	55	70	78	256

表 4-29　就餐系数

餐次	供能比
早餐	20%
早点	10%
午餐	30%
午点	10%
在园全天合计	70%

表 4-30　各年龄、性别儿童折合人日数

	3 岁组	4 岁组	5 岁组	合计
男	41	45	46	132
女	39	40	49	128
总折合人日数				260

第三步　根据食谱提前准备：膳食调查食物称重记录表（表 4-31），由厨房工作人员和保健人员负责填写。食材的生重是在食材捡摘后、清洗前进行称重，记录为生食总量。食材烹调后对熟食称重，煲汤将不可食部分除去后再称重，记录为熟食总量。生熟系数 = 生食物重量 ÷ 熟食物重量。

准确称量食材的重量，是实施膳食调查的关键步骤。首先需要掌握关于食物重量的几个概念。

市品，指的是从市场采购回来的食材（未经过捡摘和去皮去骨），市品的重量为毛重，如下图（左）所示的鲜虾的毛重为 192.5 克。可食部是指市品去掉不可食部分后，剩余的可食用部分。可食部的生重，是指食材去掉不可食的部分（如骨头）后生材料的重量，如下图（中）所示，虾的可食部生重为 94 克。食材在烹调后重量会发生变化。熟重，是指食物在烹调后的重量，如下图（右）所示，在烹调后，虾的熟重为 85.5 克。生熟比（生熟系数）= 生食的重量 ÷ 熟食的重量，如下图中虾的生熟比为 94÷85.5=1.1。生熟比一般是指可食部食材的重量生重与熟重的比值。

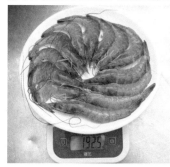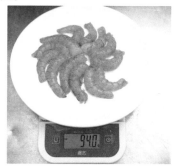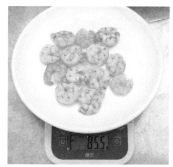

实际分得熟食量是指分给各个班级儿童食用的重量。儿童就餐结束后，按照菜品，分别收集剩余食物后称重。

实际熟食进食量 = 实际分得熟食量 − 剩余量。

实际生食物消耗量 = 实际熟食进食量 × 生熟系数。

扫码观看"称重法膳食调查食材称重"操作视频

表 4-31　膳食调查食材称重记录表（示例）

日期	餐别	菜品名称	食材名称	生食*（可食部）(kg)	生食*（可食部）总量 (kg)	熟食总量 (kg)	生熟比	实际分得熟食量 (kg)	剩余量 (kg)	实际熟食进食量（kg）	实际生食消耗量（kg）
2023-3-21	早餐	南瓜枸杞子瘦肉粥	南瓜	2.3	13.8	115.0	0.12	115.0	3.0	112.0	2.24
			枸杞子	0.5							0.48
			大米	7.5							7.3
			瘦肉	3.5							3.4
		叉烧包	面粉	10.0	16.5	24.6	0.67	24.6	3.0	21.6	8.77
			瘦肉	6.5							5.7
	早点	水果拼盘	梨	5.0	5.0	5.0	1.0	5.0	0	5.0	5.0
			草莓	5.0	5.0	5.0	1.0	5.0		5.0	5.0
		纯牛奶	牛奶	10.0	10.0	10.0	1.0	10.0	0	10.0	10.0
	午餐	米饭	大米	14.0	14.0	35.0	0.4	35.0	1.0	34.0	13.6
		清蒸鱼丸	姜	0.5	9.0	10.71	0.84	10.71	1.5	9.21	0.43
			鱼丸	8.5							7.3
		番茄牛肉烩鸡蛋	番茄	8.0	16.8	16.3	1.03	16.3	1.0	15.3	7.5
			牛肉	3.8							3.56
			鸡蛋	5.0							4.69
		蒸娃娃菜	娃娃菜	8.0	8.0	6.4	1.25	6.4	0	6.4	8
		椰子煲鸡汤	椰子	2.0	8.0	8.0	1.0	8.0	7.0	1.0	0.25
			鸡	5.0							0.63
			水	1.0							0.12
	午点	酸奶	酸奶	5.0	5.0	5.0	1.0	5.0	0	5.0	5.0
		马拉糕	马拉糕	8.0	8.0	8.0	1.0	8.0	0	8.0	8.0
		调味品	油								0.3
			盐								0.5

* 对于烹调前不能剔除骨头的食材，记录食材的毛重。

第四步　　（一）计算实际生食的消耗量

根据表 4-31 可以获取膳食调查日，园所内全体儿童一日就餐消耗的生食物重量。

1. 对于单一的食物的菜品，如米饭，生熟比 0.4，实际熟食进食量 34kg，计算实际生食消耗量 = 34kg × 0.4 = 13.6kg。

2. 对于混合食物的菜品，如早餐的南瓜枸杞瘦肉粥，生熟比 0.12，实际熟食进食量 112kg，计算实际生食消耗量 = 112kg × 0.12 = 13.44kg。再根据南瓜枸杞粥中各材料的配比，计算出各个材料消耗的生重，消耗南瓜的生重 = 13.44kg × （2.3 ÷ 13.8）= 2.24 kg。其他生料的重量用同样的方式计算。

3. 对于生熟比等于 1 的食物，如水果，实际进食量即实际消耗的生食物的量。

4. 对于调味品，在烹调前后称重，消耗的量直接记录为实际生食物消耗量。

（二）计算每人日平均食物摄入量、每人日平均营养素摄取量

对各食材进行归类合计，如大米总消耗 7.3kg+13.6kg=20.9kg。总折合人日数 260 人，每人日平均食物摄入量 ＝ 食材的总消耗生重总量 / 总折合人日数，即 20.9 ÷ 260 ＝ 0.08kg。

根据食物成分表，计算出每人日平均营养素摄入量。如计算大米的蛋白质含量，先查食物成分表得知每 100g 大米含蛋白质 7.4g，因此 0.08kg 大米中含蛋白质即可以算出是 5.92g（0.08×1000÷100×7.4）。将每人日全部食物提供的各类营养素合计，得到每人日各营养素的摄入量，如表 4-32 所示。

表 4-32　每人日各营养素的摄入量

食物名称	进餐总量	每人日平均食物摄入量	热量	蛋白质	脂肪	碳水化物	钙	铁
	(kg)	(kg)	(kcal)	(g)	(g)	(g)	(mg)	(mg)
大米	20.9	0.08		5.92				
南瓜	2.24	0.009						
瘦肉	9.1	0.035						
面粉	8.77	0.034						
梨	5.0	0.019						
草莓	5.0	0.019						
牛乳	10.0	0.038						

（三）计算平均营养供给标准（应供给标准平均量）

托育 / 托幼机构的膳食调查不是按性别、年龄分组开展，而是以全园儿童为单位进行膳食评价，由于性别、年龄交叉重复，无法直接同 "DRIs" 对比分析，此时必须计算 "平均营养素供给标准" 或 "应供给标准平均量"，其计算方法如下：

$$平均营养素供给标准 = \frac{\Sigma（不同性别各年龄组人日数 \times 该组 DRIs 标准）}{总人日数} \times 100\%$$

扫码观看 "称重法膳食调查计算分析与膳食
评价方法" 操作视频

膳食调查结果评价。

（一）热能和营养素摄入量的评价

将膳食调查所得的平均每人日热能和营养素摄入量与平均供给量标准相比较，看其满足程度，其计算方法如下：

摄入量对供给量的满足程度（%）=（摄入量/供给量标准）× 100%

按照表 4-33 对能量和其他营养的摄入量进行评价。

表 4-33　营养素摄入量评价表

营养素	膳食摄入评价			
	充裕	正常	不足	低下
能量	>100%	>90%	80~90%	<80%
蛋白质	>100%	>80%	70~80%	<70%
其他营养素	>100%	>80%	60~80%	<60%
意义	营养良好，偶可过剩	发生营养缺乏的概率很低	体内贮存下降，偶可发生营养缺乏	常发生营养缺乏

（二）宏量营养素的供能比

计算蛋白质、脂肪和碳水化合物供给的热能占总热能的百分比，再与合理的热能营养素来源分配相比较，根据 DRIs（2023 年）学龄前儿童膳食宏量营养素合理分配为：蛋白质供给的热能占总热能的 8%~20%，脂肪占 20%~30%，碳水化合物占 50%~65%。

蛋白质供能比：蛋白质摄入量 (g) × 4/ 总能量摄入量 × 100%

碳水化合物供能比：碳水化合物摄入量 (g) × 4/ 总能量摄入量 × 100%

脂肪供能比：脂肪摄入量 (g) × 9/ 总能量摄入量 × 100%

（三）一日各餐的热量分配

各餐热量占全天摄入热量的比例 = 某餐热量/全天供给热量 × 100%。一般幼儿各餐热量分配标准：早餐占 30%（含上午加餐），午餐占 30%，午点占 10%，晚餐（含晚点）占 30%。

$$各餐热量占全天摄入热量的比例 = \frac{某餐热量}{全天摄入总热量} \times 100\%$$

（四）优质蛋白质占比

膳食中蛋白质因食物来源不同，其营养价值差别很大，动物性食物和大豆来源的蛋白质在人体内的吸收率高，属于优质蛋白质。生长发育期的儿童，每日膳食蛋白质摄入中优质蛋白质占总蛋白质摄入的 50% 以上为宜。

$$\text{优质蛋白质占总蛋白质的比例} = \frac{\text{动物性食物提供的蛋白质之和} + \text{大豆及豆制品提供的蛋白质之和}}{\text{膳食摄入的蛋白质}} \times 100\%$$

由保健人员将上述指标填写在表 4-34《广州市托育／托幼机构膳食调查统计营养调查结果综合表》中并进行营养分析，将膳食调查结果提交给膳食委员会，共同制订食谱改善措施。

表 4-34　广州市托育／托幼机构膳食调查统计营养调查结果综合表

单位					年　月					制表单位：广州市卫生局		
调查日期	项目	蛋白质 (g)	脂肪 (g)	碳水化合物 (g)	热量 (kcal)	钙 (mg)	铁 (mg)	胡萝卜素 (ug)	维生素 A (ug)	硫胺素 (mg)	核黄素 (mg)	抗坏血酸 (umol/L)
2012-5-11 至 2012-5-14	应供给量	37.77	35.22	170.26	1122.86	566.81	9.00	476.63	433.36	0.51	0.51	50.83
	实际摄入量	31.41	22.51	114.05	779.66	121.89	9.91	521.20	434.51	0.53	0.30	22.98
	摄入量占应供给量比重	83.16%	63.92%	66.99%	69.44%	21.5%	110.11%	109.35%	100.27%	103.92%	58.12%	45.21%
备注	◆在园所进食早餐、早点、午餐、午点总热量占应供给量的 70% ◆在园所进食早餐、早点、午餐午、午点、晚餐的总热量至少占应供给量的 90%											

三大营养素热量分布

	蛋白质	脂肪	碳水化合物
摄入量 (kcal)	151.08	316.98	681.04
占总摄入量比重	13.15%	27.59%	59.27%
备　　注	◆分布：蛋白质 8%~20%、脂肪 20%~30%、碳水化合物		

（续表）

蛋白质来源分布

	动物性食物	豆类	其他植物性食物
摄入量（g）	16.84	3.63	17.3
占总摄入量比重	44.59%	9.61%	45.80%

◆优质蛋白（动物蛋白，豆类）占蛋白总摄入量的 50% 以上

各餐次热量分配比例分布

注：三餐热量分配标准：早餐 20~25% 早点 5~10% 午餐 30% 午点 10% 晚餐 30%

一日几餐的热量分配		
餐别	热量摄入量 (kcal)	占整天摄入总热量比重
早餐	482.62	29.4%
午餐	492.13	30.0%
午点	174.35	10.6%

调查人：　　　　　　　　计算单位：

第六步　　对所展示的膳食调查结果作分析和评价，提出后续食谱改进意见。

1. 由主管领导、保教主任、后勤主任、班级老师、保育老师、保健人员、炊事员组成幼儿园膳食委员会，每月召开一次膳委会，听取和收集膳委会成员的意见和建议，改善和提高幼儿和职工膳食。

2. 由各年级家委会成员组成家委膳食委员会，接受家委成员监督，听取和收集家委成员的意见和建议，致力于改善幼儿膳食。

第三节 托育/托幼机构集体食堂食品卫生管理

基础知识

场所要求

布局

应按食品原料进入、储存、原料处理、半成品加工、成品供应的流程合理布局，并形成生进熟出的单一流向。食品处理区应当设置在室内，原材料通道、成品通道、员工通道、餐用具回收通道、消毒后餐用具通道、餐厨废弃物出口应分开设置，防止食品在存放、运输、操作过程中产生交叉污染。无法分设的，应在不同的时段分别运送原料、成品、使用后的餐用具，或者将运送的成品加以无污染覆盖。清洁操作区、准清洁操作区、一般操作区宜通过地面材质或颜色不同进行区分。

其中，托育机构的配餐区、清洁区、储藏区的最小使用面积分别是 $6m^2$、$6m^2$、$4m^2$。乳儿班和托小班的配餐区应独立设置，备餐区域有流动水洗手设施、操作台、调配设施、奶瓶架，配备奶瓶清洗、消毒工具，配备奶瓶、奶嘴专用消毒设备，配备乳类储存、加热设备。乳儿班和托小班宜设喂奶室，使用面积不宜小于 $10m^2$，并要临近婴幼儿生活空间，设置开向疏散走道的门，设尿布台、洗手池，设成人厕所。

建筑

地面应用无毒、无异味、不透水、不易积垢、耐腐蚀、防滑、防水的材料铺设，墙壁应用无毒、无异味、不透水、防霉、不易脱落、易于清洁的材料涂覆或铺设，其中托育/托幼机构的儿童活动区地面应设计暖性、软质面层，距地1.20m以下的墙面应设计软质面层。天花板应用无毒、无异味、不吸水、防霉、不易脱落、易清洁、耐高温、耐腐蚀的材料铺设，应距离地面2.5 m以上。备餐间的门应能自动关闭，窗户为封闭式（用于传递食品的除外）。运送食品的窗口应专用、可开闭，大小可以运送食品的容器为标准进行设计。

设施设备

1.供排水设施。食品加工制作用水的管道系统应引自生活饮用水主管道，与非饮用水（如冷却水、污水或废水等）的管道系统完全分离。排水设施应通畅，便于清洁、维护。排水的流向宜由高清洁操作区流向低清洁操作区，并能防止污水逆流。

2. 清洗、消毒、保洁设施。清洗、消毒、保洁设施设备应放置在专用区域，容量和数量应能满足加工制作和供餐需要。食品加工用具的清洗水池应与食品原料、清洁用具的清洗水池分开。各类水池应使用不透水材料（如不锈钢、陶瓷等）制成，不易积垢，易于清洁，并用明显标识标明其用途。

3. 个人卫生设施。食品处理区应配备足够数量的洗手设施，就餐区宜应配洗手设施，备餐间等食品处理区应应配专用洗手设施。水龙头宜采用脚踏式、肘动式、感应式等非手触动式开关。洗手设施附近配备洗手液（皂）、消毒液、擦手纸、干手器等。从业人员专用洗手设施附近应有洗手方法标识。

4. 通风排烟设施。产生油烟的设备上方应设置机械排风及油烟过滤装置，过滤器便于清洁、更换。产生大量蒸汽的设备上方应设置机械排风排汽装置，并做好凝结水的引泄。

5. 库房及冷冻（藏）设施。冷冻柜、冷藏柜有明显的区分标识。冷冻、冷藏柜（库）设可正确显示内部温度的温度计，宜设置外显式温度计。同一库房内贮存不同类别食品和非食品（如食品包装材料等），应分设存放区域，不同区域有明显的区分标识。

原 料 管 理 要 求

采购

食堂采购食品及原料应当遵循安全、健康、符合营养需要的原则。宜实行大宗食品公开招标、集中定点采购制度，签订采购合同时应当明确供货者食品安全责任和义务，保证食品安全。采购食品应当做好食品采购验收和登记，建立食品进货台账，确保食品可追溯。

托育 / 托幼机构禁止采购、使用以下食品、食品添加剂、食品相关产品。

1. 超过保质期的食品、食品添加剂。

2. 腐败变质、油脂酸败、霉变生虫、污秽不洁、混有异物、掺假掺杂或者感官形状异常的食品和食品添加剂。

3. 未按规定进行检疫或者检疫不合格的肉类、未经检验或者检验不合格的肉类制品。

4. 不符合食品安全标准的食品原料、食品添加剂以及消毒剂、洗涤剂等食品相关产品。

除此以外，托育 / 托幼机构要特别注意：不得采购、贮存、使用亚硝酸盐（包括亚硝酸钠、亚硝酸钾）；不得制售冷荤类食品、生食类食品、裱花蛋糕等高风险食物；禁止采购、使用和销售含铝膨松剂、人工着色剂以及含铝的面制品、含人工着色剂的肉制品和调味品；不得采购没有完整标识的散装油等其他散装食品。

进货查验

进货查验包括随货证明文件查验、外观查验、温度查验。

（一）随货证明文件查验

1. 从食品生产者采购食品的，查验其食品生产许可证和产品合格证明文件等；采购食品添加剂、食品相关产品的，查验其营业执照和产品合格证明文件等。

2. 从食品销售者（如商场、超市、便利店等）采购食品的，查验其食品经营许可证等；采购食品添加剂、食品相关产品的，查验其营业执照等。

3. 从食用农产品个体生产者直接采购食用农产品的，查验其有效身份证明。

4. 从食用农产品生产企业和农民专业合作经济组织采购食用农产品的，查验其社会信用代码和产品合格证明文件。

5. 从集中交易市场采购食用农产品的，索取并留存市场管理部门或经营者加盖公章（或负责人签字）的购货凭证。

6. 采购畜禽肉类的，还应查验动物产品检疫合格证明；采购猪肉的，还应查验肉品品质检验合格证明。

7. 实行统一配送经营方式的，可由企业总部统一查验供货者的相关资质证明及产品合格证明文件，留存每笔购物或送货凭证。

（二）外观查验

1. 具有正常的感官形状，无腐败、变质、污染等现象。

2. 预包装食品应包装完整、清洁、无破损，内容物与产品标识应一致。

3. 标签标识完整、清晰，载明的事项应符合食品安全标准和要求。

4. 食品在保质期内。

5. 冷冻食品无解冻后再次冷冻的情形。

（三）温度查验

冷藏食品表面温度与标签标识的储存温度要求不得超过 +3℃，冷冻食品表面温度不宜高于 − 9℃。

台账要求

入库原料应填写登记表，如实登记食品名称、规格、数量、生产日期或生产批号、保质期、进货日期以及供货者名称、地址、联系方式、合格证明、验收人、储存条件等内容。按照进货时间顺序将产品检验或检疫合格证明、购物凭证及其他有关食品安全证明一并粘贴于登记表后，并保存备查。台账记录应字迹清晰工整，票据真实。进货查验记录和相关凭证保存期限不得少于产品保质期满后六个月；没有明确保质期的，保存期限不得少于二年。食用农产品的记录和凭证保存期限不得少于六个月。具体要求可参考下文食物入库验收流程图。

贮存

食品原料、食品添加剂使用应遵循先进先出原则，及时清理和销毁变质和过期的食品原料和食品添加剂。食品和非食品（不会导致食品污染的食品容器、包装材料、工具等物品除外）库房应分开设置。同一库房内贮存不同类别食品和物品的，应区分存放区域，各区域应有明显标识。库房内应设置足够数量的存放架（柜），其结构和位置应使贮存的食品和物品距离墙壁、地面均在 0.1m 以上。

食品加工过程管理

厨房操作流程可参考下文厨房操作流程图。

原材料清洗、切配、加工

检查待加工食品，如有腐败变质或其他感官形状异常，不应加工和使用。食品原料在加工前应清洗，动物性食品原料、植物性食品原料、水产品原料应分池清洗，禽蛋类食品在使用前应清洗外壳，必要时进行消毒。生熟食品的加工工具及容器应分开使用，并予以明显标志。切配好的半成品应与原料分开存放，并根据性质分类存放。按照加工操作规程，在规定时间内使用。易腐烂变质食品应尽量缩短在常温下的存放时间，加工后应及时使用或冷藏。

禁止加工变质、有毒、不洁、超过保质期的食物。禁止提供隔夜剩饭菜，不使用腊肉、咸菜等腌制食品。接触食品的容器和工具不得直接放置在地面上或者接触不洁物。具体流程详见下文原料的使用规范工作流程图。关于蔬菜清洗流程详见下文蔬菜清洗流程图。

烹饪

烹饪食品的温度和时间应能保证食品安全。需要烧熟煮透的食品，加工制作时食品的中心温度应达到 70℃以上。宜采用有效的设备或方法，避免或减少食品在烹饪过程中产生有害物质。

烹饪后的食品应在备餐间暂存。烹饪后至食用时间超过 2 小时的，应当在高于 60℃或低于 8℃的条件下存放。

备餐

烹调好的食品应在备餐间存放。备餐间使用前，应开启紫外线消毒灯消毒 30 min 以上。烧熟后食品中心温度保持在 60 ℃以上（热藏）的，其食用时限为烧熟后 4 h。

分餐

分餐应在专间内进行，专间有明显标识，在显著位置公示人员操作规范。分餐间内应配备空气消毒设施，使用前应对空气和操作台进行消毒。分餐间应配备独立空调。分餐间使用专用的工具、容器、设备，使用前后应及时进行清洗消毒并保持清洁。

婴幼儿膳食应有专人负责，班级配餐由专人配制分发，工作人员与婴幼儿膳食要严格分开。

送餐

加工制作好的成品宜当餐供应，如在烹饪后至食用前存放时间超过 2h，应在高于 60℃或低于 8℃的条件下存放，且冷藏时间不得超过 24h。未发生感官形状变化的，食用前应进行再加热。再加热时应当将食品的中心温度迅速加热至 70℃以上。

供餐过程中，应对食品采取有效防护措施，避免食品受到污染。使用传递设施（如升降笼、食梯、滑道等）的，应保持传递设施清洁。应使用清洁的托盘等工具，避免从业人员的手部直接接触食品（预包装食品除外）。

食品处理区应与幼儿的就餐区在同一区域内，防止直接入口的成品在不同区域远距离配送过程中产生不必要的污染。幼儿的上课区域和就餐区域应分开，并且定期对就餐区域进行消毒，防止发生污染。环境不支持的机构，应保证在给就餐区域消毒后，再为幼儿提供各种食品。

留样

食堂提供的每餐次食品成品应当留样，食品留样按品种分别盛放于清洁消毒后的不锈钢密闭容器内，在专用冷藏设备内 5℃左右冷藏保存 48 小时以上。加工制作的每种食品留样量不得少于 125 g。记录留样食品名称、留样量、留样时间、留样人等信息如表 4-35。

表 4-35　食品留样记录表（示例）

序号	留样食品名称	留样时间（×月×日×时×分）	留样量（g）	保存条件	留样保存至（×月×日×时×分）	订餐单位	送餐时间	留样人

餐用具清洗消毒

餐用具使用后应及时洗净，餐饮具、盛放或接触直接入口食品的容器和工具使用前应消毒。应配置专用餐用器具消毒柜，其结构应密闭并易于清洁。柜内不得存放食物和杂物。定期检查消毒设备、设施是否处于正常工作状态。宜采用热力消毒等物理方法消毒，因材料、大小等原因无法采用的除外。消毒后的餐饮具、盛放或接触直接入口食品的容器和工具，应定位存放在专用的密闭保洁设施内，保持清洁（详见下文餐具清洁消毒流程图）。

配餐单位供餐

因场地限制未能设置厨房的机构，应选择符合资质的集体用餐配送单位进行供餐，应选持有食品经营许可证，具备集体用餐配送资质，且达到食品安全量化等级 A 级的集体用餐配送单位进行供餐。应对供餐单位的食品安全状况、供餐能力、运输车辆等进行实地考察，并按照要求对订购的食品进行查验。供餐单位运送食品的车辆应配备符合条件的加热保温设备或装置，确保食品在运输过程中中心温度保持在 60℃以上，且食品从制作完成到食用时间间隔不超过 4 小时。设备餐间存放已配送到的餐食，食用应前进行空气消毒，并做好配餐送达的时间及温度等相关记录。

对于集体用餐配送单位配送的食品，应检查是否在包装、容器或者配送箱上标注集体用餐配送单位信息、加工时间和食用时限，冷藏保存的食品还应标注保存条件和食用方法，并按要求做好食品留样和相关记录工作。供餐单位提供的食物品种和数量应满足不同年龄段的婴幼儿的膳食营养需求。

不得订购生食类、冷食类（水果除外）和裱花蛋糕等高风险食品。

建立保存供餐单位相关的资质证明、检验合格报告、供餐信息等的档案记录。

人 员 管 理

健康管理

从事接触直接入口食品工作（清洁操作区内的加工制作及切菜、配菜、烹饪、传菜、餐饮具清洗消毒）的人员应取得健康证明后再上岗，并每年进行健康检查并取得健康证明。食品安全管理人员应每天对从业人员上岗前的健康状况进行检查。有发热、腹泻、咽部炎症等病症及皮肤有伤口或感染的从业人员，应主动向食品安全管理人员报告，暂停从事接触直接入口食品的工作，待查明病因并将有碍食品安全的疾病治愈后方可重新上岗。

患有霍乱、细菌性和阿米巴性痢疾、伤寒和副伤寒、病毒性肝炎（甲型和戊型）、活动性肺结核、化脓性或者渗出性皮肤病等有碍食品安全疾病的人员，不得从事接触直接入口食品的工作。

人员卫生

从业人员工作时，应穿清洁的工作服，不得留长指甲、涂指甲油，不得披散头发，佩戴的手表、手镯、手链、手串、戒指、耳环等饰物不得外露。食品处理区内的从业人员不宜化浓妆，应戴清洁的工作帽，工作帽应能将头发全部遮盖住。专间和专用操作场所内的从业人员，工作时应佩戴清洁的口罩、工作帽。

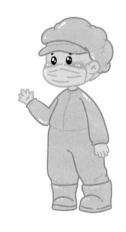

从业人员着装要求示意图

手部清洁。从业人员在加工制作食品前，应洗净手部。加工制作过程中，应保持手部清洁。出现下列情形时，应重新洗净手部：加工制作不同存在形式的食品前；清理环境卫生、接触化学物品或不洁物品（如落地的食品、受到污染的工具容器和设备、餐厨废弃物、钱币、手机等）后；咳嗽、打喷嚏及擤鼻涕后；使用卫生间、用餐、饮水、吸烟等可能污染手部的活动后；加工制作不同类型的食品原料前。

手部消毒。从事接触直接入口食品工作的从业人员，加工制作食品前应洗净手部并进行手部消毒。接触非直接入口食品后，触摸头发、耳朵、鼻子、面部、口腔或身体其他部位后，应重新洗净手部并消毒。

🔗 相关链接

标准的手部消毒方法：消毒手部前应先洗净手部，然后参照以下方法消毒。方法一：将洗净后的双手在消毒剂水溶液中浸泡 20~30 秒，用自来水将双手冲净。方法二：取适量的乙醇类速干手消毒剂于掌心，按照清洗手部的标准方法充分搓擦双手 20~30 秒，搓擦时保证手消毒剂完全覆盖双手皮肤，直至干燥。

食品安全管理人员配备

食堂应设立食品安全管理机构，配备专职或兼职的食品安全管理人员，用餐人数 300人以上的托育/托幼机构食堂要设立食品安全总监，负责制订食堂管理人员、从业人员岗位工作职责。食品安全管理人员及从业人员上岗前应当参加食品安全法律法规和婴幼儿营养等专业知识培训。

食 品 安 全 事 故 处 置

食堂应当建立食品安全应急管理和突发事故报告制度，制订食品安全事故处置应急预案，内容应包括食品安全事故处置领导小组和部门，明确各部门在应急处置中的具体职责并根据实际情况，机构应每学期至少组织开展一次食品安全事故应急演练。

发生集中用餐食品安全事故或者疑似食品安全事故时，应当立即采取措施防止事故扩大（详见下文食物中毒处理流程图）。

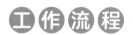

工 作 流 程

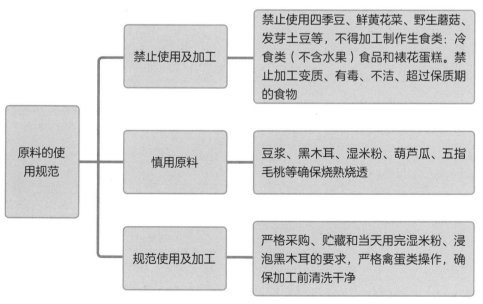

原料的使用规范工作流程图

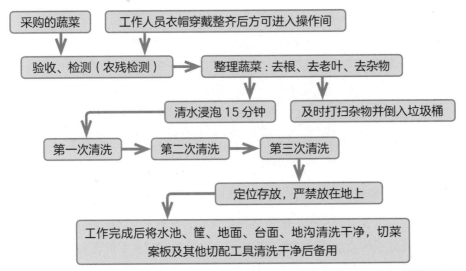

蔬菜清洗流程图

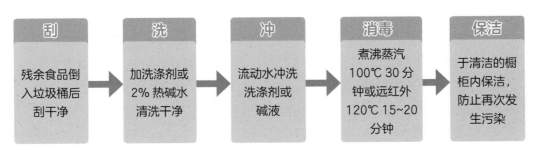

餐具清洁消毒流程图

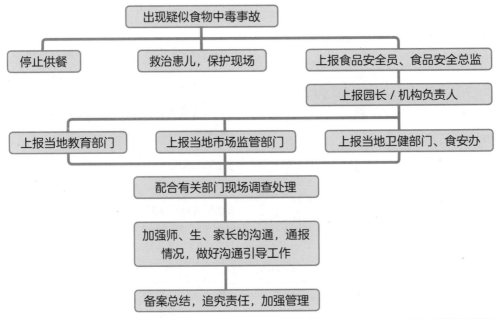

食物中毒处理流程图

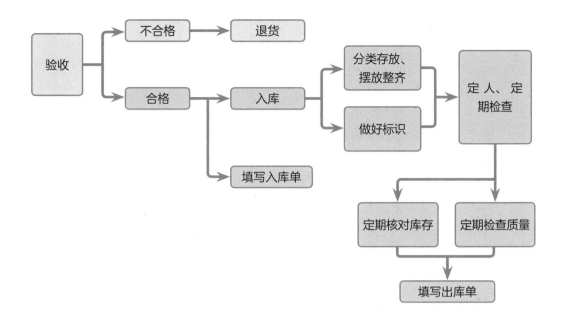

食物入库验收流程图

操作示范

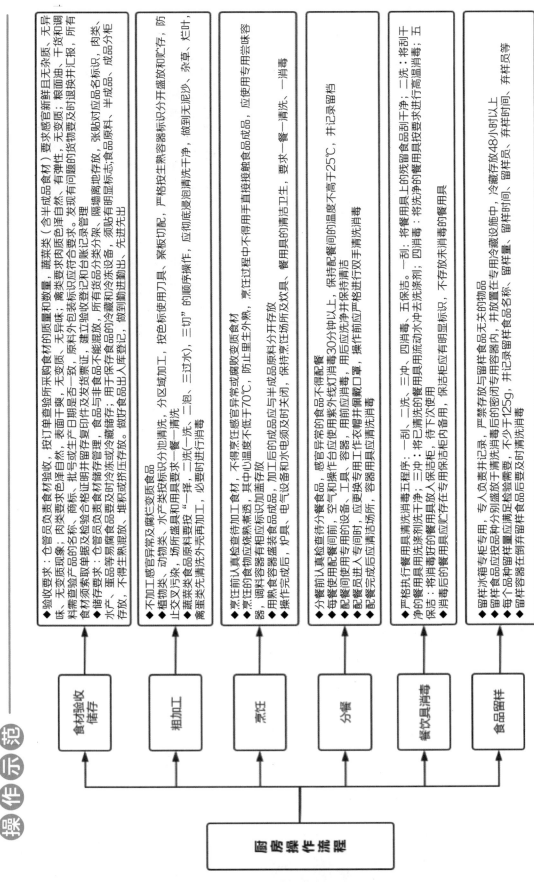

食材验收储存

◆验收要求：仓管员负责食材验收，按订单审查验收所采购食材的质量和数量，无变质现象；肉类要求色泽自然，表面干爽，无异味；禽类要求肉质有弹性，有异味；粮面油、干货和调料需查验产品的名称、商标、批号或生产产日期是否一致，原料外包装标识应符合要求。发现有问题的货物要及时退换并台账记。食材须索取检验合格证明并首印件及发货票证，建立验收登记和台账管理

◆储存要求：仓管员负责食材储存管理，所有货品分类、张贴对应品名标识，隔墙离地存放，须贴有明显标志；食品原料、半成品、成品分柜存放；水产、禽蛋等易腐食品应及时冷冻或冷藏存储，用于保存食品的冷冻和冷藏设备，须贴有明显标志；堆积或积压存放。做到食品出入库登记，先进先出

粗加工

◆不加工感官异常及腐烂变质食品

◆植物类、动物类、水产类按标识分池清洗，分区域加工，按色标使用刀具、案板切配，严格按生熟器标识分开盛放和贮存，防止交叉污染，场所盛具和用具要求一餐一清洗

◆蔬菜类食品原料要按"一浸、二泡、三过水"的顺序操作，应彻底浸泡清洗干净，做到无泥沙、无杂物、杂草、烂叶，禽蛋类先清洗外壳再加工，必要时进行消毒

烹饪

◆烹饪前认真检查待加工食材，不得烹饪感官异常或腐败变质食材

◆烹饪的食物应烧熟煮透，其中心温度不低于70℃，防止里生外熟，加工后的成品应与半成品原料分开存放

◆用熟食容器盛装食品成品，调料容器有相应标识加盖存放，保持烹饪场所反及灶间清洁卫生，烹饪过程中不得用手直接接触食品成品，应使用专用尝味容器

◆操作完成后，电气设备和水电须及时切闭，餐用具一餐一清洗，一消毒

分餐

◆分餐前认真检查待分餐食品，感官异常的食品不得配餐

◆每餐使用配餐专用的设备、工具、容器，用前应消毒，用后应清洗并保持保洁

◆配餐间使用专人专间时，应更换专用工作衣帽并佩戴口罩，操作前应严格进行双手清洗消毒

◆配餐员进入专间前，空气和操作台应使用紫外线灯消毒30分钟以上，保持配餐间的温度不高于25℃，并记录留档

◆配餐完成后应清洁场所，容器用具应清洗消毒

餐饮具消毒

◆严格执行餐用具清洗消毒五程序：一刮、二洗、三冲、四消毒、五保洁。一刮：将餐用具上的残留食品刮干净；二洗：将已清洗净的餐用具用流动水去洗涤剂；三冲：将餐用具用流动水冲净；四消毒：将洗净的餐用具按要求进行高温消毒；五保洁：消毒后的餐用具应存放在专用保洁柜内备用，不存放未消毒的餐用具

◆消毒好的餐用具应放入保洁柜，保洁柜应有明显标志，保洁柜应定期清洗消毒

食品留样

◆留样冰箱专柜专用，专人负责并记录，严禁存放与留样食品无关的物品

◆留样食品应按品种分别盛放于清洁消毒后的密闭专用容器内，并放置在专用冷藏设施中，冷藏存放48小时以上

◆每个品种留样量应满足检验需要，不少于125g，并记录留样食品名称、留样量、留样时间、弃样员

◆留样容器在到弃留样食品后要及时清洗及消毒

厨房操作流程

附表 《中国居民膳食营养素参考摄入量（2023版）》

附表1　中国居民膳食能量需要量（EER）、
宏量营养素可接受范围（AMDR）、蛋白质推荐摄入量（RNI）

人群	EER/（kcal·d⁻¹）*		AMDR				RNI	
	男	女	总碳水化合物/%E	添加糖/%E	总脂肪/%E	饱和脂肪酸 U-AMDR/%E	蛋白质/（g·d⁻¹）*	
							男	女
0~6月	90kcal/（kg·d）	90kcal/（kg·d）	—	—	48(AI)	—	9 (AI)	9 (AI)
7~12月	80kcal/（kg·d）	80kcal/（kg·d）	—	—	40(AI)	—	20	20
1岁	900	800	50~65	—	35(AI)	—	25	25
2岁	1100	1000	50~65	—	35(AI)	—	25	25
3岁	1250	1200	50~65	—	35(AI)	—	30	30
4岁	1300	1250	50~65	< 10	20~30	< 8	30	30
5岁	1400	1300	50~65	< 10	20~30	< 8	30	30
6岁	1400	1250	50~65	< 10	20~30	< 8	35	35
7岁	1500	1350	50~65	< 10	20~30	< 8	40	40
8岁	1650	1450	50~65	< 10	20~30	< 8	40	40
9岁	1750	1550	50~65	< 10	20~30	< 8	45	45
10岁	1800	1650	50~65	< 10	20~30	< 8	50	50
11岁	2050	1800	50~65	< 10	20~30	< 8	60	55
14~17岁	2500	2000	50~65	< 10	20~30	< 8	75	60

附表 2 中国居民膳食矿物质推荐摄入量（RNI）或适宜摄入量（AI）

人群	钙/(mg·d⁻¹) RNI	磷/(mg·d⁻¹) RNI	钾/(mg·d⁻¹) AI	钠/(mg·d⁻¹) AI	镁/(mg·d⁻¹) RNI	氯/(mg·d⁻¹) AI	铁/(mg·d⁻¹) RNI 男	铁/(mg·d⁻¹) RNI 女	碘/(mg·d⁻¹) RNI	锌/(mg·d⁻¹) RNI 男	锌/(mg·d⁻¹) RNI 女	硒/(mg·d⁻¹) RNI	铜/(mg·d⁻¹) RNI	氟/(mg·d⁻¹) AI	铬/(mg·d⁻¹) AI	锰/(mg·d⁻¹) AI	钼/(mg·d⁻¹) RNI
0 岁~	200（AI）	100（AI）	350	170	20（AI）	260	0.3（AI）	0.3（AI）	85（AI）	2.0（AI）	2.0（AI）	15（AI）	0.3（AI）	0.01	0.2	0.01	2（AI）
0.5 岁~	250（AI）	180（AI）	550	350	65（AI）	550	10	10	115（AI）	3.5	3.5	20（AI）	0.3（AI）	0.23	4.0	0.7	15（AI）
1 岁~	600	300	900	700	140	1100	9	9	90	4.0	4.0	25	0.3	0.6	15	1.5	40
4 岁~	800	350	1200	900	160	1400	10	10	90	5.5	5.5	30	0.4	0.7	20	2.0	50
7 岁~	1000	470	1500	1200	220	1900	13	13	90	7.0	7.0	40	0.5	1.0	25	3.0	65
11 岁~	1200	640	1900	1400	300	2200	15	18	110	10	9.0	55	0.7	1.3	30	4.0	90
14 岁~	1000	710	2200	1600	320	2500	16	18	120	11.5	8.5	60	0.8	1.5	35	4.5	100
18 岁~	800	720	2000	1500	330	2300	12	20	120	12.5	7.5	60	0.8	1.5	30	4.5	100

附表 3 中国居民膳食维生素推荐摄入量（RNI）或适宜摄入量（AI）

人群	维生素A/(μgRAE·d⁻¹) RNI 男	维生素A 女	维生素D/(μg·d⁻¹) RNI	维生素E/(mg·d⁻¹) AI	维生素K/(mg·d⁻¹) AI	维生素B₁/(mg·d⁻¹) RNI 男	维生素B₁ 女	维生素B₂/(mg·d⁻¹) RNI 男	维生素B₂ 女	维生素B₆/(mg·d⁻¹) RNI	维生素B₁₂/(μg·d⁻¹) RNI	泛酸/(mg·d⁻¹) RNI	叶酸/(μgNE·d⁻¹) RNI	烟酸/(mgNE·d⁻¹) RNI 男	烟酸 女	胆碱/(mg·d⁻¹) AI 男	胆碱 女	生物素/(μg·d⁻¹) AI	维生素C/(mg·d⁻¹) AI
0岁~	300（AI）		10（AI）	3	2	0.1（AI）		0.4（AI）		0.2（AI）	0.3（AI）	1.7	65（AI）	2（AI）		120		5	40（AI）
0.5岁~	350（AI）		10（AI）	4	10	0.3（AI）		0.5（AI）		0.4（AI）	0.6（AI）	1.9	100（AI）	3（AI）		150		9	40（AI）
1岁~	310		10	6	30	0.6		0.6		0.6	1.0	2.1	160	6		200		17	40
4岁~	360		10	7	40	0.8		0.7		0.7	1.2	2.5	190	8		250		20	50
7岁~	500		10	9	50	1.0		1.0		1.0	1.6	3.5	250	11	10	300		25	65
11岁~	670	630	10	12	70	1.3	1.1	1.3	1.1	1.3	2.1	4.5	350	14	12	400		35	90
14岁~	820	630	10	14	75	1.6	1.3	1.5	1.2	1.4	2.4	5.0	400	16	13	500	400	40	100
18岁~	800	700	10	14	80	1.4	1.2	1.4	1.2	1.4	2.4	5.0	400	15	12	500	400	40	100

第五章

儿童常见病的防治和管理

痱子

多是夏天或炎热环境下，皮肤多汗，造成汗腺排泄不通畅，毛囊阻塞，汗腺周围发炎所致。

表现

以皮肤出现红色小丘疹、刺痛为主要特点。易发生于头面部、额部、颈部、背部、大腿内侧与皮肤皱折处，搔抓后可出现继发感染，散在或融合成片，局部红、热、痒，并可形成小脓肿。

防治

保持室内通风以降温；穿宽松的纯棉衣服；若条件允许，应勤洗温水澡（不要洗凉水澡），洗澡后可用痱子粉或痱子水。若有感染者，可在医生指导下局部涂抗菌素软膏等。

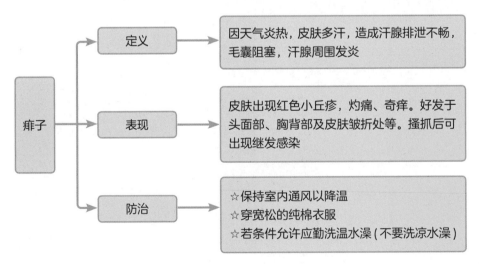

痱子防治流程图

（流程图内容）

痱子 → 定义 → 因天气炎热，皮肤多汗，造成汗腺排泄不畅，毛囊阻塞，汗腺周围发炎

痱子 → 表现 → 皮肤出现红色小丘疹，灼痛、奇痒。好发于头面部、胸背部及皮肤皱折处等。搔抓后可出现继发感染

痱子 → 防治 →
☆保持室内通风以降温
☆穿宽松的纯棉衣服
☆若条件允许应勤洗温水澡（不要洗凉水澡）

护理要点

1. 尽量让幼儿在通风、凉爽的环境下活动或睡觉。

2. 及时换掉潮湿的衣服，控制活动量，减少出汗。

3. 用温水给幼儿洗澡或擦拭皮肤，保持皮肤清洁。

4. 局部给予痱子粉或炉甘石洗剂外用。

5. 给幼儿穿宽松、舒适、透气的纯棉衣服，以帮助汗液蒸发，减少对皮肤的刺激。

特别提示：

6. 室内温度不宜过低，一般保持在 25~26℃，空调不宜直接吹向幼儿，以免受凉。

7. 注意给幼儿勤剪指甲，以免抓伤皮肤。

8. 炉甘石洗剂用前需摇匀，接触过幼儿皮肤的棉签不可重复放入瓶内。

案例分析

6月28日，天气炎热，户外活动结束后，小班的天天不断抓挠颈部、背部，胡老师上前查看，发现天天的颈部、背部有许多小红疹，马上把天天送到保健室。

【分析和处理流程】

保健人员查看患儿皮肤出现的红疹，为密集性小丘疹，患儿自诉很痒，无其他不适，检查未发现其他伴随症状，初步排除传染性皮疹，考虑是痱子。

1. 用纱布蘸温水清洁患处皮肤。

2. 查看特殊儿童登记表，确定患儿无炉甘石过敏史后，用棉签蘸取炉甘石洗剂涂抹患处。

3. 为患儿更换干净、宽松的衣服。

4. 提醒老师做好防暑及日常护理工作，适当减少户外活动，减少出汗。

5. 电话告知家长患儿病情和在园处理过程，特别是炉甘石洗剂的使用；同时做好对长痱子患儿的护理健康宣教工作。

6. 做好处理记录登记工作。

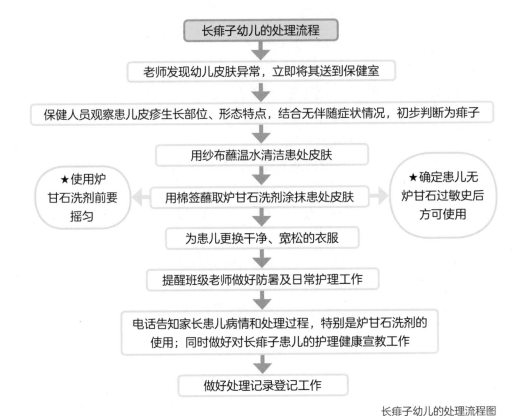

長痱子幼兒的處理流程

老師發現幼兒皮膚異常，立即將其送到保健室

保健人員觀察患兒皮疹生長部位、形態特點，結合無伴隨症狀情況，初步判斷為痱子

用紗布蘸溫水清潔患處皮膚

★使用爐甘石洗劑前要搖勻

用棉簽蘸取爐甘石洗劑塗抹患處皮膚

★確定患兒無爐甘石過敏史後方可使用

為患兒更換乾淨、寬鬆的衣服

提醒班級老師做好防暑及日常護理工作

電話告知家長患兒病情和處理過程，特別是爐甘石洗劑的使用；同時做好對長痱子患兒的護理健康宣教工作

做好處理記錄登記工作

长痱子幼儿的处理流程图

蛲虫病

蛲虫病为常见的肠道寄生虫病，主要由蛲虫卵污染手经口而感染，也可在飞扬空气中被吸入而感染，常在托幼园所流行。

表 现

以肛门周围和会阴部奇痒为主要特征，确诊以肛门周围发现乳白色似线头状可动的成虫。肛周瘙痒症状在夜间表现尤甚，往往影响患儿睡眠，影响其身体发育。由于蛲虫可钻入黏膜深层引起轻度炎症，患者会出现消化不良、恶心、呕吐、腹痛、食欲减退等症状。

防 治

蛲虫寿命为 20~30 天，如果不重复感染，一个月方可治愈。幼儿园方面：对教职工、儿童家长进行蛲虫病防治的健康教育；经常对幼儿园内公共设施、儿童玩具及日常用品等进行消毒处理。儿童方面：从小养成良好的个人卫生习惯，饭前便后洗手，不吸吮手指，勤换内衣裤、勤剪指甲；注意环境卫生，有条件的可用紫外线消毒器进行室内消毒，将内衣裤及污染物用开水蒸煮消毒，不穿开裆裤；流行时应集体治疗，在医生指导下口服阿苯达唑片（肠虫清），晚上睡前清洗会阴部和肛周，局部涂擦蛲虫膏。

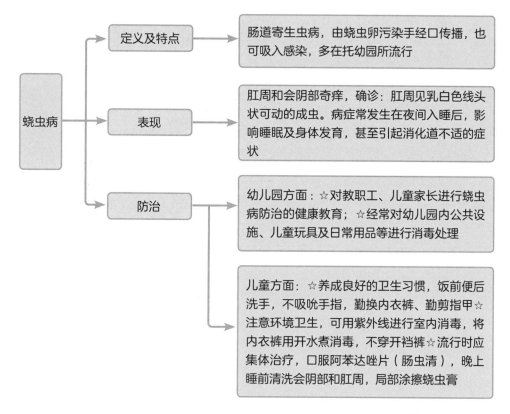

蛲虫病

- 定义及特点 → 肠道寄生虫病，由蛲虫卵污染手经口传播，也可吸入感染，多在托幼园所流行

- 表现 → 肛周和会阴部奇痒，确诊：肛周见乳白色线头状可动的成虫。病症常发生在夜间入睡后，影响睡眠及身体发育，甚至引起消化道不适的症状

- 防治 → 幼儿园方面：☆对教职工、儿童家长进行蛲虫病防治的健康教育；☆经常对幼儿园内公共设施、儿童玩具及日常用品等进行消毒处理

  → 儿童方面：☆养成良好的卫生习惯，饭前便后洗手，不吸吮手指，勤换内衣裤、勤剪指甲☆注意环境卫生，可用紫外线进行室内消毒，将内衣裤用开水煮消毒，不穿开裆裤☆流行时应集体治疗，口服阿苯达唑片（肠虫清），晚上睡前清洗会阴部和肛周，局部涂擦蛲虫膏

蛲虫病防治流程图

护 理 要 点

1. 教导幼儿养成良好的卫生习惯，饭前便后洗手，勤剪指甲，不吸吮手指等。
2. 每天对幼儿衣物、玩具、食器等常接触的物品进行消毒。
3. 定期对幼儿睡室或床板进行消毒。
4. 大便后和睡觉前用温水洗净肛周及会阴部，按医嘱涂抹药膏。
5. 睡醒后，按要求认真洗手，清洁肛周及外阴，换洗内裤以避免虫卵污染。
6. 对患儿被褥进行消毒，可紫外线消毒或曝晒。

案 例 分 析

晚上 10 点多，李老师巡班时发现全托小班的昊昊小朋友睡着后扭来扭去，睡得很不安稳，李老师把他叫醒，询问他是不是哪里不舒服，昊昊自诉屁股很痒，李老师给予安抚后，昊昊重新入睡。约 1 小时后昊昊再次迷迷糊糊睡着，但一直用手去抓挠屁股，李老师立即将情况报告给保健人员。

保健人员接到通知后迅速赶到昊昊所在的睡室。

1. 保健人员向李老师询问情况，查看患儿臀部是否有皮疹或其他可致幼儿出现皮肤瘙痒的因素，初步判断病因。

2. 在排除其他诱因的前提下，首先怀疑患儿是由蛲虫病引起的瘙痒，因为蛲虫一般在患儿入睡后 1~3 小时爬到肛周。保健人员提醒值夜班的老师继续安抚患儿入睡。

3. 待患儿入睡 1~3 小时后，不叫醒患儿，查看患儿肛周是否有乳白色线头状可动的成虫。

4. 若未发现成虫，则继续观察，第二天电话告知家长，建议医院就诊。

5. 若发现成虫，立即将患儿与其他幼儿的床隔开，保持距离，采取相对隔离措施。

6. 及时用温水为患儿清洗肛周和会阴部，清洗双手，更换内裤和睡衣。

7. 第二天早上电话通知家长，并进行蛲虫感染相关知识健康宣教，提醒对患儿衣物及床上用品加强消毒，建议及时就诊，痊愈后再回园。

8. 指导患儿所在班级老师对课室、睡室的各项物品及幼儿个人用品进行全面清洁消毒，提醒其清扫时勿使灰尘飞扬。

9. 加强对患儿所在班级的其他幼儿的观察，发现异常要及时报告。

10. 做好家长、幼儿和教职工的健康宣教工作。

11. 做好患儿处理记录、因病缺勤上报、追踪等相关表格的填写工作。

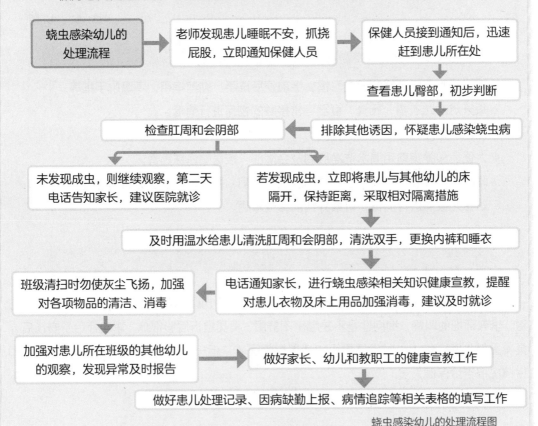

蛲虫感染幼儿的处理流程图

急性上呼吸道感染

急性上呼吸道感染系由各种病原体引起的上呼吸道急性感染，简称"上感"，俗称"感冒"，是小儿常见的急性感染性疾病，冬春时节发病率高。该病主要侵犯鼻、鼻咽部和咽部，故又诊断为"急性鼻咽炎、急性咽炎、急性扁桃体炎"，统称上呼吸道感染。

病　因

各种细菌、病毒均可引起，尤以病毒较多见，占 90% 以上。

1. 病毒：主要为呼吸道合胞病毒、流感病毒、副流感病毒、腺病毒、鼻病毒、柯萨奇病毒、埃可病毒、冠状病毒、单纯疱疹病毒、EB 病毒。

2. 细菌：多继发于病毒感染，最常见的细菌有溶血性链球菌、肺炎球菌、流感嗜血杆菌。

3. 其他：肺炎支原体等。

表　现

因年龄、病原、机体抵抗力的不同而症状轻重不等，婴幼儿常见全身症状较重。

1. 轻症：流涕、鼻塞、喷嚏、咽部不适、轻咳，或低热等局部症状。

2. 重症：全身症状明显，如骤然起病，高热、咳嗽、全身不适，可伴有呕吐、腹泻等。

并 发 症

可引起鼻窦炎、中耳炎、颌下淋巴结炎、支气管炎等。

防　治

1. 体检：咽部充血，扁桃体肿大，颌下淋巴结肿大、触痛，肺呼吸音正常。

2. 药物治疗：可在专业医生指导下口服抗病毒口服液或病毒唑 10mg/kg/d。细菌感染者可给予抗菌素治疗。

3. 对症处理：咽痛可含喉片；高热可口服退热剂，辅以物理降温；鼻塞要注意清理鼻腔分泌物，可按摩迎香穴，通气困难时可用少量麻黄素滴鼻液。症状持续两天以上或症状明显者，建议到医院就诊。

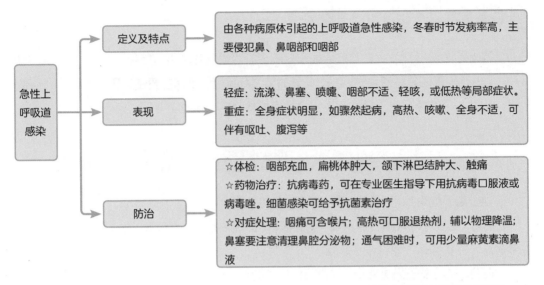

急性上呼吸道感染	定义及特点	由各种病原体引起的上呼吸道急性感染，冬春时节发病率高，主要侵犯鼻、鼻咽部和咽部
	表现	轻症：流涕、鼻塞、喷嚏、咽部不适、轻咳，或低热等局部症状。重症：全身症状明显，如骤然起病，高热、咳嗽、全身不适，可伴有呕吐、腹泻等
	防治	☆体检：咽部充血，扁桃体肿大，颌下淋巴结肿大、触痛 ☆药物治疗：抗病毒药，可在专业医生指导下用抗病毒口服液或病毒唑。细菌感染可给予抗菌素治疗 ☆对症处理：咽痛可含喉片；高热可口服退热剂，辅以物理降温；鼻塞要注意清理鼻腔分泌物；通气困难时，可用少量麻黄素滴鼻液

急性上呼吸道感染防治流程图

护 理 要 点

1.环境：保持室内空气流通，上午、下午至少各开窗通风 1 次，每次 20~30 分钟，避免对流风。保持室温 18~20℃、相对湿度 50％ ~60％，减少空气对呼吸道黏膜的刺激，以利于炎症的消退，防止继发性感染。

2.休息：提供安静、舒适的休息环境，发热时应卧床休息，多饮水。

3.营养：给予易消化的高营养流质、半流质饮食，宜少食多餐并经常变换食物种类。患儿食欲不好或呕吐时，可增加喝奶次数，每次少量喂食。果汁、蔬菜汁等富含维生素和矿物质，有利于疾病恢复，可适当多喂食。

4.护理重点：幼儿感冒并有发热、咳嗽症状时应遵医嘱服药，同时采取相应的护理措施。要及时清除幼儿鼻腔及咽喉的分泌物，保证呼吸道通畅。保持口腔清洁，防止口腔炎、溃疡的发生。

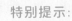

特别提示：

护理中要注意观察患儿的精神、面色、呼吸情况与体温变化，出现精神差、呼吸急促、脸色不好、体温超过 38.5℃等异常表现应及时送到医院治疗。

案例分析

午睡前检查时，黄老师发现小班的皓皓流鼻涕、偶尔咳嗽，而且体温偏高，用额温枪测其体温为 37.8℃，随即将皓皓送到保健室。

【分析和处理流程】

咳嗽、流鼻涕、发热是上呼吸道感染的常见症状，但需与流感等传染性疾病相鉴别，所以应该第一时间采取隔离措施。保健人员将皓皓带到隔离室，让其平卧在隔离床上，对皓皓进行身体检查和病情观察。

1. 测量并记录患儿的体温、呼吸、脉搏和血压。

2. 查看患儿是否存在咽红、扁桃体肿大等情况。

3. 注意观察患儿咳嗽的性质、音色、持续时间，分泌物等伴随症状的情况。

4. 让患儿卧床休息，多饮水，若体温不超过 38.5℃ 可采用物理降温措施，观察患儿的精神状态、有无呕吐等。

5. 电话告知家长患儿的具体情况，建议家长接其前往医院就诊。

6. 加强对患儿所在班级师生的健康监测。

7. 提醒保育员做好班级各项物品的清洁消毒工作，加强室内通风换气。

8. 做好患儿处理记录、因病缺勤上报、病情追踪等相关表格的填写工作。

特别提示：

患儿回园后，若需带药代喂服，应提醒家长严格按照园所"带药代喂服制度"及病历、医嘱做好登记。

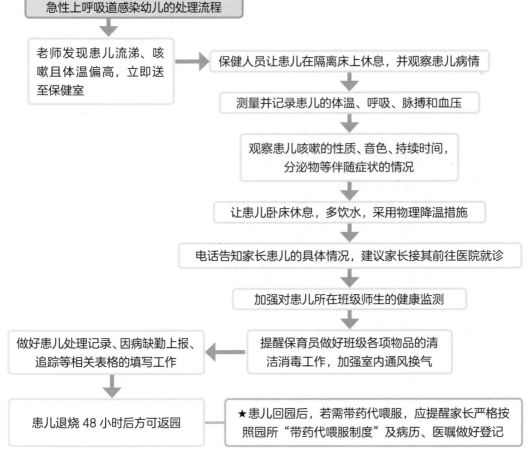

急性上呼吸道感染幼儿的处理流程

老师发现患儿流涕、咳嗽且体温偏高，立即送至保健室 → 保健人员让患儿在隔离床上休息，并观察患儿病情

测量并记录患儿的体温、呼吸、脉搏和血压

观察患儿咳嗽的性质、音色、持续时间，分泌物等伴随症状的情况

让患儿卧床休息，多饮水，采用物理降温措施

电话告知家长患儿的具体情况，建议家长接其前往医院就诊

加强对患儿所在班级师生的健康监测

做好患儿处理记录、因病缺勤上报、追踪等相关表格的填写工作 ← 提醒保育员做好班级各项物品的清洁消毒工作，加强室内通风换气

患儿退烧 48 小时后方可返园

★患儿回园后，若需带药代喂服，应提醒家长严格按照园所"带药代喂服制度"及病历、医嘱做好登记

急性上呼吸道感染幼儿的处理流程图

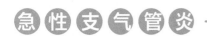

支气管炎是一种常见病与多发病，是指气管、支气管黏膜及周围组织的非特异性炎症，其病因目前尚不明确，可能是多种因素长期相互作用导致的。可根据多种危险因素将病因大致分为外因（环境因素）与内因（个人因素）。外因包括吸烟、粉尘和化学物质的吸入、空气污染、呼吸道感染等。内因包括免疫、年龄和气候等因素。

表现

常为继发上呼吸道感染或急性传染病的一种临床表现，多见于婴幼儿，且症状较重，以咳嗽为主要表现，先干咳，后有痰，常伴有发烧、呕吐、腹泻等，体检时双肺呼吸音粗糙，可有不固定的、散在的干湿啰音，一般无气促、发绀；胸片显示正常，或肺纹理增粗，肺门阴影增深。

治 疗

1. 一般治疗及控制感染基本同上呼吸道感染。

2. 对症治疗：使用化痰止咳、止喘药物，喘息严重者可在医生指导下加用泼尼松。

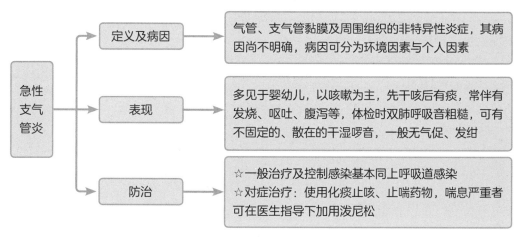

急性支气管炎防治流程图

急性支气管炎
- 定义及病因 → 气管、支气管黏膜及周围组织的非特异性炎症，其病因尚不明确，病因可分为环境因素与个人因素
- 表现 → 多见于婴幼儿，以咳嗽为主，先干咳后有痰，常伴有发烧、呕吐、腹泻等，体检时双肺呼吸音粗糙，可有不固定的、散在的干湿啰音，一般无气促、发绀
- 防治 → ☆一般治疗及控制感染基本同上呼吸道感染 ☆对症治疗：使用化痰止咳、止喘药物，喘息严重者可在医生指导下加用泼尼松

护 理 要 点

1. 环境：保持室内安静舒适、空气清新，以利于患儿充分休息。保持室温 18~20℃，相对湿度 50% ~60%，以利于呼吸道的湿化，有助于分泌物的排出。房间内每日上午、下午各通风 1 次。

2. 休息：要保证患儿安静休息，尽量避免患儿哭闹。经常帮助患儿翻身更换体位或适当抱起，以利于分泌物排出。

3. 营养与喂养：鼓励患儿多喝水，防止痰液黏稠不易咳出。喂食时应耐心和细心，防止呛咳引起窒息，喂食过程中可让患儿休息片刻；饮食宜给予高蛋白、高热量、高维生素的清淡流质或半流质食物，少食多餐，每次进食量不宜过多。

特别提示：

护理中要注意观察患儿的精神、面色、呼吸情况与体温变化，发现患儿出现精神不佳、呼吸急促、面色苍白、高温不退等异常表现应及时送至医院治疗。

案例分析

一个初秋的中午，中班的小朋友们都安静地睡着，前几天因急性上呼吸道感染请病假，当天带药回园的依依突然剧烈咳嗽起来，朱老师连忙过去查看并给予安抚，但是依依仍频繁咳嗽，朱老师立即通知保健人员。

【分析和处理流程】

咳嗽常提示有呼吸道感染，所以应该第一时间采取隔离措施。保健人员带依依到隔离室，让其侧卧或半卧在隔离床上，对依依进行身体检查和病情观察。

1. 测量并记录患儿的体温、呼吸、脉搏和血压。

2. 查看患儿是否存在咽红、扁桃体肿大等情况。

3. 注意观察患儿咳嗽的性质、音色、持续时间，分泌物等伴随症状的情况。

4. 保持室内安静舒适、空气清新，让患儿卧床休息，多饮水。

5. 若患儿休息后症状有所缓解，可回班观察。若咳嗽情况无缓解，或出现其他不适症状，应立即联系家长接其前往医院就诊。

6. 加强对患儿所在班级师生的健康监测。

7. 提醒保育员做好班级各项物品的清洁消毒工作，加强室内通风换气。

8. 做好患儿处理记录、因病缺勤上报、病情追踪等相关表格的填写工作。

> 特别提示：
>
> 对于当天带药回园的幼儿，班级老师和保健人员都需要对其加强观察，发现病情有变化要及时处理。

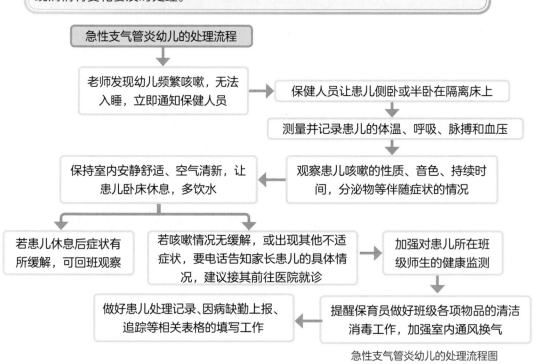

急性支气管炎幼儿的处理流程图

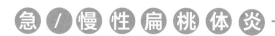

急 / 慢性扁桃体炎

急 / 慢性扁桃体炎为临床上常见的口腔科疾病，以咽喉肿痛、扁桃体肿大、发热，甚者扁桃体化脓为主要临床症状。

表 现

急性：发作时伴有高热、咽痛、呕吐、吞咽困难、颌下淋巴结肿大，扁桃体局部弥漫性红肿，甚至化脓；慢性：一年中急性扁桃体炎反复发作 4 次以上，平时仅有异物不适感，扁桃体表面不平，局部无炎症。

防 治

1. 经常开窗换气，保持室内空气流通，避免交叉感染。

2. 保证生活规律：要有足够的睡眠、休息时间，合理安排饮食起居，多饮水，这样可冲淡咽部的细菌，保持咽部的湿润。饮食上尽量摄入足够的维生素，以增加营养。

3. 避免与上呼吸道感染者接触。

4. 提高自身免疫力，适当运动以锻炼身体。

5. 用药方面遵医嘱。

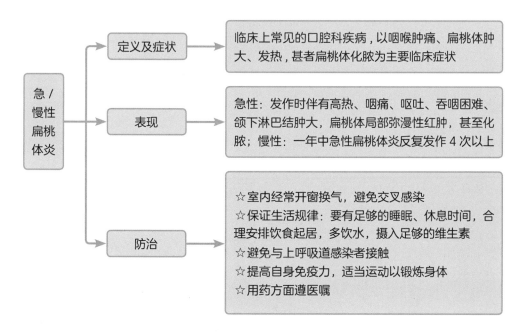

急 / 慢性扁桃体炎防治流程图

护 理 要 点

1. 清淡饮食，多喝水，避免进食辣、烫、咸、油腻、坚硬的食物，以免诱发扁桃体炎再次发作，平时多食用容易消化吸收、富含维生素的蔬菜和水果。

2. 饭后加强漱口，因饭后容易有食物残渣残存在扁桃体隐窝里面，如果不及时漱口，非常容易诱发扁桃体炎。

3. 避免大声喊叫、过度哭闹，以免刺激咽部充血。

4. 适当运动，多吃一些高蛋白的食物，提高身体的抵抗力和免疫力。

5. 注意天气变化，及时增减衣服，避免因受凉、感冒等导致扁桃体炎再次发作。

6. 可戴口罩，避免或尽量减少粉尘及有害气体的吸入。

案 例 分 析

保健人员晨检时发现小班的俊俊双侧扁桃体肿大，及时与家长沟通后了解到俊俊从 2 岁开始，多次双侧扁桃体肿大，还经常发烧。

【分析和处理流程】

俊俊是比较典型的慢性扁桃体炎患儿。为了使俊俊健康成长，保健人员及时向家长和老师了解了他的饮食习惯、锻炼情况和个性特点，从这三个方面着手，帮助俊俊养成健康的生活习惯。

经了解，俊俊平时不爱喝白开水，喜欢喝饮料；不爱吃青菜和水果，偏爱肉类；遇事常发脾气，爱哭闹及大声喊叫；比较喜欢锻炼。

针对以上情况，保健人员与家长和老师商议后，制订了以下干预计划。

1. 鼓励俊俊养成喝白开水的习惯，每喝一杯水，奖励一张贴纸；同时，家里少购买或不购买饮料。

2. 鼓励俊俊多吃青菜和水果：在家时，可以从让俊俊参与选购自己喜欢的青菜和水果着手；在幼儿园，老师鼓励俊俊吃下定量的青菜和水果。

3. 减少哭闹和大声喊叫，当俊俊遇到困难或不开心的事时，鼓励俊俊说出来，家长和老师给予及时、耐心的引导。

4. 适当运动，提高身体的抵抗力和免疫力。

5. 注意天气变化，及时增减衣服，避免因受凉、感冒等导致扁桃体炎再次发作。

6. 加强家园沟通，保健人员定期向家长反馈俊俊的晨检情况。

```
┌─────────────────────────────┐
│      慢性扁桃体炎患儿的处理流程      │
└─────────────────────────────┘
               ↓
┌─────────────────────────────────┐
│   保健人员晨检时发现患儿的扁桃体肿大   │
└─────────────────────────────────┘
               ↓
┌───────────────────────────────────────┐
│ 及时向家长和老师了解患儿的饮食习惯、锻炼情况和个性特点 │
└───────────────────────────────────────┘
               ↓
┌─────────────────────────────┐
│   与家长和老师商议，制订个性化干预计划   │
└─────────────────────────────┘
```

| 鼓励患儿养成喝白开水的习惯，每喝一杯水，奖励一张贴纸；同时，家里少买或不购买饮料 | 鼓励患儿多吃青菜和水果：在家时，可以从让患儿参与选购自己喜欢的青菜和水果着手；在幼儿园时，老师鼓励患儿吃下定量的青菜和水果 | 减少哭闹和大声喊叫，当患儿遇到困难或不开心的事时，鼓励患儿说出来，家长和老师给予及时、耐心的引导 | 适当运动，提高身体的抵抗力和免疫力 |

```
               ↓
┌──────────────────────────────────────────────┐
│ 注意天气变化，及时增减衣服，避免因受凉、感冒等导致扁桃体炎再次发作 │
└──────────────────────────────────────────────┘
               ↓
┌──────────────────────────────────────┐
│ 加强家园沟通，保健人员定期向家长反馈患儿的晨检情况 │
└──────────────────────────────────────┘
```

慢性扁桃体炎患儿的处理流程图

急性感染性喉炎

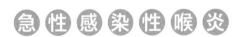

急性感染性喉炎是一种喉部黏膜病变后表现为弥漫性特点的炎症疾病，其临床特点为进展快速，病情危重，好发于冬春季，多见于婴幼儿。

表现

声音嘶哑、咳嗽，咳声如犬吠样，可有不同程度的发热、吸气性喉鸣，严重者出现呼吸困难症状。如果未及时采取对症治疗措施，可能会随着病情变化出现呼吸衰竭等不良后果，存在诱发喉梗阻的风险，对生命健康有严重的威胁。

防治

该病发病急，病情重，常因呼吸困难危及生命，应立即送至医院就诊。

保持呼吸道通畅；控制感染；肾上腺皮质激素有抗炎、抗毒、抑制变态反应的作用，可快速改善喉头水肿，缓解喉梗阻；对症治疗：发烧时采取退热措施，呼吸困难时予吸氧，等等；用药方面遵医嘱。

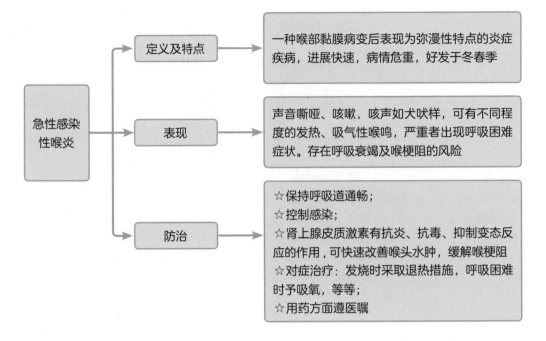

急性感染性喉炎

定义及特点 → 一种喉部黏膜病变后表现为弥漫性特点的炎症疾病，进展快速，病情危重，好发于冬春季

表现 → 声音嘶哑、咳嗽，咳声如犬吠样，可有不同程度的发热、吸气性喉鸣，严重者出现呼吸困难症状。存在呼吸衰竭及喉梗阻的风险

防治 → ☆保持呼吸道通畅；
☆控制感染；
☆肾上腺皮质激素有抗炎、抗毒、抑制变态反应的作用，可快速改善喉头水肿，缓解喉梗阻
☆对症治疗：发烧时采取退热措施，呼吸困难时予吸氧，等等；
☆用药方面遵医嘱

急性感染性喉炎防治流程图

护理要点

1. 环境：保持室内安静舒适、空气清新，以利于患儿充分休息。保持室温 18~20℃、相对湿度 50%~60%，以利于呼吸道的湿化，有助于分泌物的排出。房间内至少每日上午、下午各通风 1 次。

2. 休息：保证患儿安静休息，尽量避免患儿哭闹，减少讲话。经常帮助患儿翻身更换体位或适当抱起，以利于分泌物排出。

3. 营养：保证充足的营养和水分，避免吃有刺激性的食物，多喝水，给予易消化、高营养的流质或半流质饮食，宜少食多餐并经常变换食物种类。患儿食欲不好或呕吐时，可增加喂奶次数，每次少量喂食。可喂食富含维生素和矿物质的果汁、蔬菜汁等。

特别提示：
护理期间要密切观察患儿病情的变化，发现幼儿出现气急、口唇青紫等异常表现应及时送至医院治疗。

案例分析

12月20日，中班的睿睿午睡起床后突然剧烈咳嗽，咳声如犬吠样，说话声音嘶哑，蒲老师急忙通知保健人员。

【分析和处理流程】

患儿午睡起床后剧烈咳嗽，起病急，老师形容咳声如犬吠样，患儿说话声音嘶哑，初步考虑急性感染性喉炎。

1. 保健人员将患儿带至保健室观察。

2. 让患儿取坐位，保持呼吸道通畅。

3. 安抚患儿的情绪，密切观察患儿的病情，避免哭闹，减少说话。

4. 测量并记录患儿的体温、呼吸、脉搏和血压。

5. 电话通知家长，建议及时送医诊治。

6. 因急性感染性喉炎存在诱发喉梗阻的风险，一旦发现患儿气急、口唇青紫等异常表现，应立即拨打120，紧急送医诊治。

7. 做好患儿处理记录、因病缺勤上报、病情追踪等相关表格的填写工作。

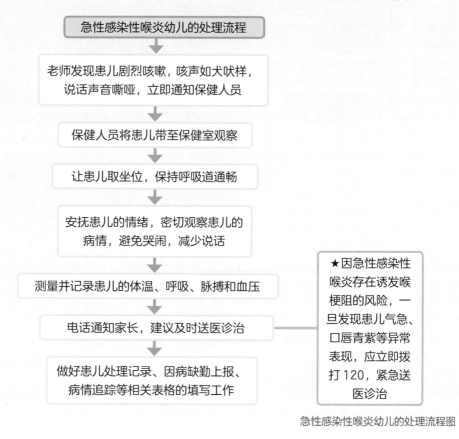

急性感染性喉炎幼儿的处理流程图

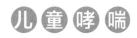

儿童哮喘

儿童哮喘是儿童时期常见的一种以慢性气道炎症和气道高反应为特征的异质性疾病。

表 现

以发作性喉间哮鸣、喘促气急、胸闷咳嗽、呼气延长为特征，严重时不能平卧、呼吸困难、张口抬肩、摇身撷肚、口唇青紫等。常在清晨和（或）夜间发作或症状加剧。上述症状和体征经抗哮喘治疗可有效或自行缓解。

防 治

控制药物（通过抗炎控制哮喘）：糖皮质激素、白三烯调节剂、长效 β2 受体激动剂（LABA）。

缓解药物（解除支气管痉挛，缓解症状）：吸入型速效 β2 受体激动剂、吸入型抗胆碱能药物、短效茶碱、口服型短效 β2 受体激动剂。

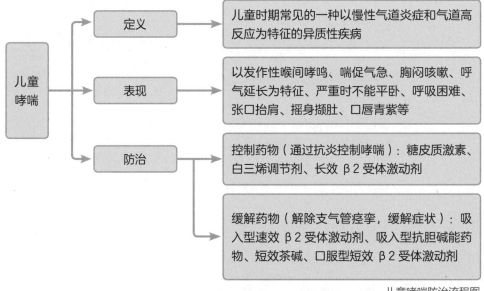

儿童哮喘防治流程图

护 理 要 点

1.环境：保持室内空气清新，确保每天都有一定的通风时间，保持室内温度、湿度适宜。经常带患儿到空气新鲜的山区、湖滨或农村度假活动。室内地面等宜采用湿式清扫。

2.根据天气变化及时增减衣服，注意穿衣要适量，不宜过厚或过薄。

3.哮喘患儿饮食宜清淡，营养要充足。哮喘发作时，患儿食欲下降，饮食宜少食多餐，可吃面条、浓肉汁、稀饭、青菜等，避免吃辣椒、葱、姜、蒜等刺激性食物。已知过敏的食物（如牛奶、鸡蛋、春笋、鱼、虾、蟹等）注意规避。

4.鼓励患儿多喝水。哮喘发作时，患儿往往张口呼吸，经肺排出大量水分，出汗增多，加上感染发烧等，常伴有不同程度的脱水。因此，要鼓励患儿多喝温开水，每日饮水600~800mL。这样可促进体内毒素及过敏物质的排出，即使不服用平喘药，气喘症状也可减轻。

5.避免去人多拥挤的地方。春季花开时节尽可能不去或少去野外踏青，不去公园游玩。尽量不带患儿到公共场所及人多拥挤的地方活动。

6.远离哮喘触发因素。哮喘的触发因素有很多，如室内变应原（如尘螨或真菌等）、花粉、皮毛、蟑螂、烟草、油烟、呼吸道病毒、空气污染、化学刺激物等。此外，宠物毛发也是引发哮喘的主要原因之一。

7.不让患儿过早接触抗生素。如果患儿在胎儿期因母亲服药而接触抗生素，或在出生后不久因生病接受过抗生素治疗，其患哮喘的可能性将增加。

8.补足维生素A可减少哮喘发作。当机体缺乏维生素A时，免疫功能下降，易感染及加重支气管哮喘。

9.活动和休息：鼓励患儿参加日常活动和体育锻炼以增强体质，如适当散步或跑步。指导患儿学会呼吸运动，锻炼横膈呼吸肌，如进行腹式呼吸、向前弯曲运动、胸部扩张运动等。合理安排作息时间，保证充足的睡眠时间。

10.对患儿，一方面要关心和关爱，营造宽松的家庭和社会氛围；另一方面不能过分溺爱或娇惯，以免其产生依赖心理。避免患儿情绪激动、过度兴奋、焦虑。教育和引导患儿克服疾病导致的心理障碍，与他人友好相处。

11.告知家长关于哮喘的防治知识。支气管哮喘患儿需在医院进行长期、持续、规范、个性化治疗。急性发作期需快速缓解症状，如进行平喘、抗感染治疗；慢性持续期和临床缓解期需防止症状加重和预防复发，如避免触发因素、抗感染、降低气道高反应性、防止气道重塑，做好自我管理。

12.哮喘急性发作期，患儿应在医院治疗或在家休息，缓解期可由托幼园所照护。托幼园所在患儿入园所前应与家长做好沟通，了解患儿照护特殊需求，以及日常注意事项和出现哮喘发作时应急给药处理要求（可由家长提供病历、处方、药物），制订个体化处置流程。托幼园所教职工应了解本园所哮喘患儿的情况，并做好日常观察和照护。当患儿出现哮喘发作症状时，最好能在第一时间使用恰当的药物，以迅速缓解气道阻塞症状。一般常使用吸入型速效β受体激动剂。如是处理后喘息症状未有效缓解，应即刻送往医院就诊。

案 例 分 析

3月19日，天气晴朗，幼儿园茶花飘香，操场上，大三班的幼儿正在晨练，有哮喘病史的妍妍突然出现气喘、咳嗽、张口呼吸、口唇发紫症状，梁老师立即抱起妍妍，就近送到一楼保健室。

【分析和处理流程】

患儿在活动时突发气喘、咳嗽等症状，考虑活动过量或某些慢性病的急性起病，如哮喘。因妍妍有哮喘病史，考虑为哮喘急性发作。

1. 保健人员让患儿取半卧位在诊断床上休息。

2. 解开患儿的衣领，观察患儿呼气时是否伴有哮鸣音、呼气延长。

3. 电话告知家长患儿的具体情况，询问家长是否同意使用患儿所带紧急备用药。

4. 取来患儿所带紧急备用药及使用登记本，使用前至少需要 2 人核对医嘱，确认无误后方可用药。

5. 测量并记录患儿的呼吸、脉搏、血压和体温。

6. 密切观察患儿的病情变化，视病情与家长商议决定是否送医诊治。

7. 做好患儿处理记录、因病缺勤上报、追踪等相关表格的填写工作。

> 特别提示：
>
> 若患儿有哮喘、热性惊厥、严重过敏（如喉头水肿病史或家族遗传病史）等中高危急病史，建议家长到医院购买紧急备用药物，按园所药物使用安全制度做好登记，将紧急备用药物和病历留存保健室备用。

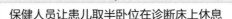

```
┌─────────────┐      ┌──────────────────────┐
│ 哮喘幼儿的处理 │ ───▶ │ 老师发现患儿有气喘、张口呼吸或其 │
│    流程     │      │ 他可疑症状，立即送至保健室     │
└─────────────┘      └──────────────────────┘
                              │
                              ▼
              ┌──────────────────────────┐
              │ 保健人员让患儿取半卧位在诊断床上休息 │
              └──────────────────────────┘
                              │
                              ▼
          ┌──────────────────────────────────┐
          │ 解开患儿的衣领，观察患儿呼气时是否伴有哮鸣音、呼气延长 │
          └──────────────────────────────────┘
                              │
┌─────────────┐              ▼
│ ★若患儿有哮喘、 │   ┌──────────────────────┐
│ 热性惊厥、严重过 │   │ 电话告知家长患儿的具体情况，询问家长 │
│ 敏（如喉头水肿病 │───│ 是否同意使用患儿所带紧急备用药    │
│ 史或家族遗传病史）│   └──────────────────────┘
│ 等中高危急病史， │              │               ┌─────────────┐
│ 建议家长到医院购 │              ▼               │ ★用药前至少  │
│ 买紧急备用药物， │   ┌──────────────────────┐  │ 需要 2 人核对 │
│ 按园所药物使用安 │   │ 取来患儿所带紧急备用药及使用登记本， │──│ 医嘱，确认无误 │
│ 全制度做好登记， │   │    按照医嘱要求使用       │  │ 后方可用药   │
│ 将紧急备用药物和 │   └──────────────────────┘  └─────────────┘
│ 病历留存保健室备 │              │
│ 用        │              ▼
└─────────────┘   ┌──────────────────────┐
                  │ 测量并记录患儿的呼吸、脉搏、血压和体温 │
                  └──────────────────────┘
                              │
                              ▼
              ┌──────────────────────┐
              │ 密切观察患儿的病情变化，视病情与 │
              │    家长商议是否送医诊治    │
              └──────────────────────┘
                              │
                              ▼
              ┌──────────────────────┐
              │ 做好患儿处理记录、因病缺勤上报、 │
              │   追踪等相关表格的填写工作   │
              └──────────────────────┘
```

哮喘幼儿的处理流程图

腹泻病

腹泻病又称小儿腹泻，是一组由多病原、多因素引起的以大便次数增多和大便性状改变为特点的儿科常见病。

病 因

1. 感染因素：病毒（如轮状病毒、埃可病毒、柯萨奇病毒等）、细菌（如致病性大肠杆菌、痢疾杆菌、伤寒沙门氏菌等）、原虫等。

2. 非感染因素：喂养不当、过敏、感染后病原毒素作用及气候变化等。

3. 易感因素：婴幼儿消化功能发育不完善、机体防御功能差及人工喂养易导致消化功能紊乱。

表 现

大便呈稀便、水样便、黏液脓血便或脓血便，大便次数增多。严重的可引起脱水和水、电解质紊乱，可危及生命。

防 治

（一）饮食疗法

母乳喂养的幼儿可继续喂母乳，但需停辅食；人工喂养的幼儿可以由等量米汤或稀释的牛奶、粥、面条逐渐过渡到正常饮食。呕吐严重者应暂时禁食，但不禁水，饮食从少到多、从稀到稠，不要完全禁食，以免脱水、酸中毒等。

（二）预防 / 纠正脱水、脱水酸中毒及水和电解质紊乱

发生腹泻时，要注意预防脱水，口服补液稀释后分次口服，服用量为 20~40mL/kg，4 小时内服完，以后随时口服，能喝多少给多少，并且尽早到医院就诊。

（三）药物治疗

1. 微生态制剂：丽珠肠乐胶囊、妈咪爱散剂、培菲康胶囊、米雅爱儿 A 颗粒等治疗原发性和继发性肠道菌群失调的药物。

2. 黏膜保护剂：蒙脱石散等吸附病原体和毒素，维持肠道细胞的吸收和分泌功能，增强肠道的屏障功能，阻止病原微生物的攻击。

3. 抗生素：在医生指导下可有针对性地选择氨苄青霉素、红霉素、头孢霉素、复方新诺明等。

（四）预防

1. 养成良好的卫生习惯，定期对餐具消毒、保存好乳制品。

2. 餐前便后洗手。

3. 疾病发作时，注意及时治疗患儿，做好隔离工作；天气变化时，避免患儿受凉、过热。

4. 患病初期，应减少摄入奶制品及其他食物，多饮水或口服补液。

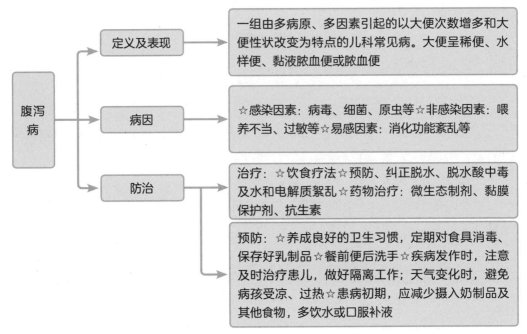

腹泻病防治流程图

患儿开始腹泻后，立即给其口服足够的液体以预防脱水。不同病因导致的腹泻的幼儿护理要点不同，如表 5-1 所示。

表 5-1　幼儿腹泻病护理要点

病　因	方　法
腹部受凉	保持腹部温暖，可多穿一件衣服或用热水袋暖腹部
乳糖不耐受	由乳糖不耐受引起的腹泻一般不严重，只要不再吃乳制品很快就可好转。对先天性乳糖不耐受幼儿，可食用特制的无乳糖配方奶粉
细菌感染	不要因幼儿腹泻就不让他吃东西，应给幼儿吃易消化的软食，如面条、米粥等。让幼儿勤洗手，饭菜尽量做现吃
病毒感染	保证液体的摄入，注意卫生和换季保暖，不带幼儿到人多的公共场所，避免接触患腹泻病的幼儿

案 例 分 析

10 月 28 日下午 3 点，李老师把明明送到保健室，代诉他拉稀 2 次，伴有轻度腹痛，大便呈水样，除此以外无其他症状。

　　患儿排水样便 2 次，伴有轻度腹痛，考虑小儿腹泻。正值秋季，需排查感染性腹泻，如秋季腹泻、诺如病毒感染性腹泻。秉着"预防为主"的原则，保健人员将让患儿带到隔离室接受观察，再做进一步处理，同时提醒保育员按要求规范处理患儿的排泄物和被污染的衣物。

　　1. 测量并记录患儿的体温、脉搏、呼吸和血压等生命体征。

　　2. 观察患儿的精神状态、面色，是否有眼窝凹陷、皮肤黏膜异常等情况，询问患儿是否有其他症状，并填写好相关表格和记录。

　　3. 让患儿少量多次喝温开水。

　　4. 电话通知家长，建议及时送药就诊。

　　5. 加强对患儿所在班级的健康监测，指导保育员做好清洁消毒工作。

　　6. 做好患儿处理记录、因病缺勤上报、追踪等相关表格的填写工作。

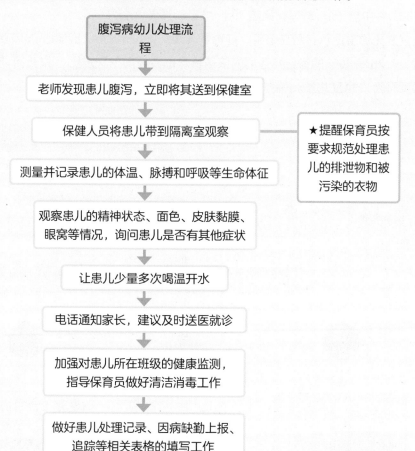

腹泻病幼儿处理流程图

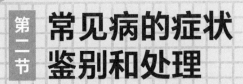

 发热

基 础 知 识

发热是儿童时期许多疾病发作过程中一个常见的症状。儿童的正常体温在一昼夜之间会有一定的生理波动，如下午比早上稍高，但其波动范围不超过 1℃。发热的分度：低热 37.3~38℃； 中热 38.1~39℃；高热 39.1~41℃；超高热 41℃以上。

儿童发热通常提示有潜在感染，这也是家长和带养人关心的问题。发热在儿童群体中非常常见，20%~40% 的家长称他们的孩子每年都会经历一次发热。发热可能是儿童就医的最常见原因，也是儿童入院的常见原因之一。

工 作 流 程

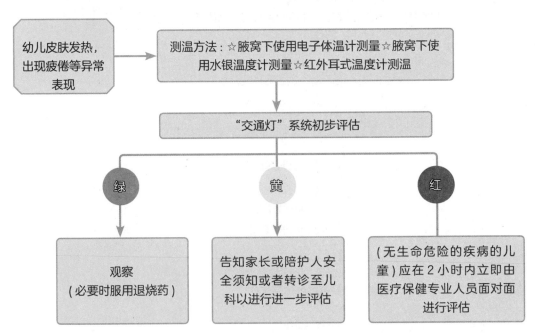

幼儿皮肤发热，出现疲倦等异常表现处理流程图

1. 陪护人感知幼儿皮肤发热或发现幼儿出现疲倦等异常表现时，需进行体温测量。对4~5周岁的儿童，可选择以下任意一种方法来测量体温：腋窝下使用电子体温计/水银温度计测量；红外耳式温度计测量；电子额温枪测量；等等。

2. 运用"交通灯"系统（见表5-2）对发热幼儿进行初步临床评估。

表 5-2　危重疾病风险评估"交通灯"系统

	绿灯——低危	黄灯——中危	红灯——高危
皮肤、嘴唇、舌头颜色	☐正常	☐家长或看护人报告	☐苍白、花纹、发灰、青紫
行为	☐交流应答正常 ☐满足/微笑 ☐清醒状态或可快速唤醒 ☐哭声响亮或不哭泣	☐交流应答不正常 ☐无笑容 ☐长时间刺激才可唤醒 ☐活动度下降	☐无交流应答 ☐病态面容 ☐无法唤醒 ☐无法保持清醒状态 ☐虚弱、持续哭泣
呼吸	☐正常	☐鼻翼翕动 ☐呼吸急促，呼吸频率为：6~12月龄，>50次/分；>12月龄，>40次/分 ☐血氧饱和度：95%或以下 ☐肺部听诊有啰音	☐呻吟 ☐呼吸急促：呼吸频率大于60次/分 ☐中等或严重吸气凹陷
循环和脱水	☐皮肤和眼睛正常 ☐黏膜湿润	☐心动过速 ☐毛细血管再充盈时间为3秒以上 ☐黏膜干燥 ☐婴幼儿进食量减少 ☐尿量减少	☐皮肤弹性降低
其他	☐无"黄灯"或"红灯"中的症状或体征	☐3~6月龄，体温为39℃或以上 ☐发热持续5天或以上 ☐寒战 ☐四肢或关节肿胀 ☐无法负重/肢体活动障碍	☐3月龄以下，体温为39℃或以上 ☐不褪色皮疹 ☐前囟饱满 ☐颈项强直 ☐癫痫持续状态 ☐局限性神经系统损害 ☐局灶性癫痫

1. 对任何具有"黄灯"症状而没有明确诊断的儿童，请告知家长或陪护人安全须知或者转诊至儿科以进行进一步评估。安全须知包含提供给家长或者陪护人口头和（或）手写的信息，该信息应含有需警惕的症状以及医务人员如何进一步评估。

2. 对任何具有"红灯"症状但并不考虑有即刻生命危险的疾病的儿童，应该在2小时内立即由医疗保健专业人员面对面进行评估。

处 理 原 则

（一）降温

注意卧床休息，多饮温水，尽可能采用物理降温，如用冰袋敷头，洗温水澡，睡水袋，用凉水或冰敷腋下及腹股沟处。应指出的是，退热药物不能预防热性惊厥，也不可进行预防性使用。对发热儿童使用对乙酰氨基酚或布洛芬等退热药物时应注意如下事项。

1. 只有当患儿表现出身体不适时才继续使用；

2. 切勿同时使用两种退热药物；

3. 只有在患儿的不适症状持续或者在下一剂药物到使用时间之前又出现不适时，才考虑更换药物（退热剂通常间隔 6~8 小时再次用药）。

（二）加强护理

注意观察病情变化，如患儿有高热、精神变差等明显症状，或出现新的阳性体征，应立即送往医院诊治。

案 例 分 析

大班幼儿中午起床后，黎老师发现文文精神疲倦，询问她是否哪里不舒服，文文指着额头说头痛。老师摸了摸她的额头，用额温枪测得体温为 37.8℃，立即把文文送到保健室。

【分析和处理流程】

儿童发热通常提示有潜在感染，甚至与传染病相关，所以应该第一时间采取隔离措施。保健人员带文文到隔离室，让其平卧在隔离床上，对文文进行身体检查和病情观察。

1. 测量并记录文文的体温、心率和呼吸频率。

2. 采用"交通灯"系统进行初步评估。

绿灯：注意卧床休息，多喝温水，进行物理降温。

黄灯：密切观察病情变化，征得家长同意后，马上使用退烧药，并尽快送医诊治。

红灯：紧急送医。

3. 根据评估结果，采取相应措施，并电话告知家长患儿的具体情况。

4. 做好处理记录、因病缺勤报告、追踪等相关表格的填写工作。

5. 追踪情况，如患儿未诊断为传染病，则退烧 48 小时后可回园；如患儿诊断为传染病，则按相关传染病要求进行隔离、治疗，痊愈后凭"复课返校证明"回园。

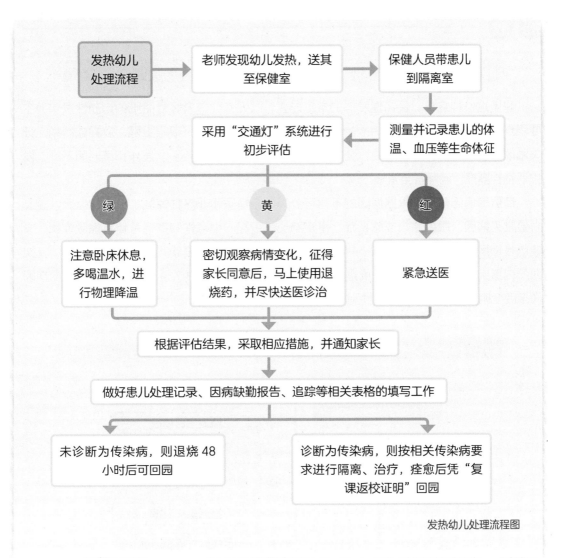

发热幼儿处理流程图

惊厥

基础知识

惊厥是一种症状，是痫性发作的常见形式，以强直或阵挛等骨骼肌的运动性发作为主要表现，常伴有意识障碍。惊厥的典型表现为意识突然丧失、双眼上翻、凝视或斜视、牙关紧闭、口吐白沫、口周发绀、肌肉强直或阵挛、大小便失禁等。发作持续时间不一，发作后精神萎靡、嗜睡甚至昏迷。

惊厥的病因复杂，根据病因的不同可分为热性惊厥和非热性惊厥。★热性惊厥以感染为最常见病因，颅内感染或脓毒症、重症肺炎等引起的中毒性脑病均可伴有惊厥症状。★非热性惊厥以癫痫、颅脑损伤、代谢性疾病等为常见病因。婴幼儿以热性惊厥为主，其次为颅内感染。儿童也以热性惊厥最为常见，其次为癫痫和颅内感染。目前热性惊厥的病因尚未完全明确，可能与年龄、性别、体温和遗传等因素有关。

工作流程

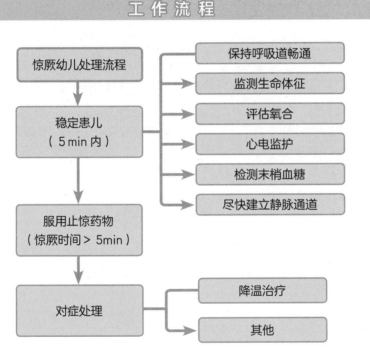

惊厥幼儿处理流程图

（一）稳定患儿（一般为 5 min 内）

1. 保持呼吸道畅通：患儿惊厥发作时意识丧失，呼吸道分泌物增多，部分患儿出现呕吐症状，应使患儿取侧卧位或头偏向一侧，避免舌后坠或呼吸道分泌物、呕吐物误吸引起窒息。但切勿强行撬开患儿牙关或剧烈摇晃、刺激患儿。

2. 监测生命体征：注意监测患儿的心率、血压等生命体征。儿童惊厥以热性惊厥最为常见，应及早测量患儿体温。

3. 评估氧合：惊厥发作时常伴有口周发绀，以及痉挛引起的呼吸障碍导致的低氧血症，应及时给予吸氧以减少缺氧引起神经系统损伤的可能性。根据氧合情况给予鼻导管或面罩吸氧，必要时给予气管插管辅助呼吸。

4. 心电监护：通过显示屏连续观察检测心脏的活动情况，实时观察病情，发现异常及时处理。

5. 检测末梢血糖：惊厥发作时，肌肉长时间痉挛、抽搐，且通气功能下降，易出现低血糖的症状，应注意监测患儿血糖变化。若出现低血糖，应及时给予葡萄糖静脉推注。

6. 尽快建立静脉通道：尽快建立静脉通道以便于后续药物的应用。同时应检测电解质、血常规等。如有病史，应检测相关药物的血药浓度；如有毒物接触史，应检测毒物浓度。根据结果进行相应处理。

（二）服用止惊药物（惊厥时间 > 5 min）

大部分惊厥可短时间内自然停止，因此，对于既往有热性惊厥病史的单纯性热性惊厥或首次癫痫发作的患儿，并不需要特殊的药物治疗。但若患儿惊厥时间超过 5 min，或来院后仍有惊厥发作，需及时应用止惊药物。止惊药物应选择起效快、用药方便、毒性小且不易影响呼吸和循环的药物，且应尽早应用。有研究发现，惊厥发作后应用止惊药物的时间与疗效及药物成功率有关，若 30 min 内用药，成功率可高达 80% 以上，但若 90 min 后用药，则成功率降至 63%。因此，止惊药物的使用强调早期、快速、足量，需根据惊厥状态的分期合理选择。

（三）对症处理

1. 降温治疗：对意识不清或不配合的患儿，可应用布洛芬（6 个月以上）或对乙酰氨基酚栓剂（3 个月以上），或应用赖氨匹林肌内注射（3 个月以下幼儿禁用），儿童药物剂量为 10 ~ 25 mg/(kg · d)，分 2 次应用。可配合应用冰袋等进行物理降温。

2. 其他：惊厥发作时，颅内病变或脑细胞缺氧均可导致脑水肿，可应用 200 g/L 甘露醇或呋塞米等减轻脑水肿。同时注意保持酸碱、电解质平衡，尤其对于伴发呕吐、腹泻的患儿。

惊厥是小儿常见急症，但频繁惊厥发作或发作时间过长可引起不可逆的脑损伤，甚至危及生命，在急诊第一时间给予正确、规范、有效的治疗非常必要。惊厥发作时，应在保证患儿呼吸道通畅、生命体征平稳的前提下，快速、规范地应用止惊药物。并在止惊的同时积极查找病因，及时送往医院进一步诊治。

案 例 分 析

小班的千千小朋友刚从户外回到课室，突然晕倒、全身抽搐，吴老师大声呼叫千千的名字但无应答，吴老师迅速通知保健人员前来处理。

【分析和处理流程】

保健人员接到通知后，立即赶到千千所在的课室，初步判断为惊厥。为保持环境的安全和安静，保健人员要求吴老师将其他幼儿带离现场。并通知园所领导和患儿家长，之后采取如下处理措施。

1. 使患儿侧卧或头偏向一侧。

2. 查看患儿口腔、鼻腔内有无分泌物、呕吐物，并及时清理（切勿强行撬开患儿牙关或剧烈摇晃、刺激患儿）。

3. 测量并记录患儿的体温、心率、呼吸和血压等生命体征。

4. 如果是热性惊厥，患儿通常抽搐时间短暂，停止后意识很快恢复，患儿会全身无力，保健人员应带其到隔离室观察休息，进行物理降温。

5. 如果患儿为非热性惊厥或控制惊厥无效时，应立即送医。

6. 做好患儿处理记录、因病缺勤报告、追踪等相关表格的填写工作。

特别提示：

对有热性惊厥病史的幼儿，托幼园所保健人员应与家长做好沟通，了解幼儿照护特殊需求，以及日常注意事项和惊厥发作时应急给药要求（可由家长提供病历、处方、药物），制订个体化惊厥发作处理流程。

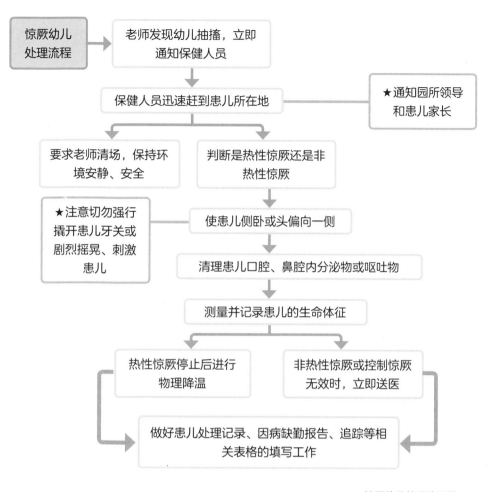

惊厥幼儿处理流程 → 老师发现幼儿抽搐，立即通知保健人员

保健人员迅速赶到患儿所在地 — ★通知园所领导和患儿家长

要求老师清场，保持环境安静、安全 ／ 判断是热性惊厥还是非热性惊厥

★注意切勿强行撬开患儿牙关或剧烈摇晃、刺激患儿 ← 使患儿侧卧或头偏向一侧

清理患儿口腔、鼻腔内分泌物或呕吐物

测量并记录患儿的生命体征

热性惊厥停止后进行物理降温 ／ 非热性惊厥或控制惊厥无效时，立即送医

做好患儿处理记录、因病缺勤报告、追踪等相关表格的填写工作

惊厥幼儿处理流程图

 呕吐

基础知识

（一）概念

呕吐是儿童疾病常见症状之一，可见于多种疾病。呕吐是由于食管、胃或肠道呈逆蠕动，同时腹肌强力收缩，迫使食管或胃的内容物从口腔、鼻腔涌出。呕吐是人的一种本能，一方面可将进入胃的有害物质排出，以起到有利的保护作用；另一方面，频繁或长期呕吐，可影响进食，导致失水、电解质紊乱，营养吸收减少。

（二）病因

分析呕吐的原因要注意观察呕吐与饮食的关系，呕吐的特点、次数以及伴随的体征，以助于鉴别，明确诊断。

1.呕吐伴有流涕、咽痛、咳嗽等呼吸道症状，常见于上呼吸道感染、支气管炎、肺炎。

2.呕吐伴有恶心、腹痛、腹泻等消化道症状，多见于消化道感染性疾病，如急性胃肠炎、细菌性痢疾、阑尾炎、急性肝炎、腹膜炎、消化道梗阻等。

3.呕吐伴有发热、昏迷、惊厥等中枢系统症状时，要警惕中枢神经系统疾病。脑膜炎常有喷射性呕吐、颈强直等脑膜刺激症，脑震荡者应有头部外伤史。

4喂养不当，饮食过量或可在餐后引起呕吐。误服药物中毒后会出现呕吐。

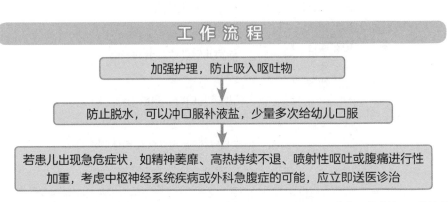

幼儿呕吐后处理工作流程图

案 例 分 析

中班的祺祺小朋友吃完早餐后呕吐，洪老师马上通知保健人员。

【分析和处理流程】

托幼园所卫生保健工作原则是"预防为主"，保健人员要时刻做好各种传染病防控工作，而呕吐物通常含有大量病毒和细菌，因此，保健人员接到通知后，应第一时间要求老师将其他幼儿带离现场，提醒保育员按要求规范处理呕吐物，并迅速赶到患儿所在班级，做以下处置。

1.安抚患儿，让患儿饮用适量温开水，避免剧烈运动。

2.保健人员观察呕吐物的性状；询问老师患儿有无头部受伤、呕吐是否与饮食有关、呕吐方式（一般呕吐或喷射状呕吐），并观察是否有伴随体征（发热、头痛、腹痛、腹泻等）。

3.如果患儿呕吐与饮食有关，比如挑食，或是吃得过饱，呕吐后不适一般会缓解，多观察即可。

4.如果呕吐物内有痰，且患儿有咳嗽、流涕等呼吸道感染症状，患儿体温正常且呕吐后无其他不适，可留班观察。

5.如果呕吐物为胃内容物，且与饮食无明显关系，应带患儿到隔离室观察30分钟，若30分钟后患儿无不适，可回班继续观察；如果患儿诉腹痛，或是出现腹泻、恶心等消化道症状，应及时电话通知家长，建议就诊。

6. 如果患儿呕吐伴有发热、头晕等中枢系统症状，应通知家长，立即送医诊治。

7. 做好患儿处理记录、因病缺勤报告、追踪等相关表格的填写工作。

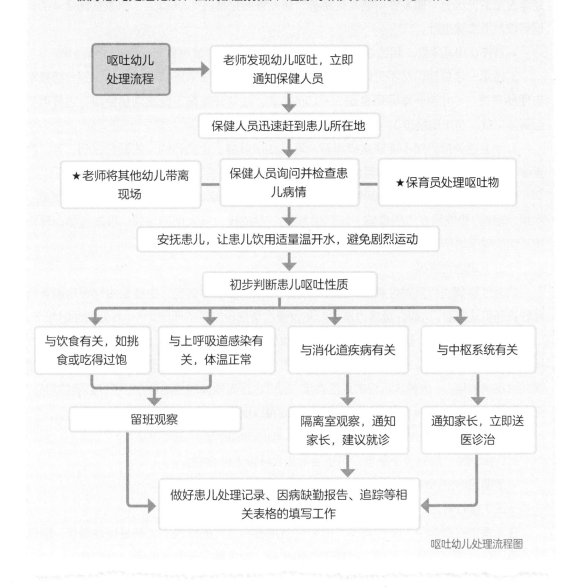

呕吐幼儿处理流程图

基础知识

腹痛是儿童疾病较常见的症状，引起腹痛的原因很多，不同腹痛的处理原则不同。以下为幼儿常见腹痛种类。

（一）肠痉挛

肠痉挛又称肠绞痛，是小儿急性腹痛最常见的原因，婴儿至学龄儿童均可见。根据肠痉挛发生的原因分为原发性与继发性两类，原发性肠痉挛占80%以上。原发性肠痉挛的处理可按以下步骤进行。

1. 首先让患儿平卧，用热水袋敷腹部，多数患儿可以通过这种方法自行缓解腹痛。

2. 经第一步处理仍然不见好转者，可使用开塞露或甘油灌肠，因为相当一部分肠痉挛与便秘有关。（儿童开塞露用量是 5～10mL/次，注意开塞露不要超剂量使用，过量可引起高渗血症，有个例报道）

3. 如上述处理仍然不能使腹痛缓解，可以使用解痉、止痛药物，如颠茄合剂、等，严重者可以使用阿托品，必要时可加用镇静剂，如苯巴比妥。

4. 注意培养患儿良好饮食习惯，按时进食，鼓励其多吃含丰富纤维素的食物，如蔬菜、水果、粗粮，少吃易产气的食物，如豆类制品，养成按时排大便的习惯。继发性肠痉挛则按不同的病因给予不同的治疗。

（二）功能性腹痛

功能性腹痛也称复发性腹痛，是指患儿机体并无器质性病变，主要是由神经功能紊乱导致胃肠机能障碍。功能性腹痛也是学龄儿童慢性腹痛较常见的原因之一，其处理原则如下。

1. 解除精神因素：这类患儿常存在心理障碍，包括抑郁、焦虑、失眠、性格孤僻等，所以首先应解除患儿及家长对病情过分的顾虑，获得患儿信任十分重要，一定要使患儿增强战胜疾病的信心，培养其乐观的生活态度，制订合理而规律的生活计划。经过必要的耐心、仔细解释，30%～50%的患儿在2~6周后腹痛得以缓解。

2. 药物治疗：经上述治疗无好转者，可以考虑药物治疗。

3. 饮食调整：腹痛伴便秘者，可适当增加含纤维素的食物。

4. 定期门诊追踪随访。

（三）慢性胃炎、消化性溃疡

在儿童慢性腹痛中，慢性胃炎、消化性溃疡占相当大的比例，尤其是慢性胃炎。慢性胃炎及消化性溃疡可发生于幼儿时期的任何年龄，但主要见于学龄儿童。慢性胃炎、消化性溃疡的诊断主要依靠胃镜和钡餐检查。

（四）与过敏有关的腹痛

与过敏有关的腹痛发作可能与遗传、食物的变态反应、蛋白不耐受等有关，如奶类及豆类蛋白，所以治疗应该包括避免接触过敏原。必要时进行免疫治疗，其中最重要也是最根本的治疗是避免再吃引起过敏的食物。药物治疗可选用抗组胺类药，对于有明显症状的患儿可以采用适量的激素进行治疗。

（五）其他原因所致的腹痛

如抗炎、驱虫、外科手术等引起的腹痛，应在专业医师指导下进行相应的治疗。

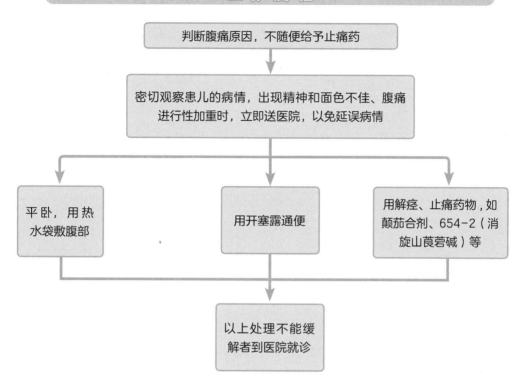

判断腹痛原因,不随便给予止痛药

密切观察患儿的病情,出现精神和面色不佳、腹痛进行性加重时,立即送医院,以免延误病情

平卧,用热水袋敷腹部

用开塞露通便

用解痉、止痛药物,如颠茄合剂、654-2(消旋山莨菪碱)等

以上处理不能缓解者到医院就诊

幼儿腹痛原因,不随便给予止痛药流程图

1. 在病因尚不明确时,不随便给予止痛药。

2. 密切观察患儿的病情变化,出现精神和面色不佳、腹痛进行性加重时,立即送医院,以免延误病情。

上午户外活动时,大班的菡菡大汗淋漓,面色苍白,告诉李老师自己肚子痛,李老师随即将其送到保健室。

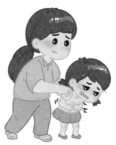

幼儿腹痛案例示例图

　　排除由排便引起的腹痛，托幼园所最常见的幼儿腹痛是肠痉挛，通过热敷或按摩腹部一般可以缓解；如果通过前述方法无法缓解，或是腹痛加剧，则考虑属于急腹症，应及时就医。

　　1. 观察患儿的面色、精神状态，了解患儿是否伴随发热、呕吐、腹泻等其他症状，了解患儿大便情况，检查患儿疼痛部位，结合气候情况，初步判断患儿腹痛性质，采取相应措施。

　　2. 如果患儿自诉有大便，就带患儿去上厕所，排出大便后，腹痛通常有所缓解。

　　3. 如果患儿脐周比较凉，且无其他伴随症状，考虑是肠痉挛引起的腹痛，可用热敷腹部的方法；也可用按摩腹部的方法，让患儿坐下来，保健人员取少量保心安油（或驱风油）置于手心，双手合十揉搓至微微发热，再把右手掌放在患儿脐中，顺时针按摩60圈，一般按摩完腹痛即可缓解。

　　4. 如果患儿腹痛剧烈难忍，伴有发热、恶心、呕吐、尿频、尿急或其他全身症状，则应考虑存在疾病甚至急腹症，让患儿平躺到隔离床上，尽量减少刺激，不可热敷或按摩腹部，切记不可随意使用止痛药，以免延误诊断，应通知家长，立即送医诊治。

　　5. 做好患儿处理记录、因病缺勤报告、追踪等相关表格的填写工作。

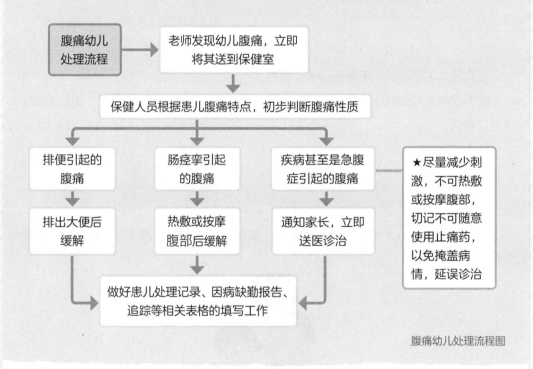

腹痛幼儿处理流程图

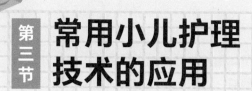

第三节 **常用小儿护理技术的应用**

生命体征的观察与测量

生命体征是机体内在活动的一种主要客观反映，是衡量机体身心健康的基本指标，也是用来判断病人的病情轻重和危急程度的指征。生命体征包括体温、脉搏、呼吸等指标。

体温的观察与测量

（一）正常体温

正常幼儿腋下体温为 36~37℃，与口温、肛温比较，三者依次相差 0.5℃，即腋温最低、肛温最高。体温测量结果可受多种因素的影响，如饭后、运动后，哭闹、衣被过厚、室温过高时，幼儿体温可暂时高达 37.5℃左右，偶尔甚至高达 38℃；季节、测量时间不同，结果也会有差异，如夏季、下午测量体温会比平时稍高。

（二）异常体温

异常体温是指低于 36℃或超过 37℃的体温。人体正常的体温在 36~37℃之间，如果低于或者超出了正常范围，一般是不正常的，可能是环境温度剧烈变化导致的，另外，与机体的体温调节中枢发生障碍也可能有一定关系，产热过程与散热过程不能保持相对平衡可能引起体温异常，常见的症状是发热和体温过低。发热程度评估如表 5-3 所示。

表 5-3　发热程度评估（以腋温为标准）

发热程度	腋温
低热	37.3~38.0℃
中热	38.1~39.0℃
高热	39.1~41.0℃
超高热	>41.0℃

发热原因大致可分为感染性与非感染性两种。前者是人体对感染的一种防御反应，但体质虚弱者，虽有严重感染，可无发热反应；后者可见于组织破坏使蛋白质分解代谢增强而产热过多、大量失血或失水使散热障碍、剧烈运动后（包括严重惊厥发作后）等。

（三）体温计的种类及使用要点

1.体温计的种类：常用的是水银体温计、电子体温枪（额温枪、耳温枪），此外还有化学体温计。水银体温计破碎后处理不当会使汞暴露，可导致持久的身体损伤。现今的电子体温计和传统水银体温计在测量肛温和腋温时差异很小，因此推荐托幼园所使用电子体温计。电子体温计测量安全简便，具体使用方法可参照产品说明书。

2.测量方法及其选择

（1）腋下测量法：将腋表水银端放于腋窝中央，紧贴皮肤，屈臂过胸夹紧，5~10分钟后取出读数。

（2）电子额温枪测量法：开机检查能否正常使用，读数是否正确。使用额温枪测体温时，手要保持稳定，额头应保持干燥、干净、无遮挡物，额温枪与额头的距离为2~5厘米。

（3）电子耳温枪测量法：注意耳道清洁，使用耳温枪测体温，先开机检查能否正常使用，做好探头的清洁消毒后（或放置一次性耳套），将被测温者的外耳廓向后上方轻轻拉伸，让外耳道呈一条相对的直线，然后轻轻将耳温枪探头全部塞入耳道进行测温。耳温枪测量的是鼓膜的温度，属于机体核心温度，比额温、手腕处测量的体温略高。使用后注意做好耳温枪探头清洁消毒工作以备下次使用。

口温测量法和直肠测量法目前在托幼园所较少使用。

（四）注意事项

1.测体温应在安静状态下进行。一般运动后和进餐后测量的体温稍偏高，如果情况允许，可在运动后休息半小时以后测体温或餐后1小时以后测体温。

2.使用水银体温计前要检查有无破损，刻度是否清晰，水银柱是否已甩至35℃刻度以下；用水银体温计时不能触及硬物，以免破碎；测量前要擦干腋下汗液。

3.使用电子耳温枪要先开机检查是否有电，读数是否正确；注意做好耳温枪探头的清洁消毒工作或一次性耳套的更换。

4.使用电子额温枪时，如果连续三次测得的温度 ≥ 36.8℃，最好用水银体温计或是电子耳温枪复测体温。

（五）体温计的消毒

1.水银体温计的消毒：将水银体温计用清水冲洗后擦干，放入75%酒精消毒液中浸泡30min，然后用冷开水冲洗干净，擦干备用。

2.电子体温枪的消毒：每次使用后用棉签蘸取75%酒精在探头表面轻轻擦拭消毒以备用。

```
┌─────────────────────────┐
│   水银体温计测腋温流程      │
└─────────────────────────┘
            │
┌───────────────────────────────┐
│   准备水银体温计、小毛巾、         │
│ 消毒盒（内有 75% 酒精）、笔、记录本 │
└───────────────────────────────┘
```

| 解开幼儿衣服，暴露一侧腋下，用小毛巾擦去腋下皮肤上的汗液 | 取出水银体温计，检查并确保体温计读数在 35℃以下、体温计完好无损、刻度清晰。将体温计的水银头放在幼儿腋窝中央，紧贴皮肤，让幼儿屈臂过胸夹紧，保持5~10min | 取出体温计读数后甩至 35℃以下，放入消毒盒内消毒。同时，整理幼儿衣服，并整理用物 | 洗手后，记录日期、时间、测量值、测量部位 |

水银体温计测腋温流程图

```
┌─────────────────────────┐
│   电子额温枪测温流程       │
└─────────────────────────┘
            │
┌───────────────────────────────────┐
│ 开机检查电子额温枪能否正常使用，读数是否正常 │
└───────────────────────────────────┘
            │
┌───────────────────────────────┐
│ 保持被测温者额头干燥、干净、无遮挡物 │
└───────────────────────────────┘
            │
┌───────────────────────────────┐
│ 操作者手要保持稳定，电子额温枪与       │
│ 被测者额头的距离为 2~5 厘米          │
└───────────────────────────────┘
            │
┌───────────────────────────────┐
│ 读取数据，做好记录。如果连续三次        │
│ 测到的温度 ≥ 36.8℃，最好用水银       │
│ 体温计或电子耳温枪复测体温           │
└───────────────────────────────┘
```

电子额温枪测温流程图

```
┌─────────────────────────┐
│   电子耳温枪测温流程       │
└─────────────────────────┘
            │
┌───────────────────────────────────┐
│ 开机检查电子耳温枪能否正常使用，读        │
│ 数是否正常，做好探头清洁消毒工作          │
└───────────────────────────────────┘
            │
┌───────────────────────────────┐
│   注意做好被测温者耳道清洁           │
└───────────────────────────────┘
            │
┌───────────────────────────────┐
│ 将被测温者的外耳廓向后轻轻拉伸，让       │
│ 外耳道呈一条相对的直线，然后轻轻将       │
│ 电子耳温枪探头全部塞入耳道进行测温       │
└───────────────────────────────┘
            │
┌───────────────────────────────┐
│   读取数据，做好记录               │
└───────────────────────────────┘
```

电子耳温枪测温流程图

脉搏的观察与测量

脉搏是指在浅表动脉上可触及的搏动，因心脏节律性收缩和舒张引起动脉血管壁的相应扩张和回缩而产生。正常情况下，脉率和心率一致，脉搏即代表心率。

（一）正常脉搏

脉搏包括搏动的频率、节律、搏动的强弱、搏动的紧张度等。

脉搏受年龄、运动、情绪、体位等因素影响，正常成人脉搏为每分钟 60~80 次。

一般情况下幼儿比成人快；同龄女性比男性快；进食、运动、情绪激动状态较静息状态快；同一人取卧位时脉搏最慢，坐位时次之，立位时最快；日间较快，休息和睡眠时较慢。

不同年龄组幼儿的脉搏、呼吸速率如表 5-4 所示。

表 5-4　不同年龄组幼儿的脉搏、呼吸速率（次 / 分）

年龄	呼吸	安静时脉搏	脉搏正常范围
1~2 岁	30	120	80~160
2~4 岁	25	110	80~130
4~6 岁	23	100	80~120
6 岁以上	21	100	75~115

（二）异常脉搏

异常脉搏主要指脉搏频率改变，特别是脉率过快。脉率超出正常范围且排除可能影响因素，即为速脉，主要见于发热、甲状腺功能亢进、缺血缺氧心脏代偿等；低于正常范围为缓脉搏，主要见于颅内高压、房室传导阻滞。此外，脉搏间隔时间不等（脉搏不规则地搏动）称为不整脉，多见于病理状态。

（三）脉搏的测量方法

1.测量部位：凡浅表靠近骨骼的大动脉都可用于脉搏测量。常取部位有桡动脉，其次是颞动脉、颈动脉、股动脉、足背动脉等。

2.测量方法：用食指、中指、无名指三指的指端按压动脉，压力大小以清楚触到脉搏为宜，计时 1 分钟，记录脉搏跳动次数。

> 特别提示：
>
> ★小儿发热、哭闹、紧张等都会导致脉搏加快，因此测量脉搏前应使小儿保持安静，活动或哭闹后、刚进食完须休息 15~30 分钟再测。
>
> ★不可用拇指测量脉搏，因其小动脉搏动易与小儿脉搏混淆。
>
> ★操作中注意保暖，避免幼儿着凉。

呼吸是指机体与环境之间进行气体交换的过程，主要是吸入氧气，呼出二氧化碳。

（一）正常呼吸

正常呼吸时，胸廓和腹壁呈平衡、有节律的起伏运动，呼气时间较吸气时间略长，吸与呼之比为 1∶1.5~1∶2。正常成人呼吸频率是每分钟 16~20 次，呼吸与脉搏之比为 1∶4。

参与完成呼吸动作的肌肉包括肋间肌、腹肌、膈肌等。一般情况下，婴儿采用腹式呼吸，儿童采用胸腹式呼吸，成人采用胸式呼吸。

呼吸的频率与深浅度可因年龄、性别、活动、情绪、意志等因素而有差异。一般幼儿呼吸比成人快，同年龄女性比男性快，活动和情绪微动时呼吸较快，休息和睡眠时呼吸较慢，另外意识也能控制呼吸的频率、节律。

（二）异常呼吸

主要指呼吸频率的改变。正常状态下，成人呼吸频率超过每分钟 24 次，或小儿明显超过同年龄小儿正常范围，为呼吸增快，多见于高热、缺氧；成人少于每分钟 10 次，为呼吸缓慢，多见于颅内高压、某些药物（如巴比妥类药物）中毒等。此外，异常呼吸还包括呼吸节律的改变（如潮式呼吸、间断呼吸）、呼吸困难等。

（三）幼儿呼吸、脉搏的测量方法

观察幼儿呼吸时胸、腹部的起伏，一起一伏为 1 次呼吸，计时 1 分钟。

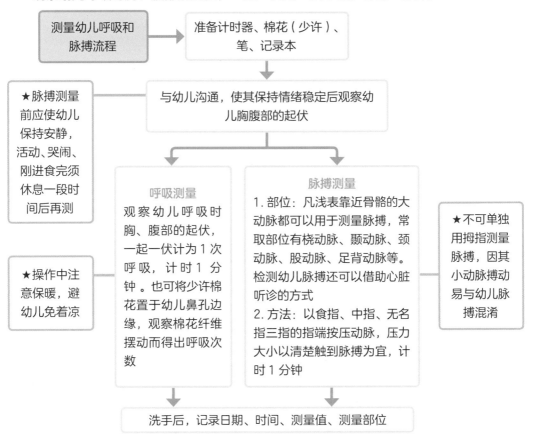

测量幼儿呼吸和脉搏流程图

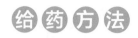

给药方法

1. 选择药物品种应该慎重。年龄对药物的吸收、分布和消除有很大的影响。婴幼儿处于生长发育的动态变化时期，机体各器官尚未成熟，肝脏微粒体酶的活性尚未完善，对很多药物的氧化代谢速度比较慢，加上幼儿合成葡萄糖醛酸酐酶的能力较弱，代谢药物的能力低，因此有些婴幼儿禁用、慎用的药物，一定要注意。

2. 选择药物应少而精。婴幼儿服药种类不宜过多，可用可不用的药物尽量不用，特别要谨慎使用抗生素药物。如果需要同时服用几种药物，要严格遵守医嘱，将服药时间错开，以免药物在体内相互作用而产生毒副作用或影响药效。

3. 给药途径要适当。尽量选择口服给药，口服给药最安全、方便和经济。

4. 给药剂量要适当。婴幼儿是迅速生长发育的群体，不同年龄段对药物的吸收、分布、代谢、排泄及药物反应亦有差异，因此服用药物应根据婴幼儿的年龄、体重、体表面积等正确计算合理的给药剂量。剂量不足可能会延误病情，还易产生抗药性；剂量过大则可能会引起不良反应。只有选择适当的剂量，才能达到治疗效果。

幼 儿 给 药 的 " 三 查 八 对 "

"三查"：家长填写服药登记本后，保健人员对照患儿病历处方查对家长填写的内容，若发现异常及时跟家长沟通，严格遵照医嘱上的使用时间、方法、剂量和频次用药；给药前，给药者仔细查对服药登记本上的内容，查看药物包装是否完好；用药时，给药者再次核对患儿姓名，避免错用药物。

"八对"：指的是核对班别、患儿姓名、家长签名、药名、用药剂量、服药时间、药物用法、药品有效期。

注 意 事 项

1. 要根据医嘱给药，并了解用药的目的及药理作用、治疗量、中毒量、副作用不良反应、配伍禁忌等。对一些常用药物，包括非处方药物也可以参照说明书给药。

2. 给药过程要注意服药对象、药名、剂量、方法、时间等是否正确。

3. 注意所用药品是否过期、受污染或变质等。

注意观察患儿的病情变化、疗效及用药后的反应。

药物性质、药物剂型、病变部位、组织对药物的吸收、患儿病情以及年龄等不同，给药途径也不同。能发挥全身作用的给药途径有口服、舌下、直肠、吸入给药和皮内、皮下、肌内、静脉注射等；发挥局部作用的给药途径有皮肤、黏膜、耳、眼给药和椎管内注入给药等。

口 服 药 给 药 法

混悬剂药物应先摇匀，片剂药物宜研为粉末后用温开水冲服。患儿哭闹时不宜喂药，以免呛入气管。要按照医嘱或说明书的要求，根据病情、用药目的、药物吸收快慢决定是空腹服药还是饭前、饭后、睡前等时间服药。

操作 1 幼儿口服药给药

操作准备

1. 营造安静整洁、光线明亮、温度适宜、无干扰的给药环境。

2. 照护人员取下首饰，修剪指甲，束起长发，必要时还需戴口罩。

3. 准备好病历、处方、药品、药杯或药勺，以及温度适宜的饮用水、口水巾、纸巾等。

4. 把握喂药时间——健胃药饭前服，助消化药及对胃黏膜有刺激的药饭后服，催眠药睡前服，驱虫药空腹服，等等。严格遵照医生要求的药量和间隔时间喂药，以保持血液中药物的有效浓度。

操作步骤

步骤 1   清洁手部

给药人员用七步洗手法洗净双手。

步骤 2   核对幼儿药品相关信息

喂药前要认真核对幼儿的班别、姓名、性别、药名、剂量、服药时间、药物用法、药品的有效期，以及病历及处方和药品是否存在过期、受污染、变质等情况。

步骤 3   药品准备

喂糖浆剂或混悬剂药品前应先摇匀药液，看清药瓶或量杯上的刻度，根据医嘱倒出所需药液。片剂药品要按医嘱研为粉末并与适量温开水混合均匀（需滴在手腕内侧测水温）。

步骤 4   喂药

告知幼儿其生病需要吃药，现在准备服药，引导幼儿张嘴及吞咽，评估幼儿的反应和配合程度。幼儿采用安全舒适的坐姿（或抱起后取半坐卧位），必要时固定幼儿的头部，颈下垫口水巾或纸巾。0~1 岁婴幼儿的药物常为液体，可以把药液倒在小勺里，将盛有药液的小勺放入幼儿口中，用勺底压舌面，慢慢抬起勺子使药物流入口中，待其咽下药液后再撤出勺子，一勺一勺喂，直到服用完毕。

步骤5　观察并记录

随时观察幼儿的呼吸、面色、唇周情况和精神状况。若出现呛咳，要立即停止喂药并进行处理，并在相关记录本上做好记录。

步骤6　整理

整理用物，清洗和消毒杯子，洗手并做好喂药登记工作。再次核对幼儿的班别、姓名、性别、药名、剂量、服药时间、药物用法等，确保喂药无误。用药后拧紧瓶盖，收好物品。

> 特别提示：
> ★ 切勿用茶水送服药物。
> ★ 不要采用捏鼻子灌服的方法。

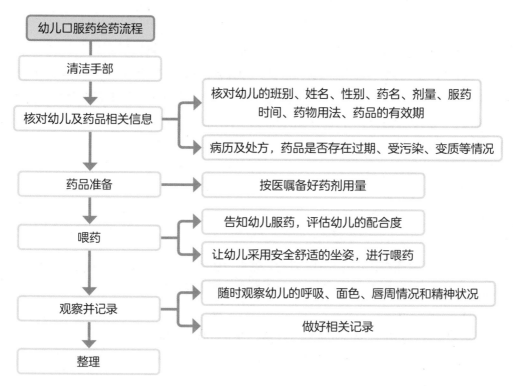

幼儿口服药给药流程图

眼 药 给 药 法

1.目的：防感染、镇痛等。

2.眼药水滴药法：患儿取坐位或仰卧位，头略后仰，拭去眼内分泌物，眼向上看，操作者拉开下眼睑并稍提起以露出下穹隆部，将1~2滴眼药水滴于下穹隆结膜囊内，然后让患儿轻轻闭眼，保持2~3分钟。

3.眼药膏涂用法：挤出眼药膏少许，自双眼外侧涂入结膜囊内，合起上、下眼睑，用手轻揉数秒钟。

特别提示：

★眼药水滴管及眼膏软管距眼睑1~2厘米。

★操作前洗手，为1名患儿用药后洗净双手，再为其他患儿用药。

★易沉淀的混悬液需在滴药前充分摇匀方可使用。

★数种药物同时应用时，前后两种药物之间必须稍有间歇，不可同时滴入。

操作 2　给幼儿滴眼药

操作步骤

步骤1　核对幼儿信息

操作前核对幼儿的班别、姓名、性别、药名、剂量、用药时间、药物用法等。

步骤2　滴药

用干消毒棉签拭去幼儿眼内分泌物，以免冲淡药液降低疗效。左手拉开下眼睑并稍提起以露出下穹隆部，右手将1~2滴眼药水缓慢滴入下穹隆结膜囊内。滴眼药后让幼儿轻轻闭眼，保持2~3分钟，让药液均匀布满眼眶。

步骤3　整理用物并做好记录

记录并再次核对幼儿的班别、姓名、性别、药名、剂量、用药时间、药物用法等，确保用药无误。用药后拧紧瓶盖，收好物品，并在相关记录本上做好记录。

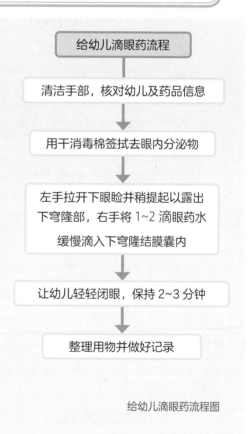

给幼儿滴眼药流程图

耳药滴药法

1.目的：治疗中耳炎、外耳道炎，软化耵聍，麻醉或杀死昆虫类异物等。

2.操作方法：让幼儿侧卧，患耳向上，或取坐位头偏向一侧肩部使患耳向上，先用小棉签清洁耳道，轻提耳廓（向下方）以拉直外耳道，顺外耳道后壁缓缓滴入 3~5 滴药液，并轻提耳廓或在耳屏上加压，使气体排出，药液易于流入。让幼儿在滴药后保持原位片刻后起身，以免药液外流。

> 特别提示：
>
> ★若为软化耵聍，每次滴药量可稍多些，每天 5~6 次，3 天后洗出或取出。若双耳均需用药，应在滴完一侧几分钟后再滴另一侧。

操作 3 给幼儿滴耳药

操作步骤

步骤 1 核对幼儿信息

操作前核对幼儿的班别、姓名、性别、药名、剂量、用药时间、药物用法等。

步骤 2 滴药

让幼儿侧卧，患耳向上，使外耳道口朝上。操作人员先用小棉签清洁耳道，用手轻提耳廓，将耳药滴入耳道内。

步骤 3 整理用物并做好记录

记录并再次核对幼儿的班别、姓名、性别、药名、剂量、用药时间、药物用法等，确保用药无误。用药后拧紧瓶盖，收好物品，并在相关记录本上做好记录。

> 特别提示：
>
> 所滴耳药的温度不宜过低，以免刺激内耳前庭器官而引起眩晕、恶心等不良反应。

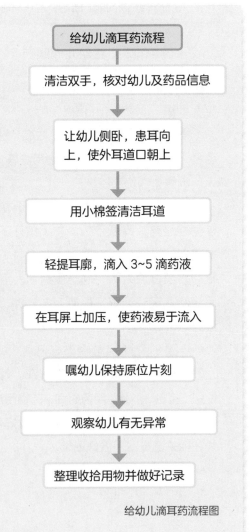

给幼儿滴耳药流程图

鼻药给药法

1. 目的：防治感染，收缩鼻黏膜血管以保持鼻腔通畅或止血。

2. 操作方法：清除鼻内分泌物，让幼儿取平卧仰头位，鼻孔向上，以一手指轻推鼻尖以使鼻孔扩张，另一手持滴管使之与鼻孔相距 2~3 厘米，将药液沿鼻腔壁滴入每侧鼻孔 2~3 滴。轻压鼻翼使药液均匀接触整个鼻腔黏膜。

操作 4 给幼儿滴鼻药

操作步骤

步骤 1 核对幼儿信息

操作前核对幼儿的班别、姓名、性别、药名、剂量、用药时间、药物用法等。

步骤 2 清理鼻腔

用药前检查鼻腔内是否有分泌物，如有分泌物要引导幼儿轻轻擤出，必要时使用生理盐水辅助。

步骤 3 滴药

让幼儿取平卧仰头位，在幼儿相对安静的状态下将药滴入鼻孔，每侧鼻孔滴 2~3 滴。滴完药后，用手指轻按几下鼻翼，使药液布满鼻腔，保持 5 分钟左右。

步骤 4 整理用物并做好记录

记录并再次核对幼儿的班别、姓名、性别、药名、剂量、用药时间、药物用法等，确保用药无误。用药后拧紧瓶盖，收好物品，并在相关记录本上做好记录。

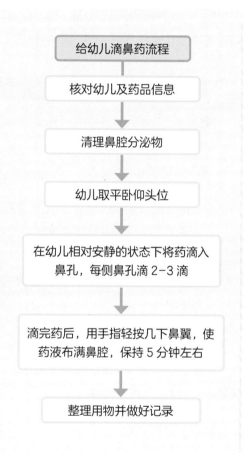

给幼儿滴鼻药流程图

 特别提示：

滴鼻药需遵医嘱，不可长期或超量使用。滴药时滴管头不要碰到鼻腔，不建议在幼儿睡着的时候滴鼻药，因为幼儿睡着时易被滴进去的液体呛醒，从而引起心理恐慌。

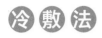

冷敷法

冷敷是常用的物理治疗方法之一，主要是使局部的毛细血管收缩，控制小血管的出血，减轻肿块处的疼痛感，达到消肿止痛的效果。常用的冷敷法是将冰袋敷在患处、额头、颈后等。

冷敷时，应让患儿取舒适的体位，充分暴露需冷敷部位。将预先准备好的冷敷用具放在患处，每次冷敷大约 20 分钟。如果使用冷巾、冷袋，4~6 分钟更换 1 次，以保证冷敷效果，可延长冷敷时间至 30 分钟。冷敷完毕后，用毛巾将冷敷部位的水擦干。

目 的

降低体温，局部消肿，减轻充血或出血，限制炎症扩散和化脓，减轻疼痛感，等等。

适 应 症

1. 适用于助发热 38℃以上的儿童降温。
2. 处于散热阶段的儿童如有高热、面色赤红、烦躁不安、手足灼热等，宜用此方法。

操 作 方 法

1. 开窗通风，使室温保持在 25℃左右。
2. 检查冰袋、冰囊有无破损。
3. 将冰袋置于患儿的额头、颈部两侧、左右腋下、两侧大腿内侧等处，每个部位冷敷大约 10 分钟，及时更换部位。
4. 冰融化后须及时更换。

注 意 事 项

1. 每 10 分钟观察冷敷部位皮肤状况，若有苍白、青紫、灰白、颤抖、疼痛或患儿有麻木感须立即停止冷敷。
2. 注意随时观察冰袋、冰囊有无漏水，布套湿后应立即更换。冰融化后，应及时更换。
3. 冷敷时间一般为 10~30 分钟或遵医嘱执行。
4. 冰袋加冷水至略高于 1/2 处。冰袋过满对冷敷局部的压力过大，会影响局部血液循环。
5. 耳后、心前区、腹部、阴囊及足底处禁用冷敷法。
6. 降温的同时可在足心置热水袋，减轻脑组织充血，促进散热，提升舒适感。

7. 如果冰袋是用于降温，使用后 30 分钟需为幼儿测量体温。如果是腋下冰袋降温，测量腋温不宜在 50 分钟内进行。因为冷刺激会使血管收缩，导致局部血液供应减少，细胞活动能力下降，温度降低，一般 30~60 分钟后局部可恢复正常。

特别提示：

★外伤已出现红肿热痛时，不宜进行冷敷。

★炎症后期不宜进行冷敷。

★患者在劳累后，感到疲乏时，不宜进行冷敷。

★已有水肿者，不宜进行冷敷。

★禁止在心前区（即左锁骨中线，第五肋间隙处）附近做冷敷，以免引起冠状动脉痉挛而发生危险。

★眼病患者，角膜发炎时，冷敷会加重病情，故不宜用冷敷法。

 热 敷 法

通过直接传导的方式用热，常用于解痉、镇痛、消炎、保暖。

1. 治疗作用：促进炎症消散、解除疼痛、减轻深部组织充血、保暖。

2. 操作方法：水温调节至 50~60℃，徐徐灌入热水袋中，灌至 2/3 袋处，排尽空气，旋紧袋塞，倒提抖动，检查无漏水后，擦干并装入布袋，放至需要热敷的部位。

特别提示：

★禁忌证：急腹证诊断未明、内脏脏器出血、面部危险三角区感染、软组织挫伤、细菌性结膜炎等。

★不得将热水袋直接与幼儿皮肤接触，应用布袋或大毛巾包裹。

★本法用于治疗一般不超过 30 分钟，用于保暖可持续使用。

★定时检查水温及局部皮肤情况，及时更换热水以保持一定的温度，若发现皮肤潮红则应停止使用并在局部涂凡士林以保护。

★热敷后将水倒尽，倒挂晾干，充入少许空气，拧紧塞子，置阴凉处备用。

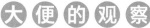 大 便 的 观 察

注 意 事 项

1. 量：正常情况下粪便的多少与摄入食物有关，素食者量较多，食肉及蛋白质者量较少。

2. 坚度与形状：粪便的坚度有硬、软、稀及水样四种；形状有成形与不成形的区别。正常人的粪便柔软、成形，便秘时如栗子样；直肠、肛门狭窄或部分肠梗阻时，粪便常呈

扁条或带状。

3. 颜色：正常粪便因含胆色素，呈黄褐色，或因摄入食物及药物不同而发生变化。黄色粪便与摄入牛奶、谷物或中药大黄有关；绿色粪便与摄入蔬菜有关；灰白色或陶土色粪便常在钡剂检查后或患阻塞性黄疸时出现；酱色或柏油色粪便常见于摄入咖啡、血、铁剂及中药地榆、藕节炭等药物后以及上消化道出血后；鲜红色的血便常见于肠下段出血，如痔疮、肛裂、肠息肉或肠癌等。

4. 气味：粪便的气味是由于蛋白质经细菌分解发酵而产生的，与食物种类和肠道疾病有关。特殊腐臭味粪便常见于坏死性肠炎、直肠遗病、肠癌等。

5. 黏液和脓：正常粪便含有极少量混匀的黏液。大量的黏液则常见于肠道炎症，兼有血液者常见于痢疾、肠套叠等；脓则常见于痢疾、肛门周围脓疡及直肠癌等。发现上述异常情况及粪便内有寄生虫时，应立即留标本送检。

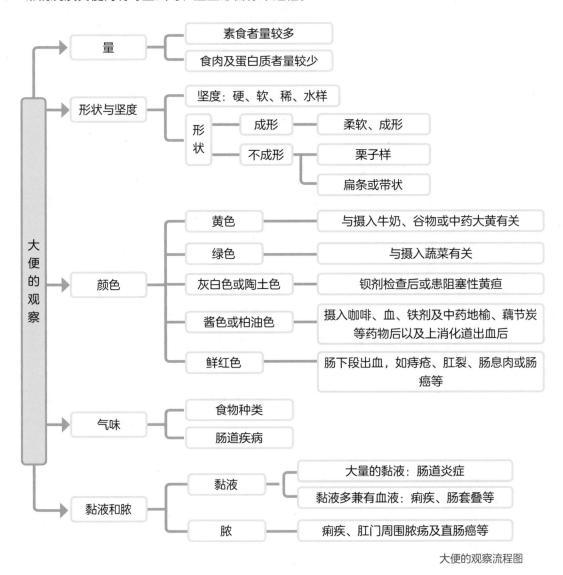

大便的观察流程图

腹泻幼儿的护理

腹泻是由于肠蠕动增强，致使大便增多、稀薄呈黏液水样，或带脓血等，严重腹泻可造成大量胃肠分泌液损失，导致水和电解质代谢及酸碱平衡的紊乱。保健人员应观察、记录腹泻幼病儿大便的性质、颜色及次数，必要的保留标本送常规检查。

一般腹泻病儿应卧床休息，多饮水，吃流质或半流质的少渣食物，严重者禁食。肛门周围皮肤常因粪便刺激发生炎症，故每次便后应用软纸揩拭，温水洗净，或涂以四环素软膏或紫草油。疑为传染性疾病应隔离护理。

第六章

托育／托幼机构儿童常见传染病的管理及消毒隔离

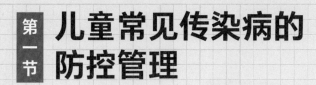

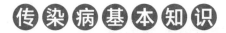

传染病基本知识

传染病的基本特征

1.有病原体：各种传染病均有特异的病原体。

2.有传染性：病原体可以从人体排出，通过一定途径侵入另一个易感者体内，把疾病传染给他人。

3.有流行性、季节性、地方性：在一定环境条件下，传染病在人群中可以导致散发、暴发、流行和大流行；不少传染病的发病率每年呈一定的季节性升高趋势；有些传染病常局限于一定的地区范围内传播。

4.有免疫性：传染病痊愈后，人体对同一病原体产生不感受性。

传染病的临床特点

1.病程有严格的规律性：传染病从发生、发展至恢复，大致可以分为潜伏、前驱、发病和恢复四个时期，患者排出病原体的全过程称为传染期。

2.病情有特殊表现：例如发热、发疹、毒血症、菌血症、败血症、脓毒血症等。

传染病流行过程的基本环节

传染病具有传染的特征，可以不断形成新的感染，使该病在人群中流行。传染病在人群中发生、传播和终止的过程就是传染病的流行过程，传染病的流行必须具备三个基本要素：传染源、传播途径和易感人群。

传染源　体内有病原体寄生繁殖，并且能排出病原体的人或动物。

1.传染病人：由于体内存在大量有毒的病原体，且具有利于病原体排出的症状，因此是重要的传染源。

2.病原携带者：排出的病原体数量一般少于传染病人，因无症状而难以被发现。

病原携带者作为传染源主要取决于其从事的职业和个人卫生习惯。

3.受感染的动物：禽畜和野生动物可以是某些传染病的传染源，如禽类可传播禽流感，犬类可传播狂犬病，鼠类可传播鼠疫，等等。

传播途径　　病原体从传染源排出后，再侵入其他易感染者前，在外环境中所经历的全部过程。

易感人群　　对传染病缺乏免疫而容易感染的人群。易感人群的数量，极大地影响着传染病的发生、传播和流行。易感人群减少，传染病的发病率就会降低，反之就会升高。人群的易感性取决于每个个体的免疫状态。通过人工免疫提高人群的免疫水平，是防止传染病流行的一项极为重要的措施。

传 染 病 的 种 类 和 名 称

《中华人民共和国传染病防治法》规定的传染病分为甲、乙、丙三类，共41种（见表6-1）。

另外，《广州市传染病防治规定》（1995年7月起实施）要求对肝吸虫病、恙虫病和水痘参照丙类传染病进行管理。

表6-1　国家法定传染病

分类	疾病名称	传播途径	疫苗
甲类（2种）	鼠疫	鼠—蚤—人 人—人	有
	霍乱	消化道	有
乙类（28种）	艾滋病	血液、性、母婴	无
	病毒性肝炎	消化道、血液、母婴、体液	部分有
	脊髓灰质炎	消化道	有
	人感染高致病性禽流感	呼吸道、接触	部分有
	麻疹	呼吸道	有
	流行性出血热	鼠—人	有
	狂犬病	动物—人	有
	流行性乙型脑炎	蚊—人	有
	登革热	蚊（伊蚊）—人	国内未批准上市
	炭疽 （肺炭疽乙类甲管）	接触	有
	细菌性和阿米巴性痢疾	消化道	部分有
	肺结核	呼吸道	有
	伤寒和副伤寒	消化道	有

（续表）

分类	疾病名称	传播途径	疫苗
乙类 （28种）	猴痘	接触、呼吸道	天花疫苗存在一定程度的交叉保护力
	流行性脑脊髓膜炎	呼吸道	有
	百日咳	呼吸道	有
	白喉	呼吸道	有
	新生儿破伤风	伤口破损接触	有
	猩红热	呼吸道	无
	布鲁氏菌病	接触	有
	淋病	接触	无
	梅毒	接触	无
	钩端螺旋体病	鼠—人	有
	血吸虫病	接触	无
	疟疾	蚊—人	无
	人感染 H7N9 禽流感	呼吸道、接触	无
	新型冠状病毒感染	呼吸道、接触	有
丙类 （11种）	流行性感冒	呼吸道、接触	有
	流行性腮腺炎	呼吸道、接触	有
	风疹	呼吸道、接触、母婴	有
	急性出血性结膜炎	接触	无
	麻风病	呼吸道、接触	无
	流行性和地方性斑疹伤寒	鼠—蚤—人	有
	黑热病	白蛉叮咬、破损皮肤、黏膜、胎盘、血液	无
	包虫病	消化道	无
	丝虫病	蚊虫叮咬	无
	除霍乱、细菌性和阿米巴性痢疾、伤寒和副伤寒以外的感染性腹泻病	消化道	部分有
	手足口病	消化道	有

托育／托幼机构传染病预防

托育／托幼机构传染病的组织管理

（一）建立托育／托幼机构传染病防治工作制度

1.成立传染病防治领导小组，建立传染病防控工作责任制，并落实到具体责任人，确保职责到位、检查到位。配备专职或兼职卫生保健人员负责机构传染病预防与控制的日常工作和疫情报告工作。

2.建立健全"两案九制",即传染病防控工作方案和应急处置预案,传染病疫情报告制度、晨午检制度、因病缺课/缺勤追踪登记制度、复课证明查验制度、健康管理制度、传染病防控健康教育制度、通风消毒制度、环境卫生检查制度和免疫预防接种查验制度。

（二）开展健康教育,培养师幼良好卫生习惯

1.将儿童健康教育纳入教学计划,根据不同传染病的流行特点,有针对性地开展预防传染病宣传教育。

2.培养良好的个人卫生习惯,坚持勤洗手、勤剪指甲;进食或处理食物前、如厕后须用洗手液及清水彻底洗净双手。

3.联合家长,加强家庭与机构的协作,做好沟通工作,告知家长不要隐瞒孩子的健康信息,指导家长当孩子出现可疑症状时及时就医,并如实向机构反映情况。

表6-2　常见传染病的个人防护措施

常见传染病	传染过程	个人防护措施
呼吸道传染病	患者通过咳嗽、打喷嚏、吐痰排出的分泌物和飞沫中含有病原体,易感者吸入后受感染	◆保持室内空气流通 ◆患者打喷嚏或咳嗽时掩住口鼻,用过的纸巾丢到垃圾桶里 ◆保持双手清洁,尤其是接触患者及处理其呼吸道分泌物后,应立即用正确方法洗手 ◆患者、照顾患者的人员均应戴口罩 ◆尽量与患者保持1米以上距离,避免密切接触 ◆需要时穿防护衣物
肠道传染病	吃受污染的食物或饮用受污染的水被感染	◆饭前便后洗手,不喝生水 ◆不吃生的或半生的肉类、水产品等,生吃瓜果前要彻底洗净 ◆注意选购及食用新鲜食品,不吃外表、气味或味道异常及发霉的食物 ◆避免生、熟食物混放或使用同一菜板和菜刀加工生熟食物 ◆剩余食物要冷藏,隔餐食物应彻底加热后再食用 ◆餐具、饮具应及时洗净、消毒
接触性传染病	接触被病原体污染的物品,如共用毛巾、梳子、水杯、玩具、文具、衣物等而受感染;与患者的身体直接接触,如抚摸、拥抱等而被感染	◆保持双手清洁,并用正确方法洗手 ◆患者用过的物品,须清洗并消毒 ◆不与患者共用毛巾及其他个人物品 ◆接触患者后应立即洗手
蚊媒传染病	经蚊子叮咬传播	◆保持环境卫生,及时清除蚊子滋生地,杀灭成虫和幼虫 ◆做好个人防蚊措施（如搭蚊帐、喷洒防蚊水等）

落 实 晨 检 与 健 康 监 测 制 度

1.设专人负责落实机构晨检各项工作，坚持实施晨检制度。机构卫生保健人员对早晨到园所的每个幼儿及教职工进行观察、询问，及时了解师幼出勤、健康状况（尤其是食堂员工）。

2.发现机构人员有传染病早期症状（如发热、咳嗽、咽痛、皮疹、腹泻、呕吐、眼结膜红、腮腺肿大、鼻塞、流涕、头痛、腹痛等）以及疑似感染传染病时，应及时告知机构疫情报告人，进一步排查。劝患病师幼在家隔离治疗，不得带病返园。

3.对请病假的幼儿应及时联系家长追查病因，记录好患儿的体温、临床表现、病因、治疗及转归情况等。直至痊愈返园前，均需连续追踪。

4.晨检要点：测体温；观察幼儿的面色、神态，表观是否有眼结膜充血、流泪、流鼻涕、皮疹、伤口等；询问食欲、大小便、疼痛情况等；检查指甲，以及有无携带不安全物品等。应配备常规消毒药物、必备的防护用品和体检设备（如口罩、手套、体温计等）。晨检人员要做好个人防护措施工作（可参考表6-2），尤其在现场排查有传染病早期症状的患儿时，应佩戴口罩和戴好手套，并做好相关的消毒工作，预防交叉感染。

5.发现有异常症状的幼儿或教职工，应立即将其安排到健康观察室，引导教职工自行就诊或通知家长接幼儿赶医就诊，并将后续情况及时告知机构，排除传染性疾病感染风险后，经治疗康复后方可返园。

6.开展在校学生每日异常症状监测与上报，执行零报告、日报告制度，根据需要安排患者进行抗原或者核酸检测，动态分析学生感染变化趋势。未纳入"广州市学生健康监测系统"的可依托校园网、手机App、微信小程序等，开展师生健康状况网络报告。落实因病缺勤及病因追查登记报告制度。在同一班级/宿舍，1天内有3例或者连续3天内有多个（5例及以上）学生患病，并有相似症状（如发热、咳嗽、皮疹、腹泻、呕吐等）或有共同用餐、饮水史，或发现传染病或疑似传染病病人时，学校疫情报告人应立即向属地疾病预防控制机构报告相关信息。

建 立 日 常 联 络 机 制

与辖区社区卫生服务中心、附近医疗机构、区疾控中心、教育卫生行政部门等有关工作人员保持日常互动，若有人员变动需及时更新通讯录。一旦发现疫情，保健人员应第一时间告知机构领导并迅速报告属地疾病预防控制机构和教育行政部门。

疫情发生后托育／托幼机构应采取的措施

1. 实行日报告和零报告制度，每天对新增的患儿进行登记并上报至辖区疾病预防控制机构和教育行政部门，并配合做好疫情处置工作。

2. 对机构内各类场所进行彻底消毒。

3. 加强晨午检，做好考勤和登记工作，安排专人跟进离园幼儿的每日健康状况。

4. 病例及隐性感染者均应暂停上课／上岗，严格遵守隔离复课制度，痊愈后凭复课证明返园。

5. 减少或停止全园性的集体活动。暂停混班上课、混班午休。机构若给幼儿提供餐饮，尽量送餐到班或错峰就餐。

6. 必要时采取临时停课措施（参考表 6-3）。

表 6-3　托育／托幼机构常见传染病停课参考标准

传染病暴发疫情种类	停课时间	停课范围	
		班级停课	机构停课
新型冠状病毒感染	3 天	由卫健部门、疾控部门及教育部门参考疫情发生单位人群新冠感染率、新冠病毒疫苗接种率、疫情传播速度、波及范围、导致疫情的变异株的特点、二次感染的风险等因素对疫情发展趋势及其可能带来的影响进行风险评估和研判，根据评估结果决定是否采取停课措施及停课的范围等。原则上，停课以班级为单位	疫情如持续发展，影响机构正常教学活动，经风险评估后，可逐级采取停课措施
诺如病毒感染性腹泻	3 天	7 天内，同一班级内出现 2 例及以上病例	7 天内机构内 50 % 以上班级出现病例，经风险评估后，可建议停课 3 天
流行性感冒	4 天	达到以下标准之一者，经评估，疫情存在进一步扩散可能，该班可采取停课措施： ◆该班级当天新发现流感样病例达 5 例及以上 ◆ 7 天内，同一班级流感样病例累计达 15 例及以上 ◆ 7 天内，发生 2 例及以上实验室确诊流感住院或死亡病例（不包括门诊留观病例）	疫情如持续发展，影响机构正常教学活动，应对疫情风险进行评估，可逐级采取停课措施
手足口病	10 天	出现重症或死亡病例，或 7 天内同一班级内出现 2 例及以上病例	7 天内机构累计出现 10 例及以上病例，且 30 % 班级分别出现 2 例及以上病例或 50 % 以上班级出现病例，经风险评估后，可建议机构停课 10 天
麻疹	21 天	原则上不建议集体停课。3 天内完成含麻疹成分疫苗接种，且接种率≥ 95 %。如有特殊情况，经风险评估后可采取班级或机构停课措施	
水痘	24 天	原则上不建议集体停课。如有特殊情况，经风险评估后可采取班级或机构停课措施	

严格执行复课证明查验制度

凡在园幼儿患传染病或疑似传染病的均需隔离，隔离期满后需开具返园健康证明方可返园，具体常见传染病的隔离期限可查看表 6-4。

（一）需要开具返园健康证明的病种

1. 明确诊断的传染病。所有传染病确诊、疑似病例，包括但不限于新型冠状病毒感染、风疹、麻疹、水痘、登革热、猩红热、流行性感冒、手足口病、疱疹性咽峡炎、流行性腮腺炎、急性出血性结膜炎、诺如病毒感染性腹泻等。

2. 聚集性或暴发疫情相关病例。出现聚集性或暴发疫情时，有类似症状者均按照疑似传染病病例处置，如诺如病毒感染性腹泻疫情中出现腹泻、呕吐等症状者，流行性感冒疫情中出现发热、咽痛、咳嗽、头痛、寒战、乏力等症状者。聚集性或暴发疫情中一些非规范性医学诊断，如急性咽（喉）炎、口腔炎、上呼吸道感染、病毒感染、皮疹、胃肠炎等诊断，不能作为排除传染病的依据，均应按照疑似传染病病例处置。

3. 有发热（体温 ≥ 37.3℃）、腹泻、呕吐、皮疹等症状的散发个案。出现发热（体温 ≥ 37.3℃）、腹泻、呕吐、皮疹、眼结膜充血、腮腺肿大等可疑传染病症状的散发个案，如暂未诊断为传染病，且所在机构未出现聚集性症状，为防止疑似传染病症状进一步扩散，建议机构要求患儿居家观察，症状消失后方可返园，如出现发热则要求热退后 48 小时方能返园。

4. 疫情处置中，经专家评估，认为有疫情传播风险的个案。

（二）开具返园健康证明的流程

机构所认可的返园健康证明开具单位原则上为该机构所处地段所属的社区卫生服务机构、镇卫生院或二级以上医疗机构。机构要对传染病患儿病愈后所开具的返园健康证明进行严格查验，并对返园幼儿进行传染病相关症状检查，如发热、皮疹、疱疹、腹泻、呕吐、腮腺肿大等症状是否消失。若园医发现所开具的返园健康证明信息明确存在隔离期限不足或者相关症状仍未消失，可由园医向辖区社区卫生服务机构报备后根据实际情况继续对病例进行隔离（至隔离期满）；若园医无法判断则应将情况反馈至辖区社区卫生服务机构，由该机构进行判断，同时，园医将开具的返园健康证明情况反馈给卫生行政部门进行通报。

表 6-4　常见传染病的临床表现、潜伏期、传染期和隔离期限

病种	临床表现	潜伏期	传染期	患者隔离期限（复课条件）	文件依据
新冠病毒感染	咽干、咽痛、咳嗽、发热等，发热多为中低热，部分病例亦可表现为高热，热程多不超过3天，部分患者可伴有肌肉酸痛、嗅觉味觉减退或丧失、鼻塞、流涕、腹泻、结膜炎等。	潜伏期多为2~4天	潜伏期即有传染性，发病后3天内传染性最强	新冠病毒核酸（或抗原）检测阴性或发病7天后，患者可正常返园。	◆《国家疾控局综合司关于印发新型冠状病毒感染聚集性疫情处置技术指南的通知》（国疾控综疫函〔2023〕64号）；◆《新型冠状病毒感染诊疗方案（试行第十版）》
流行性感冒	主要以发热、头痛、肌肉和全身不适起病，体温可达39~40℃，可有畏寒、寒战，多伴有全身肌肉关节酸痛、乏力、食欲减退等全身症状，常有咽喉痛、干咳，可有鼻塞、流涕、胸骨后不适、颜面潮红，眼结膜充血等。部分患者症状轻微或无症状。	一般为1~7天，多为2~4天	病发前24~48h至病发后5天（约3~8天）	应隔离至体温恢复正常、其他流感样症状消失48h后，或根据医生建议，患者可正常返园。	◆ 国家卫生健康委、《流感样病例暴发疫情处置指南（2018年版）》（国卫控传防便函〔2018〕164号）；◆《流行性感冒诊疗方案（2020年版）》
手足口病	发热伴手、足、口、臀部皮疹，部分病例可无发热	2~10天，平均3~5天	发病后2周	发病后14天或至症状完全消失（结痂）后1周	◆《手足口病预防控制指南（2009版）》（卫疾控发〔2009〕91号）；◆《手足口病聚集性和暴发疫情处置工作规范（2012版）》（卫疾控发〔2012〕80号）；◆《关于印发广东省手足口病防控相关指引（2015年版）的通知》（粤卫办〔2015〕19号）
诺如病毒感染性腹泻	恶心、呕吐、腹痛、腹泻，部分患者还伴有低热	常见12~48小时，最长为72小时	潜伏期即可排毒，排毒高峰在发病后2~5天，持续约2~3周	病例应暂停上课/上岗，经评估后可返校或复岗全消失后72小时；隐性感染者给出阳性后观察满72小时且未出现症状后解除居家隔离。从事食品操作的厨工、保育员、生活老师等高风险岗位的病例及隐性感染者：同周1天以上、连续2次粪便/肛拭子病毒核酸检测阴性后方可解除隔离	◆《广东省病毒性腹泻监测和预防控制技术指引（2023年版）》（粤卫函〔2023〕53号）；◆《诺如病毒感染暴发调查和预防控制技术指南（2015版）》（中疾控传防〔2015〕184号）
细菌性痢疾	急性起病、腹痛、腹泻、里急后重、可伴发热、脓血性或黏液便、左下腹部压痛	数小时~7天，平均1~3天	发病后28天内	规范治疗7天；或发病后28天	◆《广东省教育厅关于做好2023年秋季学期学校突发公共卫生事件防控工作的通知》；◆《细菌性和阿米巴性痢疾诊断标准》（WS 287-2008）
风疹	低热、全身皮疹出现淡红色斑丘疹和耳后、枕部淋巴结肿大	14~21天，平均18天	发病前7天到病发后4天	隔离至出疹后5天	广东省卫生健康委办公室关于印发广东省免疫规划相关监测方案（2020年版）的通知（粤卫办函〔2020〕7号）附件2-5麻疹、风疹聚集集性疫情处置
流行性腮腺炎	发热，一个或多个涎液腺肿胀及触痛为特征，多见于腮腺，有时可见于舌下腺或颌下腺	14~25天，平均18天	腮腺肿大前7天日至肿大后9日	隔离期自发病至腮腺肿大后5天	广东省卫生健康委办公室关于印发广东省免疫规划相关监测方案（2020年版）的通知（粤卫办函〔2020〕7号）附件3-4流行性腮腺炎聚集性疫情调查处置

（续表）

病种	临床表现	潜伏期	传染期	患者隔离期限（复课条件）	文件依据
水痘	皮肤、粘膜上分批出现斑疹、丘疹、疱疹和痂疹，可伴有发热、头痛或咽痛等全身症状	12~21天，以14~16天为多见	发病前5天（一般1~2天）至皮疹全结痂	病例应隔离至皮疹完全结痂痂干燥。既往接种过水痘疫苗的部分患者可不出现疱疹、只出现斑疹和丘疹，应隔离至24小时内皮肤、黏膜没有新损伤（斑疹、丘疹等）出现	广东省疾病预防控制中心关于印发《广东省水痘聚集性疫情调查处理工作指引(2020年版)》的通知(粤控[2020]892号)。五、疫情的处理。(一)隔离治疗病人。
急性出血性结膜炎	眼睛红肿、睑、球结膜中、高度充血，多伴结膜下点、片状出血	平均12~48小时，最长可达6天	发病期间	发病后7天且症状消失	◆《急性出血性结膜炎预防控制技术指南（试行）》（2007年版本） ● 粤疾控[2010]280号《关于加强急性出血性结膜炎防制工作的通知》 ◆ 穗卫[2010]42号《关于做好托幼机构急性出血性结膜炎预防控制工作的紧急通知》 ◆《广东省教育厅关于做好2023年秋季学期学校突发公共卫生事件防控工作的通知》
登革热	高热、头痛、肌肉、骨关节剧烈酸痛，部分患者出现皮疹、出血倾向、白细胞计数减少、血小板减少等	3~14天，平均4~7天	发病前一天至发病后5天	解除防蚊隔离标准：病程超过5天，并热退24小时以上可解除	《关于印发广东省登革热防控专业技术指南（2015年版）的通知》粤卫办[2015]20号
麻疹	发热、出疹、咳嗽、流涕、喷嚏等上呼吸道卡他性症状，并有畏光、流泪、结膜炎症状，起病早期在口腔颊黏膜见到麻疹黏膜斑	6~21天，平均	出疹前4日至出疹后4日	隔离至出疹后5天，并发肺部感染者延长至14天	广东省卫生健康委办公室关于印发广东省免疫规划相关监测方案（2020年版）的通知（粤卫办函[2020]7号）附件2-5麻疹、风疹聚集性疫情调查处置
百日咳	不明原因的持续性咳嗽、咳嗽、打喷嚏、流涕、流泪，有低热或中度发热，阵发性痉挛性咳嗽	3~21天，平均7~10天	从潜伏期末1~2天至发病后6周内都有传染性，以病初1~3周为最盛。	未接受抗生素治疗的隔离至痉挛性咳嗽发生后3周或一直到痉挛咳嗽停止为止。使用抗生素规范治疗5天后隔离，隔离至敏感抗生素规范治疗5天后	广东省卫生健康委办公室关于印发广东省免疫规划相关监测方案（2020年版）的通知（粤卫办函[2020]7号）附件8-5百日咳聚集性疫情调查处置
疱疹性咽峡炎	发热、咽痛、咽峡部疱疹和溃疡	3~5天	第1周传染性最强，呼吸道排出病毒一般持续1~3天，粪便持续排出病毒可长达2~3个月	发病后7天或至症状完全消失（体温正常，疱疹消退）后3天	◆ 国家卫生部《手足口病预防控制指南（2009年版）》 ● 穗疾控办[2015]51号《关于印发广州市疱疹性咽峡炎预防控制工作要求的通知》
猩红热	起病急、发热、咽峡炎、杨梅舌及全身弥漫性鲜红色皮疹和疹后脱屑	1~12天，平均2~5天	10~21天	隔离至症状消失，咽拭子培养连续3次阴性（间隔24小时）或治疗之日起不少于7天	◆ 中华人民共和国国家标准，猩红热诊断标准（WS282-2008） ● 中国疾病预防控制中心网站：猩红热及其防治知识[EB/OL][2011-06-27] https://www.chinacdc.cn/jkzt/crb/zl/xhr/zstd/201106/t20110628_48057.html ◆ 猩红热诊疗方案（2023年版）（征求意见稿）

注：患儿隔离期限（返园条件）按传染病病程和传染期限综合考虑，以上防控工作措施随最新要求及相关指引变化更新，并按照最新措施执行。

做好机构环境清洁消毒、杀虫灭鼠工作

（详见本章第二节内容）

实行预防接种证查验制度

（详见本章第三节内容）

托育／托幼机构常见传染病控制———

新型冠状病毒感染

（一）流行病学特征

1.传染源主要是新型冠状病毒感染者，该病在潜伏期即有传染性，发病后3天内传染性最强。

2.传播途径包括：经呼吸道飞沫和密切接触传播是主要的传播途径；在相对封闭的环境中经气溶胶传播；接触被病毒污染的物品后也可造成感染。

3.人群易感性：人群普遍易感。感染后或接种新冠病毒疫苗后可获得一定的免疫力。老年人及伴有严重基础疾病的患者感染后重症、病死的概率高于一般人群，接种疫苗后可降低重症及死亡的风险。

4.潜伏期多为2~4天。临床主要表现为咽干、咽痛、咳嗽、发热等，发热多为中低热，部分病例亦可表现为高热，热程多不超过3天；部分患者可伴有肌肉酸痛、嗅觉味觉减退或丧失、鼻塞、流涕、腹泻、结膜炎等。少数患者病情继续发展，发热持续，并出现肺炎相关症状。重症患者多在发病5~7天后出现呼吸困难和（或）低氧血症。严重者可快速进展为急性呼吸窘迫综合征、脓毒症休克、难以纠正的代谢性酸中毒和出凝血功能障碍及多器官功能衰竭等。极少数患者还可有中枢神经系统受累等表现。

儿童感染后的临床表现与成人相似，高热相对多见；部分患儿症状可不典型，表现为呕吐、腹泻等消化道症状或仅表现为反应差、呼吸急促；少数患儿可出现声音嘶哑等急性喉炎或喉气管炎表现或喘息、肺部哮鸣音，但极少出现严重呼吸窘迫；少数患儿出现热性惊厥，极少患儿可出现脑炎、脑膜炎、脑病甚至急性坏死性脑病、急性播散性脑脊髓膜炎、吉兰-巴雷综合征等危及生命的神经系统并发症；也可发生儿童多系统炎症综合征（MIS-C），主要表现为发热伴皮疹、非化脓性结膜炎、黏膜炎症、低血压或休克、凝血障碍、急性消化道症状及惊厥、脑水肿等脑病表现，一旦发生，病情可在短期内急剧恶化。

（二）机构日常预防工作

1. 加强门岗管理。教职工和幼儿进园门须核验身份、测量体温。如发现有发热等感染症状的师幼，及时采取临时留观、不返岗等相应措施。外来人员须核验身份、测温，有新型冠状病毒感染症状者不得入园。

2. 加强师幼健康监测。落实晨午（晚）检制度、传染病疫情报告制度、因病缺勤／缺课追踪登记制度等，开展机构人员每日发热、干咳等新冠病毒感染症状监测，根据需要进行抗原或者核酸检测，动态分析感染变化趋势。

3. 做好重点场所管控和环境整治。重点场所做到每日开窗通风 2 ~ 3 次，每次20 ~ 30 分钟并保持空气流通。每日室内场所使用后应进行地面消毒，桌椅表面应进行擦拭消毒。加强对电梯、公共楼道、洗手间等公共区域与设施的消毒。可适当增加高频接触物体表面的清洁消毒频次。做好垃圾分类收集、及时清运，并做好垃圾盛装容器的清洁消毒。配备校车的园所应保持校车卫生清洁，加强通风，每天对校车的门把手、座位、扶手、车厢、地面等进行消毒。

4. 做好个人防护。校内医务、餐饮、宿管、快递、安保、保洁等工作人员上岗时应佩戴医用外科口罩。坚持知情、同意、自愿原则，鼓励适龄无接种禁忌师幼员工接种新冠疫苗。

5. 做好应急处置准备。加强卫生室（保健室）建设，强化从业人员专业培训，配备必要的医疗药品，设置健康观察室（隔离留观室）。

6. 加强防疫物资储备。口罩、消毒用品等防疫物资要保有应急处置期间在校人员 2 周以上的储备量，按照在校师幼总数的 15% ~ 20% 储备抗原检测试剂，建立稳定的保供渠道，保证应急情况下足用适用。具备医疗机构执业许可资质的托育／托幼机构，要按照在校师生员工总数的 15% ~ 20%，动态储备新冠病毒感染相关中药、对症治疗药物。

（三）发生疫情后机构应采取的措施

1. 应急措施。机构发现有发热（≥ 37.3℃）、干咳、乏力、嗅觉味觉减退、咽痛和腹泻等新冠病毒感染相关症状的师幼，应立即将其安排到健康观察室，引导教职工自行就诊或通知家长接回幼儿就诊，并将后续情况及时报告机构，排除新冠病毒感染及其他传染性疾病风险后，经治疗康复后可返园或返岗。患病师幼所用物品、活动场所应立即消毒。确诊新冠病毒感染的师幼患病期间应休假停课治疗，经治疗后核酸或抗原检测阴性，或发病 7 天后方可返岗或复课。加强感染人员康复期的健康指导，不组织或要求康复期的师幼参加剧烈运动。

2. 控制措施。机构尽快向属地疾病预防控制机构和区教育行政部门报告；暂停机构的集会活动；根据疾病预防控制机构的要求实行日报告和零报告制度，掌握每日病例增减情况；配合做好聚集性疫情的处置工作并对机构内各类场所进行彻底消毒；安排专人负责与离园的学生联系，了解每日健康状况。

3. 停课措施。见前表 6-3 托育／托幼机构常见传染病停课参考标准。

流 行 性 感 冒

（一）流行病学特征

1. 传染源：主要是流感患者和隐性感染者。流行性感冒从潜伏期末到发病的急性期（约7天）都有传染性，儿童身上的病毒存在期更长。儿童、免疫功能受损及危重患者病毒排毒时间可超过1周。一般体温正常后无传染性。

2. 传播途径：流感病毒主要通过打喷嚏和咳嗽时产生的飞沫传播，经口腔、眼睛等黏膜直接或间接接触感染。接触被病毒污染的物品也可通过上述途径感染。在特定场所，如人群密集且密闭或通风不良的房间内，也可能通过气溶胶的形式传播。

3. 人群易感性：人群普遍易感。接种流感疫苗可有效预防相应亚型/系的流感病毒感染。由于流感病毒不断变异，所以会不停地使人成为易感人群，特别是当一个新的亚型出现时，几乎所有人都是易感人群。

4. 无合并感染的流感的临床特征是突然发病，高热，体温一般在38℃以上，全身中毒症状明显，表现为头痛、肌肉酸痛，卡他症状常不明显。少数病例有食欲减退伴腹痛、腹胀、呕吐和腹泻等消化道症状。婴儿流感的临床症状往往不典型，可见高热惊厥；部分患儿表现为喉气管支气管炎，严重者出现气道梗阻现象；新生儿流感虽少见，但一旦发生，常有败血症表现，如嗜睡、拒奶、呼吸暂停等，并且常伴有肺炎，病死率高。

临床上一般将发热（体温>38℃），伴有咳嗽或咽痛，而缺乏其他实验室确定诊断的病例确定为流感样病例。临床病例应该结合流感的流行病学史以及临床症状，如果处于当地流感流行季节，一个单位或地区出现大量上呼吸道感染患者或医院门诊、急诊上呼吸道感染患者明显增加时，流感样病例可以诊断为临床诊断病例。确诊流感病例必须依赖实验室的诊断。

（二）机构日常预防工作

1. 制订本机构流感应急预案，建立领导责任制，并将责任分解到部门、单位和个人。

2. 落实晨午检制度、因病缺勤/缺课追踪登记制度、传染病疫情报告制度等，进行传染病症状监测和网络直报，做到聚集性疫情早发现、早报告、早处置。

3. 做好各类学习、生活、娱乐、工作场所（如教室、音乐室、舞蹈室、阅览室、保育室、宿舍、教研室、校车）的卫生与通风，保持空气流通，室内外环境卫生整洁。

4. 在机构门口、洗手间、食堂、宿舍等场所配备充足的洗手设施，张贴正确洗手方法和步骤宣传海报，提供洗手液或肥皂。由保育员每日督促幼儿勤洗手，推行洗手七步法。

5. 每学期开学前后组织教职工学习流感防控知识和技能，通过健康教育课程、广播、宣传栏等载体对幼儿开展正确洗手、疫苗接种等健康知识教育，教育幼儿养成勤洗手、打喷嚏时要主动掩住口鼻等良好卫生习惯。

6. 在流感流行季节，集体活动尽量安排在室外进行。

（三）发生疫情后机构应采取的措施

1.发现有发热、咳嗽或咽痛等流感症状的幼儿，立即通知家长接回，建议尽早到医院或社区卫生服务中心就诊。

2.发现流感样病例异常增多，要及时报告辖区疾病预防控制机构和教育行政部门。

3.确定发生聚集性疫情后，根据疾病预防控制机构的要求实行日报告和零报告制度，掌握流感样病例幼儿每日增减情况，配合卫生部门做好聚集性疫情处置工作，并对园内各类场所进行清洁消毒。

4.安排专人负责与离园幼儿的家长进行联系，了解其每日的健康状况。

5.避免举办全园性的室内集会等活动，暂停混班上课、混班午休。

6.临时停课后的措施

（1）提倡患病幼儿停学休假。

（2）如出现爆发性疫情，在疾控部门科学评估提出停课建议后，由机构对应的教育主管部门确定并宣布停课，如需多所学校大范围停课则应报当地政府决定是否实行临时停课，见表6-3托育/托幼机构常见传染病停课参考标准。

（3）停课期间，机构应安排专人负责每天跟踪幼儿的健康状况并按要求实行日报告和零报告制度。同时，应对机构内各类场所进行清洁消毒。

（4）复课后，机构应继续加强症状监测，发现问题及时报告。未痊愈的幼儿应继续居家隔离治疗，至症状完全消失48小时后方可复课。

诺 如 病 毒 感 染

（一）流行病学特征

1.传染源：感染后表现出相关临床症状者、潜伏期感染者及无症状感染者，均是诺如病毒感染的重要传染源。此外，被诺如病毒污染的食物、水、环境等，也是传播病毒的重要载体。诺如病毒感染宿主较广泛，除人类外，还包括家畜、宠物和野生动物（如海洋哺乳动物和蝙蝠）。

2.传播途径：诺如病毒传播途径包括人传人、经食物和水传播。人传人可通过粪口途径（包括摄入粪便或呕吐物产生的气溶胶）或间接接触被排泄物污染的环境而传播。食源性传播是通过食用被诺如病毒污染的食物进行传播，可能是感染诺如病毒的餐饮从业人员在备餐和供餐中污染食物，也可能是食物在生产、运输和分发过程中被含有诺如病毒的人类排泄物或其他物质（如水等）污染。牡蛎等贝类海产品和生食的蔬果类是引起诺如病毒感染暴发的常见食品。经水传播可能是桶装水、市政供水、井水等其他饮用水源被污染。一起暴发疫情中可能存在多种传播途径，例如食物暴露引起的点源暴发常会导致在一个机构或社区内出现续发的人与人之间的传播。

3. 人群易感性：全世界范围内均会流行，全年均可发生感染，感染对象主要是成人和学龄儿童，寒冷季节高发趋势。

4. 临床表现：患者急性发病，主要症状为恶心、呕吐、腹痛、腹泻，部分患者还伴有低热。症状通常持续 1 ~ 3 天，部分病例可持续 4 ~ 6 天。儿童患者呕吐普遍，成人患者腹泻为多，粪便为稀水便或水样便，无黏液脓血。大便常规镜检白细胞 <15 个 /HPF，未见红细胞。血常规可见白细胞正常或异常增加。患者通常发病后第 2 ~ 5 天排毒量最高，个别感染者排毒期可达 4 周；少数感染者表现为无临床症状，但可排毒。

（二）机构日常预防工作

1. 制订机构诺如病毒感染防控预案，建立领导责任制，并由部门、科室和个人分担责任；建立环境卫生和清洁消毒管理制度，由专人负责清洁消毒工作。

2. 落实晨午检制度、因病缺勤 / 缺课登记追踪制度，发现呕吐、腹泻病例异常增多（3 天超过 5 例，或 1 周超过 10 例）时，立即报告当地疾控机构及教育行政部门。

3. 机构应常规储备一定数量的一次性手套、口罩、洗手液、一次性呕吐袋、呕吐污染物应急处置包、消毒粉或消毒液等防疫物品。

4. 做好环境卫生工作。每日至少清洁地面、门窗和桌面 1 次；保持厕所清洁卫生；加强通风，保持空气流通；加强对重点部位（如门把手、楼梯扶手、水龙头、便器按钮、电梯按钮、上下床扶手等）的清洁消毒；生活垃圾应集中存放并加盖，每日清理生活垃圾，保持卫生。

5. 严格按照规章制度做好机构的食品安全及饮用水供应管理。严格做好食品从业人员健康监管，严禁有腹泻、呕吐等胃肠不适症状者带病上岗，供餐时戴一次性手套。提供安全饮用水，加强机构用水管网维护。使用井水的要加强监测监管，使用桶装水的需由正规单位供应并索证。

6. 公共场所配备充足的洗手设施，张贴正确洗手方法和步骤宣传海报，配备洗手液或肥皂供使用。保育员每日督促幼儿勤洗手，推行六步洗手法。

7. 按要求组织开展呕吐物和环境消毒方法的培训和传染病知识培训。提高机构幼儿与教职工的防护意识和能力，培训正确洗手方法，养成良好的个人卫生习惯，进食或处理食物前、如厕后须用洗手液及清水彻底洗净双手。提高风险意识，一旦发现人员呕吐情况，场所内其余人员尽快疏散，待呕吐物清除和消毒后再返回。

8. 如有教职工（尤其是厨工）或幼儿出现呕吐、腹泻等症状，应及时就医，不得带病上岗（课）。患者隔离至症状消失 3 天后方可复工（课）。

9. 呕吐物、腹泻物处置应严格按照《学校及托幼机构诺如病毒感染病例呕吐物处置指引》执行。

（三）发生疫情后机构应采取的措施

1. 根据疾病预防控制机构的要求实行日报告和零报告制度，掌握病例每日增减情况，配合做好疫情的处置工作。

2.病例及隐性感染者均应暂停上课／上岗，原则上隔离期为症状完全消失72小时后；其中从事食品操作岗位的病例及隐性感染者须连续2次粪便／肛拭子诺如病毒核酸检测阴性后方可解除隔离。

3.规范做好隔离场所和污染场所的消毒工作。病例的呕吐物和粪便，须由经过规范培训的人员在做好个人防护的前提下，严格按相关消毒操作指引进行处理。对公共场所和被病例污染的课／餐桌、床铺、门和门把手、马桶、水池等物体表面，须严格按照相关消毒操作指引开展消毒工作。

4.幼儿和教职员工（尤其是厨工）要做好自我防护和健康监测。如有腹泻、呕吐等胃肠不适症状，应尽早到医院就诊，切勿上班（课）。机构指定专人负责与停课或停工的人员联系，了解其每日健康状况。

5.在疫情流行期间，停止举办各种聚餐和集会等活动，暂停混班上课、混班午休。

6.临时停课后的措施，见表6-3托育／托幼机构常见传染病停课参考标准。

手 足 口 病 与 疱 疹 性 咽 峡 炎

（一）流行病学特征

1.传染源：患者和隐性感染者。流行期间，患者为主要传染源。患者在发病急性期可自咽部排出病毒；疱疹液中含大量病毒，破溃时病毒溢出；病后数周，患者仍可自从粪便中排出病毒。

2.传播途径：方式多样，以粪口途径和密切接触为主。病毒可通过唾液、疱疹液、粪便等污染的手、毛巾、手绢、牙杯、玩具、食具、奶具以及床上用品、内衣等引起间接接触传播；患者咽喉分泌物及唾液中的病毒可通过飞沫传播；如接触被病毒污染的水源，亦可经水感染；门诊交叉感染和口腔器械消毒不合格亦是传播途径。

3.人群易感性：人群对引起手足口病的肠道病毒普遍易感，感染后可获得免疫力。不同病原型感染后，抗体缺乏交叉保护力，人群可反复感染发病。成人大多已通过隐性感染获得相应抗体，因此，手足口病的患者主要为学龄前儿童，≤3岁年龄组发病率最高。

4.临床表现：手足口病的临床表现主要为发热、咽痛、口腔内疼痛和皮疹，在手、足、臀、膝部出现丘疹、疱疹，可自愈，不留痂。一般仅需对症治疗，预后良好。少数病例可有脑炎、心肌炎等并发症，个别危重病人可因多种原因导致死亡。

肠道病毒感染亦可引起疱疹性咽峡炎。疱疹性咽峡炎传染性强，传播快，临床主要表现为发热、咽痛、咽峡部疱疹和溃疡。

（二）机构日常预防工作

1.制订本机构手足口病及疱疹性咽峡炎防控预案，建立领导责任制，并由部门、单位和个人分担责任。

2. 落实晨检制度、因病缺勤/缺课追踪登记制度、传染病疫情报告制度，进行传染病症状监测和网络直报，做到聚集性疫情早发现、早报告、早处置。发现有发热、出疹等症状的幼儿，应立即通知家长接回幼儿，建议尽早送至医院或社区卫生服务中心就诊。患儿所用物品应立即消毒。

3. 各类场所（如教室、音乐室、舞蹈室、阅览室、保育室、宿舍、教研室等）应保持空气流通和室内外卫生清洁。每日对玩具、个人卫生用具、餐饮具等物品进行清洗消毒；对地面、门把手、楼梯扶手、桌面等物体表面进行擦拭消毒；对厕所进行清洁消毒；定期对衣物、被褥等进行阳光暴晒。在流行季节应增加消毒频次。

4. 在园内午睡的幼儿应有独立的卧铺，卧具独立存放。

5. 如配备校车，应保持校车卫生清洁：校车应以自然通风为主，密闭的空调车应配备通风装置；每天对校车的门把手、座位、扶手、车厢地面等进行消毒。

6. 设置充足的洗手水龙头，张贴正确洗手方法和步骤宣传海报，配备洗手液或香皂供师幼使用，每日督促幼儿勤洗手。

7. 每学期开学前后应组织全园教职工学习手足口病与疱疹性咽峡炎防控知识。通过多种方式开展幼儿的防病知识健康教育。引导幼儿养成正确洗手等个人卫生习惯，同时积极对幼儿家长进行防病知识宣传。

（三）发生疫情后机构应采取的措施

1. 及时报告当地疾病预防控制机构和教育行政部门。

2. 确定发生疫情后，根据疾病预防控制机构的要求实行日报告和零报告制度，每天对新增的患儿进行登记并上报至疾病预防控制机构和教育行政部门，配合做好疫情处置工作。

3. 做好晨午检工作，做好考勤和登记工作，及时全面掌握幼儿健康状况。发现发热及手、足、口、臀部出现斑丘疹、疱疹的幼儿立即通知家长接回并及时送诊。患儿要在家隔离治疗，直至病愈方可返园。手足口病患儿通常发病后 14 天或至症状完全消失（结痂）1 周后，疱疹性咽峡炎患儿通常为发病后 7 天或至症状完全消失（体温正常、疱疹消退）后 3 天，凭医疗机构出具的返园健康证明方能复课。

4. 机构安排专人负责与离园的幼儿联系，了解其每日健康状况。

5. 如发生爆发性疫情，应对机构进行彻底消毒。进行清扫或消毒工作（尤其清扫厕所）时，工作人员应戴手套，清洗工作结束后应立即洗手。负责清洁消毒的人员随后应加强自我健康监测。

6. 暂停全校或全园的集体活动，暂停混班上课、混班午休。

7. 临时停课后的措施，见表 6-3 托育/托幼机构常见传染病停课参考标准。

登 革 热

（一）流行病学特征

1. 传染源：登革热患者、隐性感染者、带病毒的非人灵长类动物。

2. 传播途径：经媒介伊蚊叮咬吸血传播。在我国，登革热的传播媒介主要为白纹伊蚊和埃及伊蚊。

3. 人群易感性：人群普遍易感，但感染后仅有部分人发病。

4. 临床表现：急性起病，早期症状为发热，全身肌肉、骨骼和关节痛，背痛，腹痛，眼球痛，极度乏力，充血性皮疹，食欲不振，味觉异常，等等，后期可出现恶心、呕吐、出血性皮疹、腹泻、出血倾向、淋巴结肿大及白细胞、血小板减少等。

（二）机构日常预防工作

1. 指定专人负责机构防蚊灭蚊工作，落实灭蚊周记制度、周末卫生日制度。制订机构灭蚊计划并指导督办，同时与有关职能部门联合做好预防工作。

2. 确定灭蚊工作目标。宣传动员教职员工参与消除蚊虫滋生地清除蚊患工作。提高幼儿和教职员工防蚊意识及对登革热的警觉意识。

3. 定期在机构内开展卫生清理工作，清除垃圾、倒置积水容器，改善和治理机构环境，防蚊灭蚊。

4. 落实晨午检、因病缺勤/缺课追踪登记制度、传染病疫情报告制度，进行传染病症状监测和网络直报，做到聚集性疫情早发现、早报告、早处置。如教职工和幼儿有发热等不适症状及时就医，诊断为登革热时应立即停止上班（学），并前往医院接受隔离治疗。

5. 机构应改善幼儿和教职工休息室等场所的防蚊条件，建议机构在房间安装纱窗，储备蚊香和蚊帐等防蚊物资。在户外场所活动应预防蚊虫叮咬，在户外沙井处安装并定期维修防蚊闸板等防蚊设施设备。

6. 开展健康教育，机构每学期开学前后应对教职工开展预防登革热健康教育，上一堂健康教育课，课程核心内容包括登革热的传播途径、预防方式等。

（三）发生疫情后机构应采取的措施

1. 快速杀灭成蚊。机构应在街道消毒站的指导下制订灭蚊工作方案，组织灭蚊队伍，开展紧急灭蚊工作。

2. 加强机构蚊媒滋生地巡查。指定专人负责防蚊工作。检查人员应登记每周（7天为一个检查周期）发现的问题，并在下次检查时跟进上周发现的问题，检查防蚊措施的执行情况，同时按要求做好登记表的记录、汇总和存档工作。

3. 加强蚊媒滋生地整治。改善机构内各场所的防蚊条件，如加装防蚊网等，在隐蔽处（如床底、门背）等不易清理的地方可用气雾杀虫剂喷杀成蚊（须在专业人员指导下进行）。若发现蚊子滋生或可能有蚊子滋生的地方，应立即采取以下灭蚊防蚊措施。

（1）清除积水；

（2）妥善处理垃圾，如玻璃瓶、空罐和空饭盒；

（3）把可贮水的容器用适当的盖子盖好或倒置摆放，以免积水；

（4）把地面不平处填平，将树洞及竹洞堵塞；

（5）排水渠的淤塞物应每周至少清理一次，以防淤塞；

（6）花瓶里及花盆托盘里的水应每周至少清理、更换一次。

4. 做好晨午检工作。机构的教职工发现幼儿有登革热早期症状、疑似患者以及因病缺勤等情况时，应及时报告给机构疫情报告人，机构疫情报告人应及时排查并记录在案。

5. 落实疫情和突发公共卫生事件报告制度。机构主要领导是登革热疫情的第一报告责任人。卫生保健人员、班主任应了解教职员工和幼儿缺勤情况和原因，一旦有可疑病例或有多人出现发热、皮疹等症状，应立即报告属地疾病预防控制机构。同时，建立健全本机构登革热疫情的发现、收集、汇总与报告制度，指定专人或兼职教师负责本机构信息的收集、汇总与报告工作，协助疾病预防控制机构对本机构发生的可疑登革热疫情进行调查和处理，并接受教育行政部门或卫生行政部门对机构疫情的督促、检查。

6. 隔离、复课时间。病程超过 5 天且热退 24 小时以上可解除隔离。

水 痘

（一）流行病学特征

1. 传染源：水痘患者、带状疱疹患者。

2. 传播途径：直接接触或吸入水痘患者的飞沫、水痘或带状疱疹患者的水疱液；间接接触被患者的水疱液或黏膜分泌物污染的物品。

3. 人群易感性：既往未患过水痘、未接种过疫苗的人群对水痘高度易感。

4. 临床表现：向心性分布的皮肤斑丘疹、水泡。斑丘疹先出现，后演变为水泡，持续 3~4 天后结痂脱落，各阶段皮损同时存在。多数患者症状轻微，部分可伴发热，少数并发肺炎或继发细菌感染。潜伏期为 10~21 天，多为 14 天。传染期通常从出疹前 1~2 天开始到所有皮损干燥结痂为止。水痘和带状疱疹是同一种病毒引起的临床表现不同的两种疾病。

（二）机构日常预防工作

1. 制订本机构水痘应急防控预案，建立领导责任制，并由部门、单位和个人分担责任。

2. 落实幼儿入托接种查验制度，登记幼儿水痘免疫史、既往发病史，了解幼儿水痘免疫水平。在水痘流行期间提高对易感幼儿的关注度。建议易感幼儿接种 2 剂次水痘疫苗。

3. 做好晨午检工作，发现疑似水痘患者，要立即将其俺怕在机构临时隔离室进行隔离，通知家长及时带患儿到医院就诊。患儿离开隔离室后，及时做好隔离室的消毒与通风工作。

4. 落实因病缺勤 / 缺课追踪登记制度。对因病缺勤的幼儿，班主任或班级卫生员应了解幼儿的患病情况及可能的原因。如有疑问，要及时报告给保健室，保健人员接报后应及时追查幼儿的患病情况及病因，并及时向当地疾病预防控制机构报告。

5. 加强各类学习、生活、娱乐、工作场所（如教室、音乐室、舞蹈室、阅览室、保育室、宿舍、教研室、校车）的卫生与通风，保持空气流通，室内外环境卫生整洁。

6. 对幼儿开展水痘预防知识健康教育，提高幼儿的自我防护意识。指导幼儿养成正确洗手、勤洗手等个人卫生习惯。

（三）发生疫情后机构应采取的措施

1. 根据属地疾病预防控制机构要求及时报告疫情，并配合疾控机构做好疫情处置工作。

2. 做好晨午检工作，动员幼儿自觉报告。水痘患者进行居家或住院隔离治疗，隔离至水痘疱疹全部结痂、痂皮干燥。既往接种过水痘疫苗的部分患者可不出现疱疹，只出现斑疹和丘疹，应隔离至 24 小时内皮肤、黏膜没有新的斑疹、丘疹等出现。幼儿病愈且隔离期满时，应持复课健康证明到机构医务室或者卫生室查验后方可复课。对与病例同教室、宿舍、校车的密切接触者进行医学观察 21 天，观察期间发现发热、出疹的要及时就医。

3. 病例所在班级隔离至相对独立的区域，活动时间及区域应避免与非病例班级有交叉，可采取分批进餐或送餐到班级等措施。

4. 病例所在班级教室、宿舍、校车、公共场所（包括厕所、食堂、楼道）等有关场所应进行含氯消毒剂喷洒消毒；放学后，对教室的课桌椅、门把手、楼梯扶手等进行擦拭消毒；对病例使用过的体育器材、玩具、生活用品等进行消毒。

5. 在疫情流行期间应避免组织大规模的集体活动，暂停混班上课，混班午休。

6. 发放告家长书，动员家长配合机构做好病例早发现、早隔离、早治疗和易感幼儿的水痘疫苗接种工作。

7. 根据疾病预防控制部门安排，做好水痘疫苗应急接种组织工作。水痘疫苗应急接种为免费接种，应动员家长、幼儿积极参与。

麻 疹

（一）流行病学特征

1. 传染源：麻疹患者。

2. 传播途径：经飞沫传播或直接接触感染者的鼻咽分泌物传播。

3. 人群易感性：无患病史和未接种麻疹疫苗的人群普遍易感，其中包括母传抗体已衰减的婴幼儿。所有易感者感染麻疹病毒后都是有症状的。易感者感染麻疹病毒，7~21 天后出现皮疹。患者在出疹前 4 天至出疹后 4 天均具有传染性。对于体内已有抗体的感染麻疹病毒的人群，其 IgM 抗体水平可能会临时升高但无症状，这些人并无传染性。

4.临床表现:

(1)典型麻疹:即普通型,临床上最为常见。典型麻疹的临床经过可分以下几期。

①前驱期。持续 3 ~ 4 天,发热,体温达 39 ~ 40℃,流涕、喷嚏、咳嗽、流泪、畏光、结膜炎等,发热 2 ~ 3 天后,口腔颊黏膜粗糙,上有数量不等周围可见红晕的 0.5 ~ 1mm 的灰白色小点,称麻疹粘膜斑(Koplik's spot,柯氏斑),上下唇黏膜也可见到,是早期诊断麻疹的标志。②出疹期。多在发热 2 ~ 4 天后出现,持续 3 ~ 5 天,自耳后、发际、前额、面、颈部开始自上而下波及躯干和四肢手掌足底,疹间皮肤正常,皮疹初为淡红色斑丘疹,以后部分融合呈暗红色,出疹时体温达到高峰,全身症状加重。③恢复期。若无并发症,皮疹出齐后体温开始下降,进入恢复期,皮疹依出疹顺序逐渐隐退,色变暗,有色素沉着及糠皮样脱屑,1~2 周消退,疹退的同时体温也下降到正常水平。

(2)重型麻疹:持续高热在 40℃以上,皮疹融合成片,深红色,可见出血性皮疹,病情重且病程长,常伴有肺炎、喉炎或有惊厥、昏迷等脑炎表现。

(3)轻型麻疹:临床表现为发热相对轻,多低于 39℃,热程短于 7 天,有轻度上呼吸道卡他症状及少量皮疹,不留色素沉着或脱屑,口腔麻疹黏膜斑仅见 1~2 个或无,全身状况良好。无并发症,病程约 1 周。多见于 6 个月以下婴儿或出生 4 周内经被动免疫的患儿,偶见于接种麻疹疫苗后。轻型麻疹的机理为机体内的抗体不能完全抵御麻疹病毒的侵袭,但仍有一定的抗病能力,因此病毒在体内只能有限复制。

(二)机构日常预防工作

1.做好查验预防接种证工作,配合卫生健康部门督促逾期未接种幼儿及时补种。

2.落实晨午检制度、因病缺勤 / 缺课追踪登记制度、传染病疫情报告制度,进行传染病症状监测和网络直报,做到传染病聚集性疫情早发现、早报告、早处置。

3.加强各类学习、生活、娱乐、工作场所(如教室、音乐室、舞蹈室、阅览室、保育室、宿舍、教研室、校车)的卫生与通风工作,保持空气流通,室内外环境卫生整洁。

4.对幼儿开展防病知识健康教育,提高幼儿的自我防护意识。

(三)发生疫情后机构应采取的措施

1.及时向疾病预防控制机构和相关行政部门报告,并配合疾控部门做好疫情处置工作。

2.做好晨午检工作,发现幼儿麻疹病例后应及时安排病例隔离,立即通知家长接回幼儿,建议及时到医院就诊。病例原则上隔离至出疹子 5 天后,持医疗机构开具的返园证明复课;如并发肺部感染,延长至 14 天才能返园。麻疹病例的密切接触者应医学观察 3 周。

3.加强机构公共场所环境卫生管理,定期开窗通风,加强室内空气流通。在疾病预防控制机构指导下开展环境消毒工作。

4.发生麻疹疫情期间,应避免举办全园性室内集会等活动,暂停混班上课、混班午休。

5.麻疹流行期间,机构要加强宣传教育,呼吁易感者不去人群密集的场所。

腮　腺　炎

（一）流行病学特征

1.传染源：早期的腮腺炎患者和隐性感染者。

2.传播途径：腮腺炎病毒以飞沫传播为主，也可通过被唾液污染的物品传播。

3.人群易感性：人群对该病毒普遍易感，病后有持久免疫力。通过显性感染或隐性感染都能获得持久免疫力，极少再次显性感染。

4.临床表现：为单侧或双侧腮腺肿大、疼痛，也可并发脑膜炎、睾丸炎、卵巢炎、胰腺炎、心肌炎等。

（二）机构日常预防工作

1.提高幼儿腮腺炎集体免疫水平是预防控制腮腺炎高发的根本措施。建议未接种腮腺炎疫苗的幼儿及时补种，严格落实免疫预防接种查验工作。

2.开展对腮腺炎等呼吸道传染病的监测预防工作。做好晨午检工作，及时发现患病幼儿，及时隔离治疗，必要时向当地疾病预防控制机构报告。

3.注意教室通风换气。

4.对幼儿、家长开展健康教育，提高其对腮腺炎等呼吸道传染病的预防意识，自觉接种疫苗，配合做好传染源管理。

（三）发生疫情后机构应采取的措施

1.严格按规定隔离病人，隔离至腮腺肿大完全消退。

2.加强疫情监测，做好对幼儿的晨午检工作，动员幼儿自觉报告病情；对密切接触者进行医学观察 21 天，包括是否有发热、腮腺是否肿大、是否触痛等，发现发热等可疑情况，动员幼儿回家隔离 3 天，没有发生腮腺炎、体温正常方能返校；对缺勤幼儿要及时了解是否患有腮腺炎。按属地疾病预防控制机构布置定时报告疫情，直到最后 1 例腮腺炎病例发病后第 21 天。

3.加强教室通风换气，并在疾病预防控制机构的指导下进行消毒，有条件的机构可用紫外线灯消毒。

4.避免举办全园性室内集会等活动，暂停混班上课、混班午休。

5.对幼儿进行健康教育，提高其自我保护意识。

6.听从疾病预防控制机构的安排，做好腮腺炎疫苗应急接种、查漏补种组织工作。

·托育／托幼机构传染病处置工作流程·

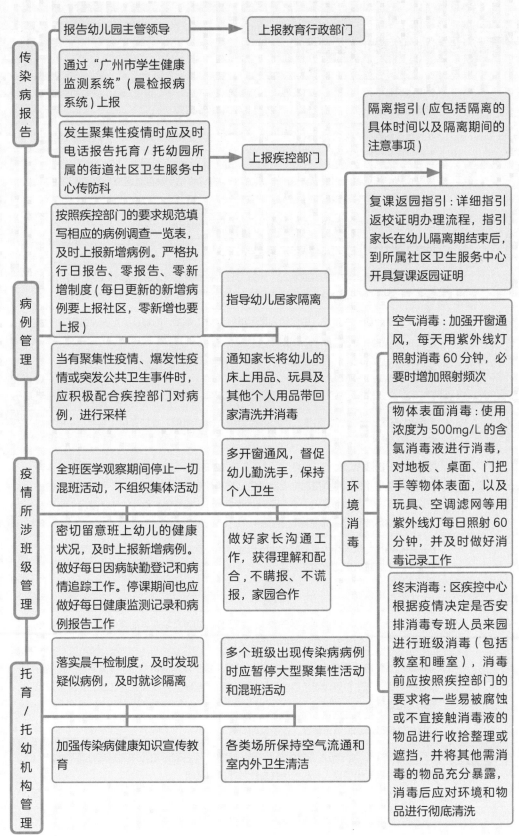

传染病报告

报告幼儿园主管领导 → 上报教育行政部门

通过"广州市学生健康监测系统"（晨检报病系统）上报

发生聚集性疫情时应及时电话报告托育／托幼园所属的街道社区卫生服务中心传防科 → 上报疾控部门

隔离指引（应包括隔离的具体时间以及隔离期间的注意事项）

病例管理

按照疾控部门的要求规范填写相应的病例调查一览表，及时上报新增病例。严格执行日报告、零报告、零新增制度（每日更新的新增病例要上报社区，零新增也要上报）

指导幼儿居家隔离

复课返园指引：详细指引返校证明办理流程，指引家长在幼儿隔离期结束后，到所属社区卫生服务中心开具复课返园证明

当有聚集性疫情、爆发性疫情或突发公共卫生事件时，应积极配合疾控部门对病例，进行采样

通知家长将幼儿的床上用品、玩具及其他个人用品带回家清洗并消毒

空气消毒：加强开窗通风，每天用紫外线灯照射消毒60分钟，必要时增加照射频次

疫情所涉班级管理

全班医学观察期间停止一切混班活动，不组织集体活动

多开窗通风，督促幼儿勤洗手，保持个人卫生

环境消毒

物体表面消毒：使用浓度为500mg/L的含氯消毒液进行消毒，对地板、桌面、门把手等物体表面，以及玩具、空调滤网等用紫外线灯每日照射60分钟，并及时做好消毒记录工作

密切留意班上幼儿的健康状况，及时上报新增病例。做好每日因病缺勤登记和病情追踪工作。停课期间也应做好每日健康监测记录和病例报告工作

做好家长沟通工作，获得理解和配合，不瞒报、不谎报，家园合作

托育／托幼机构管理

落实晨午检制度，及时发现疑似病例，及时就诊隔离

多个班级出现传染病病例时应暂停大型聚集性活动和混班活动

终末消毒：区疾控中心根据疫情决定是否安排消毒专班人员来园进行班级消毒（包括教室和睡室），消毒前应按照疾控部门的要求将一些易被腐蚀或不宜接触消毒液的物品进行收拾整理或遮挡，并将其他需消毒的物品充分暴露，消毒后应对环境和物品进行彻底清洗

加强传染病健康知识宣传教育

各类场所保持空气流通和室内外卫生清洁

托育／托幼机构传染病处置工作流程图

操作示例

托育/托幼机构传染病处置案例

发现1例疑似病例	保健人员在5月10日晨检时发现大一班李XX咽峡部有2个可疑疱疹，立即劝返就医，提醒老师跟进李XX的就诊情况，同时做好因病缺勤追踪
	收到确诊病例后，报告园行政人员，通过"广州市学生健康监测系统"（晨检报病系统）上报社区和疾控中心
	将隔离指引和复课返园要求发送给李XX家长，并详细指引其到社区开具复课返园证明。凭复课返园证明方可返园
	大一班医学观察期间停止一切混班活动，不参加集体活动
	加强开窗通风，督促幼儿勤洗手及保持个人卫生
	老师密切留意班上幼儿的健康状况，做好每日因病缺勤登记和病情追踪工作，指引疑似病例患儿去正规医院诊治，追踪患儿病情和诊治情况，并及时将病历发给保健人员
	中午午睡前增加一次午检，由保健人员着重检查幼儿体温、咽部及手足部位是否有皮疹
	使用浓度为500mg/L的含氯消毒液进行消毒，地板、桌面、门把手等物体表面，玩具、空调滤网等用紫外线灯每日照射60分钟，并及时做好消毒记录工作

发现2例确诊病例	5月11日大一班老师收到第二例疱疹性咽峡炎确诊病例，立即逐级上报社区，根据疾控部门指引大一班停课
	停课指引：包括停课时间（5月12日至5月16日）、复课时间（5月17日）、停课期间注意事项（停课期间随时向老师报告2例确诊病例的健康情况，不到人员密集的场所活动，不参加聚集性活动，包括同班同学之间）。家长应将幼儿的床上用品、玩具及其他个人用品带回家清洗并消毒
	疾控中心消毒专班工作人员来园对大一班教室和睡室进行终末消毒。消毒前整理好所有物品，终末消毒后用清水清洗2遍

停课期间	指引大一班老师做好停课期间学生健康追踪工作，如有发烧或其他疑似症状，指引家长带幼儿到正规医院诊治，并及时将病历转发给保健人员
	停课期间共新增2例疱疹性咽峡炎病例，给学生家长发送隔离指引（隔离日期从发病日期起往后推7天）和复课返校要求，并详细指引其到社区开复课返园证明。凭复课返园证明方可返园
	加强传染病健康知识宣传教育，促进家园有效沟通
复课后	5月17日复课，大一班返园学生晨检未发现异常，4名确诊幼儿未到隔离时间不返园。确诊病例返园时由保健人员晨检后并查验复课返园证明

第二节 消毒技术规范

基本知识

基本概念

1. 消毒：杀灭或清除传播媒介上的病原微生物，使其达到无害化的程度。

2. 灭菌：杀灭或清除传播媒介上的一切微生物的处理工作。

3. 病原体：能引起疾病的微生物（包括细菌、病毒、立克次氏体、真菌）、寄生虫或其他媒介（微生物重组体，包括杂交体和突变体）。

4. 传播途径：病原体从传染源排出之后，通过一定的方式再侵入其他人，这个过程所经过的途径称为传播途径。

5. 传播因素：凡是对病原体的传播起作用的所有因素，比如水、食物、手等，都称为传播因素。传播因素也叫传播媒介，指病原体停留和转移必须依附的各种媒介物。

（1）同一种传染病有多种不同的传播方式，不同的传染病也可以通过同一种传播途径进行传播。

（2）常见的传播方式：空气、水、食物、接触、血液、虫媒、土壤、医源性和垂直传播。

6. 预防性消毒：在没有明确的传染源存在时，对可能受到病原微生物污染的物品和场所进行的消毒。如公共场所消毒、运输工具消毒、饮水及餐具消毒、饭前便后洗手等。

消毒应遵循以下几个原则。

（1）没有出现病人或无症状感染者的场所，通常以清洁卫生为主，预防性消毒为辅。当面临传染病威胁或者人群密集性活动时，才有必要进行消毒。

（2）外环境原则上不需要消毒，不应对室外空气进行消毒，对于很少用手触及的场所，如地面、绿植、墙面、宣传栏等，如果没有受到呕吐物、分泌物、排泄物污染则不需要消毒。室外健身器材、公共座椅等使用较为频繁的物品，可增加清洁频次，如确定被污染，则进行表面消毒。

（3）不需要对进入环境的人员、汽车、自行车及其携带的物品等进行消毒。

（4）通常情况下，室内下水管道不需要定期消毒。

（5）部分消毒剂对物品有腐蚀作用，特别是对金属有腐蚀性，对人体也有刺激，残留消毒剂可能对环境造成污染，对物品造成损毁，因此提倡适度消毒。

7. 随时消毒：指有传染源存在时对其排出的病原体可能污染的环境和物品及时进行的消毒。对病例（疑似病例、确诊病例）和感染者（轻症病例、无症状感染者）污染的物品和场所及时进行消毒，如患者居住过的医疗机构、隔离病房、医学观察场所以及转运工具等。

8. 终末消毒：指传染源离开有关场所后进行的彻底消毒处理。经规范终末消毒后的场所及其中的各种物品不再有病原体的存在。

9. 消毒范围及重点对象

具体消毒范围及对象应根据流行病学调查和污染可能存在的环境来确定。消毒范围及重点对象具体如下。

（1）患者发病时生活和工作过的场所的空气；

（2）患者的呼吸道分泌物及其可能污染的环境；

（3）患者接触过的物品及可能污染的其他物品。

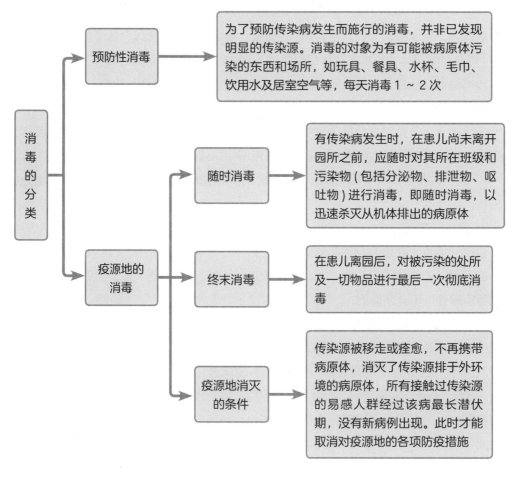

消毒的分类示意图

常 见 消 毒 方 式

（一）物理消毒法

1. 煮沸消毒法：煮沸消毒适用于餐饮具、织物等耐湿热物品的消毒。使用煮沸消毒法进行消毒时，应将物品全部淹没于水中，水沸时开始计时，持续15~30min。计时开始后不得再加入新物品，否则持续加热时间应从加入新物品后再次煮沸时算起。

2. 流通蒸汽消毒法：流通蒸汽消毒法适用于餐饮具、织物等耐湿热物品的消毒。使用流通蒸汽消毒法进行消毒时，应从水蒸气充满后开始计时，持续15~30min。

3. 远红外热力消毒法：远红外线热力消毒法适用于餐饮具的消毒。使用远红外线消毒箱对餐饮具进行消毒时，温度应不低于125℃，持续15min。

4. 紫外线照射消毒法：紫外线照射消毒法适用于无人条件下的空气和可直接照射物体表面的消毒。物体表面消毒宜采用悬吊式或移动式紫外线灯消毒，灯管距离污染表面不宜超过1m，在灯管紫外线辐射强度符合要求的情况下，照射时间应不少于30min。室内空气消毒应在室内无人条件下，用紫外线灯悬吊式或移动式紫外线灯直接照射，照射时间应不少于30min。

具体各类物理消毒法见下图。

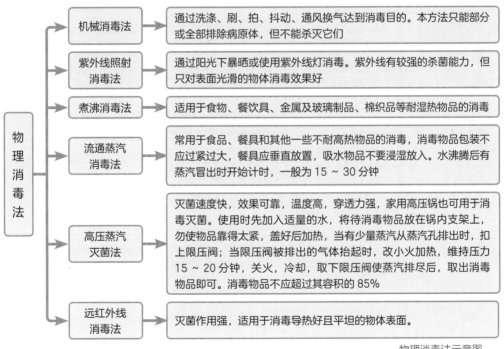

物理消毒法示意图

（二）化学消毒法

1.浸泡消毒法：浸泡消毒法适用于餐（饮）具、织物等耐湿物品的消毒。消毒溶液应浸没全部物品，腔管类物品应使消毒溶液充满管腔，作用至规定时间后，取出用清水冲洗干净，晾干。根据消毒溶液的稳定程度和污染情况，及时更换所用溶液，常用化学消毒剂及其配置方法见下图。

2.擦拭消毒法：擦拭消毒法适用于各类物体表面的消毒。用抹布蘸取消毒剂溶液，对需消毒物品表面进行擦拭。必要时，在作用至规定时间后，用清水擦拭以减轻可能引起的腐蚀作用。

3.喷洒消毒法：喷洒消毒法适用于地面、墙面和各类物体表面的消毒。用普通喷雾器进行消毒剂溶液的喷洒消毒，以使物品表面全部润湿为度，作用至规定时间。喷洒顺序宜先上后下、先左后右。

4.喷雾消毒法：喷雾消毒法适用于室内空气、各类物体表面的消毒。使用超低容量喷雾器进行室内空气消毒时，应关闭门窗，在无人的条件下作用至规定时间后，通风换气，必要时用清水擦拭物体表面。

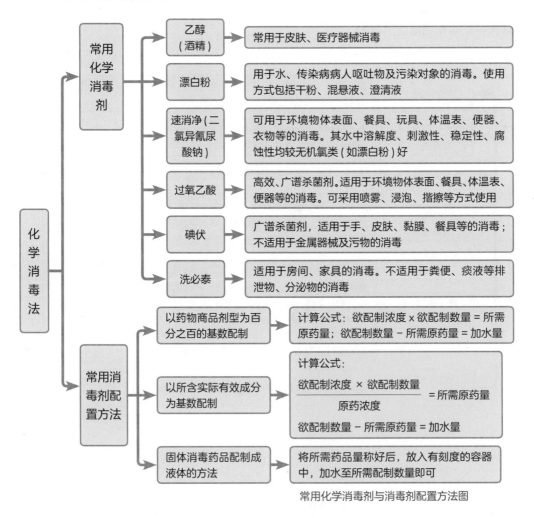

常用化学消毒剂与消毒剂配置方法图

机构日常消毒工作

1. 机构应以环境清洁卫生为主，消毒为辅，重点对手部经常接触的物体表面进行预防性消毒。

2. 物品消毒应遵循首选物理方法、次选化学方法的原则。

3. 消毒应遵循科学的原则，应根据病原体的种类和消毒对象的不同，选择适宜、有效的消毒方法，调整消毒因子的作用浓度、作用时间和消毒频次。

4. 消毒应遵循安全的原则，在确保消毒效果的前提下，所选的消毒设备和消毒产品应是对环境影响小、人体伤害低、物品损坏轻的合格产品。

5. 消毒应遵循适度的原则，应根据传染病风险等级和消毒要求，科学合理消毒，切勿过度消毒。

具体做法可参考表 6-5 至表 6-7。

表 6-5　各类消毒对象的消毒方法

消毒对象	消毒剂	消毒方式	作用时间	要求
室内空气	—	开窗通风	每次不少于 30min	◆每日通风不少于 3 次 ◆课间尽量开窗通风，也可采用机械排风 ◆在外界环境温度适宜、空气质量较好、保障安全性的条件下，应采取保持开窗通风的方式
	—	紫外线灯照射	不少于 30min	◆不具备通风条件的情况下使用。人员全部离开后使用，禁止紫外线灯照射人体 ◆可使用移动式紫外线灯。辐射度值 ≥ 70μW/cm²，按照每立方米 1.5 瓦计算紫外线灯需要量
	—	循环风式空气消毒机消毒	按照产品使用说明书操作	循环风式空气消毒机消毒不能替代开窗通风，条件允许的应首选开窗通风
物体表面	有效氯含量为 250 ~ 500mg/L 的含氯消毒液	擦拭或喷洒	15~30min	◆有明显污染物时，先清除污染物再消毒 ◆可采用表面擦拭、喷洒消毒方式 ◆消毒剂的浓度及消毒时间可根据物体表面的清洁程度选择 ◆物体表面消毒后可用清水将残留的消毒剂去除
计算机键盘、鼠标、电梯间按钮等，或小面积的物品表面	75% 酒精	擦拭或喷洒	不少于 3min	◆连续擦拭或喷洒 2 遍 ◆仅适用于小范围的表面消毒，注意远离火源
地面的消毒（含校车地面）	有效氯含量为 500mg/L 的含氯消毒液	擦拭或喷洒	15~30min	适用于不耐腐蚀的表面消毒，需要时，达到作用时间后可用清水擦拭表面，去除残留的消毒剂
餐具、饮具	—	煮沸消毒或流通蒸汽消毒	不少于 15min	◆对餐具必须先去残渣、清洗后再进行消毒 ◆使用煮沸消毒法时，被煮物品应全部浸没在水中；使用流通蒸汽消毒法时，被蒸物品应疏松放置，水沸后开始计算时间
	—	餐具消毒柜消毒	按产品说明使用	◆对餐具必须先去残渣、清洗后再进行消毒 ◆使用符合 GB 17988 二星级要求的产品 ◆保洁柜无消毒作用，不得用保洁柜代替消毒柜进行消毒
	有效氯含量为 250mg/L 的含氯消毒液	浸泡	15~30min	◆对餐具必须先去残渣、清洗后再进行消毒 ◆消毒后应用清水将残留的消毒剂冲净
饮水桶内部	有效氯含量为 250mg/L 的含氯消毒液	擦拭	15~30min	消毒后用清水充分冲洗干净，方可使用，避免氯残留

（续表）

消毒对象	消毒剂	消毒方式	作用时间	要求
毛巾类织物（工作服、被褥外套及个人衣物）	—	阳光直接照射下曝晒干燥	不低于6h	毛巾等用洗涤剂清洗干净后晒，曝晒时不得相互叠夹
	有效氯含量为250~500mg/L的含氯消毒液	煮沸或流通蒸汽消毒	不少于30min	使用煮沸消毒法时，被煮物品应全部浸没在水中；使用流通蒸汽消毒法时，被蒸物品应疏松放置
		浸泡	不少于30min	消毒时将织物全部浸没在消毒液中，消毒后用清水将残留消毒剂冲净
抹布、拖布	—	煮沸或流通蒸汽消毒	不少于30min	使用煮沸消毒法时，抹布应全部浸没在水中；使用流通蒸汽消毒法时，抹布应疏松放置
	有效氯含量为500 mg/L的含氯消毒液	浸泡	不少于30min	消毒时将抹布、拖布全部浸没在消毒液中，消毒后用清水将残留消毒剂冲净。抹布或拖布晾干存放
呕吐物、排泄物	含氯消毒剂	—	—	◆ 少量污染物可用一次性吸水材料（如纱布、抹布等）蘸取5000~10000mg/L的含氯消毒液移除 ◆ 清除污染物后，应对污染的环境物体表面进行消毒。可采用有效氯含量为500~1000mg/L的含氯消毒剂擦拭或喷洒消毒
	含氯消毒剂	—	—	◆ 大量污染物应使用含吸水成分的消毒粉或漂白粉完全覆盖，或用一次性吸水材料完全覆盖后用有效氯含量为5000~10000mg/L的含氯消毒液浇在吸水材料上。作用30min后小心清除干净 ◆ 清除污染物后，应对污染的环境物体表面进行消毒。可采用有效氯含量为500~1000mg/L的含氯消毒剂擦拭或喷洒消毒
垃圾盛装容器	有效氯含量为500mg/L的含氯消毒液	喷洒或擦拭	不少于30min	◆ 及时收集清运，并做好垃圾盛装容器的清洁 ◆ 必要时，达到作用时间后用清水擦拭垃圾盛装容器表面，去除残留的消毒剂
空调	金属材质，首选季铵盐消毒剂；非金属材质，可选用含氯消毒剂	擦拭、喷洒或浸泡	15~30min	◆ 单体空调，对表面及过滤网进行消毒 ◆ 集中空调通风系统按WS/T396标准进行消毒 ◆ 消毒剂浓度参考说明书中表面消毒浓度
手	—	—	1min	◆ 在餐前、便后、咳嗽或打喷嚏后、接触垃圾后、外出归来、接触公用图书后、使用体育器材和电脑等公用物品后、触摸眼口鼻等部位前、接触可疑污染物品后，均要进行手部消毒 ◆ 手部消毒按照WS/T699标准，采用正确洗手方法用流动水和洗手液（肥皂）洗手，也可用速干手消毒剂揉搓双手

操作案例一

表 6-6　XX 幼儿园班级环境和物品消毒指引

消毒对象	消毒方法	消毒时间	备注	执行者
空气	◆每日开窗通风 3 次，每次不少于 30 分钟 ◆每日放学后采用紫外线杀菌灯进行照射消毒 1 次，持续照射 60 分钟	全天 18:00~19:00	在外界温度适宜、空气质量较好、保障安全性的条件下持续开窗通风 严禁用紫外线杀菌灯照射人体。按照每立方米 1.5 瓦计算紫外线杀菌灯管需要量。每周五用酒精擦拭消毒灯一次	保育员 保安
餐具 饮具 水杯	消毒碗柜消毒	餐具、饮具消毒一日三次，每餐洗干净后放入消毒碗柜消毒；水杯每日放学后进行消毒	对餐具必须先去残渣，清洗后再进行消毒。使用符合国家标准规定的产品，消毒后存放于消毒柜中	厨工
毛巾	流通蒸气消毒 15 分钟	07:00~07:20	被蒸毛巾应疏松放置	厨工
抹布	使用有效氯含量为 500mg/L 的含氯消毒液浸泡 30 分钟	08:30~09:00	消毒时将抹布全部浸泡在消毒液中，消毒后用生活饮用水将残留的消毒剂冲净后晾干或控干存放	保育员
餐桌	一日三次，每次餐前使用有效氯含量为 250mg/L 的含氯消毒液消毒 15 分钟	07:40~08:00	采用表面擦拭消毒方法，用消毒液擦拭后停留 15 分钟，再用生活饮用水将残留的消毒剂去除	保育员
床围栏、水杯柜、门把手、栏杆扶手等物体表面	每日一次，使用有效氯含量为 250mg/L 的含氯消毒液消毒 15 分钟	07:40~08:00	采用表面擦拭消毒方法，用消毒液擦拭后停留 15 分钟，再用生活饮用水将残留的消毒剂去除	保育员
图书	每两周通风曝晒一次，持续阴雨天时，采用紫外线杀菌灯进行消毒，照射 60 分钟	10:00~11:00	曝晒时不能相互叠来，曝晒时间不低于 6 小时	保育员
玩具	每周一次，使用有效氯含量为 250mg/L 的含氯消毒液擦拭表面或浸泡消毒 15 分钟	09:00~09:20	使用浸泡消毒法时将所有玩具浸没在消毒液中，不能浸泡的玩具进行表面擦拭消毒	保育员
配餐间	一日三次，每次配餐前采用紫外线杀菌灯进行照射消毒，持续照射 30 分钟	06:30~07:00 10:30~11:00 13:30~14:00	严禁用紫外线杀菌灯照射人体。按照每立方米 1.5 瓦计算紫外线杀菌灯管需要量。每周五用酒精擦拭消毒灯一次	厨工

表 6-7　××幼儿园紫外线灯使用登记表

日期	场室	消毒开始时间（h）	消毒停止时间（h）	累计使用时间（h）				操作人员	清洁时间	检查人员
				灯1	灯2	灯3	灯4			
		时　分	时　分							
		时　分	时　分							
		时　分	时　分							
		时　分	时　分							
		时　分	时　分							
		时　分	时　分							
		时　分	时　分							
		时　分	时　分							
		时　分	时　分							

出现疫情后机构消毒工作

呼吸道传染病疫情后终末消毒

1. 一旦机构有人员被确诊感染呼吸道传染病，在采取有效隔离控制措施的基础上，应按照 GB 19193 和《消毒技术规范（2002 年版）》的相关要求进行疫源地消毒。

2. 空气消毒应关闭门窗，在无人状态下使用 0.2%~0.5% 过氧乙酸溶液或 2%~5% 过氧化氢或 500 mg/L 二氧化氯等消毒液进行喷雾消毒，作用 60min 后开窗通风。

3. 对物体表面及地面的消毒，应根据消毒对象的不同选择有效的消毒方法，普通物体表面可用有效氯含量为 1000~2000mg/L 的含氯消毒液、500 mg/L 的二氧化氯消毒液或其他成分的消毒剂进行擦拭或喷洒消毒，作用 30min 后用清水擦拭干净。

肠道传染病疫情后终末消毒

以诺如病毒感染病例呕吐物处置为例，具体处置流程可参考托育／托幼机构诺如病毒感染病例呕吐物处置流程图。

（一）消毒前准备

清洁消毒人员佩戴好一次性医用外科口罩、橡胶手套、一次性帽子、工作服、一次性防水鞋套。如呕吐发生在室内环境，在做好个人防护后应将室内门窗打开通风。

（二）呕吐物处理（切勿直接使用拖布或抹布）

方法一：将纱布、抹布等一次性吸水材料在配好的消毒液（有效氯含量不低于5000mg/L）中完全浸泡后取出，将呕吐物表面完全覆盖，小心移除到装有配好的消毒药物（有效氯含量不低于5000mg/L）的垃圾袋／专用垃圾桶中浸泡30 min，随后做废弃处理。

方法二：用消毒干巾覆盖或包裹呕吐物，作用30 min后，将覆盖消毒干巾的呕吐物丢入垃圾袋／垃圾桶（不用浸泡消毒液）。对于马桶或便池内的呕吐腹泻物，应先将含氯消毒粉（如漂白粉）均匀撒在上面（包括周边）进行覆盖，盖上马桶盖，作用30 min后用水冲去。清除过程中要注意避免接触污染物，应将呕吐物清理干净，不留残渣，操作时应小心处理，避免发生飞溅和产生扬尘。

（三）环境清洁和消毒

1. 呕吐物清除完毕后，要对被呕吐物及病例污染的环境进行一次彻底的物体表面消毒。用配制好的消毒液（有效氯含量不低于1000mg/L）或污染物应急处置包中的消毒湿巾对被呕吐物污染的地面、桌椅、墙面等进行擦拭消毒，消毒范围为呕吐物周围2米，建议擦拭2遍，消毒作用30min后，用清水擦（拖）拭干净。注意拖地时尽量使用可拆卸式短柄拖把，便于拖把柄的消毒。

2. 病例所在班级座位及其前后三排座位用有效氯含量不低于1000mg/L的含氯消毒剂进行喷雾处理或2~3遍的擦拭消毒，消毒作用30 min后用清水擦拭桌椅。在消毒过程应尽量避免发生飞溅和产生扬尘。

3. 同时，在24小时内对园所内的其他公共场所进行一次全面的清洁消毒。

4. 消毒过程中，接触到污染物品或潜在污染物品后应及时洗手。幼儿必须在消毒完全完成后再回教室。

（四）消毒后的工作

1. 个人防护用品处理：首先将手套摘下，进行手部消毒；然后取下其他个人防护用品，防护用品均须浸泡在消毒液（有效氯含量不低于1000mg/L）中至少30min。一次性个人防护用品（如一次性口罩、手套等）应作废弃处理，其他防护用品在彻底消毒后可重复使用。

2. 清洁用品的处理：消毒完毕后，所有抹布、拆卸出来的拖把布条（板）、拖把柄等清洁用品都先用消毒水浸泡消毒 30 min，再用清水冲洗晾干。

3. 手部清洁：个人防护用品处理完成后，进行手部清洗消毒，用流动的清水和香皂（或洗手液）采用七步洗手法进行清洗。

4. 消毒记录：在每次消毒结束后，要对本次消毒过程进行记录。记录的内容应包括消毒工作的时间、场所、消毒的部位、使用的药物名称和剂量浓度、工作人员等。

5. 健康监护：消毒工作结束后，开展消毒工作的人员要做好为期 3 天的个人健康监测，期间一旦出现呕吐、腹泻、发热等不适症状，应立即就医并做好个人隔离。

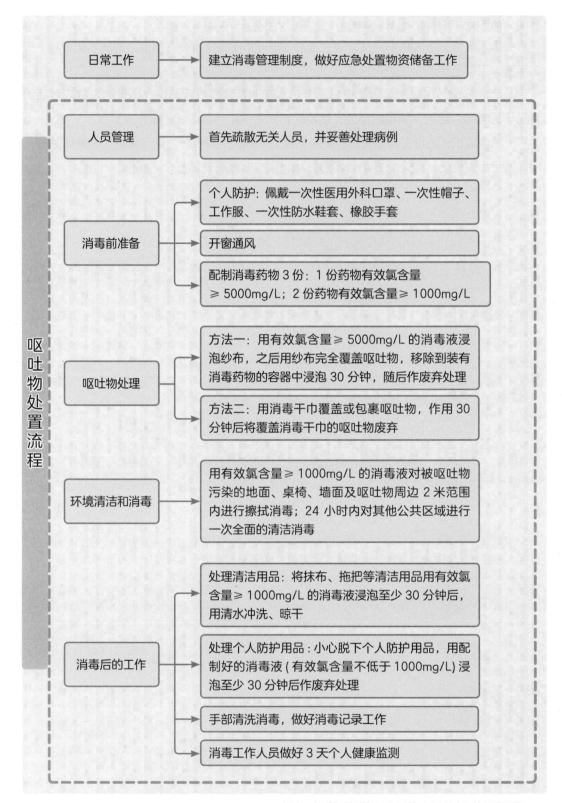

| 日常工作 | → | 建立消毒管理制度，做好应急处置物资储备工作 |

呕吐物处置流程

| 人员管理 | → | 首先疏散无关人员，并妥善处理病例 |

消毒前准备	→	个人防护：佩戴一次性医用外科口罩、一次性帽子、工作服、一次性防水鞋套、橡胶手套
	→	开窗通风
	→	配制消毒药物 3 份：1 份药物有效氯含量 ≥ 5000mg/L；2 份药物有效氯含量 ≥ 1000mg/L

| 呕吐物处理 | → | 方法一：用有效氯含量 ≥ 5000mg/L 的消毒液浸泡纱布，之后用纱布完全覆盖呕吐物，移除到装有消毒药物的容器中浸泡 30 分钟，随后作废弃处理 |
| | → | 方法二：用消毒干巾覆盖或包裹呕吐物，作用 30 分钟后将覆盖消毒干巾的呕吐物废弃 |

| 环境清洁和消毒 | → | 用有效氯含量 ≥ 1000mg/L 的消毒液对被呕吐物污染的地面、桌椅、墙面及呕吐物周边 2 米范围内进行擦拭消毒；24 小时内对其他公共区域进行一次全面的清洁消毒 |

消毒后的工作	→	处理清洁用品：将抹布、拖把等清洁用品用有效氯含量 ≥ 1000mg/L 的消毒液浸泡至少 30 分钟后，用清水冲洗、晾干
	→	处理个人防护用品：小心脱下个人防护用品，用配制好的消毒液（有效氯含量不低于 1000mg/L）浸泡至少 30 分钟后作废弃处理
	→	手部清洗消毒，做好消毒记录工作
	→	消毒工作人员做好 3 天个人健康监测

托育 / 托幼机构诺如病毒感染病例呕吐物处置流程图

消毒剂配制及消毒注意事项

消毒剂的配制

消毒剂溶液浓度的表示方法

消毒剂溶液浓度的表示应以有效成分的含量为准。常用百分浓度和百万分浓度表示。

百分浓度：每一百份消毒剂溶液中含有效成分的份数，符号是"%"。

百分浓度中的重量百分浓度即100g消毒剂溶液中含有效成分的克数。

容量百分浓度即100mL消毒剂溶液中含有效成分的毫升数。

百万分浓度：每一百万份消毒剂溶液中含有效成分的份数，单位是mg/L。

消毒剂的配制原理

计算原理：消毒剂配制前后，有效成分的含量相等。

公式：$N_1 \times N_1 = N_2 \times N_2$

N_1：消毒剂原液浓度，见产品标签，多以g/L、%为单位，通常1%=10g/L=10000mg/L；

N_1：所需消毒剂原液体积（液体消毒剂mL）或质量（固体消毒剂g）；

N_2：配制后的消毒剂浓度，多以mg/L为单位；

N_2：配置后的消毒剂体积，多以L为单位。

不同类型消毒剂的配置

1.固体片剂：用消毒片配制消毒液可用下述公式计算所用消毒剂片数。

所需消毒剂片数=欲配消毒液浓度(mg/L)×欲配消毒液量(L)/消毒剂有效含量(mg/片)

例如，拟配10L浓度为500mg/L的含氯消毒液，所用消毒片有效氯含量为500mg/片，需加几片消毒片？

所需片数=500（mg/L）×10（L）/500（mg/片）=10（片）

即配10L浓度为500mg/L的含氯消毒液，需用有效氯含量为500mg/片的消毒片10片。

2.粉剂：用消毒粉（或其他固体消毒剂）配制消毒液可用下述公式计算所用消毒粉剂的质量。

所需消毒粉剂的质量=欲配消毒液浓度（mg/L）×欲配消毒液量（L）/消毒剂有效含量（mg/L）

例如，欲配10L浓度为500mg/L的含氯消毒液，所用消毒粉有效氯含量为500mg/g，需加几克消毒粉？

所需质量=500（mg/L）×10（L）/500（mg/g）=10（g）

即配10L浓度为500mg/L的含氯消毒液，需用有效氯含量为500mg/g的消毒粉10g。

3. 液体：把浓消毒液稀释成所需浓度可用下述公式计算所需消毒液原液量（mL）和加水量（mL）。

所需浓消毒液量（mL）= 欲配消毒液浓度（%）× 欲配消毒液量（mL）/ 浓消毒剂有效含量（%）

例如，用 20% 过氧乙酸配 0.3% 过氧乙酸 10 L，要用多少 20% 过氧乙酸和多少水？

所需 20% 过氧乙酸量 (mL) =（0.3% × 10000mL）/20% =150mL，即需用 150mL 20% 过氧乙酸，将 150mL 20% 过氧乙酸加入 9850mL 水中。

4. 常用有效氯浓度 500 mg/L 的含氯消毒剂的配制方法：84 消毒液（有效氯含量 5%），可按 84 消毒液与水的比例为 1:100 稀释配制；消毒粉（有效氯含量 12%~13%，20 克 / 包），可将 1 包此消毒粉加入 4.8L 水中配制；含氯泡腾片（有效）氯含量 480~580mg/ 片），可将 1 片此含氯泡腾片溶于 1L 水配制。

消毒注意事项

1. 正确配制规范浓度的消毒液，现配现用，配制后需进行浓度测试，于阴凉处放置，存放时间不超过 24 小时。

2. 针对不同消毒对象，应按照消毒产品说明中列出的使用浓度、作用时间和消毒方法进行消毒，以确保消毒效果。

3. 注意检查消毒剂的浓度和消毒剂保质期，及时更换消毒剂。若需添加消毒液，应将瓶中剩余消毒液倾倒后再添加新消毒液。

4. 加强对消毒操作人员的指导和实操培训，按照消毒指引进行消毒操作，保护消毒人员的健康。

5. 严格执行消毒用品使用规范。避免超浓度使用导致金属设备和仪器损伤及环境污染；含氯消毒液要即配即用；严禁大量存储酒精消毒剂，使用时远离火源，禁止大面积喷洒使用。

6. 消毒时要确保消毒作用时间，严禁一手擦拭消毒，一手过清水。

7. 含氯消毒剂具有腐蚀性和刺激性，进行消毒液配制和使用时，应戴一次性医用外科口罩、乳胶手套、护目镜或防护面屏，穿工作服。

8. 含氯消毒剂对金属具有腐蚀作用，对织物具有漂白作用，对不耐腐蚀的物品（如电梯按钮、轿厢四壁）消毒可选用季铵盐消毒液。

9. 乙醇消毒液（浓度 75%）需原液使用，不能稀释；其属于易燃易爆品，不能用于室内空气的喷洒、喷雾或大面积擦拭。

10. 含氯消毒剂不宜与酒精同时使用，以免减弱效果甚至产生有害气体；也不能与洁厕灵等洗涤剂同时或混合使用。

11. 使用含氯消毒剂后，要注意开窗通风。

12. 建立消毒登记制度，形成消毒工作记录 / 台账，明确工作责任人。

13. 做好消毒记录工作，消毒工作表信息应记录关键信息（可参考表 6-8 至表 6-12）：消毒对象（区域面积或容积）、消毒剂名称、有效成分含量、消毒液使用浓度、消毒方式、消毒液用量、作用时间、执行消毒人员等。

14. 每次消毒均需开展消毒过程评价，必要时开展消毒效果评价。

消毒登记示例一

表 6-8　XX 幼儿园物品消毒登记表（每日）

日期	物品名称	消毒方法	消毒开始时间	消毒结束时间	执行者签名	检查者签名	备注
	桌面	用有效氯含量为 250mg/L 的消毒液抹擦，15 分钟后用清水擦洗干净					餐前一次
	椅子、玩具架、杯架、毛巾架、门、窗、门把手	用有效氯含量为 250mg/L 的消毒液抹擦，20 分钟后用清水擦洗干净					每日一次
	活动室地板	用有效氯含量为 500mg/L 的消毒液抹擦，20 分钟后用清水擦洗干净					每日一次
	抹布	用有效氯含量为 500mg/L 的消毒液擦拭，浸泡 30 分钟后，用清水擦洗干净					每日一次
	厕所	用有效氯含量为 500mg/L 的消毒液抹擦，30 分钟后用清水擦洗干净					每日两次
	凉席	温水擦拭					每日一次

消毒登记示例二

表 6-9　XX 幼儿园物品消毒登记表（每周）

日期	物品名称	消毒方法	消毒开始时间	消毒结束时间	执行者签名	检查者签名	备注
	图书	通风曝晒不少于 6 小时					每周一次，根据天气情况选择消毒方法
		连续阴雨天时，采用紫外线杀菌灯进行消毒，照射 60 分钟					
	玩具	用有效含量为 250mg/L 的消毒液擦拭表面、浸泡消毒 15 分钟后用清水擦洗干净					每周一次
	紫外线灯	使用 75% 酒精溶液擦拭紫外线灯表面					每周一次

消毒登记示例三

表 6-10　XX 幼儿园物品消毒登记表

日期	物品名称	消毒方法	消毒开始时间	消毒结束时间	执行者签名	检查者签名	备注
	餐具、炊具	每日消毒三次，每餐洗干净后放入消毒柜进行消毒					餐后一次
	水杯	每日放学后进行消毒					每日一次
	毛巾	蒸汽消毒 30 分钟					每日一次

消毒登记表示例四

表 6-11　XX 幼儿园厨房物品消毒登记表

星期	日期	消毒时间	消毒物品名称	消毒方法	执行者	检查者
一	月	10:00	毛巾	用洗涤剂清洗干净后用蒸汽消毒 30 分钟或置阳光直接照射下暴晒不少于 6 小时（在白天完成）		
		17:00	水杯	洗干净后用专用毛巾擦干，放入消毒柜消毒 30 分钟，然后放入保洁柜		
	日	9:30；13:00；16:00；	餐具	每餐后清洗干净，用专用毛巾擦干，放入消毒柜消毒 30 分钟，然后放入保洁柜		
二	月	10:00	毛巾	用洗涤剂清洗干净后用蒸汽消毒 30 分钟或置阳光直接照射下暴晒不少于 6 小时（在白天完成）		
		17:00	水杯	洗干净后用专用毛巾擦干，放入消毒柜消毒 30 分钟，然后放入保洁柜		
	日	9:30；13:00；16:00	餐具	每餐后清洗干净，用专用毛巾擦干，放入消毒柜消毒 30 分钟，然后放入保洁柜		
三	月	10:00	毛巾	用洗涤剂清洗干净后用蒸汽消毒 30 分钟或置阳光直接照射下暴晒不少于 6 小时（在白天完成）		
		17:00	水杯	洗干净后用专用毛巾擦干，放入消毒柜消毒 30 分钟，然后放入保洁柜		
	日	9:30；13:00；16:00	餐具	每餐后清洗干净，用专用毛巾擦干，放入消毒柜消毒 30 分钟，然后放入保洁柜		
四	月	10:00	毛巾	用洗涤剂清洗干净后用蒸汽消毒 30 分钟或置阳光直接照射下暴晒不少于 6 小时（在白天完成）		
		17:00	水杯	洗干净后用专用毛巾擦干，放入消毒柜消毒 30 分钟，然后放入保洁柜		
	日	9:30；13:00；16:00	餐具	每餐后清洗干净，用专用毛巾擦干，放入消毒柜消毒 30 分钟，然后放入保洁柜		
五	月	10:00	毛巾	用洗涤剂清洗干净后用蒸汽消毒 30 分钟或置阳光直接照射下暴晒不少于 6 小时（在白天完成）		
		17:00	水杯	洗干净后用专用毛巾擦干，放入消毒柜消毒 30 分钟，然后放入保洁柜		
	日	9:30；13:00；16:00	餐具	每餐后清洗干净，用专用毛巾擦干，放入消毒柜消毒 30 分钟，然后放入保洁柜		

消毒登记表示例五

表 6-12　XX 幼儿园 XX 班课室物品消毒登记表

消毒粉（标注12% 有效氯，20g/ 包）

星期	日期	消毒时间	消毒物品名称	有效氯含量	消毒方法	执行者	检查者
一	月 日	7:30~8:00	椅子、门窗、水龙头、置物架等物品表面	250mg/L	作用 20 分钟后用清水将消毒液擦净		
		8:00~8:15；10:00~10:15；11:30~11:45；15:30~15:45	餐桌（一日四次）	250mg/L	餐前消毒，作用 15 分钟后，用清水将消毒液擦净		
		8:00~8:30；13:00~13:30	抹布	—	使用有效含氯量为 250mg/L 的消毒液浸泡 30 分钟，用清水洗净后晾干		
		9:00~9:30；11:00~11:30；13:00~13:30；15:45~16:15；离园后	洗手池、厕所地面、拖把	500mg/L	餐前消毒，作用 30 分钟后，用清水将消毒液擦净		
二	月 日	7:30~8:00	椅子、门窗、水龙头、置物架等物品表面	250mg/L	作用 20 分钟后，用清水将消毒液擦净		
		8:00~8:15；10:00~10:15；11:30~11:45；15:30~15:45	餐桌（一日四次）	250mg/L	餐前消毒，作用 15 分钟后，用清水将消毒液擦净		
		8:00~8:30；13:00~13:30	抹布	—	使用有效含氯量为 250mg/L 的消毒液浸泡 30 分钟，用清水洗净后晾干		
		9:00~9:30；11:00~11:30；13:00~13:30；15:45~16:15；离园后	洗手池、厕所地面、拖把	500mg/L	餐前消毒，作用 30 分钟后，用清水将消毒液擦净		
三	月 日	7:30~8:00	椅子、门窗、水龙头、置物架等物品表面	250mg/L	作用 20 分钟后，用清水将消毒液擦净		
		8:00~8:15；10:00~10:15；11:30~11:45；15:30~15:45	餐桌（一日四次）	250mg/L	餐前消毒，作用 15 分钟后，用清水将消毒液擦净		
		8:00~8:30；13:00~13:30	抹布	—	使用有效含氯量为 250mg/L 的消毒液浸泡 30 分钟，用清水洗净后晾干		
		9:00~9:30；11:00~11:30；13:00~13:30；15:45~16:15；离园后	洗手池、厕所地面、拖把	500mg/L	餐前消毒，作用 30 分钟后，用清水将消毒液擦净		

（续表）

星期	日期	消毒时间	消毒物品名称	有效氯含量	消毒方法	执行者	检查者
四	月 日	7:30~8:00	椅子、门窗、水龙头、置物架等物品表面	250mg/L	作用 20 分钟后，用清水将消毒液擦净		
		8:00~8:15； 10:00~10:15； 11:30~11:45； 15:30~15:45	餐桌（一日四次）	250mg/L	餐前消毒，作用 15 分钟后，用清水将消毒液擦净		
		8:00~8:30； 13:00~13:30	抹布	—	使用有效含氯量为 250mg/L 的消毒液浸泡 30 分钟，用清水洗净后晾干		
		9:00~9:30； 11:00~11:30； 13:00~13:30； 15:45~16:15； 离园后	洗手池、厕所地面、拖把	500mg/L	餐前消毒，作用 30 分钟后，用清水将消毒液擦净		
五	月 日	7:30~8:00	椅子、门窗、水龙头、置物架等物品表面	250mg/L	作用 20 分钟后，用清水将消毒液擦净		
		8:00~8:15； 10:00~10:15； 11:30~11:45； 15:30~15:45	餐桌（一日四次）	250mg/L	餐前消毒，作用 15 分钟后，用清水将消毒液擦净		
		8:00~8:30； 13:00~13:30	抹布	—	使用有效含氯量为 250mg/L 的消毒液浸泡 30 分钟，用清水洗净后晾干		
		9:00~9:30； 11:00~11:30； 13:00~13:30； 15:45~16:15； 离园后	洗手池、厕所地面、拖把	500mg/L	餐前消毒，作用 30 分钟后，用清水将消毒液擦净		

托育 / 托幼机构一日消毒流程（番禺区种子园提供）

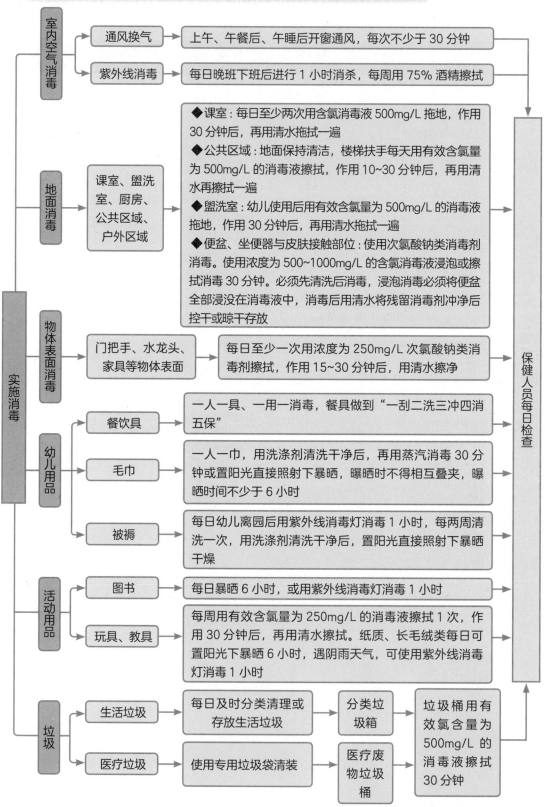

室内空气消毒	通风换气	上午、午餐后、午睡后开窗通风，每次不少于 30 分钟
	紫外线消毒	每日晚班下班后进行 1 小时消杀，每周用 75% 酒精擦拭
地面消毒	课室、盥洗室、厨房、公共区域、户外区域	◆课室：每日至少两次用含氯消毒液 500mg/L 拖地，作用 30 分钟后，再用清水拖拭一遍 ◆公共区域：地面保持清洁，楼梯扶手每天用有效含氯量为 500mg/L 的消毒液擦拭，作用 10~30 分钟后，再用清水再擦拭一遍 ◆盥洗室：幼儿使用后用有效含氯量为 500mg/L 的消毒液拖地，作用 30 分钟后，用清水拖拭一遍 ◆便盆、坐便器与皮肤接触部位：使用次氯酸钠类消毒剂消毒。使用浓度为 500~1000mg/L 的含氯消毒液浸泡或擦拭消毒 30 分钟。必须先清洗后消毒，浸泡消毒必须将便盆全部浸没在消毒液中，消毒后用清水将残留消毒剂冲净后控干或晾干存放
物体表面消毒	门把手、水龙头、家具等物体表面	每日至少一次用浓度为 250mg/L 次氯酸钠类消毒剂擦拭，作用 15~30 分钟后，用清水擦净
幼儿用品	餐饮具	一人一具、一用一消毒，餐具做到"一刮二洗三冲四消五保"
	毛巾	一人一巾，用洗涤剂清洗干净后，再用蒸汽消毒 30 分钟或置阳光直接照射下暴晒，曝晒时不得相互叠夹，曝晒时间不少于 6 小时
	被褥	每日幼儿离园后用紫外线消毒灯消毒 1 小时，每两周清洗一次，用洗涤剂清洗干净后，置阳光直接照射下暴晒干燥
活动用品	图书	每日暴晒 6 小时，或用紫外线消毒灯消毒 1 小时
	玩具、教具	每周用有效含氯量为 250mg/L 的消毒液擦拭 1 次，作用 30 分钟后，再用清水擦拭。纸质、长毛绒类每日可置阳光下暴晒 6 小时，遇阴雨天气，可使用紫外线消毒灯消毒 1 小时
垃圾	生活垃圾	每日及时分类清理或存放生活垃圾 → 分类垃圾箱 → 垃圾桶用有效氯含量为 500mg/L 的消毒液擦拭 30 分钟
	医疗垃圾	使用专用垃圾袋清装 → 医疗废物垃圾桶 →

实施消毒 （左侧竖排）　**保健人员每日检查** （右侧竖排）

托育 / 托幼机构一日消毒流程图

第三节 儿童免疫接种

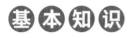 **基本知识**

疫苗的定义

疫苗是指为了预防、控制传染病的发生、流行，用于人体免疫接种的预防性生物制品。

疫苗的分类

按种类分类

单苗："一苗防一病"。

联合疫苗："一苗防多病"，以百白破疫苗为例，可预防"百日咳、白喉、破伤风"三种疾病。

按性质分类

灭活疫苗：活性完全丧失，不会致病，安全性相对较高。

活疫苗：保留部分活性，少部分人接种后可能出现一次无明显症状的亚临床感染而获得免疫力，如"麻疹减毒活疫苗"。

> **注意事项**
>
> 一般情况下，灭活疫苗和活疫苗都可接种，但免疫缺陷、免疫功能低下、正在使用免疫抑制剂者禁用活疫苗！

按政府政策分类

免疫规划疫苗：公民应当依照政府的规定接种的疫苗，由政府承担费用。

非免疫规划疫苗：公民自费并自愿接种的其他疫苗，具体可查看表 6-13。非免疫规划疫苗对于预防疾病很重要，请根据孩子的身体状况、当地疾病发生情况、家庭经济等情况综合考虑，在咨询医生专业意见后选择是否接种。

表 6-13　广东现阶段常用非免疫规划疫苗种类及其可预防的疾病

序号	非免疫规划疫苗的名称	可预防的疾病
1	重组乙型肝炎疫苗	乙型病毒性肝炎
2	轮状病毒活疫苗	轮状病毒引起的腹泻
3	肺炎链球菌疫苗	肺炎链球菌对应血清型的感染
4	含 b 型流感嗜血杆菌成分疫苗	b 型流感嗜血杆菌引起的侵袭性疾病
5	含灭活脊髓灰质炎成分疫苗	脊髓灰质炎
6	含百白破成分疫苗	百日咳、白喉、破伤风
7	含脑膜炎球菌成分疫苗	脑膜炎球菌引起的流行性脑脊髓膜炎
8	流感疫苗	流行性感冒
9	肠道病毒 71 型灭活疫苗	EV71 感染所致的手足口病和相关疾病
10	乙型脑炎灭活疫苗	流行性乙型脑炎
11	含麻疹、风疹、腮腺炎成分疫苗	麻疹、风疹、流行性腮腺炎
12	水痘减毒活疫苗	水痘
13	含甲型肝炎成分疫苗	甲型病毒性肝炎
14	人乳头瘤病毒疫苗	人乳头瘤病毒血清型的感染
15	重组戊型肝炎疫苗	戊型病毒性肝炎
16	人用狂犬病疫苗	狂犬病
17	吸附破伤风疫苗	破伤风
18	重组带状疱疹疫苗	带状疱疹

接 种 疫 苗 的 意 义

接种疫苗是孩子的权利、家长的义务、社会的责任!

《中华人民共和国传染病防治法》第十五条规定: "国家对儿童实行预防接种证制度。国家免疫规划项目的预防接种实行免费。医疗机构、疾病预防控制机构与儿童的监护人应当相互配合,保证儿童及时接受预防接种。"

《中华人民共和国疫苗管理法》第六条规定: "国家实行免疫规划制度。" 指的是居住在中国境内的居民,依法享有接种免疫规划疫苗的权利,履行接种免疫规划疫苗的义务。政府免费向居民提供免疫规划疫苗。县级以上人民政府及其有关部门应当保障适龄儿童接种免疫规划疫苗。监护人应当依法保证适龄儿童按时接种免疫规划疫苗。

国家免疫规划疫苗儿童免疫程序及说明（2021年版）

一般原则

接种年龄

1. 接种起始年龄：免疫程序表所列各疫苗剂次的接种时间，是指可以接种该剂次疫苗的最小年龄。

2. 儿童年龄达到相应剂次疫苗的接种年龄时，应尽早接种，建议在下述推荐的年龄之前完成国家免疫规划疫苗相应剂次的接种。

（1）乙肝疫苗第1剂：出生后24小时内完成。

（2）卡介苗：小于3月龄完成。

（3）乙肝疫苗第3剂、脊灰疫苗第3剂、百白破疫苗第3剂、麻腮风疫苗第1剂、乙脑减毒活疫苗第1剂或乙脑灭活疫苗第2剂：小于12月龄完成。

（4）A群流脑多糖疫苗第2剂：小于18月龄完成。

（5）麻腮风疫苗第2剂、甲肝减毒活疫苗或甲肝灭活疫苗第1剂、百白破疫苗第4剂：小于24月龄完成。

（6）乙脑减毒活疫苗第2剂或乙脑灭活疫苗第3剂、甲肝灭活疫苗第2剂：小于3周岁完成。

（7）A群C群流脑多糖疫苗第1剂：小于4周岁完成。

（8）脊灰疫苗第4剂：小于5周岁完成。

（9）白破疫苗、A群C群流脑多糖疫苗第2剂、乙脑灭活疫苗第4剂：小于7周岁完成。

如果儿童未按照上述推荐的年龄及时完成接种，应根据补种通用原则和每种疫苗的具体补种要求尽早进行补种。

接种部位

疫苗接种途径通常为口服、肌内注射、皮下注射和皮内注射。注射部位通常为上臂外侧三角肌处和大腿前外侧中部。当多种疫苗同时注射接种（包括肌内、皮下和皮内注射）时，可在左右上臂、左右大腿分别接种，卡介苗选择上臂。

同时接种原则

1. 不同疫苗同时接种：两种及以上注射类疫苗应在不同部位接种。严禁将两种或多种疫苗混合吸入同一支注射器内接种。

2. 现阶段的国家免疫规划疫苗均可按照免疫程序或补种原则同时接种。

3. 不同疫苗接种间隔：两种及以上注射类减毒活疫苗如果未同时接种，应间隔不少于28天进行接种。国家免疫规划使用的灭活疫苗和口服类减毒活疫苗，如果与其他灭活疫苗、注射或口服类减毒活疫苗未同时接种，对接种间隔不做限制。

补种通用原则

未按照推荐年龄完成国家免疫规划规定剂次接种的小于 18 周岁人群，在补种时掌握以下原则。

1. 应尽早进行补种，尽快完成全程接种，优先保证国家免疫规划疫苗的全程接种。

2. 只需补种未完成的剂次，无须重新开始全程接种。

3. 当遇到无法使用同一厂家同种疫苗完成接种程序时，可使用不同厂家的同种疫苗完成后续接种。

注：延迟接种一般不会影响免疫效果，但可能增加由于没有及时接种（没有得到充分保护）而带来的感染风险。因此家长或监护人要尽快带孩子前往接种单位补种疫苗。

流行季节疫苗接种

国家免疫规划使用的疫苗都可以按照免疫程序和预防接种方案的要求（见表 6-14），全年（包括流行季节）开展常规接种，或根据需要开展补充免疫和应急接种。

表 6-14 国家免疫规划疫苗儿童免疫程序表（2021 年版）

可预防疾病	疫苗种类	英文缩写	接种途径	剂量	接种年龄														
					出生时	1月	2月	3月	4月	5月	6月	8月	9月	18月	2岁	3岁	4岁	5岁	6岁
乙型病毒性肝炎	乙肝疫苗	HepB	肌内注射	10或20μg	1	2					3								
结核病[1]	卡介苗	BCG	皮内注射	0.1mL	1														
脊髓灰质炎	脊灰灭活疫苗	IPV	肌内注射	0.5mL			1	2											
	脊灰减毒活疫苗	bOPV	口服	1粒或2滴					3								4		
百日咳、白喉、破伤风	百白破疫苗	DTaP	肌内注射	0.5mL				1	2	3				4					
	白破疫苗	DT	肌内注射	0.5mL															5
麻疹、风疹、流行性腮腺炎	麻腮风疫苗	MMR	皮下注射	0.5mL								1		2					
流行性乙型脑炎[2]	乙脑减毒活疫苗	JE-L	皮下注射	0.5mL								1			2				
	乙脑灭活疫苗	JE-I	肌内注射	0.5mL								1、2			3				4
流行性脑脊髓膜炎	A群流脑多糖疫苗	MPSV-A	皮下注射	0.5mL							1		2						
	A群C群流脑多糖疫苗	MPSV-AC	皮下注射	0.5mL												3			4
甲型病毒性肝炎[3]	甲肝减毒活疫苗	HepA-L	皮下注射	0.5或1.0mL										1					
	甲肝灭活疫苗	HepA-I	肌内注射	0.5mL										1	2				

注：
1 主要指结核性脑膜炎、粟粒性肺结核等。
2 选择乙脑减毒活疫苗接种时，采用两剂次接种程序。选择乙脑灭活疫苗接种时，采用四剂次接种程序；乙脑灭活疫苗第1、2剂间隔7~10天。
3 选择甲肝减毒活疫苗接种时，采用一剂次接种程序。选择甲肝灭活疫苗接种时，采用两剂次接种程序。

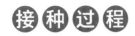

接种过程

1. 提前了解疫苗知识，关注孩子的健康状况，若孩子有发热或其他较严重症状等不适，应暂不前往接种。

2. 提前致电辖区社区卫生服务中心、镇医院了解预约方式；也可直接通过"预防接种服务"微信小程序或"粤苗"App 进行预约。

3. 为孩子洗澡，换上干净、宽松的衣服，便于露出接种部位。

4. 清淡饮食，多喝水，不吃易过敏食物，避免处于饥饿状态。

5. 保证睡眠，避免孩子在睡眠状态接种疫苗。

6. 务必携带预防接种证，可提前半小时到接种点，尽量避开人流高峰期。

7. 提前阅读知情告知/同意书，有效节省时间。

在 接 种 门 诊 接 种 疫 苗 的 过 程

1. 取号。

2. 登记（接受健康状况问询、签知情同意书、预约下次接种时间）。

3. 缴费（仅针对非免疫规划疫苗）。

4. 接种。

5. 留院观察 30 分钟。

接 种 疫 苗 后 的 注 意 事 项

1. 接种疫苗后应留院观察 30 分钟，细心观察孩子的脸色、口唇颜色、呼吸等，如有异常马上告诉医生，如无异常则可离开。

2. 注意保暖，谨防着凉，但也不要包裹太严，谨防孩子窒息。

3. 为防止呕吐，建议口服疫苗（如 bOPV、轮状等）前后 30 分钟避免喂食。

4. 接种疫苗后避免剧烈运动，保持接种部位清洁。

5. 接种疫苗后认真查看接种证，牢记下次接种疫苗的时间。

接种疫苗后的不良反应处理

（一）一般反应

一般反应是指在预防接种后发生的，由疫苗本身所固有的特性引起的，对机体只会造成一过性生理功能障碍的反应，主要有发热和局部红肿，同时可能伴有全身不适、倦怠、食欲不振、乏力等综合症状。

全身性的一般反应一般无须特殊处理。注意休息、多饮水、保暖，防止继发其他疾病，2～3天后身体即可恢复正常。体温≤37.5℃时，应加强观察，适当休息，多饮水，防止继发其他疾病。如果体温>37.5℃或≤37.5℃并伴有其他全身症状、异常哭闹等情况，应及时到医院诊治。

若有局部红肿和硬结直径<15mm的局部反应，一般无须任何处理。若有局部红肿和硬结直径在15~30mm的局部反应，可先用干净的毛巾冷敷，出现硬结者可热敷，每日数次，每次10~15分钟。若有红肿和硬结直径≥30mm的局部反应，应及时到医院就诊。注意接种卡介苗后出现的局部红肿，不能热敷。

（二）较严重的接种不良反应

原则：先治疗，后诊断处理。

立即带孩子到正规医疗机构就诊、对症治疗。尽快向接种单位报告，必要时配合预防接种异常反应调查诊断专家组开展调查和诊断。

儿童入托预防接种证查验方法

查验单位和对象

查验单位：现阶段全国所有托育机构、幼儿园和小学均应当开展入托、入学预防接种证查验工作。其他类型的学校是否纳入预防接种证查验管理范围，由所在地卫生健康行政部门和教育行政部门根据疾病防控的需要确定。

查验对象：所有新入托、转学、插班儿童。

工作流程

通知查验对象

托育机构、幼儿园在新学年开学前，通过新生入托招生简章等形式通知儿童监护人报名时出具儿童预防接种完成情况的评估资料（评估接种情况的预防接种证或其他能评估儿童预防接种完成情况的资料）。

儿童入托预防接种完成情况评估

入托前，儿童监护人根据招生简章等通知，携带预防接种证，带儿童到居住地或托育机构、幼儿园所在地的接种单位开具儿童预防接种完成情况的评估资料。儿童监护人也可以直接使用"粤苗"App完成儿童接种情况的评估（首页—儿童接种—入学查验）。

托育机构、幼儿园查验

1. 托育机构、幼儿园在儿童入托时，须查验预防接种证上入托预防接种完成情况评估结果或以其他形式评估儿童预防接种完成情况的资料。

2. 对需要补种疫苗的儿童，托育机构、幼儿园须督促儿童监护人及时带儿童到接种单位补种疫苗，并在儿童补种疫苗后再次核对预防接种证或以其他形式评估儿童预防接种完成情况的资料，查验疫苗补种完成情况。

3. 儿童入托预防接种证查验工作须在开学后或儿童转学、插班30日内完成。对需要补种疫苗的儿童，托育机构、幼儿园应当在当年12月底之前再次查验预防接种完成情况。

4. 对入托、入学时未提供预防接种完成情况评估资料的儿童，托育机构、幼儿园应当督促儿童监护人尽快提供相关资料。

5. 预防接种证查验相关资料应当纳入儿童健康档案和机构卫生资料管理范围。

疫苗补种

1. 疫苗补种工作由儿童居住地的接种单位或托育机构、幼儿园所在地的接种单位负责。

2. 接种单位应当按照现行国家免疫规划疫苗儿童免疫程序和所在地省级人民政府制订的接种方案和增加的免疫规划疫苗种类，为需要补种疫苗的儿童提供疫苗补种服务。

3. 接种单位为儿童补种疫苗后，应当及时在预防接种证、广东省疫苗流通和接种管理信息系统完整记录预防接种情况。

4. 对需要补种疫苗的儿童，接种单位完成补种后，应当在预防接种证上入托、预防接种完成情况评估页填写补种完成信息供儿童监护人交托育机构、幼儿园再次查验。或由儿童监护人在"粤苗"App重新生成接种情况的评估结果供托育机构、幼儿园再次查验。

工作指标

1. 接种证查验率

（1）以托育机构、托幼机构为单位，接种证查验率达到100%。

（2）以入托儿童为单位，接种证查验率达到100%，儿童预防接种证查验报告如下图所示。

2. 儿童补证、补种率

（1）以区为单位，需补办接种证儿童补证率 >98%。

（2）以区为单位，漏种儿童补种率 >90%(BCG漏种剂次不纳入统计范围）。

查验报告

入学查验报告专用

儿童入托、入学预防接种证查验报告

儿童及家长信息		男	2018-07-08
	家长姓名：	联系电话：137****1658	
	居住地址：	接种证号：	
备注	经审核预防接种记录，该儿童已经按照免疫程序完成【4~5周岁】入学前免疫规划疫苗接种（因禁忌症，超过免疫年龄等原因除外）。		

查验单位： ▓▓ ▓ 服务中心
查验时间：2023-03-30 14:59:03

说明：
1. 此证明从网络打印时，无须接种管理单位盖章。
2. 接种前，请与门诊确认上班时间。
3. 如与接种记录不符，请持本通知单和接种证到就近接种门诊咨询接种医生。
4、扩免后出生的≤14岁适龄儿童，应至少接种2剂含麻疹成分疫苗、1剂含风疹成分疫苗和1剂含腮腺炎成分疫苗。对未完成上述接种剂次者，需补种含麻类疫苗。具体疫苗由接种医生确定。

报告明细   下载档案

儿童预防接种证查验报告示例图

第七章

0~6 岁儿童常见五官疾病的防治

第 一 节 儿童口腔保健与常见病的防治

　　儿童口腔健康，不仅指牙齿健康，还包括牙列健康美观。儿童口腔医学的范畴应包括儿童牙病的治疗与早期错颌（牙合）畸形的矫治，从牙、牙列及颌面部生长发育的角度来进行儿童的口腔健康管理。

儿童牙齿生长发育特点

　　牙齿是咀嚼器官的重要组成部分。人的一生有乳牙和恒牙两副牙，先发育乳牙，之后再替换恒牙，整个发育过程需要 20 年时间。乳牙分为乳切牙、乳尖牙和乳磨牙三种类型，全口共 20 颗，上、下颌各有 10 颗。乳牙的排列自中线向远中依次为乳中切牙、乳侧切牙、乳尖牙、第一乳磨牙和第二乳磨牙。

牙萌出的顺序和时间

牙萌出

　　牙萌出有一定的时间和顺序，左右对称萌出，同名牙下颌略早于上颌萌出。牙萌出顺序比萌出时间更有临床意义，萌出顺序紊乱，常导致错颌畸形的发生。

　　牙萌出时间存在很大的个体差异，这种差异的产生有遗传因素的影响，也有环境因素的影响。一般情况下，女孩比男孩牙齿钙化、萌出的时间早，营养良好、身高较高和体重较重的儿童比营养差、身高低和体重轻的儿童牙齿萌出早，生长在寒冷地区的儿童比生长在温热地区的儿童牙齿萌出迟缓。

牙萌出的顺序

　　最常见的是下颌第一前磨牙和下颌尖牙先萌出。牙萌出顺序在儿童咬合发育管理中有特别的意义。

乳牙一般从婴儿 6 个月左右开始萌出，到 6 岁左右陆续发生生理性松动、脱落，12 岁左右全部被恒牙替换。乳牙被恒牙替换是一个复杂的生物学过程，伴随着恒牙胚的生长发育、在颌骨中的移动和乳牙根的生理性吸收，以及周围牙槽骨的改建。在儿童的不同年龄，乳牙、恒牙在颌骨中的位置不断发生着变化。随着恒牙胚的移动，乳牙牙根开始生理性吸收，随之，乳牙根牙骨质和周围牙槽骨被吸收，牙周膜和牙髓组织也被吸收。

0～6 儿童常见口腔疾病的防治

儿童龋病

乳牙龋

2015 年第四次全科口腔健康流行病学调查显示，5 岁儿童乳牙龋患率为 70.9%，比十年前上升了 5.8 个百分点；5 岁儿童龋齿中经过充填治疗的牙齿比例为 4.1%，这一数据较十年前上升了近 50%。可见，我国儿童乳牙患龋情况呈现上升态势，且就诊率较低；但家长的保健意识有所加强，对口腔卫生保健服务的利用水平不断提高。

（一）易感因素

1.乳牙解剖形态特点：乳牙牙冠近颈 1/3 处隆起；颈部明显缩窄，相邻两牙为面接触；咬合面窝沟点隙多以及牙列中有生理间隙，以上因素均容易造成菌斑堆积，导致龋齿发生。

2.乳牙组织结构特点：乳牙的釉质、牙本质薄，矿化程度低，抗酸能力弱。

3.儿童饮食特点：儿童所食食物多为软质食物，含糖量高，黏性强，这些食物容易附着在牙面，发生发酵，导致龋齿发生。

4.口腔自洁和清洁作用差：儿童年龄小，手部动作协调能力差，无法有效刷牙。此外，儿童睡眠时间长，睡眠时口腔处于静止状态，唾液分泌减少，口腔自洁能力差，增加了龋齿发生的概率。

5.早期发现困难：乳牙龋自觉症状不明显，而且儿童自我感知能力和语言表达能力差，家长对乳牙重视不够，导致多数乳牙龋不能在早期被发现。

（二）临床特点

1.患龋齿率高、发病早。儿童因存在以上多种易患龋齿的因素，乳牙不仅患龋齿率高，而且发病年龄早，在萌出后不久即可患龋齿。

2.病损多发、范围广。常累及多颗牙齿和（或）同一颗牙的多个牙面。

3.龋齿进展速度快。由于乳牙的釉质和牙本质均较薄，且矿化程度低，龋齿常发展迅速，很快形成龋洞，早期就可波及牙髓，极易发展成牙髓病、根尖周病。

4.自觉症状不明显。乳牙龋后的自觉症状不如恒牙明显，常被家长忽视，很多都是直到出现牙髓病或根尖周病的症状才就诊。

5.防御功能强，修复性牙本质形成十分活跃。

（三）乳牙龋的危害

1.对恒牙的影响：乳牙龋引起根尖周炎，若炎症波及其下方恒牙胚，可引起继承恒牙釉质发育不全。乳牙龋坏后，牙体结构被破坏，使食物残渣、软垢等滞留于口腔内，容易导致新萌出的恒牙特别是与龋患乳牙相邻的恒牙发现龋坏。

2.对恒牙列的影响：乳磨牙邻面龋坏，以及因龋过早丧失，均可导致牙弓长度变短，继承恒牙萌出时间隙不足而错位萌出。

3.损伤口腔黏膜软组织：乳牙龋坏后，破损的牙冠可刺激局部唇颊舌黏膜，有时慢性根尖周炎患牙的根尖可穿破黏膜暴露于口腔，形成创伤性溃疡。

4.对颌面部发育的影响：如果一侧多数乳牙患龋，患儿因疼痛或该侧咀嚼功能降低，长期使用另一侧乳牙咀嚼，会养成偏侧咀嚼习惯，导致颌面部发育不对称。

5.对咀嚼功能、生长发育的影响：如果多数乳牙尤其是乳磨牙同时患龋、牙冠破坏，患儿的咀嚼能力必然降低，不仅影响颌面部生长发育，还影响消化功能，从而影响营养摄入。儿童正处于生长发育旺盛期，营养失调会导致儿童全身生长发育缓慢。

6.对发音和心理发育的影响：乳前牙的龋坏和早失会影响儿童的正常发音和语言能力，同时影响美观，对儿童的心理造成不良影响。

7.造成全身感染：由龋病转成的慢性根尖周炎可作为病灶牙使机体的其他组织发生病灶感染。与儿童病灶牙有关的疾病有低热、风湿性关节炎、蛛网膜炎、肾炎等。有报告提出，在治疗疾病的同时，治疗或拔除病灶牙，能治愈或减轻疾病。

（四）乳牙龋的治疗

乳牙龋的治疗目的是终止龋的发展，保护牙髓的正常活力，避免因龋而引起并发症；恢复牙体的外形和咀嚼功能，维持牙列的完整性，使乳牙能正常被替换，以利于颌骨的生长发育。此外，牙齿还是发音的辅助器官，治疗后有利于正常发音和美观，有利于儿童的身心健康。乳牙龋病的治疗分为两部分，药物治疗和修复治疗，主要有以下 3 种修复治疗的方法：充填治疗法；嵌体修复法；金属预成冠修复法。

年轻恒牙龋

年轻恒牙是指已萌出，但在形态和结构上尚未形成和成熟的恒牙。年轻恒牙龋有如下特点。

1.发病早。第一恒磨牙萌出早，龋齿发生早，患龋率高。在混合牙列期，家长经常将第一恒磨牙误认为乳磨牙而忽视治疗。

2.耐酸性差，易患龋。年轻恒牙的釉质矿化尚不完全，在萌出暴露于唾液 2 年后，才能进一步矿化完成，所以在恒牙新萌出的 2 年内易患龋。

3.龋坏进展快，易导致牙髓炎和根尖周炎。

4. 受乳牙患龋状态的影响。乳牙龋多发使口腔处于易患龋的高危环境中，对于刚萌出的年轻恒牙存在较大的患龋隐患。临床上常见因第二乳磨牙远中面龋未及时治疗，导致相邻第一恒磨牙的近中面脱矿和龋洞形成。

5. 第一恒磨牙常出现潜行性龋。

儿童龋的预防措施

（一）儿童龋风险评估

儿童龋风险评估是针对儿童个体的年龄、生物学因素、保护性因素和临床检查结果进行综合性分析、评估个体罹患龋病的风险，是儿童口腔卫生保健的重要组成部分。对某一个体或群体进行龋风险评估，筛选出龋高风险儿童，确定其特异性危险因素，有效提供个性化的防龋措施，可减少儿童龋病的发生。

儿童龋风险评估通过询问专科疾病史，使用专业的龋齿评价工具来进行。美国儿童牙医协会推荐第一次评估在婴儿 6 个月第一颗乳牙萌出时进行，最晚不超过 1 岁。根据龋坏风险等级，通常分为高、中、低风险三类，针对不同患龋风险的儿童，制订相应的预防方案。

（二）儿童龋的个性化预防

针对每位患儿制订个性化的预防方案，采取积极措施监控龋病的发生，这对于预防儿童龋有重要作用。预防方案主要内容如下。

1. 分析病因：详细询问并全面分析儿童的生长发育、龋病的发生发展、饮食和口腔卫生习惯及遗传因素等情况，找出主要致龋因素。

2. 积极治疗活动性龋，同时防止继发性龋。

3. 有效刷牙：家长应重视儿童的口腔卫生，督促其养成刷牙的习惯，并掌握正确的刷牙方法。儿童出生后 6 个月左右，乳牙一旦萌出，在哺乳或进食后，家长就应把纱布套于食指，用清水擦洗儿童的牙面。随着乳牙的逐渐萌出，先由家长代为刷牙，并培养儿童对刷牙的兴趣。随着儿童的成长，家长帮教和督促其逐渐掌握刷牙技巧。

家长应为儿童选择合适的牙刷。牙刷毛不宜太长，尤其在初期，家长应为儿童选短毛牙刷，操作时较方便和稳定。如有必要也可选用电动牙刷，以提高刷牙效果。

家长为儿童刷牙时，以握笔式持牙刷柄的方法操作较方便，家长可以站在儿童的身后，两人面对镜子边教边学边刷。在儿童自己开始练习刷牙时，可让他用握手式持牙刷柄的方法进行操练。适合儿童的刷牙方法有擦洗法、圆弧法和巴氏法等。除让儿童掌握正确的刷牙方法外，还应让其养成早晚刷牙、饭后漱口的卫生习惯。在训练刷牙、培养口腔卫生习惯时，需反复练习，按时进行，不能任意中断。在指导时应耐心示范。乳磨牙的邻面为龋病的好发部位，局部清洁较困难，家长可用牙线清洁法提高该处的清洁效果。

4. 局部使用氟化物：可视具体情况选择各种用氟方法，如含氟牙膏、含氟漱口水、含氟凝胶、含氟泡沫、氟涂漆等。龋病易感者应定期涂氟。

5. 使用窝沟封闭剂预防窝沟龋：对于对龋有易感倾向儿童的年轻恒磨牙甚至乳磨牙，可早期使用窝沟封闭剂进行封闭，预防窝沟龋的发生。封闭的最佳时机是牙齿完全萌出，龋尚未发生的时候。乳磨牙在 3~4 岁，第一恒磨牙在 6~7 岁，第二恒磨牙在 11~13 岁为最适宜封闭的年龄。

6. 对家长和患儿宣传口腔卫生知识。

7. 饮食指导包括如下几个方面的内容：控制含蔗糖多的饮食和饮料；避免黏着性强和在口腔停留时间长的饮食；进食时给茶、水和牛奶饮料；进食后应进行口腔清洁；睡前、饭前不给零食和饮料；合理使用奶瓶。

8. 定期口腔检查：婴儿第一次口腔检查应在 6~12 个月时进行，不应晚于 1 岁；学龄前儿童应 3 ~ 6 个月进行一次口腔检查；学龄儿童应 6 个月进行一次口腔检查。对于龋病易感性高的儿童，应适当缩短间隔时间，增加复查次数。

儿 童 牙 髓 病 、 根 尖 周 病

乳牙牙髓病的临床特点

（一）急性牙髓炎

急性牙髓炎是一种发病急，疼痛十分剧烈并且不可恢复的牙髓炎症。最常见的病因是细菌性感染，包括龋源性感染及外伤暴露牙髓后出现的感染。

急性牙髓炎发病急且疼痛剧烈。其疼痛性质具有以下特点：自发性、阵发性疼痛；夜间痛；疼痛常不能定位；温度刺激使疼痛加重。

（二）慢性牙髓炎

慢性牙髓炎是一种不可复性牙髓炎症。与急性牙髓炎相比，慢性牙髓炎病程较长，不伴有剧烈的自发性疼痛。慢性牙髓炎的病因与急性牙髓炎相同，其发生多为龋病感染所致。

慢性牙髓炎没有剧烈的自发性疼痛，可有轻微自发性钝痛或隐痛。有较长期的冷、热刺激痛史，去除刺激后疼痛持续时间较长。患牙常有轻度咬合痛或咬合不适，可定位患牙。

（三）牙髓坏死

牙髓坏死是指由于牙髓组织的急性或慢性炎症，或者创伤导致牙髓血液循环突然停滞等因素造成牙髓组织全部死亡。

牙髓坏死一般无疼痛症状。前牙牙冠可变色。患者常由于合并根尖周炎就诊。

乳牙根尖周病的临床特点

（一）急性根尖周炎

急性根尖周炎是发生于根尖周组织的浆液性炎症到化脓性炎症的一系列反应过程，以剧烈的持续性自发痛和肿痛为特征。严重的可发展为颌骨骨髓炎。

根据病变的过程可将其分为急性浆液性根尖周炎和急性化脓性根尖周炎，其中急性化脓性根尖周炎又分为根尖周脓肿阶段、骨膜下脓肿阶段和黏膜下脓肿阶段，以骨膜下脓肿阶段症状最为严重，患牙持续性、搏动性跳痛更加剧烈，患牙高起，叩痛，松动，根尖区牙龈红肿，移行沟扁平，扪痛明显，肿胀深部有波动感。严重者可合并间隙感染，并有发热、乏力等全身症状。

（二）慢性根尖周炎

慢性根尖周炎是根尖周组织受到长期、轻微的感染刺激后发生慢性炎症反应，形成炎症肉芽组织，导致牙槽骨被破坏吸收。慢性根尖周炎也可由急性根尖周炎发展而来。急性根尖脓肿未经处理或处理不彻底，可形成慢性根尖脓肿。慢性根尖周炎的病程较长，症状较轻，没有明显的疼痛症状，但当自身抵抗力降低或病变局部环境改变时，慢性根尖周炎可转化为急性根尖周炎。

慢性根尖周炎一般无自觉症状，检查中可在患牙唇颊或舌腭侧根尖区黏膜处查及窦道口。患牙的 X 线片可显示出不同表现的骨质破坏的影像。

乳牙牙髓病、乳牙根尖周病的治疗

乳牙牙髓病、乳牙根尖周病的临床治疗比较复杂，一定要明确患牙及病因，综合考虑患者的全身状况后，掌握治疗原则，拟定合理的治疗计划进行诊治。

（一）应急处理

1. 开髓引流：急性牙髓炎需在局部麻醉下摘除牙髓，去除牙髓后在髓腔内放置一个无菌小棉球并暂封髓腔。急性根尖周炎的患牙，开髓后去除牙髓并穿通根尖孔，建立引流通道，使根尖区渗出物及脓液通过根管得到有效引流，缓解根尖区压力，解除疼痛，在髓室内放置无菌小棉球开放髓腔，1 ~ 2 天后复诊。

2. 切开排脓：急性根尖周炎应在局部麻醉下切开排脓。

3. 抗感染止痛抗菌药物的全身治疗通常采用口服或注射途径，以加速炎症的消退。

（二）活髓切断术

活髓切断术是在局部麻醉下将冠部的牙髓组织切断和去除，在牙髓断面上覆盖盖髓剂，以保持根部生活牙髓的一种治疗方法。适应证包括：深龋，部分冠髓牙髓炎；前牙外伤性冠折牙髓外露。

（三）根管治疗术

乳牙根管治疗术通过根管预备和药物消毒去除感染物质对根尖周组织的不良刺激，并用可吸收的充填材料充填根管，达到促进根尖周病愈合的目的，是治疗乳牙根尖周病的有效方法。适应证包括：牙髓坏死而应保留的乳牙；根尖周炎症而具有保留价值的乳牙。

（四）年轻恒牙牙髓根尖周病的治疗原则

年轻恒牙牙髓组织不仅具有对牙齿的营养和感觉功能，而且与牙齿的发育有密切关系。牙齿萌出后，牙根的继续发育有赖于牙髓的作用。因此，在牙髓病的治疗中，保存生活牙髓最有益于年轻恒牙生长。治疗原则是，尽力保存活髓组织，如不能保存全部活髓，应保存根部活髓。如不能保存根部活髓，也应保存牙齿。活髓保存治疗主要是指盖髓术（包括间接盖髓术和直接盖髓术）和切髓术。

恒牙萌出后 2 ～ 3 年，牙根才达到应有长度，3 ～ 5 年后根尖才发育完全。年轻恒牙牙髓一旦坏死，牙根就停止发育，呈短而开放的牙根。因此，对根尖敞开，牙根未发育完全的死髓牙，应采用刺激根尖继续形成的治疗方法，即根尖诱导成形术。

儿 童 牙 外 伤

牙外伤是指牙受到各种机械外力作用所发生的牙周组织、牙髓组织和牙体硬组织的急性损伤。根据牙损伤部位的不同，临床上将牙外伤分为牙震荡、牙折和牙脱位。

牙震荡

牙震荡是指轻微外力撞击牙齿，导致牙周膜轻度损伤，通常不伴有牙体组织的缺损。损伤后 1 ～ 2 周内应使患牙休息，定期专科复诊。

牙折

牙折按照部位不同可分为冠折、根折和冠根折。

1. 冠折：少量牙釉质折断的无症状者，可调磨锐利边缘，追踪观察牙髓的情况。牙本质折断未露髓者，可用复合树脂修复。冠折露髓者，年轻恒牙应做直接盖髓或活髓切断术，成熟恒牙可行根管治疗术后，进行冠修复。

2. 根折：应拍摄根尖片以明确牙根折裂的部位，综合评估牙髓的状况及预后情况，或调合观察，或复位固定，或行根管治疗术后，进行冠修复。

3. 冠根折：多数患牙需拔除。

牙脱位

牙在外力作用下所发生的移位或脱出称牙脱位。由于外力方向不同，患牙可能有三种方向的脱位。

1. 嵌入型牙脱位：患牙向牙槽骨内移位，嵌入牙槽骨中。临床上，患牙牙冠明显短于正常邻牙。年轻恒牙不必强行拉出复位，日后可自行萌出，成年人恒牙可在局部麻醉下复位固定。

2. 侧向牙脱位：患牙向唇、舌等非轴向方向的移位。临床可见患牙移位情况，有疼痛、松动等临床表现。这种情况可在局部麻醉下复位、固定，定期观察；若牙髓坏死，应及时行根管治疗术。

3. 脱出型牙脱位：可分为部分脱出型牙脱位和完全脱出型牙脱位。部分脱出型牙脱位处理同侧向牙脱位。完全脱出型牙脱位，应立即将牙放入原位。如牙已落地被污染，应就地用生理盐水或无菌水冲洗，然后放入原位。如果不能即刻复位，可将患牙置于牛奶、生理盐水或清水中保存，或含于患者舌下或口腔前庭处，切忌干燥保存，并应尽快到医院就诊，做牙再植术，根尖发育完全的恒牙，术后1周行根管治疗术。对于年轻恒牙的完全脱出型脱位，若就诊及时，牙髓常能继续生存，需术后继续观察牙髓的活力情况。

乳牙外伤

因患儿年龄幼小，如不能合作，乳牙外伤不宜进行保守治疗，可以拔除患牙。一般，前牙缺牙间隙在正常发育情况下，影响不大。但应密切观察，乳牙外伤可能对继承恒牙造成伤害。

口腔外伤院前处理流程

发生口腔外伤，在送医院前，需要进行紧急处理，最大限度保护口腔组织，具体见下图。

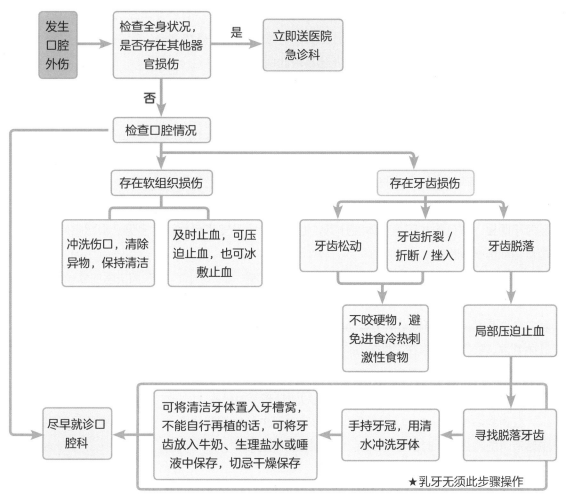

口腔外伤院前处理流程图

乳牙滞留

乳牙滞留是指继承恒牙已萌出，乳牙未能按时脱落，或恒牙未萌出，乳牙保留在恒牙列中。

若恒牙异位萌出，乳牙尚未脱落，应及时拔除该滞留乳牙。若已过替换期，但 X 线片显示无后继恒牙胚，则可不予处理。

儿童常见口腔黏膜病

感染性疾病

（一）念珠菌性口炎

婴幼儿口腔黏膜因白念珠菌感染所患的念珠菌性口炎主要是急性假膜型念珠菌性口炎，临床表现为凝乳状的假膜，又称"鹅口疮"或"雪口病"。

该病的病原菌为白念珠菌，它是致病性念珠菌中最主要的一种革兰氏阳性菌。白念珠菌在婴儿的口腔中检出率较高，出生后 1 个月的婴儿可高达 82%，出生后 8 个月降为 60%。所以新生儿和 6 个月以内的婴儿最易患此病。

妊娠期间阴道白念珠菌的感染率明显增高，分娩是使新生儿受感染的重要环节。乳头或哺乳用具等感染白念珠菌时，也常致婴儿纤嫩的口腔黏膜发生感染。加之婴儿体内缺乏维持真菌生态平衡的酶，唾液分泌又少，这些条件均有利于白念珠菌的滋生。

婴幼儿念珠菌性口炎多表现为假膜型，感染好发于唇、舌、颊、软腭与硬腭等黏膜，若不及时治疗，任其扩展，假膜可蔓延至咽喉部。最初，受损黏膜充血、水肿，随后表面出现散在的凝乳状斑点，并逐渐扩大而相互融合，形成色白微凸的片状假膜。患儿前期多反应不明显，部分婴儿可稍有体温升高。拒食与啼哭不安等症状较为多见。根据临床表现通常不难作出诊断。

治疗可用 1%~2% 碳酸氢钠溶液轻轻擦洗患儿口腔，每 2~3 小时 1 次，擦洗需由家长操作，动作轻柔，清除残留的食物，使口腔保持碱性环境，以免口腔内碳水化合物分解，从而抑制白念珠菌生长。轻症患儿不用其他药物，病变在 2~3 天内即可消失，但仍需继续用药数日，以防复发。母乳喂养者在哺乳前后可用本药洗净乳头，以免交叉感染或重复感染。局部涂制霉菌素混悬液有较好的疗效。制霉菌素混悬液，每毫升内含 5 万~10 万单位的制霉菌素，每 2~3 小时局部涂 1 次。顽固病例还可采用两性霉素混悬液。

在药物治疗的同时，应提醒家长注意口腔卫生及餐具的消毒。母乳喂养者应用碳酸氢钠溶液清洗乳头，及时换洗内衣裤，以消除感染源。

（二）疱疹性口炎

疱疹性口炎是指单纯疱疹病毒感染所致的急性感染性炎症，多发于 6 岁以下的儿童，特别是出生后 6 个月至 3 岁的婴幼儿更为多见。

患者常有与疱疹患者的接触史，潜伏期为 4 ～ 7 天，儿童发病多急骤。可出现唾液增多而流涎，烦躁，拒食，发热，且有时发生高热，颌下淋巴结肿大、压痛、咽喉部轻度疼痛等前驱症状。全身症状往往在出现口腔损害后逐渐消退。

疱疹多发生在唇、颊、舌、牙龈与上腭等处。初期表现为部分黏膜出现界限清楚的红斑，随后在红斑基础上出现针头大小的数量不等的圆形小水疱。水疱一般丛集成簇，但少数也可为单个散在。水疱容易破裂，故临床上难以看到完整的黏膜疱疹而多见溃疡。单个水疱所形成的溃疡一般较小，簇集的水疱则融合成大而不规则的溃疡面，边缘常呈不规则的弧形。儿童患者常伴有急性龈炎，舌背有明显的白苔。

皮肤损害多发生于唇、口角、鼻、颏等区域，表现为针头大小的成簇分布的小水疱。疱液初为透明，后渐浑浊干燥，结成黄色痂皮，痂皮脱落后可留有暂时性的浅黑色色素沉着，无继发性感染者不会留有瘢痕。

根据临床表现不难作出诊断，如儿童急性发作时，发热、淋巴结肿大等全身反应明显，口唇周围皮肤出现成簇的小水疱，口腔黏膜常见散在的有簇集迹象的溃疡。临床上应与儿童易罹患的疱疹性咽峡炎和手足口病相鉴别。

对症状较轻者以局部治疗为主，可给予消炎防腐类含漱液（如 0.1% 氯己定溶液）局部擦洗，年龄较大的儿童可用含漱法。皮肤损害的治疗以保持洁净、防治感染、促使干燥结痂为主。对全身症状较重，怀疑有全身播散性病毒感染或继发性细菌感染的患儿，应建议至儿科就诊。

婴幼儿创伤性溃疡

创伤性溃疡是由物理性、机械性或化学性刺激引起的病因明确的黏膜病损，婴幼儿创伤性溃疡多由局部机械作用与不良习惯所致。

（一）李－弗病

李－弗病专指发生于儿童舌系带处的创伤性溃疡。

该病的发生主要有两种原因：一种原因是新萌出的下颌乳中切牙的锐利切缘不断与舌系带摩擦而形成溃疡；另一种原因是舌系带过短，且偏近舌尖，或下颌乳中切牙萌出过早，即使是正常的吮乳动作也可导致该病。

损害常位于舌系带中央的两侧，局部起始为充血、糜烂，随后形成溃疡。由于常受摩擦刺激，溃疡面可扩大。病程长者，可形成肉芽肿，甚至局部发生质硬、颜色苍白的纤维瘤，影响舌的运动。

局部可涂用消毒防腐药物（如 0.1% 氯己定溶液）擦洗。损害明显者可适当改变喂养方式，尽量减少吸吮动作，促进溃疡的愈合。对舌系带过短者，在溃疡治愈后应行修整手术，以免复发。

（二）创伤性溃疡

乳牙残冠、残根以及慢性根尖周炎而根尖外露等刺激，持续损伤相对应的黏膜，可形成局部溃疡，称为创伤性溃疡。早期损害色鲜红，呈糜烂状，逐渐发展成溃疡，且有渗出液，周围显示程度不等的红晕。陈旧性损害周围黏膜常常发白，溃疡呈紫红或暗红色，中央凹陷。损害形态多与创伤因子契合。

对儿童乳牙残冠、残根以及慢性根尖周炎引起的创伤性溃疡的治疗，应及时拔除患牙，局部应用消毒药物。

唇舌疾病

（一）口角炎

口角炎的发病因素包括创伤、感染、变态反应、维生素 B_2（核黄素）缺乏。口角炎是发生于上下唇两侧联合处口角区的炎症，好发于儿童，特点为口角区皮肤对称性潮红、脱屑、糜烂及皲裂。皲裂的渗出液可结成淡黄色痂，化脓性感染后为黄褐色痂，张口可导致痂裂出血、疼痛，影响患儿说话与进食，口唇的活动会延缓损害的愈合。一般口角炎为双侧性，但因咬手指、铅笔、钢笔或异物摩擦口角所致的口角炎则为单侧性。

局部治疗可用消炎防腐类溶液清洗，如 0.1% 氯己定溶液、2% 碳酸氢钠溶液等。全身治疗需针对病因进行。

（二）慢性唇炎

慢性唇炎又称慢性非特异性唇炎，是一种病程迁延、反复发作、不能归为各种有特殊病因或病理变化的唇部炎症。其病因不明，可能与温度或化学、机械性因素的长期持续性刺激有关，如气候干燥、风吹、身处高原寒冷地区，喜欢舔唇或咬唇等不良习惯。寒冷、干燥季节多发。下唇唇红部好发，以干燥脱屑、发痒灼痛、渗出结痂为主要临床表现。唇部淡黄色干痂，伴灰白色鳞屑，周围轻度充血。患处干胀、痒疼。患儿经常舔唇或咬唇，有时可引起皲裂，可见血痂形成于唇红部，反复感染可有脓痂。

消除刺激因素是首要的治疗措施，如改变咬唇、舔唇的不良习惯，避免风吹、寒冷刺激，保持唇部湿润等。干燥脱屑者可涂抗生素软膏，如金霉素软膏等。有皲裂渗出时，可用 3% 硼酸溶液、0.1% 氯己定溶液等消毒防腐药物湿敷于唇部，每日 1~2 次，每次 15~20 分钟，直至结痂消除、渗出停止、皲裂愈合，然后再涂软膏类药物。

（三）地图舌

地图舌是一种浅表性非感染性舌部炎症。因其表现类似于地图上表示的蜿蜒国界，故名地图舌。其病损的形态和位置多变，又被称为游走性舌炎。地图舌的确切病因尚不明确，可能与遗传、免疫因素、微量元素及维生素缺乏有关。任何年龄都可能发病，但多见于幼儿期和少儿期，随年龄增长有可能自行消失。

地图舌好发于舌背、舌尖、舌缘部。病损部位中央区表现为丝状乳头萎缩微凹，黏膜充血发红、表面光滑的剥脱样红斑，周边区域表现为丝状乳头增殖而形成的白色或黄白色的弧形边界，微微隆起，与周围正常黏膜形成明晰的分界。红斑的边缘可不断地变动形态和改变所处的部位，损害区移动位置后，原部位能自行愈合。患儿一般无明显的自觉症状，局部无痛，可有灼热感、轻度瘙痒或对刺激性食物稍敏感。

治疗地图舌的原则是分析有关的发病因素，尽可能去除这些因素的影响，尽量避免食用热、辣、酸性食物及干咸坚果等。局部以注意口腔卫生为主，适当给予消炎防腐剂含漱、清洗。症状明显时可用 2% 碳酸氢钠溶液含漱。

儿 童 常 见 错 颌 （ 牙 合 ） 畸 形

导致错颌（牙合）畸形的因素

（一）牙齿因素

1. 龋病乳牙的邻面龋损，使牙冠近远中径减少，邻牙向龋患缺损方向移动，影响牙弓的长度和宽度。乳牙大面积的缺损还会影响颌间高度。乳牙的牙髓根尖周组织疾病，会影响乳牙牙根的正常吸收及恒牙的正常替换，还可能影响继承恒牙牙胚的发育情况及萌出方向。乳牙因龋病而过早丧失，尤其第二乳磨牙的早失，常导致第一恒磨牙的关系紊乱和第二前磨牙的萌出困难或异位萌出。在儿童时期，龋病破坏了乳牙或恒牙，使儿童咀嚼功能降低，咀嚼功能不足导致颌骨发育不充分，这也是造成牙量、骨量不协调的原因。

2. 其他牙齿因素最常见的有额外牙和乳牙滞留，其次是牙齿形态异常、先天缺牙等。

（二）口腔不良习惯

婴幼儿时期，由于吸吮动作本能的反射、喂养不足、某种惧怕或不愉快等心理因素，婴幼儿自发地产生吮指、吮唇等不良习惯动作，可能会产生暂时性的错颌（牙合），若持续到 3 岁以后，则会引起口腔肌肉的功能异常及咬合的变化，甚至错颌（牙合）畸形。错颌（牙合）畸形的发生及严重程度主要取决于不良习惯的持续时间、发生频率和作用强度。故对此类病例的治疗首先应判断不良习惯的原因，尽可能采取合适的护理和心理疏导方法，使儿童尽早克服不良习惯。若儿童在 2 岁时仍不能克服不良习惯，可进行早期干预，帮助患儿克服不良习惯。

口腔不良习惯包括吮指、吐舌习惯、异常唇习惯、口呼吸、夜磨牙、偏侧咀嚼习惯等。

（三）遗传和其他因素

错颌（牙合）有一定的家族遗传性，据有关资料统计，近 50% 的患者 1～3 代的血缘亲属中有类似错颌（牙合）存在，同时也会受到环境因素的影响。此外，不良哺乳姿势和习惯、牙齿替换顺序、恒牙迟萌或早萌等因素，均可导致错颌（牙合）畸形的发生。

儿童常见错颌（牙合）畸形类型

（一）乳前牙反（牙合）

乳前牙反（牙合）是指在牙尖交错位，前牙呈翻覆（牙合）、反覆盖关系，俗称"地包天"，是我国儿童中较为常见的一种错颌（牙合）畸形。

乳前牙反（牙合）的早期矫治主要是避免因乳前牙反（牙合）造成对上颌骨及前部牙槽骨发育的阻滞，早期治疗疗程短，方法简单且费用低。在乳牙前反（牙合）后，儿童能配合的情况下，应尽可能及早开始治疗。乳前牙反（牙合）最佳的治疗时间为 3~5 岁，疗程一般为 3~6 个月。

（二）牙列拥挤

牙列拥挤在恒牙列最常见，在乳牙列则少见，特别在混合牙列期，新长出的恒前牙参差不齐，是家长带儿童就诊的常见原因。儿童在 5~6 岁替牙期前未出现乳切牙间隙，即可预示未来的牙列拥挤，应注意定期观察。

第二节　儿童眼保健与常见病的防治

儿童眼保健基础知识

　　儿童时期是视力发育的关键期，若视力和眼的发育障碍没有得到及时纠正，将很难建立正常的双眼视功能。儿童眼保健有助于早期发现影响眼和视功能发育的疾病，预防可控制性眼病的发生发展，保护和促进儿童视功能的正常发育。

　　儿童的眼球和视力均处于逐渐发育的过程。正常情况下，新生儿眼球前后径约为16mm，1~3岁眼球迅速增大，之后速度逐渐减慢，至5~6岁时眼球大小接近成人。新生儿仅能看到光影，视觉发育过程在2~3岁大致完成，5~6岁达到成人水平。儿童6岁之前的屈光状态处于远视状态，随年龄增长逐渐向正视发展（见表7-1）。双眼视觉发育的关键期从出生后几个月开始，一直延续到6~8岁。

表7-1　儿童眼轴、视力及屈光度发育均值表

年龄	眼轴（mm）	视力	屈光度（D）
新生儿	16.2	—	+3.00
1~3岁	17.7~18.3	0~0.5	+2.50
4~5岁	18.7~19.2	0.6~0.8	+2.00~+2.25
6~7岁	19.6~20.0	0.8~1.0	+1.75~+2.00
8岁	20.3	1.0	+1.50
9岁	20.7	1.0	+1.25
10岁	21.1	1.0	+1.00
11岁	21.6	1.0	+0.75
12岁	22.0	1.0	+0.50

　　对0~6岁视觉发育阶段的儿童进行视力及眼病筛查是一项重要的公共卫生任务。视力筛查有助于发现视力异常的个体；眼病筛查是通过眼部外观检查、特殊的眼科检查设备，用客观的方式发现儿童眼部异常，包括通过眼外观检视发现的眼睑发育异常、先天性上睑下垂、小眼球、先天性青光眼、角膜混浊等眼表疾病，以及需要特殊设备才能发现的先天

性白内障、早产儿视网膜病变等疾病。早期发现可以治疗的眼病及早发性近视或近视倾向，到专科医院进一步检查治疗，是儿童眼保健的基本措施，有助于控制近视的低龄化趋势，促进儿童正常视功能的建立。

儿童视力与眼病筛查的主要内容

根据国家基本公共卫生服务要求，0~6 岁儿童应定期进行视力评估和相关眼病的筛查（如表 7-2），主要包括以下内容。

新生儿眼病筛查

1. 健康新生儿接受家庭访视和满月健康管理时进行眼病筛查，检查内容包括眼外观检查发现明显的结构发育异常，光照反应检查评估有无光感。

2. 具有眼病高危因素的新生儿除进行眼外观及光照反应检查外，应当在出生后尽早由眼科医师进行检查。新生儿眼病的高危因素包括以下几点。

(1) 出生体重 < 2000g 的低出生体重儿，或出生孕周 <32 周的早产儿；

(2) 在新生儿重症监护病房住院超过 7 天并有连续吸氧（高浓度）史；

(3) 存在遗传性眼病家族史或怀疑有与眼病有关的综合征；

(4) 有巨细胞病毒、风疹病毒、疱疹病毒、梅毒或毒浆体原虫（弓形体）等引起的宫内感染；

(5) 颅面形态畸形、大面积颜面血管瘤，或者哭闹时眼球外凸；

(6) 眼部持续流泪、有大量分泌物等。

婴幼儿眼病筛查

婴幼儿眼病筛查分别在 3、6、8、12 月龄和 1~3 岁每半年健康检查的同时进行阶段性眼病筛查和视力检查。检查内容如下。

1. 眼外观：每次进行检查。

2. 视觉发育评估：3 月龄婴儿进行瞬目反射检查和红球试验，评估婴儿的近距离视力和注视能力；如 3 月龄未能完成，6 月龄继续做此项检查。3 月龄起每次进行视物行为观察，6 月龄婴儿进行红光反射检查、眼位检查、单眼遮盖厌恶试验，评估视轴区是否存在混浊，是否存在斜视、双眼视力，是否存在较大差距；如 6 月龄未能完成，8 月龄继续此项检查。2~3 岁儿童每年进行眼球运动和眼位检查（角膜映光加遮盖试验），及时发现斜视、弱视等眼病。

3. 屈光筛查：2 岁开始每次评估屈光状况，监测远视储备量，早期发现屈光异常、远视储备不足及弱视等危险因素。

4～6岁儿童每年进行视力及眼病筛查，检查方法包括眼外观、屈光筛查、眼位及眼球运动检查和视力检查等，及时发现屈光不正、斜视、弱视及其他眼病。

表7-2　0~6岁儿童眼保健及视力检查服务项目

检查时期	服务项目	目的
新生儿期（新生儿家庭访视和满月健康管理）	◆检查眼外观：观察眼睑有无缺损和上睑下垂，眼部有无脓性分泌物、持续流泪，双眼球大小是否一致，角膜是否透明、双侧对称，瞳孔区是否居中、形圆、双侧对称，瞳孔区是否发白，巩膜是否黄染	若眼睑有缺损，提示可疑为眼部先天畸形；上睑下垂提示可疑为动眼神经或提上睑肌先天发育异常或外伤导致；眼部有脓性分泌物、持续流泪，提示可疑为结膜炎、泪囊炎；角膜混浊，提示可疑为先天性青光眼、角膜水肿、角膜疾病等，可致视力下降甚至失明等；双眼球大小不一致，角膜双侧不对称，瞳孔不居中、不圆、双侧不等大，提示可疑为先天眼部结构畸形；瞳孔区发白，提示可疑为先天性白内障、视网膜母细胞瘤等；巩膜黄染，提示可疑为黄疸
	◆筛查眼病高危因素	若存在眼病高危因素，提示存在发生严重眼部疾病的风险
	◆光照反应检查（满月健康管理时）	若对光照无反应，提示可疑为视力异常或失明
婴儿期（3、6、8、12月龄）	◆检查眼外观：观察双眼球大小是否一致，结膜有无充血，眼部有无分泌物或持续溢泪，角膜是否透明、双侧对称，瞳孔是否居中、形圆、双侧对称，瞳孔区是否发白，6月龄及以后观察有无眼球震颤	结膜充血或有分泌物、持续溢泪，排查结膜炎或泪囊炎；眼球震颤提示可疑为视力异常。其他同新生儿期
	◆瞬目反射（3月龄时）	评估婴儿的近距离视物能力。若存在异常，提示可疑为近距离视力异常
	◆红球试验（3月龄时）	评估婴儿的眼睛追随及注视能力。若存在异常，提示可疑为视力异常
	◆视物行为观察	评估婴儿的有无视物行为异常。若存在异常，提示可疑为视力或眼位异常
	◆＊红光反射检查（6月龄时）	评估瞳孔区视轴上是否存在混浊或占位性病变。若存在异常，提示可疑为先天性白内障、白瞳症等
	◆＊眼位检查（6月龄时）	筛查婴儿是否存在斜视
	◆＊单眼遮盖厌恶试验（6月龄时）	评估婴儿双眼视力是否存在较大差距，是否存在屈光参差、弱视等
幼儿期（18、24、30、36月龄）	◆检查眼外观，增加观察眼睑有无红肿或肿物，眼睑有无内、外翻，是否倒睫。其他同婴儿期	眼睑有红肿或肿物，排查眼睑炎症或霰粒肿或麦粒肿，倒睫提示可能存在眼睑内翻。其他同婴儿期
	◆视物行为观察：询问家长时增加以下内容，了解幼儿日常视物时避让障碍物是否迟缓、暗处行走是否困难、有无视物明显歪头或视物过近，有无畏光、眯眼或经常揉眼等行为表现	评估幼儿有无视物行为异常。若存在异常，提示可疑为视力或眼位异常
	◆＊眼位检查(24、36月龄)	筛查幼儿是否存在斜视
	◆＊单眼遮盖厌恶试验(24、36月龄)	评估幼儿双眼视力是否存在较大差距，是否存在屈光参差、弱视等
	◆＊屈光筛查(24、36月龄)	排查屈光不正、远视储备量不足和弱视等危险因素
学龄前儿童(4、5、6岁)	◆检查眼外观：同幼儿期	同幼儿期
	◆视物行为观察：同幼儿期	评估儿童有无视物行为异常。若存在异常，提示可疑为视力或眼位异常
	◆视力	排查视力异常
	◆＊眼位检查：同幼儿期	筛查儿童是否存在斜视
	◆＊屈光筛查：同幼儿期	排查屈光不正、远视储备量不足和弱视等危险因素

注：标注"＊"主要由县级妇幼保健机构或具备条件的县级医疗机构提供，鼓励有条件的乡镇卫生院、社区卫生服务中心开展这些服务项目。

医生将新生儿、婴幼儿和学龄前儿童的眼及视力筛查结果记录在健康手册上并录入电子健康档案，形成检查报告单，将筛查结果告知家长或监护人，同时对筛查结果的异常提出医学指导意见，明确随访和复查时间。

儿童眼及视力保健检查报告单

姓名：_____   性别：男　女   出生日期：_____   检查日期：_____

△[**眼外观**]：未见异常　　异常_____
△[**视觉行为评估**]
★光照反射：未见异常　　异常_____
★瞬目反射：未见异常　　异常_____
★红球试验：未见异常　　异常_____
△[**早产儿视网膜病变筛查**]
★右眼：未见异常　　异常_____
★左眼：未见异常　　异常_____
△[**眼底红光反射检查**]
★右眼：未见异常　　异常_____
★左眼：未见异常　　异常_____
△[**眼位及眼球运动检查**]
★眼位：未见异常　　异常_____
★眼球运动：未见异常　　异常_____
△[**屈光筛查**]
★右眼：_____
★左眼：_____
△[**视力检查**]视力表：（1）国际标准　（2）标准对数　（3）其他_____
★右眼：_____
★左眼：_____
△[**临床印象**]
未见异常_____异常_____
△[**处理**]
★随访_____
★转诊

检查机构：_____　　医生签字：_____

如果需要转诊到上级或有条件的医院做进一步检查和治疗，需填写转诊单并保留存根（详见下图）。

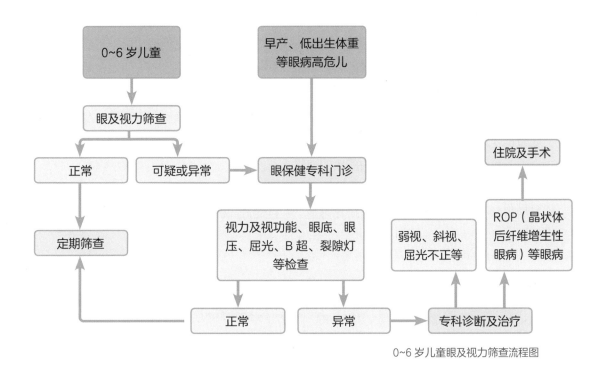

0~6 岁儿童眼及视力筛查流程图

儿童常见眼病及防治

睑腺炎

睑腺炎（Hordeolum）是化脓性细菌侵入眼睑腺体引起的一种眼睑腺体的急性、痛性、化脓性、结节性炎症病变，俗称"针眼"，又称"麦粒肿"。

【临床表现】

眼睑呈红、肿、热、痛等急性炎症的典型表现。睫毛根部的睑缘处可触及压痛性结节，可伴有同侧耳前淋巴结肿大、压痛。数日后局部出现黄色脓点，硬结软化、破溃，破溃后炎症明显减轻，逐渐消退。

当致病菌毒性强烈时，炎症可向眼睑皮下组织扩散发展为眼眶蜂窝织炎，可伴有发热、畏寒、头痛等全身症状。

【治疗原则】

早期局部用抗生素滴眼液点眼，结膜囊内涂抗生素眼膏有助于控制感染。若形成脓肿，应切开排脓。脓肿尚未形成时不宜切开，切忌用手挤压排脓，避免炎症扩散引起眼眶蜂窝织炎、海绵窦脓毒血栓或败血症。

【保健要点】

1. 注意用眼卫生及手部卫生，保持眼部清洁，不用手揉眼睛，不用脏东西擦眼睛，避免交叉感染。切勿挤压排脓，以免感染加重，危及生命。

2. 注意休息和生活规律，少看、不看手机、电视等电子产品，增加睡眠时间，增强免疫力。清淡饮食，补充各种维生素，不吃刺激性食物，不吃过甜、油炸食品等，多饮水，保证饮食均衡、夜间禁止进食及二便正常。

3. 积极治疗眼部慢性疾病，如过敏性结膜炎、睑缘炎、角膜炎、倒睫等。及时矫正近视、远视或散光。

4. 可结合中医推拿按摩，去肝火调脾胃。

5. 如反复发作，可用干净的手按摩局部眼睑及眼眶，适度热敷局部眼部皮肤，保持睑板腺上各腺管通畅，促进分泌物排出，并且促进局部血液循环。

睑 板 腺 囊 肿

睑板腺囊肿（Chalazion）是睑板腺排出管道阻塞分泌物潴留形成的睑板腺特发性无菌性慢性肉芽肿，又称霰粒肿。

【临床表现】

自觉症状少，常在闭眼时发现囊肿处眼睑皮肤隆起，可单发、多发、单眼或双眼，也可上下眼睑同时发病，病程进展缓慢。眼睑皮下可触及清楚的坚硬肿块，大小不等，与皮肤无粘连，不红、不痛、无压痛，相应的结膜面局限性紫红或紫蓝色充血。

【治疗原则】

较小而无症状的睑板腺囊肿一般无须治疗。局部抗生素滴眼液点眼，结膜囊内涂抗生素眼膏，局部热敷有助于囊肿消退。较大的睑板腺囊肿可考虑手术刮除。

【保健要点】

同睑腺炎。

先 天 性 上 睑 下 垂

先天性上睑下垂（Congenital Blepharoptosis）是由于上睑提肌或米勒［氏］肌功能不全或丧失，以致上睑不能提起，而使上睑呈下垂的异常状态。轻者影响外观，重者遮盖部分或全部瞳孔，可能引起视力障碍。

【临床表现】

可单眼或双眼发生，下垂侧眉毛高竖，以额肌皱缩补偿上睑提肌功能的不足，患侧额部皮肤有明显的横行皱纹。如为双眼，患者常需抬头仰视。可合并眼部其他先天异常，如内眦赘皮、斜视、小睑裂及眼球震颤等。先天性上睑下垂需与动眼神经麻痹、交感神经损害、重症肌无力等引起的获得性上睑下垂相鉴别。

【治疗原则】

先天性上睑下垂不伴有上直肌麻痹者（Bell 现象阳性）以手术治疗为主，通常患儿满 3 周岁后即可进行手术治疗。上睑遮盖瞳孔区、可能导致形觉剥夺性弱视，影响视功能发育者宜早做手术。获得性上睑下垂应先进行病因治疗或药物治疗，无效时再考虑手术治疗。

【保健要点】

1. 按期进行眼病筛查，检查双眼睑裂高度是否对称一致，上睑缘遮盖角膜高度是否超过 3mm，是否合并逆向内眦赘皮、咀嚼瞬目等。

2. 观察或等待手术阶段，应定期复查视力及验光，监测视力发育情况。

先 天 性 睑 内 翻 与 倒 睫

先天性睑内翻（Congenital Entropion）是指出生后睑缘向眼球方向内卷，部分甚至整排睫毛及睑缘皮肤倒向眼球，损伤角膜，出现刺激症状。先天性睑内翻常与倒睫同时存在，下睑内侧常见，导致睫毛触及眼球而引起角膜损伤。

【临床表现】

出现畏光、流泪、摩擦感、揉眼、眯眼、眼痛、异物感等症状。下睑缘向眼球方向内卷、睫毛触及眼球，结膜充血、角膜上皮损伤、角化、角膜浅层混浊，少部分可见角膜溃疡或新生血管。

【治疗原则】

婴幼儿时睫毛细软，一般无明显的刺激症状，随着年龄增长、鼻梁发育，部分可逐渐减轻或自然改善。在此期间可采取下拉下睑、胶布粘贴使其外翻等消除倒睫对角膜的刺激。

3 岁后睫毛逐渐变硬，刺激角膜出现畏光、流泪等症状，角膜荧光素染色呈点状或大片着色，可考虑手术治疗。

先 天 性 泪 道 阻 塞 与 新 生 儿 泪 囊 炎

先天性泪道阻塞（Congenital Obstruction of the Lacrimal Duct）指鼻泪管远端先天发育不全导致管道狭窄或管腔完全堵塞，在足月新生儿中患病率约为 5%。合并泪囊继发性细菌感染时可发展为新生儿泪囊炎（Neonatal Dacryocystitis）。

【临床表现】

新生儿出生后 2 ～ 15 天出现持续溢泪，可单眼或双眼发病，合并感染时有黏液脓性分泌物。压迫泪囊区有黏液或黏液脓性分泌物溢出，部分病例可出现炎症急性发作并向周围组织扩散（急性泪囊炎、泪囊脓肿、眼眶蜂窝织炎），若脓肿破溃流脓，可引起泪囊瘘而影响泪液引流。

【治疗原则】

月龄较小的患儿给予抗生素滴眼液点眼，配合泪道按摩。治疗无效者，进行泪道冲洗（1.5 月龄后）和探通（3 月龄后）。

若新生儿泪囊炎炎症急性发作并向周围组织扩散，应进行全身及眼部抗感染治疗，严禁泪囊区皮肤切开排脓，应待炎症控制后再行冲洗、探通等操作。

结 膜 炎

结膜炎（Conjunctivitis）是由微生物（如病毒、细菌、衣原体等）感染、外界刺激（如物理刺激、化学损伤）及过敏反应等引起的结膜炎症，俗称"红眼病"。新生儿常见淋球菌性结膜炎，婴幼儿及儿童常见细菌性结膜炎、病毒性结膜炎及过敏性结膜炎等。

【临床表现】

常表现为眼红、干涩、眼痒、疼痛、有异物感、怕光、分泌物多、流泪等症状，未波及角膜者视力一般不受影响。

淋球菌性结膜炎患儿眼睑高度红肿，结膜显著充血水肿，可有炎性假膜形成。分泌物多为脓性，又称"脓漏眼"。

细菌性结膜炎分泌物较多，可呈黄色或黄绿色脓性；病毒性结膜炎分泌物多呈水样或浆液性；过敏性结膜炎分泌物呈黏稠丝状或无明显分泌物，可伴有结膜水肿和结膜乳头增生。病毒性和细菌性结膜炎都可伴随咳嗽、鼻塞、咽喉痛等感冒或呼吸道感染的症状。过敏性结膜炎多伴有打喷嚏和流涕症状。病情严重者可有发热、中耳炎、腹泻等全身症状。

【治疗原则】

排查病因，抗感染、控制炎症等对症治疗。局部滴眼液治疗，睡前可使用眼膏，分泌物较多时可用生理盐水冲洗。眼部清洁及冷敷在一定程度上能减缓眼痒等不适。

【保健要点】

1. 严格注意个人卫生和集体卫生，提倡勤洗手。改善生活环境，易敏患者避免接触过敏原。

2. 出现眼红、疼痛、有异物感、视物模糊、怕光、分泌物增多或流泪等疑似结膜炎症状时及时就诊。

3. 细菌性及病毒性结膜炎急性期患者需隔离，以避免交叉感染。

先 天 性 白 内 障

出生时已存在或出生后第一年发生发展的晶状体混浊称为先天性白内障（Congenital Cataract），在我国发生率为 0.05%。

【临床表现】

可以是家族性或散发，单眼或双眼发病。多数因发现"白瞳"或婴幼儿视物反应差就诊，双眼患儿可表现为眼球震颤，少数患儿在例行的新生儿体检中发现，儿童在视力检查时发现视力差。

【治疗原则】

对于明确影响视觉发育的先天性白内障必须争取尽早治疗，早期安全的手术、及时准确的屈光矫正、坚持有效的弱视治疗是治疗的主要原则，三者缺一不可。

【保健要点】

1. 孕期保健，预防风疹病毒感染。

2. 按期进行眼病筛查。有家族病史的婴儿，应重点进行眼保健筛查。特别关注眼底红光反射检查及视觉行为观察和视力评估。

3. 早期发现异常视觉行为和白内障特征性症状，应及时就医。

4. 了解治疗的时间窗和长期性，以及术后用药和定期复查的重要性，坚持戴眼镜和弱视治疗的依从性是影响视力康复的关键。

先 天 性 青 光 眼

可以是家族性或散发，单眼或双眼发病，双眼发病居多。

1. 婴幼儿型青光眼多在 2 岁以前发病，常常出现畏光、流泪和眼睑痉挛等症状，表现为角膜（眼球）增大，单眼患儿可能出现双眼明显不等大，角膜水肿呈云雾状混浊或局部混浊；严重者可出现大泡性角膜病变、角膜角巩膜缘葡萄肿和晶状体半脱位等。

2. 少年儿童型青光眼表现与原发性开角型青光眼相似，但眼压变化大，眼轴增长可导致近视加重，房角出现发育异常。

【治疗原则】

先天性青光眼首选手术治疗，降眼压药物治疗多用于青少年型青光眼、短期过渡治疗、不能耐受手术或术后的补充治疗。

【保健要点】

1. 按期进行眼病筛查。有家族病史的婴儿，应重点进行眼保健筛查，可将首次筛查时间提前。

2. 一旦发现眼球异常增大、畏光、流泪等表现，应及时就医。

3. 3 岁以上儿童，如出现持续视力下降，屈光不正但矫正视力欠佳，或近视度数增长较快，应尽早就医排查先天性青光眼。

4. 了解术后定期复查的重要性，根据医嘱坚持用药、眼球按摩、戴眼镜或弱视治疗。

早 产 儿 视 网 膜 病 变

早产儿视网膜病变（Retinopathy of prematurity，ROP）是发生于早产儿和低体重儿的眼部视网膜血管增生性疾病。

【临床表现】

早期难以发现，眼外观可无明显异常。眼底检查见周边视网膜无血管区，分界线呈嵴样隆起，晚期可伴有视网膜周边血管迂曲扩张、新生血管增生、玻璃体积血、牵拉性视网膜脱离等，影响视力及眼球发育。

【治疗原则】

符合手术指征者尽早手术，术后定期眼底复查和视功能康复治疗。确诊阈值病变或1型阈值前病变后，应尽可能在72 h内接受治疗，无治疗条件要迅速转诊。

【保健要点】

1. 按期进行眼病筛查。出生孕周和出生体重的筛查标准：①对出生体重 < 2000g 的低体重儿或出生孕周 < 32 周的早产儿，眼底筛查直至周边视网膜血管化完成；②对患有严重疾病或有明确较长时间吸氧史的高危患儿可适当扩大筛查范围。

2. 首次检查应从生后 4 ～ 6 周或矫正胎龄 31 ～ 32 周开始。

3. 了解 ROP 治疗的时间窗和长期性、术后定期复查的重要性，坚持按期复诊。

视网膜母细胞瘤

视网膜母细胞瘤（Retinoblastoma，Rb）是一种来源于光感受器前体细胞的恶性肿瘤，是儿童常见的眼内恶性肿瘤，占儿童恶性肿瘤的 2% ～ 4%。2/3 的患者在 3 岁前发病，新生儿发病率为 1/16000 ～ 1/18000。

【临床表现】

早期难以发现，多因眼外观异常就诊。眼部表现包括白瞳症、斜视、继发性青光眼、眼眶蜂窝织炎等。

同时存在双眼视网膜母细胞瘤和不同期颅内肿瘤的三侧性 Rb 患者可出现头痛、呕吐、发热、癫痫发作。约 5% ～ 6% 的双侧患者存在 13q14 片段缺失（13q 综合征），表现为典型面部畸形特征、细微骨骼异常及不同程度的智力迟钝和运动障碍。

【治疗原则】

治疗视网膜母细胞瘤的基本原则依次为保生命、保眼球、保视力，在不影响生存的前提下尽量保眼球和保视力。

一线治疗方法为化学治疗，根据注药途径分为静脉化学治疗、动脉化学治疗和玻璃体腔注药化学治疗。其余治疗包括激光光凝治疗、冷凝治疗、眼球摘除等。

遗 传 性 视 网 膜 色 素 变 性

遗传性视网膜色素变性（Retinitis Pigmentosa，RP）是一组复杂的遗传性视网膜营养不良，特征为视网膜进行性变性和功能障碍，发病率约为 1/4000。

【临床表现】

通常双眼发病，极少数病例为单眼发病。儿童或青少年期起病，以夜盲为最早期表现，病情逐渐加重、视野进行性缩小。眼底可见视盘蜡黄、视网膜血管狭窄，灰色，眼球赤道周边部骨细胞样色素沉着。ERG 检查显示光感受器功能不良。

【治疗原则】

除屈光矫正外，多数医学干预的价值还有待商榷。低视力者可眼球戴助视器。

饮食调节可治疗 3 种罕见的 RP：无 β 脂蛋白血症 (Bassen-Kornzweig 综合征) 使用脂溶性维生素（E、A 和 K）治疗；植烷酸氧化酶缺乏症（Refsum 病）严格减少含植烷酸食物的摄入；α - 生育酚转运蛋白缺乏症（共济失调伴维生素 E 缺乏）使用维生素 E 治疗。

基因替代治疗、干细胞治疗、光电芯片或纳米材料制作的人工视网膜假体等治疗策略飞速发展，两项针对特定 LCA 患者的靶向基因替代治疗（分别针对 RPE65、CEP290 基因突变导致的 LCA）已获美国 FDA 批准，其余尚未形成临床上可大规模使用的疗法。

屈 光 不 正

当眼调节静止时，外界的平行光线经过眼睛的屈光系统后不能在视网膜黄斑中心凹聚焦，无法产生清晰的成像，称为屈光不正（Refraction error），包括近视（Myopia）、远视（Hypermetropia）和散光（Astigmatism）。

【临床表现】

主要表现为视力下降和视物模糊。

1. 近视视远模糊，视近较清晰。初期常有远视力波动、眯眼视物。病理性近视常伴有飞蚊症、飘浮物、闪光感等症状及豹纹状眼底、黄斑部出血或新生血管膜等眼底改变。

2. 远视视远较清楚，视近模糊。可伴有视疲劳、调节性内斜视或弱视。

3. 散光常表现为视物重影。

【治疗原则】

通过矫正镜片（包括框架眼镜和角膜接触镜）使光线聚焦在视网膜上，促进视功能发育，改善视力。

婴幼儿及青少年配镜，应使用睫状肌麻痹验光及复验光确定配镜处方，定期复查随访，根据需要及时更换眼镜。合并斜视、弱视等应进行相应治疗。

【保健要点】

1. 按期进行眼病筛查。有家族病史的婴儿，应重点进行眼保健筛查。

2. 关注婴幼儿视力异常迹象，早期发现视力下降、眯眼、揉眼等情况，应及时就医。

3. 了解定期复查的重要性，根据需要配镜及更换眼镜。

（一）近视防控

1. 户外活动能够降低近视患病率，预防近视的发生，建议每天接触户外自然光 60 分钟以上。

2. 控制电子产品的使用时间，年龄越小，连续使用电子产品的时间应越短。

3. 避免不良用眼行为，引导孩子不在走路时、吃饭时、卧床时、晃动的车厢内、光线暗弱或阳光直射等情况下看书或使用电子产品。

4. 关注室内照明状况，监督并纠正孩子的不良读写姿势，应保持"一尺、一拳、一寸"，即眼睛与书本距离约为一尺，胸前与课桌距离约为一拳，握笔的手指与笔尖距离约为一寸，连续用眼 20 分钟应远眺放松双眼。

5. 保障睡眠和营养。保障睡眠时间，多吃鱼类、水果、绿色蔬菜等有益于视力健康的营养膳食。

6. 遵从医嘱进行科学的干预和矫治，尽量在正规眼科医疗机构验光，避免不正确的矫治方法导致近视程度加重。

斜 视

斜视（Strabismus）是指眼外肌协调运动失常导致双眼不能同时注视同一物体，除影响美观外，还会导致弱视、双眼单视功能异常等，影响视觉及双眼视功能发育。儿童常见斜视类型有先天性内斜视、调节性内斜视、先天性外斜视、间歇性外斜视等。

【临床表现】

一只眼注视目标时，另一只眼出现偏斜，部分患儿偏斜不明显或呈间歇性。眼球转动时可出现不同程度受限或正常，部分患儿有代偿性头位，采用偏头、侧脸等特殊头位视物。容易出现畏光、视疲劳、复视等，可合并屈光不正、弱视。

【治疗原则】

儿童斜视一经确诊应立即开始治疗。

合并明显屈光不正者应尽早散瞳验光，配镜矫正屈光不正。合并弱视者应首先进行弱视训练。待两眼视力平衡后，再行手术治疗矫正眼位。尽早开始视功能训练，促进双眼建立单视功能。

【保健要点】

1. 按期进行眼病筛查。双亲有神经系统异常病史或双眼视觉功能异常病史，及有家族病史的婴儿，应重点进行眼保健筛查。

2. 发现异常视觉行为和眼外观异常症状，应当及时就医。

3. 了解治疗的长期性和定期复查的重要性，合并屈光不正或弱视者应坚持戴眼镜、配合弱视治疗，患儿治疗的依从性是影响视力康复的关键。

弱 视

弱视（Amblyopia）是指单眼或双眼最佳矫正视力低于相应年龄的视力，或双眼视力相差两行以上，眼部检查无器质性病变。全球发病率大约为 1% ～ 5%。

【临床表现】

双眼或单眼视力低于相应年龄的正常视力，或双眼视力相差两行以上，有时在常规视力筛查中发现。可伴歪头、眯眼等异常视觉行为，部分弱视患儿的空间立体视觉发育不全或缺失，走路时容易摔倒。

【治疗原则】

一旦确诊弱视，应立即治疗，否则错过视觉发育敏感期，弱视治疗将非常困难。

治疗原则为：消除导致弱视的因素，矫正屈光不正，遮盖健眼，药物压抑及视觉训练。弱视治愈后维持治疗 1~2 年，以巩固疗效，防止复发。

【保健要点】

1. 按期进行眼病筛查。父母有弱视家族病史的儿童，应重点及早进行眼保健筛查。

2. 早期发现异常视觉行为（如眯眼或偏头视物，走路易跌倒）的应及时就医，进行视力检查和屈光度筛查。

3. 了解弱视是可治性眼病，在视觉发育可塑期尽早治疗效果较好。了解治疗的长期性和定期复查的重要性，患儿治疗的依从性是影响视力康复的关键。了解遮盖治疗对患儿生活及心理的影响，必要时进行心理疏导。

儿童常见眼科急症及院前急救

眼 外 伤

眼外伤（Ocular trauma）是儿童常见的致盲性眼病之一，特别是 3～6 岁儿童的眼外伤更为多见。眼外伤如果处理不当，将导致严重的视力损害，给儿童、家庭带来巨大的痛苦和沉重的负担。正确的院前急救对眼睛预后非常重要。儿童发生眼外伤后多数不断哭闹，这时家长或监护人应尽量安抚患儿，不可让患儿挤眼和揉抓伤眼。如合并全身复合创伤，应关注患儿的生命体征，优先抢救生命。对生命体征平稳的患儿，应根据眼部受伤原因进行院前急救（详见儿童眼外伤院前急救流程图）。

1. 眼部化学伤常见于消毒液等化学物质喷溅入眼。院前急救：争分夺秒，立刻用大量流动清水冲洗眼部 20～30 分钟，用手指辅助尽量使眼睛睁大，转动眼球使化学物被洗出；切勿将患儿的脸泡入水中，以免发生呛咳；不要使用眼罩，也不要包扎眼睛，冲洗后立即送往儿童眼科专科医院做进一步治疗。

2. 眼部异物伤常见于飞虫、草屑、灰尘等异物入眼。院前急救：叮嘱患儿不要揉眼；应频繁眨眼，产生泪液使异物随眼睑运动移出眼睑；如仍有异物磨痛的感觉，应闭眼并送往儿童眼科专科医院做进一步治疗。

3. 眼部钝挫伤常见于石块、玩具、拳头击伤或摔倒时磕碰伤。院前急救：安抚患儿并询问视物有无变化，查看眼球运动是否受限；冰敷 15～20 分钟以减少疼痛和肿胀；有眼视物变黑、模糊或视野缺损通常是眼内损伤的信号，一旦出现应立刻送往儿童眼科专科医院做进一步诊治。

4. 眼睑及眼球裂伤常见于剪刀、弹弓等锐器刺伤。院前急救：用大小合适的盖子经开水消毒后盖住并包扎伤眼，并送往儿童眼科专科医院做进一步诊治；切勿尝试用水洗掉或移除附着在眼部的物体，以免误将眼内结构组织拭出；叮嘱患儿切勿挤眼揉眼，以免眼部受到过大压力，造成眼球内容物进一步脱出。

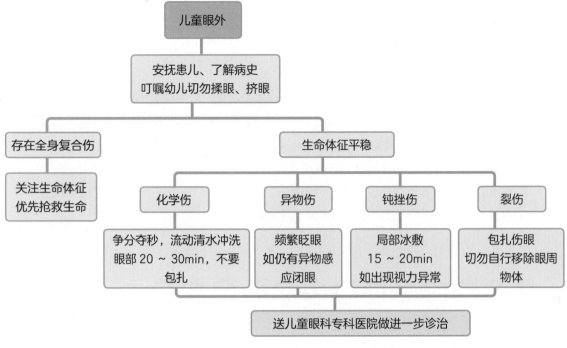

儿童眼外伤院前急救流程图

眼 红

眼部发红，包括眼睑发红、结膜充血发红及结膜下出血等，也是儿童常见的眼科急症。常见于睑腺炎、结膜炎、眼外伤及结膜囊异物等，部分存在急性炎症表现，部分还具有传染性。因此，识别眼红的原因及眼部情况，给予恰当的院前治疗非常重要（详见儿童眼红院前急救流程图）。

1. 眼睑红肿常见于睑腺炎或睑板腺囊肿，表现为睑缘或眼睑红肿结节，应给予局部抗生素滴眼液、结膜囊内涂抗生素眼膏进行治疗。

2. 结膜充血伴分泌物常见于细菌性结膜炎（脓性分泌物）或病毒性结膜炎（浆液性分泌物），具有传染性，可通过接触传播。应注意手部和眼部卫生，局部点用抗生素／抗病毒滴眼液进行治疗。

3. 结膜充血伴眼痒常见于过敏性结膜炎，可伴有黏稠丝状分泌物或无明显分泌物，通常揉眼后眼红、局部水肿明显。应局部冷敷、避免接触过敏原，局部点用抗过敏滴眼液进行治疗。

4. 结膜下局部片状发红常见于结膜下出血，可见于揉眼后或无明显诱因。可局部冷敷，48h后改热敷，促进出血吸收。如果反复出现，应检查凝血功能。

5. 眼外伤与结膜囊异物引起的眼睑或眼部发红者多存在外伤或异物进入史，应了解病史并参照眼外伤院前急救流程操作。

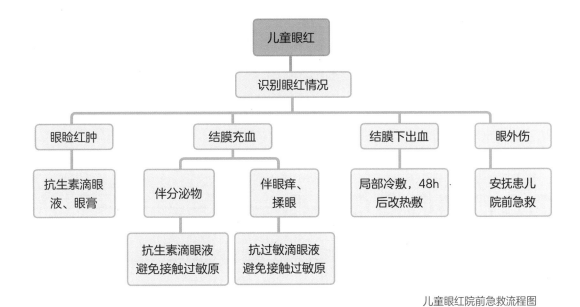

儿童眼红院前急救流程图

儿童耳保健与常见病

耳为五官之一，其主要作为人体的听觉器官，也负责感觉位置。

耳的解剖与生理

耳分为外耳、中耳和内耳三部分。外耳道的骨部、中耳、内耳和内耳道都位于颞骨内。

外耳包括耳廓和外耳道。耳廓位于头颅两侧，其形态构成面容美学的一部分。耳廓前的皮肤与软骨粘连紧密，皮下组织少，若因炎症等发生肿胀时，感觉神经易受压迫而致剧痛。外耳道皮肤与软骨膜和骨膜相贴，故当感染肿胀时易致神经末梢受压而引起剧痛。软骨部皮肤含有耵聍腺，能分泌耵聍，并富有毛囊和皮脂腺。

外耳的主要功能是将自由声场的声波传播到鼓膜。耳廓不仅可收集声波到外耳道，还对声压有增益效应。外耳道是声波传导的通道，实为呈"S"形的弯曲管道。耳通过声波到达两耳时的强度差和时间差的线索来进行声源定位。

中耳外侧起始于鼓膜，包括鼓室及其内容结构——听骨，为人体中最小的一组骨。中耳的主要功能是将外耳道内空气中的声能传递到耳蜗的淋巴液。

整个听觉系统是一个机械声学—神经生物学系统，从耳廓收集声音，耳道传声至鼓膜，中耳听骨链传声至内耳的耳蜗，引起耳蜗基底膜的振动，为物理声学的传导过程，再通过生理活动将内耳毛细胞的生理活动传至听觉中枢。

咽鼓管为沟通鼓室与鼻咽的管道，空气由咽鼓管咽口经咽鼓管进入鼓室，使鼓室内气压与外界相同，以维持鼓膜的正常位置与功能。小儿的咽鼓管接近水平，且管腔较短，内径较宽，故小儿的鼻部及咽部感染较易经此管传入鼓室。

耳外伤

耳廓突出于头颅，容易发生意外损伤。幼儿及学龄前儿童因运动跌倒等可导致耳外伤，或用各种外物挖耳造成耳外伤。物体撞击可致软骨膜下或皮下积血形成血肿，轻微的耳廓裂伤如果没有软骨暴露和皮肤缺损，局部清创后皮肤对位缝合即可。严重的耳廓撕裂伤可有皮肤和软组织的缺损、耳廓软骨暴露，甚至耳廓部分或完全断离，对于此类耳廓严重损伤，应尽早彻底清创。

外耳道一般不容易损伤，但反复掏耳可造成耳道的轻微损伤。

鼓膜位于外耳道深部，有耳屏、耳廓及弯曲的外耳道保护，一般不会损伤，但因鼓膜非常薄，鼓膜本身不容易对抗损伤，有时会遭受特殊的外伤，如锐器挖耳时损伤、儿童将玩具等异物放入外耳道后处置不当、放鞭炮时的爆炸等可引起鼓膜的损伤。鼓膜受伤后需要保持耳道清洁和干燥，避免引起感染。

外耳道异物

幼儿易将异物塞入耳道内，儿童常见外耳道异物。外耳道异物种类繁多，最常见的是植物（如豆子、麦粒、谷物等）和小玩具（如塑料子弹、小钢珠等），偶有昆虫误入耳道，如蟑螂、飞蛾等。

外耳道异物的处理主要是行耳道异物取出术，需有经验的医生采用合适的器械和正确的取出方案。

急性中耳炎

急性中耳炎是儿童的常见病和多发病，有文献报道，2/3 的儿童 3 岁以前至少罹患过一次急性中耳炎，冬春季是高发期。主要表现为发作性耳痛，可伴有高热、哭闹、恶心、呕吐等全身症状。

对于仅有疼痛、无发热，鼓膜检查仅见轻度充血者，给予镇痛（解热镇痛剂等非甾体类药物）后观察随诊即可；对于细菌感染引起者，特别是对于重症（耳流脓或体温 ≥ 39℃）以及年幼患儿，应及时积极采用抗菌药物治疗。

听力障碍

人的听觉系统中传音（外耳、中耳）、感音（耳蜗）或神经传导（螺旋神经元和听神经）、分析综合（大脑皮层等）部位的任何结构或功能障碍，表现为不同程度的听力障碍。

由于声音传导通路上的耳道阻塞（先天性或外伤性耳道闭锁、耵聍栓塞等）、听觉结构损伤（外伤性或中耳炎后鼓膜穿孔，听骨链中断等）或功能障碍，导致外界声波传入内耳的能量减弱，因此所造成的听力下降称为传导性聋。由内耳结构、听神经、听觉传导径路的损害，导致感音与神经冲动传递障碍，以及中枢皮层功能异常者，临床上统称为感音神经性聋。各种原因导致的传导性聋和感音神经性聋同时存在时，称为混合性聋。

听力障碍导致声信号传入受限，幼儿及学龄前儿童主要表现为对声音反应不灵敏，反复问话，可表现为不听指挥、专注力不够等。先天性听力障碍或者听力障碍长期存在而不干预，表现为言语发育迟缓、言语表达欠清晰等。近十余年来，随着普遍性新生儿听力筛查项目的开展，越来越多的先天性听力障碍儿童得到了及时的听力学干预。在托儿所、幼儿园中可以见到已接受听力学干预——如配戴助听器和人工耳蜗而随班就读的幼儿。

听力障碍儿童在幼儿园阶段以获得语言基础、培养交流意愿为主要目标。

对于听障儿童，学前教育环境创造具有特殊性。

1. 营造良好的声学环境，建立良好的班级常规，减少室内喧哗、不必要的奔跑和吵闹。如果条件允许，可铺设地毯，教室地面和墙面装修使用吸声材料；座位安置的条件基本满足听障儿童在课堂上最大限度听见和听懂老师的语言，看清老师的板书及教学示范。

2. 营造良好的言语交流环境，为幼儿提供语言学习、表达和交流的机会。听障幼儿由于语言沟通困难，容易产生自卑心理，融洽的师生关系和同伴关系有助于随班就读，尊重、鼓励和帮助听障幼儿尤为重要。

3. 营造安全、有序的环境，保护听障儿童的助听设备，合理安排活动空间，预防听障儿童跌倒和受外伤。因大前庭水管综合征而听力障碍者，可因跌倒或撞击等诱发听力进一步下降。

儿童鼻保健与常见病

鼻位于面中部，是呼吸的门户和通道。

鼻的解剖与生理

外鼻由鼻外侧软骨、大翼软骨、鼻骨、上颌骨组成骨和软骨支架，具有重要的面部美学意义。面部静脉无瓣膜，血液可双向流动，外鼻静脉可经眼上、下静脉与海绵窦相通，故鼻部三角区又称"危险三角区"。

鼻腔内侧壁为鼻中隔，在鼻中隔前端有一动脉分支汇成的血管丛称为 Little 区，是临床上最常见的出血区。鼻腔外侧壁由上、中、下鼻甲组成，其下方为相应鼻道。鼻腔顶壁的主要结构为筛板，是颅底非常薄弱处，外伤和手术均易导致脑脊液鼻漏，也是自发性脑脊液鼻漏的好发部位。

鼻腔主要有呼吸、嗅觉功能，另外还有共鸣、反射、吸收和排泄泪液等功能。鼻腔吸入的空气与潮湿的鼻腔黏膜广泛接触，可以充分发挥鼻腔调节湿度和温度的作用。空气中含有灰尘、细菌和真菌等，但空气到达鼻腔后部时几乎无细菌存在，因为鼻前庭的鼻毛对空气中较粗大的粉尘颗粒及细菌有阻挡和过滤作用。鼻腔的嗅觉功能起到识别、报警、增加食欲和影响情绪的作用。在发声时，鼻腔起共鸣作用，使得声音悦耳动听。

鼻窦有 4 对，分别为上颌窦、额窦、筛窦和蝶窦。鼻窦减轻了头颅重量，对声音起到共鸣作用。鼻窦炎黏膜与鼻腔黏膜延续，增加了呼吸区黏膜的面积，促进了对空气的加温加湿，上呼吸道感染易蔓延至鼻窦，引起鼻窦炎。

鼻科常见病

鼻腔异物

儿童玩耍时容易将豆类、果核、纸卷、塑料玩物等塞入鼻孔内，因难以自行去除，且事后忘记，造成鼻腔异物。

儿童鼻腔异物多有单侧鼻腔流黏脓涕、涕中带血和鼻塞、鼻痛等症状，呼出气有臭味。

处理：让患儿尝试擤出物体，即捏闭没有物体的那侧鼻孔，让患儿用有物体侧鼻孔来擤鼻。若患儿无法擤出物体，需由医护人员取出。电池（如纽扣电池）和珠子通常需要在急诊室取出。可用前端为环状的器械经前鼻孔进入，绕至异物后方向前勾出。切勿用镊子夹取，圆滑异物可因夹取滑脱，将其推向后鼻孔或鼻咽部，甚至误吸入喉腔或气管，给取出带来困难并导致并发症。

即便患儿已擤出物体，仍需通过检查确认鼻腔中没有其他物体。

鼻出血

1.病因：儿童鼻出血病因复杂，与季节、气候 变化及各种鼻炎有明显相关性。虽然大多数儿童鼻出血呈现自限性且病情较轻，但常引起父母焦虑。30% 的 5 岁以下儿童至少发生过 1 次鼻出血。儿童鼻出血有自身特点，约 90% 的儿童鼻出血发生在鼻中隔前下区，即 Little 区。此外，鼻部炎症性疾病是引起儿童鼻出血的常见原因，呈现明显的季节性。

2.治疗原则：针对儿童鼻出血的特点，遵循病因防治、局部和全身治疗及患儿家庭健康教育并重的原则。儿童鼻出血常与过敏、感染及环境因素相关，易反复发作，了解发病诱因，掌握发病规律，进行预防，可有效减少鼻出血的发生。

鼻局部处理包括明确出血部位和止血。儿童鼻出血应对措施：如果是涕中带血，轻轻擦拭即可；擦拭后仍有活动性出血，可让患儿头部稍前倾（防止血液倒流入咽部而导致窒息），用大拇指轻轻按压出血侧鼻翼 5~10 min，并安抚患儿，避免患儿紧张，减少出血，压迫止血时可用冷水袋或湿毛巾敷前额和后颈，促使血管收缩减少出血；如按压 10 min 后仍有活动性出血，应及时到医院就诊。如患儿有多次较大量鼻出血，同时伴牙龈出血、皮肤出血点、瘀斑等情况，应及时就诊。

3. 儿童鼻出血预防：重视原发疾病的治疗。多数儿童鼻出血与鼻炎有关，因此，预防鼻出血的根本在于积极治疗鼻炎，鼻喷药物是最常用的治疗方法，但在使用鼻喷药物时应避免损伤鼻中隔。纠正儿童挖鼻、揉鼻、把异物塞入鼻腔等不良习惯。避免儿童偏食，努力做到均衡饮食。避免鼻腔黏膜干燥，平时多饮水，保持室内湿度适宜，适量应用海盐水、凝胶、软膏等鼻腔润滑剂。在过敏高发季节或空气污染严重时，注意佩戴口罩，减少户外活动，户外活动后注意清洁鼻腔等。

儿童咽喉保健与常见病的防治

咽喉的解剖与生理

咽位于颈椎前方，为呼吸道和消化道上端的共同通道。咽前壁不完整，由上而下分别与鼻腔、口腔和喉相通；咽后壁扁平，与椎前筋膜相邻；咽两侧与颈内动脉、颈内静脉和迷走神经等重要的血管、神经毗邻。根据其位置，咽自上而下可分为鼻咽、口咽和喉咽三部分。

鼻咽顶后壁黏膜内有丰富的淋巴组织集聚，称腺样体（Adenoid），又称咽扁桃体（Pharyngeal Tonsil）。腺样体出生后即存在，6 ~ 7 岁时最显著，一般 10 岁以后逐渐萎缩。若腺样体肥大，使鼻咽腔变小，就会影响鼻呼吸，或阻塞咽鼓管咽口而引起听力减退。

腭扁桃体位于口咽部，俗称扁桃体，位于口咽两侧腭舌弓与腭咽弓围成的三角形扁桃体窝内，为咽淋巴组织中最大者。婴儿出生时，扁桃体尚无生发中心，随着年龄增长，免疫功能逐渐增强，特别是在 3 ~ 5 岁时，因接触外界变应原的机会较多，腭扁桃体可呈生理性肥大，中年以后逐渐萎缩。扁桃体内侧游离面有鳞状上皮黏膜覆盖，其黏膜上皮向扁桃体实质陷入形成 620 个深浅不一的盲管，称为扁桃体隐窝，常为细菌、病毒存留、繁殖的场所，易形成感染"病灶"。

喉咽前方向下通往喉入口，后方通往食道，异物易嵌顿于此。

咽为呼吸道和消化道的共同通道，除呼吸、吞咽功能外，还具有协助构语、保护咽淋巴环的免疫等重要功能。

喉居颈前正中，在舌骨下方，上通喉咽，下与气管相接，后邻食管入口。它是以软骨为支架，间以肌肉、韧带、纤维组织及黏膜等构成的一个锥形管腔状器官。喉不仅是呼吸道的重要组成部分，而且是发声器官，具有呼吸、发声、保护、吞咽等重要的生理功能。

咽喉常见病

急性咽炎

急性咽炎（Acute Pharyngitis）是咽部黏膜、黏膜下组织及其淋巴组织的急性炎症，常为上呼吸道感染的一部分。对于幼儿，急性咽炎常为急性传染病的先驱症状或伴发症状，如麻疹、猩红热、流感、风疹等。受凉、疲劳及全身抵抗力下降均为该病的诱因。

临床表现为口咽及鼻咽黏膜呈急性弥漫性充血，腭弓、悬雍垂水肿，咽后壁淋巴滤泡和咽侧索红肿。细菌感染者，咽后壁淋巴滤泡中央可出现黄白色点状渗出物。颌下淋巴结肿大，且有压痛。

急性扁桃体炎

急性扁桃体炎为腭扁桃体的急性非特异性炎症，常继发于上呼吸道感染，并伴有程度不等的咽部黏膜和淋巴组织的急性炎症，是一种很常见的咽部疾病。

1.病因：当抵抗力降低时，病原体大量繁殖，毒素破坏隐窝上皮，细菌侵入其实质而发生炎症。受凉、潮湿、过度劳累、有害气体刺激、上呼吸道有慢性病灶存在等均可成为诱因。

急性扁桃体炎的病原体可通过飞沫或直接接触传染。

2.临床表现：儿童扁桃体炎发作时，常表现为全身症状，如高热、畏寒、食欲下降、周身不适等。剧烈咽痛为主要的局部症状，多伴有吞咽困难，如扁桃体肿大显著，严重的还可引起幼儿呼吸困难。

局部检查见咽部黏膜呈弥漫性充血，以扁桃体及两腭弓最为严重，扁桃体肿大。急性化脓性扁桃体炎时，在其表面可见黄白色脓点或在隐窝口处有黄白色或灰白色点状豆渣样渗出物。

3.治疗：因该病具有传染性，故要隔离患儿。患儿需卧床休息，进流质饮食并多饮水，加强营养及疏通大便。咽痛剧烈或高热时，可口服退热药及镇痛药。使用抗生素为主要治疗方法。

扁桃体炎反复发作，容易形成病灶，成为慢性扁桃体炎，在机体内外环境发生变化的情况下发生变态反应，产生各种并发症，如风湿性关节炎、风湿热、心脏病、肾炎等全身性疾病。因此，慢性扁桃体炎反复急性发作者，或慢性扁桃体炎已经成为全身其他脏器病变的病灶者，应在急性炎症消退二周后施行扁桃体切除术。

腺样体肥大

腺样体因反复炎症刺激而发生病理性增生肥大，并引起相应的症状，称为腺样体肥大。肥大的腺样体阻塞后鼻孔和压迫咽鼓管，再加上下流分泌物对咽、喉和下呼吸道的刺激，可引起耳、鼻、咽、喉和下呼吸道的多种症状，导致分泌性或化脓性中耳炎、鼻炎、鼻窦炎、慢性咽炎和儿童阻塞性睡眠呼吸暂停低通气综合征等疾病。鼾声过大和睡眠时憋气为两大主要症状，睡眠期张口呼吸、汗多、晨起头痛、白天嗜睡、学习困难等也是常见症状。

由于长期张口呼吸，患儿颌面部骨骼发育不良，上颌骨变长，腭骨高拱，牙列不齐，上切牙突出，唇厚，缺乏表情，即所谓的"腺样体面容"。

腺样体肥大并出现上述症状者，应尽早行腺样体切除术。如伴有扁桃体肥大，可与扁桃体切除术同时进行。

咽异物

儿童进食不慎，易将鱼刺、肉骨、果核等卡入咽部。儿童嬉戏时，可能将小玩具、硬币等放入口中，不慎坠入下咽。

咽部常有异物感和刺痛感。在吞咽时症状明显，部位大多比较固定。尖锐异物，刺破黏膜，可见少量出血。较大异物存留下咽或刺破咽壁，可引起咽旁间隙气肿甚至纵隔气肿。可导致吞咽困难和呼吸困难。

口咽及喉咽部异物，大多存留在扁桃体、舌根、会厌谷及梨状窝等处。如进食时误吞异物，突发异物感或者刺痛感，建议立即停止进食，并将口中食物吐出，切忌继续进食试图将异物吞下。口咽部异物，如存留在扁桃体的鱼刺，可用镊子夹出。位于舌根、会厌谷、梨状窝等处的异物，行黏膜表面麻醉后在间接或直接喉镜下用喉钳取出。穿入咽壁而并发咽后或咽旁脓肿者，经口或颈侧切开排脓，取出异物。

喉异物

喉异物是一种非常危险的疾病，多发生于 5 岁以下幼儿。声门为喉腔最狭窄处，一旦误吸入异物，极易致喉阻塞。

1.病因：喉异物种类甚多，花生米、各种豆类等约占一半以上；鱼骨、果核、骨片、饭粒亦较常见。此类异物多因幼儿在进食时突然大笑、哭闹、受惊吓等而误吸入喉部。钉、针、硬币等金属物体，笔帽、小玩具、气球碎片等塑料制品亦很常见，儿童口含这些物品时，若突然跌倒、哭喊、嬉笑，亦易将其误吸入喉部。异物吸入后嵌顿在声门区，造成喉异物。

2.临床表现：较大异物嵌顿于喉腔后，立即引起失声、剧烈咳嗽、呼吸困难、发绀，甚至窒息，严重者可于数分钟内窒息死亡。较小异物则常有声嘶、喉喘鸣、阵发性剧烈咳嗽。若喉黏膜为尖锐异物刺伤，则有喉痛、发热、吞咽痛或呼吸困难等症状。

3.院前急救：患儿表情痛苦，面色灰暗，无法说话，咳嗽微弱无力甚至无法咳嗽或呼吸的应怀疑异物卡喉，正确急救方法是采用海姆立克腹部冲击法（Heimlich Maneuver）。海姆立克腹部冲击法（详见海姆立克腹部冲击法操作示意图）是一种利用肺部残留气体形成气流冲击异物的急救方法。实施过程：站在患儿的背后，双手分别放在患儿的肚脐和胸骨位置，一只手握拳，另一只手握住拳头；双臂用力收紧，对患儿的胸部连续不断地进行按压和冲击；持续挤压直到患儿将堵在气管的异物吐出为止。实施海姆立克腹部冲击法的同时应拨打急救电话，以防急救不当或者无效，威胁患儿生命健康。

4.预防：教育幼儿进食时不要大声哭笑，平时不要将针、钉、硬币等物含于口中，食物中的鱼骨、碎骨等要挑出，果冻类食物不要整块吸食，以免误吸入呼吸道。

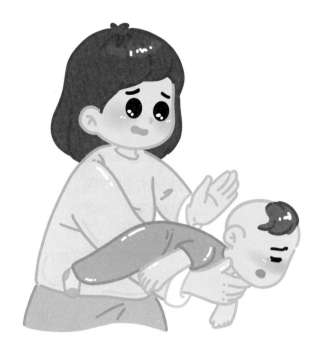

海姆立克腹部冲击法操作示意图（1岁以内）

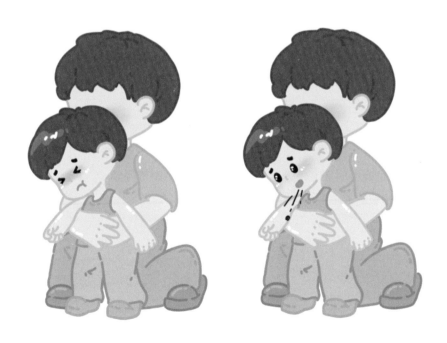

海姆立克腹部冲击法操作示意图（1岁以上）

气管/支气管异物

气管是人体进行呼吸的通道，气管与支气管连接于喉与肺之间，属于下呼吸道。气管、支气管异物需要耳鼻喉科医师进行手术处理，此处不作介绍。

气管、支气管异物是最常见的危重急诊之一，治疗不及时可发生窒息及心肺并发症而危及患者生命。常发生于儿童，80%～91.8%的患者为5岁以下儿童，临床所指气管、支气管异物大多属于外源性异物，异物在进入气管、支气管后，引起局部病理变化，与异物性质、大小、形状、停留时间与有无感染等因素有密切关系，异物存留于支气管内，因阻塞程度不同，可导致阻塞性肺气肿、气胸与纵隔气肿，肺不张、支气管肺炎或肺脓疡等病理改变。

幼儿牙齿发育与咀嚼功能不完善，咽喉反射功能不健全，不能将瓜子、花生等食物嚼碎；儿童易将物体或玩具置于口中玩耍，对异物危害无经验认识；儿童在跑、跳、跌倒、做游戏、嬉逗或哭闹时，易将异物吸入呼吸道。儿童将手指伸入口内或咽部企图挖出异物或钳取鼻腔异物不当时，易将异物吸入呼吸道。

1.临床表现：当异物进入气道时，儿童立即发生剧烈呛咳、呕吐，伴面红耳赤、憋气、呼吸不畅等症状，有时异物可被侥幸咳出，若异物较大而嵌顿于声门，可发生极度呼吸困难，甚至窒息死亡。若异物进入支气管内，除有轻微咳嗽或憋气外，可没有明显的临床症状。

2.治疗：气管、支气管异物是危及患者生命的急危重症，应及时诊断，尽早取出异物，以保持呼吸道通畅。气管、支气管异物可经直接喉镜或支气管镜经由口腔或经由气管切开取出异物，是治疗气管、支气管异物最有效的方法。凡支气管镜确实无法取出的异物，可行开胸手术、气管切开术取出异物。

3.气管、支气管异物是一种完全可以预防的疾病，其预防要点有三点。

（1）开展宣教工作，教育儿童勿将玩具含于口中玩耍，一旦发现，应婉言劝说，使其自觉吐出，切忌恐吓或强行挖取，以免引起儿童哭闹而误吸入气道。

（2）管理好儿童的食物及玩具，避免给3～5岁以下幼儿吃花生、瓜子及豆类等食物。

（3）教育儿童吃饭时细嚼慢咽，勿高声谈笑；进食时不要嬉笑、打骂或哭闹；不要吸食整块果冻、整颗葡萄等。

第八章

婴幼儿运动发育管理

　　婴幼儿运动是指婴幼儿在脑神经系统协调下的骨骼肌收缩引起的身体活动，具有四个基本特征：骨骼肌收缩；高于基础代谢水平的能量需求；涵盖除睡眠和静态行为以外的一切活动；受脑神经系统调节的主动活动。

　　运动能力发育是婴幼儿生理、心理和社会能力发展的基础，也是评估婴幼儿生长发育，特别是脑发育正常与否的重要指标。运动发育管理可以促进婴幼儿的身体、智力和社交等方面的全面发展，有助于早期发育时期各种因素的配合，让婴幼儿得到更好的成长和发展。因此，在这一阶段，家长和托育/托幼机构应该重视运动发育管理的工作并为婴幼儿的全面发展和提高提供积极有效的支持。

婴幼儿运动发育管理的目的

　　运动发育管理可以促进婴幼儿的身体、智力和社交等方面的全面发展，有助于早期发育时期各种因素的配合，让婴幼儿得到更好的成长和发展。

通过运动发育管理婴幼儿促进早期发展

　　1. 促进身体可持续发展：规范的运动发育管理，可以促进婴幼儿运动锻炼，提高骨骼密度和肌肉质量，促进身体可持续发展。

　　2. 培养协调性和平衡感：通过科学的运动发育管理，可以帮助婴幼儿更好地掌握自身身体状态，提高平衡感和协调性。

　　3. 促进语言和社交能力发展：通过参加体育活动和运动课程，婴幼儿有机会与同龄人互动，增强其社交能力，同时也可以借此机会与他人学习和分享知识，促进其语言和社交能力的发展。

　　4. 改善心理健康：适量的运动可以减少压力和缓解焦虑，提高身体素质和增强自信心。在体育活动和运动过程中，婴幼儿可以通过掌握技能和取得进步来提高其对自己的评价和信心，从而改善心理健康状态。

通过运动发育管理促进婴幼儿基本技能发展

1.体适能训练可以促进婴幼儿身体素质的全面发展，提高其身体机能水平，如心肺功能、肌肉力量、耐力等。这可使婴幼儿有更好的体能基础，能够更好地参与各项体育活动，同时也更有利于日常生活中的身体协调。

2.运动技能训练可以帮助幼儿掌握不同年龄阶段所需的基本运动技能。比如，在2~3岁时，婴幼儿需要学会步态和跑步；在3~5岁时，幼儿需要学会跳跃、投掷等基本运动技能。在训练过程中，教育者可以采用适宜的方法，系统性地进行运动技能训练，以提高婴幼儿的基本技能。

3.针对婴幼儿的兴趣和特长进行一定的专项技能训练，如足球、篮球等，可以提高幼儿的专项技能水平，进一步拓展其运动技能。

4.良好的情感管理也是运动发育管理不可或缺的一部分。在快乐的体验中进行基本技能的训练，可使婴幼儿产生对运动的热爱和信心，推动其运动技能的发展。

强身健体，促进婴幼儿的生长发育，提高幼儿的抗病能力

运动发育管理可增强机体各系统的功能，包括神经系统、循环系统、呼吸系统、消化系统、内分泌系统以及运动系统的发育及发挥功能；促进生长发育，增强机体生长技能、代谢能力，促进儿童体格生长；增强机体的耐受力和抵抗力，有利于高危儿的身体康复。

培养婴幼儿对体格锻炼的兴趣

在婴幼儿时期进行科学规律的运动发育管理，有助于培养婴幼儿的运动兴趣，使其养成良好的运动习惯，降低成年后身体活动不足和久坐等不良生活方式形成的可能性。从婴幼儿期开始，培养锻炼兴趣并形成良好的生活方式，对一生都有非常重要的影响。

促进德、智、体、美、劳全面发展

婴幼儿时期是体格发育、智力发展、个性品质形成的关键时期。在锻炼中可培养儿童的组织性、纪律性、集体主义精神，也可培养儿童坚强的意志、克服困难的信心。通过体格锻炼可增强体质，促进神经系统发育，促进智力发展。

婴幼儿运动发育管理的原则和注意事项

开展婴幼儿运动发育管理的基本原则

托育 / 托幼机构应根据儿童成长发育规律来安排对应的身体活动，从生理、心理和社会能力三个层面说明身体活动的作用和益处，提倡儿童、家庭、社会三位一体的综合促进策略，强调家长在儿童身体活动促进中的互动性，鼓励社会托育 / 托幼机构的参与和组织。强调可行性和依从性，将运动整合到养育、玩耍和学习的过程中。

1.从出生后即开始,让婴幼儿逐渐适应环境,增强身体对疾病的抵抗能力,提高心理素质。

2.循序渐进,根据婴幼儿的生理特点和生长发育规律,有计划、有步骤地进行体格锻炼,合理控制运动的复杂程度与时间安排。通常由易到难,由简到繁,由小运动量到大运动量,由短时间到长时间,循序渐进地逐步提高。

3.持之以恒,脑神经活动主要在皮质中枢进行,必须经过反复和经常的刺激,才能在大脑皮质建立起条件反射。

4.注意个体差异,针对不同年龄、不同体质的婴幼儿,选择不同的锻炼方法、强度、时间、气温、水温,以适应个体的差异。

5.注意因地制宜、多样化,可根据托育 / 托幼机构的具体条件和设施因地制宜,采取多种方法进行管理。

6.制订合理的营养和生活计划。

7.给予充足准备和整理活动,通过逐渐增加运动量,使神经系统、心血管系统有充足的时间逐渐提高活动水平,以适应锻炼需要。锻炼后的整理运动则可使神经、循环、呼吸、肌肉等系统由运动状态逐渐恢复平静时的水平。

8.观察和记录锻炼的反应,锻炼前要对婴幼儿的健康状况进行检查和了解,锻炼时和锻炼后仔细观察有无不良反应,做好记录,以便安排适当的锻炼项目和观察锻炼效果。

第二节 婴幼儿运动发育管理的工作内容和运动制订要求

婴幼儿运动发育管理工作内容

婴幼儿照护和养育管理中，应结合营养、睡眠、心理、环境、照护以及安全等多个因素，开展实施婴幼儿运动发育管理工作。

婴幼儿运动发育运动制订要求

1.以发展基本身体动作技能为核心目标制订运动内容，儿童的运动目标应遵循学龄前阶段的儿童基本动作技能的发展规律，循序渐进，避免过早要求学龄前儿童完成超出其能力的运动。

2.运动安排应多样性要求，要为儿童的运动提供更加丰富的环境，即多种目标、多种环境、多种形式、多种强度，以满足更多的身体生理活动需求。

（1）多种目标是指安排儿童运动活动除满足发展基本动作技能的需求以外，还应通过中等及以上强度的运动锻炼心肺功能，以抗阻运动强化全身各部位的骨骼肌肉，同时在灵敏、协调和平衡能力快速发展期促进多种能力发展，为今后学习更多、更复杂的动作技能奠定基础。

（2）多种环境是指应该尽量为学龄前儿童提供丰富多样的运动环境，让其充分体验室内、户外活动环境的变化。

（3）多种形式指应兼具独自游戏、亲子游戏和同伴游戏。儿童的运动应以融入游戏和日常生活为基本形式。根据活动的组织形式，又分为非结构化活动和结构化活动，非结构化活动是儿童自主选择和主导的，没有特定目的、形式，较为随意，使儿童有时更容易达到中等以上强度水平；而结构化活动应根据儿童发展水平制订教学目标，使儿童学会各种体育游戏技能。

（4）多种强度是指运动中不仅要有低强度的活动，还要保证有中等及以上强度的活动。只有达到一定强度的运动（即中等至高强度）才可带来更多的健康收益。

3.合理的运动安排的前提是保证营养充足、睡眠优质、心理舒畅以及受到悉心照护。

（1）参照中国营养学会《中国 7 ～ 24 月龄婴幼儿平衡膳食宝塔》以及《中国学龄前

儿童平衡膳食宝塔》，为婴幼儿提供充足营养和均衡搭配。

（2）保证婴幼儿拥有优质睡眠，为其提供良好的睡眠环境，制订规律的作息计划，帮助其养成正确的入睡习惯。0~3月婴儿推荐睡眠时间为 13~18 小时 / 天，4~11 月婴儿为 12~16 小时 / 天，1~2 岁幼儿为 11~14 小时 / 天，3~6 岁幼儿为 10~13 小时 / 天。

（3）关注婴幼儿心理状况，关心呵护婴幼儿的情绪，帮助解决导致其出现负面状态的问题。

（4）悉心照护婴幼儿，仔细观察和测量其对锻炼的反应，包括心率、呼吸、面色、出汗量及精神状态。当婴幼儿出现呼吸异常急促，面色苍白或青紫，剧烈咳嗽，大量出汗时，应暂停运动。

4. 为婴幼儿运动提供安全措施，以免受到意外伤害。

在户外活动时，需要识别与意外伤害相关的危险因素。注意户外活动环境设施设备，包含必需的安全部分并避免潜在的危险，选择合适的表面材料、安全的植物、灌木和树木，考虑空气质量和日光暴露。婴幼儿运动时需要成人陪同或看护。评估运动的风险，并选择适合婴幼儿身体能力水平和健康目标的体育活动，可以减少受伤和降低其他意外伤害的风险。

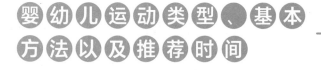

婴幼儿运动类型、基本方法以及推荐时间

婴幼儿运动的类型

身体活动健康的要素包括强度、速度、灵敏度、平衡协调、种类、时间、频率、总量、递进。运动方式的设计和选择要考虑到这些因素，让个体通过锻炼适应运动，运动只有适合儿童生长发育的阶段，才能发挥良好的作用。

根据活动类型，婴幼儿运动可分为养育活动、玩耍游戏、学习活动、体育锻炼、竞技运动；根据肌肉活动的力学特点，婴幼儿运动可分为静力性活动和动力性活动；根据肌肉活动的代谢特点，婴幼儿运动可分为有氧活动和无氧活动。

在婴幼儿结构性活动设计中，运动训练包括基本运动技能训练、拉伸运动训练以及神经运动训练。拉伸运动是放松肌肉的最好方法，也是维持关节活动度的最好方法；神经运动训练促进神经运动发育，从婴幼儿运动灵敏性、平衡性、协调性以及速度多维度进行设计，另外，还要进行动作模式、节奏感、空间感等控制身体的能力锻炼。

婴幼儿运动的基本方法

（一）准备活动

准备活动可以使身体"预热"，体温升高，可提高肌肉收缩和舒张的速度，增加肌力；增强肌肉及韧带的伸展性，增强身体的柔韧性，预防运动损伤；调节内脏机能水平，避免运动时由于内脏器官不适应而造成不舒服的感觉；提高神经的兴奋性，使大脑皮层处于最佳兴奋状态，以达到较好的运动效果。

（二）运动实施

设计运动时必须善于掌握运动量。运动量太小，效果不大；运动量太大，可产生不良影响。

观察运动实施的反应，根据脉搏变化以及通过主观感觉来衡量运动量。合适的运动量可以让婴幼儿精力充沛，表现为运动前跃跃欲试，运动后略有疲惫感，但不影响正常的进食和睡眠等。经过一夜休息即可消失，而身体状况越来越好，无疲劳感。运动量过大会让婴幼儿感到疲劳，甚至吃不下，睡不好，对活动感到厌倦。次日早晨常会感到萎靡不振、活动无力等。

（三）运动方法

1. 重复法：在掌握一定运动技术要领的基础上，按照最基本的要求，在固定时间段里反复进行相对固定的动作练习的一种方法。

2. 间歇法：在两次运动之间，有一段规定的休息时间，以保证身体恢复到一定程度（即尚未完全恢复）并可继续运动的一种方法。

3. 负荷法：在运动过程中规定运动负荷的一种方法，包括运动过程中的动作次数、速度、质量和器械重量，以及每分钟心率的次数等。

4. 循环法：按程序设立若干个运动动作与方法不同的"运动站"，按顺序进行循环练习的一种方法。

5. 变换法：主要通过运动负荷、环境、条件、内容、要求和动作组合等因素的变换来加强运动的一种方法。

6. 综合法：根据运动的目的、任务，将以上5种方法进行最佳组合来发展不同器官、系统的机能和提高身体素质的身体运动的一种方法。

7. 游戏法：根据年龄、性别、兴趣和身体条件等特点编制具有趣味性运动项目的身体运动的方法。

8. 比赛法：根据自身特长，参加某运动项目的竞赛和训练的一种运动方法。

9. 利用自然条件法：利用日光、空气、温度、水、沙、泥等自然条件的一种运动方法。

10. 处方法：根据健康状况或生理特点，用处方形式规定运动的具体目标，运动项目练习的数量、强度、时间，每周练习的次数，测验方法与标准的一种运动方法。

（四）放松活动

放松活动，亦称整理活动。运动后要逐渐缓和动作，尽量松弛肌肉；调整呼吸，多做深呼吸，尽量多补充一些氧；运动后不要立即进入过冷或过热的环境；放松活动时间不宜太长，一般为 3～5 分钟。

婴幼儿运动推荐时间

1. 0～1 岁婴儿运动游戏建议时间：鼓励婴儿一出生就开始进行身体活动，在安全环境中监督其进行床面活动和地板游戏。当其不能自主移动时，每天应有 30 以上的俯卧活动时间；当其可自主移动时，鼓励其尽可能多地活动身体。

2. 1～2 岁幼儿运动游戏建议时间：幼儿可以站立，开展四处走动和玩耍的轻微活动，室内、室外交替活动。每天身体活动时间不少于 180，可以分布在全天进行。

3. 2～3 岁幼儿运动游戏建议时间：幼儿运动能力增强，可在户外安全、宽敞的场地开展活动。每天身体活动时间不少于 180min，可以分布在全天进行。

4. 3～6 岁儿童运动游戏建议时间：学龄前儿童 24 h 内的累计运动时间应至少达到 180 min，其中中等及以上强度的运动应累计不少于 60min。每天应进行至少 120 min 的户外活动。儿童每天身体活动时间越长，健康效益就越大。

推荐时间中的"180 min""60 min"等都是全天的累计量，并不要求一次性完成。上述身体活动时间是推荐的最低标准，是促进婴幼儿更好发育和满足其体能储备的最低要求。由于存在个体差异，对于原本就不活跃或体质较弱的婴幼儿，要注意循序渐进。若遇雾霾、高温、高寒等天气，可酌情安排时间，但不应减少每日运动总量。

5. 减少婴幼儿看屏幕的时间，尽量减少久坐行为。学龄前儿童每天看屏幕的时间累计应不超过 60 min，且越少越好。还应尽量减少久坐行为，任何久坐行为每次持续时间均应限制在 60 min 以内。

第三节 婴幼儿运动类型推荐及结构化运动活动设计

婴幼儿运动类型推荐

运动发育运动制订要求

　　婴幼儿运动技能发展是指婴幼儿日常生活中各种运动相关的行为操作技能发展过程，与神经、肌肉、视觉发育水平有关。可以根据婴幼儿运动发展能力里程碑／运动能力发展时间表（表 8-1）选择相应的运动类型。

表 8-1　婴幼儿运动发展里程碑／运动发展能力时间表

年龄（岁）	动作技能
0~1	◆新生儿期可俯卧抬头 1~2 秒，3~4 月龄能抬头 45°，5~6 月龄可俯卧抬头 90° ◆ 6 月龄可自如翻身 ◆ 7 月龄能独坐稳，双手玩玩具 ◆ 8 月龄能坐稳并较大活动范围地左右转动，能匍匐运动 ◆ 9 月龄能扶站片刻，跪爬 ◆ 10 月龄能熟练爬行，扶站稳 ◆ 12 月龄能单足站片刻，扶走
1~2	◆ 12~16 月龄逐渐会独走，协调性好 ◆ 18 月龄能独坐小凳，弯腰拾物 ◆ 24 月龄能跑和倒退走
2~2.5	开始随音乐运动，踩自行车的踏板，保持平衡，堆物，放东西在其他物品内，做游戏，扔物，跳，走时可拿其他东西
2.5~3.0	洗手并擦干，单足站 1 秒，扔球过头，出现跳的能力，出现上楼的能力／双足交替—双足跳，踢球
3.0~3.5	骑三轮车，前走、后退、下楼，单足站几秒，喜欢爬越障碍物，单足跳，接大球，踢球，扔球过头
4.0~6.0	跳，沿直线走，会用剪刀，开始写，画得较好，画颜色线，能分清左右手

婴幼儿运动类型推荐

（一）0~3 岁婴幼儿运动类型推荐

婴幼儿在不同的发育阶段有不同的发育特点，儿童的认知和行为能力的发育大致可分为婴儿期、幼儿期、学龄前三个阶段。针对不同阶段的发育特点，有对应的运动训练方法，这些方法可以更加有效地促进婴幼儿在不同发育阶段的生长和发育。婴幼儿运动发育规律如下。由上至下：抬头—翻身—坐—爬—站—走；由近至远：肩—臂—肘—腕—手指；由泛化到集中，由不协调到协调：手舞足蹈—视物伸臂—伸手抓物；正向动作先于反向动作：先抓后放，先站后坐，先走后退。0～3 岁婴幼儿活动类型和设计应遵循的原则：活动方式由简到繁、活动技能由易到难、动作幅度由小到大、活动时间由短到长、协调程度由低到高、动作速度由慢到快、活动精度由粗到细以及肌肉力量由弱到强。0～3 岁婴幼儿运动类型可参考表 8—2。

表 8-2　0~3 岁婴幼儿运动类型推荐表

类型	举例
日常活动	◆日常生活技能〔穿脱衣服、穿脱鞋（非绑带鞋）、用勺、自喂饭食、使用水杯、学习刷牙、洗手、开关灯等〕 ◆家务劳动（听指令递送东西、拾地上的物品、丢垃圾、扫地等） ◆积极的交通方式（步行、双脚跳、骑三轮车等）
玩耍游戏	以发展基本动作技能为目标的游戏 ◆移动类游戏：爬行、独走、蹲起、爬台阶、跑等 ◆姿势控制类游戏：扶站、独站、双脚跳等 ◆物体控制类游戏：从抽屉或盒子中取玩具、套圈、扔皮球、骑车等 ◆肢体精细控制类游戏：用拇指和食指捏物、准确用勺或筷子进食、搭积木等 以发展重要身体素质为目标的游戏 ◆灵敏：快速爬行、独走好、蹲着玩、追逐跑等 ◆平衡：金鸡独立、荡秋千、蹦床等 ◆协调：小动物爬行（熊爬、猩猩爬、鳄鱼爬等）等、过独木桥、爬行过障碍等
体育运动	婴幼儿健身操、骑车、婴幼儿滑板车等

（二）3～6 岁学龄前儿童运动类型推荐

学龄前儿童的主要运动类型包括日常活动、玩耍游戏以及体育运动，应鼓励儿童积极玩游戏，全天处于活跃状态，以促进其生长发育。身体活动可分为日常活动（如日常步行、家务劳动如表 8—4 所示，等等）、休闲活动（如游戏、跳舞等）以及体育运动（如游泳、踢足球等），这种分类对于学龄前儿童同样适用。借鉴这一分类方式，针对学龄前儿童在日常活动、玩耍游戏和体育运动中的运动类型推荐（详见表 8-3）。

表 8-3　3 ~ 6 岁学龄前儿童运动类型推荐表

类型	举例
日常活动	◆日常生活技能 (用筷子吃饭、系鞋带、穿脱衣服等) ◆家务劳动 (洗小件物品、擦桌子、扫地、整理玩具和自己的物品等) ◆积极的交通方式 (步行、上下楼梯、骑车等)
玩耍游戏	以发展基本动作技能为目标的游戏 ◆移动类游戏 : 障碍跑、跳房子、跳绳、爬绳 (杆)、骑脚踏车、玩滑板车等 ◆姿势控制类游戏 : 金鸡独立、过独木桥、前滚翻、侧手翻等 ◆物体控制类游戏 : 推小车、滚轮胎、扔沙包、放风筝、踢毽子等 ◆肢体精细控制类游戏 : 串珠子、捏橡皮泥、折纸、搭积木等 以发展重要身体素质为目标的游戏 ◆灵敏 : 老鹰捉小鸡、抓人游戏、丢手绢等 ◆平衡 : 过独木桥、金鸡独立、荡秋千、蹦床等 ◆协调 : 攀爬 (攀岩墙、攀爬架和梯子等)、小动物爬行 (熊爬、猩猩爬、鳄鱼爬等) 等
体育运动	游泳、体操、足球、篮球、跆拳道、武术、乒乓球、棒球、滑冰、滑雪等

表 8-4 儿童家务活动年龄对照表

2 岁	3 岁	4 岁	5 岁	6 岁
把衣服放进 / 拿出洗衣机				洗衣服
把洗好的衣服挂上衣架				
以颜色将袜子、衣服分类		把洗好的衣服叠好		
	把脏衣服放到脏衣篓中			
	叠好的衣服放回衣柜			
给植物浇水				照料花草 照顾宠物
	在花瓶中插花			
	帮忙套狗绳	喂宠物		
		帮忙给狗洗澡		
帮忙铺床、拉平被子				
	帮忙拿枕头和被子			睡前准备
		自己铺床		
		选择隔天要穿的衣服		
			准备隔天上学的书包和鞋	
	餐前摆放碗筷和椅子			
	饭后把碗筷拿去水槽			
	拿出洗碗机中的碗			餐前餐后 打扫卫生
		饭后收拾餐桌		
		饭前准备餐桌		
			帮忙擦桌子	
		扫地		
	吸尘			其他
玩具归位				
把垃圾扔进垃圾桶		把用完的毛巾、牙刷归位		
父母请求时帮拿东西			帮忙换床单	
			收拾房间整理乱放的东西	

除对不同运动形式进行运动类型分类外，还可按照运动强度进行分类。有研究显示，运动类型与运动强度之间有较为明确的对应关系，可作为儿童个性化运动推荐的依据之一，常见活动的能量消耗及强度见表 8-5。

表 8-5　3~6 岁学龄前儿童常见活动的能量消耗及强度

项目	能量消耗（kcal/min）	MET（EE/BMR）	强度分级
坐着看电视	0.73±0.10	1.20±0.12	静态
坐着涂色、拼图	0.96±0.14	1.42±0.17	静态
坐着玩电子游戏	0.94±0.18	1.55±0.18	静态
玩玩具（站 / 跪姿）	1.04±0.18	1.70±0.22	低
快走	1.80±0.43	2.90±0.54	中
投掷、捡球	1.99±0.51	3.20±0.66	中
慢跑	2.25±0.61	3.66±0.81	中
快跑	2.96±0.71	4.70±0.80	高

（三）国家及相关指南推荐

国家对儿童常见活动的推荐指南可参考下图。

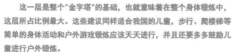

第一层（日常活动）

每天都应进行的活动。
● 多走路
● 和小伙伴进行户外游戏
● 帮忙做家务
● 多爬楼梯少坐电梯
● 整理玩具

　　这一层是整个"金字塔"的基础，也就意味着在整个身体锻炼中，这层所占比例最大。这些建议同样适合我国的儿童，步行、爬楼梯等简单的身体活动和户外游戏锻炼应该天天进行，并且还要多多鼓励儿童进行户外锻炼。

第二层（有氧运动）

　　鼓励儿童多进行一些有利于提高心率和出汗的运动，而且要有氧和娱乐相结合，这样的锻炼方式每周至少保证在3到
● 打篮球、● 打棒球和垒球
● 骑车、● 跑步
● 踢足球、● 滚轴溜冰
● 游泳、● 跳绳、● 滑冰

　　儿童每周进行3-5次有氧锻炼，可以提高心肺机能。家长可以根据自身的条件，选择适合孩子的项目。但需要注意的是，进行该类运动要注意控制运动强度及注意运动后的放松。另外，在进行球类项目时会有一定的身体对抗，儿童应积极做好防护，并在家长或老师的监督下进行，避免出现意外事故。

第三层（柔韧、力量）

重点锻炼孩子的柔韧性和力量，每周至少2-3次。
● 瑜伽、● 攀岩
● 俯卧撑/卷腹
● 舞蹈、● 高尔夫
● 划船

力量练习是每个人都需要的，但此阶段的儿童最好以发展相对力量为主，避免大负荷的力量练习，且要避免憋气的运动，通常每周进行2~3次即可。这类运动最好在教师或教练指导下进行，要注意神经肌肉的疲劳，做好运动后放松。

第四层（静态生活）

　　金字塔的最顶层，这层是需要避免孩子过多参与的
● 看电视
● 玩电脑
● 长时间坐着
● 打电视视频游戏

　　"无运动"处于塔尖，表明其所占比例应为最少。
　　小胖墩就是由于长期处于"无运动"状态，整天坐在电视前，才为高血压、糖尿病提供了可乘之机。家长应鼓励和督促孩子参与身体锻炼。

儿童常见活动推荐图

婴幼儿结构化运动活动安排

不同月龄婴幼儿发展特点可参考下表8-6，并开展相应运动安排。

表8-6　0~3岁婴幼儿发展特点

运动	不同月龄的婴幼儿发展特点
抬头	新生儿：俯卧抬头 1 ～ 2 秒
	2 个月：抬头 30 ～ 45°
	3 个月：抬头 45°～ 90°
	4 个月：抬头可达 90°，且稳，能自由转动
翻身	5 个月：从仰卧翻到俯卧
	6 个月：从俯卧翻到仰卧
	7 个月：转向侧卧时用一只手支撑身体的重量
坐	新生儿：腰肌无力
	3 个月：扶住婴儿取坐位，腰呈弧形
	6 个月：两手向前支撑坐
	7 个月：独坐片刻
	8 个月：独坐稳
爬行	2 个月：俯卧交替踢腿；开始学习爬行
	3-4 个月：用手支撑上半身数分钟
	7-8 个月：原地转动
	8-9 个月：手膝爬行
	18 个月：手脚并用爬阶梯
立、走、跳跃	新生儿：踏步反射、立足反射
	8-9 个月：扶站片刻
	10 个月：扶物侧向行走
	11 个月：独站片刻
	15 个月：走得稳
	18 个月：向前跑、倒退走
	2 岁：双脚跳；能上下楼梯，每两步一级台阶
	3 岁：单脚站数秒；两脚交替上下楼梯

婴幼儿精细动作的发展遵循以下规律：从大把抓握到拇指与其他四指对捏，再到拇指与食指对捏；先用手掌尺侧握物，然后用桡侧，再用手指；先能握物，再能掌握主动放松（详见表 8-7）。

表 8-7　0~3 岁婴幼儿精细动作表

年龄	精细动作
新生儿	双手握拳很紧
2 个月	双手握拳逐渐松开
3 个月	握持反射消失
4 个月	胸前玩弄双手，主动抓玩具
5 个月	抓物体放入口中
6~7 个月	开始双手配合，出现换手、捏、敲等探索性动作
8 个月	拇指、食指平夹取物
9 个月	拇指、食指指端取物
10 个月	放物
12 个月	拇指、食指指端捏起细小东西
15 个月	用勺子取物，能多页地翻书
18 个月	叠 2~3 块积木，会拉、脱手套或袜子
2 岁	叠 6 ~ 7 块积木，能握住杯子喝水，一页页地翻书，能使用勺子，模仿画直线和圆
3 岁	会使用一些"工具性"玩具

3 ~ 6 岁学龄前儿童结构化运动安排

（一）时间安排

1. 开始及准备部分：占运动总时间的 10%~20%。其中，开始部分用时 1 ~ 2 分钟。任务：组织儿童集合。准备部分用时 3~4 分钟。内容：排队和队列队形练习，向儿童说明活动目的，开展一些负荷不大的游戏等。

3. 基本部分：占总时间的 70%~80%。小班约 10~12 分钟，中班约 16~17 分钟，大班约 20~22 分钟。任务：学习新的或较难的活动内容，复习和巩固已学的活动内容。内容：体能游戏、基本体操等。

3. 结束部分：占总时间的 10%~20%，约 2~3 分钟。任务：降低儿童大脑兴奋度，恢复安静状态。内容：轻松自然的走步、轻松的体操、较安静的游戏等。

（二）常见的体格锻炼项目模式设计

常见的体格锻炼项目包括跑步、跳绳、平衡训练、投掷、摸高、上下楼等。可以针对以上体格锻炼项目建立一种模式，在儿童锻炼时参照执行。对于无法达到活动量的体格锻炼项目，可以考虑项目的组合，比如体能大循环。其间，应充分遵循游戏原则、集体原则、竞赛原则等。设计遵循的关键点包括以下六点。

1. 匀速运动与变速运动相结合；

2. 直线运动与曲线运动相结合；

3. 技能锻炼与体能锻炼相结合；

4. 体格锻炼与游戏项目相结合；

5. 肢体运动与器械运动相结合；

6. 重心变化原则。

婴幼儿运动实施流程

1. 制订合理的婴幼儿一日活动计划。

2. 选择合理的体格锻炼形式。婴幼儿的体格锻炼形式有很多种，游戏、体操、体育活动、三浴锻炼、结合日常生活进行的一切户外活动均会对婴幼儿体格发展产生积极的影响。幼儿园的体育活动包括集体活动、自选活动、操节活动。不同的体格锻炼形式对场地的选择、活动器材的选择均不同。教师在选择体格锻炼形式时，应编写详细的活动教案。

3. 做好安全检查。设置专人对活动场地、设施、活动器材等进行定期检查，发现问题及时维修；活动前由各班教师负责对本班活动使用的场地、器材进行检查，排除安全隐患后才能进行活动；活动后由各班教师负责将场地中的各种玩具、材料及时收拾、整理好，并对场地中遗留的废弃物品进行清除。

4. 组织开展体格锻炼。开展体格锻炼要保证人员到位，每个班级至少 2 名保教人员，保健人员加强巡视。其中，教师、保育员、保健人员在不同活动中都有着各自的职责。体格锻炼按照各形式的流程进行。例如，体育活动包括准备与热身、基本练习、放松与整理；操节活动包括进场、操节、队列游戏、律动放松、退场。在体格锻炼中，保教人员要随时留意婴幼儿身体状态，及时调整活动强度，同时要注意对特殊婴幼儿的照顾。保健人员要根据季节、温度、天气适当调整户外活动时间，了解婴幼儿的身体状况，以便在活动中进行调整，对婴幼儿进行观察和护理。

5. 对体格锻炼效果进行评价。

完整的婴幼儿运动实施流程如下图所示。

活动前准备	教师布置场地，检查是否也存在不安全因素；检查幼儿服装适宜性	→	热身部分	跑步、律动操热身、活动关节、肢体拉伸

结束部分	律动放松、师生整理器械、擦汗及喝水	←	基本部分	动作探索、老师示范；动作练习、游戏提升

婴幼儿运动活动实施流程图

婴幼儿运动活动安排及设计范例

0～3岁婴幼儿活动安排范例

示例一：0～1岁乳儿活动范例（一）

乳儿班运动活动"宝宝滑梯"（6~8月龄）	
活动目标	◆让幼儿感受运动平衡变化。 ◆借助不同的声音、表情，让幼儿感受外界刺激。 ◆增进保育师与幼儿的关系，从"妈妈"的角度与幼儿进行互动。
活动准备	◆环境准备：在地上铺好舒适的厚软垫，宽度为大于成人双臂伸展的宽度，长度为一个成人平躺的长度。 ◆幼儿准备：在幼儿睡眠充足、精神状态良好的情况下进行活动。
要点	◆引导幼儿观察保育师的表情和声音的变化。 ◆提高幼儿的感知能力。
活动内容	◆保育师平躺在地上，膝盖向胸前弯曲，把幼儿放在小腿上，让他的肚子靠着保育师的小腿，眼睛透过膝盖能看到保育师，幼儿和保育师是面对面的。 ◆保育师用双手把幼儿抓好，然后双腿向外向上伸直，让幼儿滑向保育师，每次幼儿靠近保育师时，保育师就发出怪声或做怪表情，也可以两者兼做，这样保育师的运动就会使幼儿咯咯笑，这是鼓励保育师继续运动的最佳奖励。
注意事项	◆切忌在幼儿进食后马上进行运动，需在幼儿进食45分钟后进行。 ◆保育师需穿着棉质工作服，并确保没有纽扣、拉链等可能伤害到幼儿的物件。

资料来源：冯丽然、戴嘉宜等编写，越秀教育课程

乳儿班运动活动 "色彩的诱惑" (8~10 月龄)

活动目标	◆训练幼儿的爬行能力。 ◆增强幼儿的四肢肌肉力量。 ◆激发幼儿的好奇心及探索新鲜事物的欲望。
活动准备	◆环境准备: 爬行地垫。 ◆材料准备: 色彩丰富的各类玩具。 ◆幼儿准备: 穿着可爬行的柔软衣物。
要点	◆进行爬行训练。 ◆鼓励幼儿向前爬行, 激发其好奇心。
活动内容	◆让幼儿坐在爬行垫上, 安抚好其情绪。 ◆保育师手拿色彩丰富的玩具叫幼儿名字, 吸引其注意力。 ◆幼儿俯下身爬过来时, 保育师向后退, 等幼儿爬了三四下后, 让幼儿抓到物品, 并夸奖幼儿做得好。
注意事项	◆切忌在幼儿进食后马上进行运动, 需在幼儿进食 45 分钟后进行。 ◆保育师需穿着棉质工作服, 并确保没有纽扣、拉链等可能伤害到幼儿的物件。 ◆玩具必须无棱角, 不会磕碰到幼儿。

资料来源: 冯丽然、戴嘉宜等编写, 越秀教育课程

示例三: 0 ~ 1 岁乳儿活动范例 (三)

乳儿班运动活动 "逛超市" (10~12 月龄)

活动目标	◆训练幼儿的辅助行走能力。 ◆增强幼儿的下肢肌肉力量。 ◆激发幼儿的好奇心及探索新鲜事物的欲望。
活动准备	◆环境准备: 在地面上贴出运动轨迹。 ◆材料准备: 幼儿小推车。 ◆幼儿准备: 舒适的防滑袜或室内运动鞋, 也可光脚走动。
要点	◆进行辅助行走训练。 ◆鼓励幼儿独立推车前进。
活动内容	◆给幼儿一个小推车, 引导幼儿向前推小车到玩具架前, "逛超市"。 ◆保育师用口头提示和身体接触来提示幼儿看前面地上的运动轨迹。 ◆待幼儿熟悉游戏后, 鼓励幼儿自己推着小车前进, 逐渐减少帮助。
注意事项	◆切忌在幼儿进食后马上进行运动, 需在幼儿进食 45 分钟后进行。 ◆保育师需穿着棉质工作服, 并确保没有纽扣、拉链等可能伤害到幼儿的物件。

资料来源: 冯丽然、戴嘉宜等编写, 越秀教育课程

托小班运动活动"小猴子搬家"

活动目标	◆训练幼儿上下攀爬的能力。 ◆提高幼儿的身体协调性。 ◆帮助幼儿建立高低的概念和养成收纳的习惯。
活动准备	◆环境准备适合幼儿高度的布沙发及地垫。 ◆材料准备幼儿喜爱的各类玩具、收纳筐。 ◆幼儿准备：在幼儿睡眠充足、精神状态良好的情况下进行活动。
注意事项	◆切忌在幼儿进食后马上进行运动，需在幼儿进食 45 分钟后进行。 ◆保育师需穿着棉质工作服，并确保没有纽扣、拉链等可能伤害到幼儿的物件。
活动内容	◆将玩具放于沙发上，地上铺上地垫，将收纳筐放在地垫上。 ◆引导幼儿踮脚站，用双手够玩具。 ◆在幼儿拿到玩具后再让幼儿倒退着爬下沙发，将玩具放进收纳筐。
要点	◆幼儿可以尝试踮脚站。 ◆引导幼儿倒退着爬下沙发。

资料来源：冯丽然、戴嘉宜等编写，越秀教育课程

托大班运动活动"小青蛙抓吃虫子"

活动目标	◆训练幼儿单脚跳的能力。 ◆提高幼儿的立位平衡能力和身体稳定性。 ◆发展幼儿的空间认知能力和视觉认识能力。
活动准备	◆环境准备：根据幼儿的身高在超过身高 20 厘米的位置系一条绳子，用小夹子把"虫子"固定在绳子上。 ◆材料准备：用绿纸剪出几条"虫子"。 ◆幼儿准备：在幼儿睡眠充足、精神状态良好的情况下进行活动。
注意事项	◆切忌在幼儿进食后马上进行运动，需在幼儿进食 45 分钟后进行。 ◆保育师需穿着棉质工作服，并确保没有纽扣、拉链等可能伤害到幼儿的物件。
活动内容	◆保育师唱儿歌 我是一只小青蛙，我有一张大嘴巴，两只眼睛长得大，看见害虫吃掉它。 ◆引导幼儿踮起脚尖或单脚跳抓下"虫子"，并和幼儿一起数数。
要点	引导幼儿学习站立位取物。

资料来源：冯丽然、戴嘉宜等编写，越秀教育课程

示例一：大班体育活动范例

大班体育活动 "大练兵"

活动 目标	◆在 "大练兵" 活动中尝试克服困难，学习团队合作。 ◆学习单手肩上挥臂侧身投掷纸球，提升动作的协调性、灵活性。 ◆在自由探索、同伴动作模仿游戏情境中，逐步感知单手肩上挥臂侧身投掷的动作。
活动 准备	◆材料准备：沙包 1 个、海绵球 18 个、纸球 18 个、滑溜布、爬行垫、跳圈、音乐。 ◆环境准备：在空旷的场地上布置好游戏环境，摆放好器材，每条投掷线之间距离控制在 4 米以内，并检查场地是否存在安全隐患，是否适合本活动的开展。 ◆幼儿准备：2 个浴袋（内袋汗巾、衣物、水杯等）、幼儿穿合适的服装和鞋子。
活动 过程	◆热身部分（包括跑步、活动关节、肢体拉伸、体能循环练习等） ◆口令带动，营造气氛。师幼随音乐一路纵队跑步热身，在场地中听信号进行快跑、慢跑、绕障碍跑、连续跳的练习。 ◆师幼排成做操队形，随带口令的音乐做一系列头部、上肢、躯干、下肢的热身动作。 ◆基本部分（可以指向一物多玩体育器械的探索与锻炼；动作的学习、巩固和提升；操节的学习与掌握；体育游戏的体验和参与；等等） ◆游戏导入 ◆教师提出挑战：有只喜欢到处放炮弹的坏老鼠，我们要练好本领打败它。 ◆介绍游戏玩法：幼儿分成两组，一组幼儿四散站在圈外，一组幼儿四散站在圈内，站在圈外的幼儿用单手肩上挥臂侧身投掷的方法投中圈内的幼儿，圈内被投中的幼儿自然淘汰，在 3 分钟内，看能淘汰几个人。第二轮，两组交换位置再次游戏。 ◆动作探索（单手肩上挥臂侧身投掷） ◆教师提出挑战：探测仪接收到信号，这只坏老鼠在一条宽宽的河边埋了一些又小又重的炮弹。怎样才能把这些小炮弹扔过又大又宽的河投进老鼠窝呢？ ◆幼儿尝试各种投掷方法。请个别幼儿示范动作，指导用语：你是用什么方法把炮弹投远的？ ◆教师示范 教师示范动作，指导用语：你们觉得这个方法和原来的方法有什么不一样的地方？ 小结动作要领：双脚前后分开站立，上体侧转，拿炮弹的手臂向后，眼睛看前方；蹬腿、转动身体，在头的前上方把炮弹投出去。这种投掷方法叫单手肩上挥臂侧身投掷。再次游戏。 ◆动作练习 幼儿听口哨练习动作，指导用语：小士兵们，练习场已经准备好了，请找到自己的队伍，开始练习。 ◆游戏提升：大练兵 ◆教师提出挑战：我已经有坏老鼠藏炮弹的地图，大家要开始好好练习，争取早日赶走坏老鼠。引导幼儿观察场地——草地、爬行垫、沼泽地、起点。 ◆邀请个别幼儿示范动作：将炮弹投过草地，绕过草地上的障碍，捡回炮弹，跑向下一个场地，将炮弹投过爬行垫后，爬过垫子捡回炮弹再跑向下一个场地，最后将炮弹投过沼泽地后，跳过沼泽地捡回炮弹，回到队伍的后边继续游戏。 ◆幼儿循环游戏，第二次游戏时把投掷距离控制在 5 米以内，指导用语：这一次要把每条训练路线距离拉长，看看你能不能挑战成功。 ◆投进老鼠窝。第三次游戏，把滑溜布拉起来充当一堵墙，要求幼儿往上投，要求投过 "墙壁"（尽可能投远）赶走坏老鼠。

活动过程	◆结束部分（包括体育器械的收拾整理、放松律动、擦汗及喝水等） ◆律动：庆功舞 ◆师幼随音乐做相应的欢呼、庆祝成功的动作，调整放松身体。 ◆总结活动重点，组织幼儿收拾器械。 ◆擦汗及喝水，更换衣服，整理收拾器械。

资料来源：广州市海鸥幼儿园大班活动课程

示例二： 三浴锻炼范例

大班运动活动 "小青蛙抓吃虫子"

活动准备	泳衣、换洗衣物、小拖鞋、大毛巾、小水桶、储水池（大水盆）、勺子、玩水玩具、音乐等。
注意事项	感冒、咳嗽的幼儿尽量不参加此活动；幼儿在课室换好泳衣再去活动场地；教师提前把储水池注满水。
活动过程	◆开始热身环节 幼儿跟着教师随着音乐跳热身操或慢跑。 ◆运动上行环节 ◆教师利用水枪或水管往天空滋水，形成水柱帘，幼儿从水柱帘下弯腰屈膝钻过去，初步感受水落在身上的感觉。 ◆逐渐加大水量，增加投放塑料拱门或其他障碍物等，让幼儿弯腰屈膝钻过通道。 ◆强度保持环节 ◆将幼儿分成两组，两组幼儿间隔一定距离面对面站立，由其中一组幼儿拿着装有水的小水桶向另一组幼儿泼水，看哪位幼儿能将水成功泼到对面幼儿的身上，而被泼水的一组幼儿要尽量用空的小水桶接住水并还击。 ◆两组幼儿轮流泼水，每组游戏时间大约为 5~8 分钟。 ◆放松下行环节 幼儿利用自带的水枪、玩水玩具等开展打水仗等自选活动。 ◆平息整理环节 幼儿用大毛巾将自己身体包裹住，擦干身上的水，按顺序快速穿好衣服并收拾整理泳衣和湿毛巾等物品。

资料来源：广州市海鸥幼儿园 "三浴锻炼" 活动课程

·体格锻炼——"三浴锻炼"活动操作流程表·

	活动过程	心率 （次／分钟）	形式	备注
「三浴锻炼」活动过程	开始热身环节	100~120	足底按摩、热身律动、慢跑游戏	◆水浴锻炼时间： 小班 25~30 分钟； 中班 30~35 分钟； 大班 35~40 分钟 ◆穿衣服的方法： 自上而下，先穿上衣，再穿裤子，最后穿袜子和鞋 ◆淋浴的顺序： 脚板和手—小腿－大腿—手臂—全身
	运动上行环节	120~140	走、跑、跳、钻、爬、投等综合游戏	
	强度保持环节	140~170	竞技游戏、综合游戏	
	放松下行环节	120~140	自选游戏、放松游戏、律动等	
	平息整理环节	100~120	擦汗、穿衣等	

资料来源：广州市番禺区祈福精英幼儿园 "三浴锻炼" 活动课程

扫码观看 "大班体育活动范例"
操作视频

对儿童运动的强度、累积时间进行监测评估

可采用问卷法、直接观察法、客观评价法等对儿童运动的强度、累积时间进行监测评估。

问卷法

问卷法是指由有医学专业背景的保健人员用评估问卷通过回忆、访谈或日志等形式，记录儿童身体活动的类型、频率、时间、强度等信息，也有部分工具仅针对强度进行评价，例如幼儿体育活动强度自评量图。

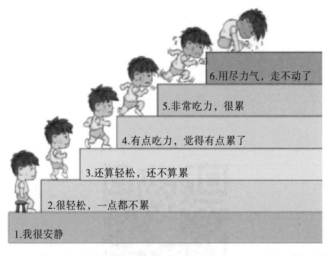

幼儿体育活动强度自评量图（来源:《学龄前儿童（3~6岁）运动指南》）

问卷法操作简单，但受主观因素影响较大。除对话外，还可以根据儿童呼吸频率，即运动中儿童呼吸和语速的变化进行运动强度的简易判断。例如，进行中等强度运动时，儿童呼吸比较急促，运动过程中只能讲短句子，不能完整表述长句子；进行高强度运动时，儿童呼吸急促、费力，不能进行言语交谈，此时可根据儿童呼吸频率进行初步判断。

直 接 观 察 法

1. 由成人对儿童在运动过程中的呼吸状况进行观察，它是最为简便易行的儿童体育锻炼强度生理负担测评方法。见表8-8。

表8-8　生理负担评价参考表

项目	疲劳程度		
	轻度疲劳	中度疲劳	非常疲劳
面色	稍红	相当红	十分红或苍白
汗量	不多	较多	大量
呼吸	中速	较快、加深	急促、节奏紊乱
精神	愉快	稍有倦意	疲乏
食欲	良好、较大	一般	降低
睡眠	入睡快、睡眠质量良好	入睡较慢、睡眠质量一般	很难入睡、睡眠不安

例如，运动负荷简单观察及测评：中班10～20米快跑，大班20～30米快跑，低强度、高密度，急缓结合，动静交替。呼吸中速、稍快（1～3岁幼儿每分钟呼吸25～30次，4～7岁儿童每分钟呼吸22～25次），心率130～160次/分，且3～5分钟能恢复正常，面色稍红，汗量不多，动作协调、准确，注意力集中，反应快，情绪愉悦等都表明儿童处于轻度疲劳状态，运动负荷适宜。

2. 对儿童进行体格锻炼前后的脉搏、呼吸、精神状态进行观察。是指对组织儿童进行大运动的游戏活动如跑步、跳绳、抢红旗、韵律操、空气浴、阳光浴、冷水浴（包括夏季的游泳）等运动前后的脉搏、呼吸、精神状态进行观察记录。每周至少抽查一天儿童的锻炼情况，每天抽查2个以上的班，每个班抽查2~3个儿童作为观察记录对象。观察记录内容，见表8-9。

表 8-9　XX 托育园（幼儿园）体格锻炼观察表

日期：_____年____月____日　　气温：_____℃　　天气：_____

班别	姓名	年龄	性别	锻炼项目	锻炼时间	水温℃	锻炼前				锻炼后			
							面色	汗量	脉搏（次/分）	呼吸（次/分）	面色	汗量	脉搏（次/分）	呼吸（次/分）

填表说明：项目包括日期、当天天气、气温、抽查的班别、幼儿班别、姓名、年龄、性别、锻炼项目、锻炼时间。进行冷水浴锻炼时，应记录冷水浴时的水温。记录抽查幼儿锻炼前后面色、汗量、脉搏、呼吸情况。

客观评价法

客观评价法是指采用运动传感装置（如计步器、加速度计等）来测量儿童身体活动水平的方法。其中，可穿戴加速度计可客观反映各种身体活动强度下的运动时间量，使用方便且精度较高，广泛应用于儿童运动监测与评估。但评估结果会受到佩戴部位、运动模式等的影响，尽管心率可作为成人运动强度评定的客观指标，但学龄前儿童的活动强度变化速度快且常具有间歇性等特点，心率的反应往往落后于运动的变化，同时心率受儿童情绪变化影响较大。因此，对学龄前儿童，较少以心率为依据进行强度分类。此外还应注意，评价不同运动强度时，应兼顾动作的难度、所用的力量和身体付出的努力程度等。

使用问卷法、直接观察法、客观评价法对儿童体格锻炼进行记录的资料可反映出儿童运动量大小，是否达到体格锻炼目标，从而指导教育工作者更科学地调整儿童的运动量，以达到提高儿童健康水平的目的。

对运动在儿童生长发育和健康促进中起的卫生保健效果进行评价

儿童运动锻炼效果的高低主要取决于是否促进儿童的身心发育发展，是否提高儿童的抗病能力，儿童的体质是否得到明显提高。体质是指人体的健康水平和对外界的适应能力，它是人体在先天遗传和后天获得性基础上所表现出来的人体形态结构、生理机能和心理因素的相对稳定的特征。

体格锻炼的保健评价（效果评价）内容包括：身体形态发育水平、生理功能水平、身体素质和运动能力发展水平、心理发育水平、适应能力五个方面。目前，在心理发育水平和适应能力方面，幼儿园尚无统一的测定与评价的指标和方法。

教育部分定布的《3～6岁儿童学习与发展指南》主要是对身体形态发育水平、生理功能水平和运动能力发展水平的评价，包括：对身高和体重的评价、对情绪情感（心理）的评价、对动作发展的评价、对力量和耐力的评价、对动作灵活性的评价等。

身体形态发育水平评价

身体形态发育指标包括：体重、身高（长）、头围、胸围、上臂围等，可以通过这些指标的测定结果对儿童的身体形态发育进行评价。

儿童体格生长是随着身体各个组织、器官不断发育，趋向成熟的过程。整个儿童时期，生长发育都在不断进行，但呈现出的特点不尽相同。例如，生后体重和身高在不断增加的过程中，生长速度却不完全相同。第一年非常迅速，为生后的第一个生长高峰；此后生长速度减缓，逐渐趋于稳定；到青春期又开始加快，出现第二个生长高峰。所以，儿童生长曲线呈波浪状。

1. 参照以下 0 ~ 3 岁男（女）童体格发育标准曲线图或相关儿童保健服务工具智慧化评价生长发育情况。

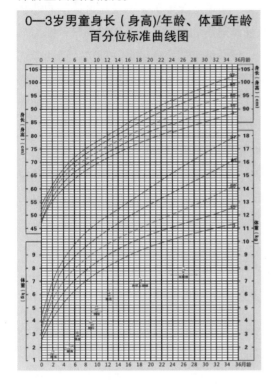

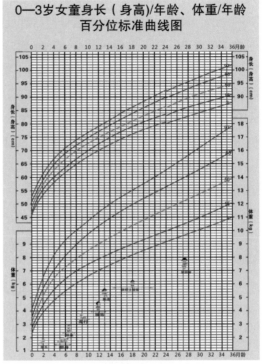

0~3岁男（女）童体格发育标准曲线图

2.《3 ~ 6 岁儿童学习与发展指南》对体态发育的要求，见表 8-10。

表 8-10　具有健康的体态的目标要求

3~4 岁	4~5 岁	5~6 岁
◆身高和体重适宜参考标准： 男孩 身高：94.9~111.7 厘米 体重：12.7~21.2 公斤 女孩 身高：94.1~111.3 厘米 体重：12.3~21.5 公斤 ◆在提醒下能自然坐直、站直	◆身高和体重适宜。参考标准： 男孩 身高：100.7~119.2 厘米 体重：14.1~24.2 公斤 女孩 身高：99.9~118.9 厘米 体重：13.7~24.9 公斤 ◆在提醒下能保持正确的站、坐和行走姿势	◆身高和体重适宜。参考标准： 男孩 身高：106.1~125.8 厘米 体重：15.9~27.1 公斤 女孩 身高：104.9~125.4 厘米 体重：15.3~27.8 公斤 ◆经常保持正确的站、坐和行走姿势

3. 运用四项指数比值评价儿童身体形态发育水平

四项指数比值包括：身高体重指数、身高胸围指数、上身长下身长比值、头围胸围比。

四项指数比值的评价意义。身高体重指数：指数越大，表示体重相对较重；身高胸围指数：指数越大，表示胸围相对较大，身体相对较粗壮；上身长下身长比值：反映躯干与下肢之间比例关系；头围胸围比：反映基本体型发育、发展趋势及状况。

生理功能水平评价

生理功能水平评价主要有心率、呼吸频率、红细胞计数、血红蛋白含量、体质测查等指标。可以通过对这些指标的收集和分析来了解儿童的生理功能发育水平和体质发展水平。

（一）心率

心率是指每分钟心脏搏动的次数，每分钟动脉搏动的次数（次/分）为脉率。心率与脉率是一致的。动脉脉搏（心率）的频率、深浅、强度及其他特征是了解循环系统功能简单易行的指标之一。常用来反映体质强弱、运动强度、身体训练水平。正常学龄前儿童心率（脉率）大约为100次/分。

心率（脉率）测评方法：观察儿童锻炼效果应在儿童未开始锻炼前（平静状态），测评脉搏10秒或15秒，再乘以6或4，即为运动前心率（脉率）。于运动后即刻测10秒或15秒的脉搏，乘以6或4即为运动后心率（脉率）。运动时心率（脉率）在120～180次/分范围内，每分输出量最大。如果低于120次/分，可能因为心率太慢而使每分输出量减少。如果高于180次/分，可能因为心室充盈不足而使每搏输出量和每分输出量下降。因此可以将120～180次/分定为有效心率（脉率）范围。

（二）呼吸及呼吸频率

呼吸频率和节律：婴幼儿呼吸肌发育不全，胸廓活动范围小而膈肌运动明显，呈腹膈式呼吸。随着年龄增长，呼吸肌逐渐发育，膈肌和腹腔脏器下降，肋骨由水平位逐渐变为斜位，即转换为胸腹式呼吸。婴幼儿年龄越小，呼吸频率越快，具体见表8-11。

表8-11　不同年龄婴幼儿呼吸频率和脉率（次/分）

年龄	呼吸频率	脉率	呼吸频率：脉率
新生儿	40～50	120～140	1:3
0～1岁	30～40	110～130	1:3～1:4
1～3岁	25～30	100～120	1:3～1:4
3～7岁	20～25	80～120	1:4

呼吸频率的测评方法：在被测儿童锻炼前后各进行测量一次呼吸频率并做记录。可将听诊器放在被测儿童颈部喉旁（或观察儿童腹部起伏）听或数30秒钟再乘以2即为每分钟呼吸频率。正常儿童呼吸频率为每分钟25次左右。

（三）红细胞计数和血红蛋白含量

运动锻炼可以增加儿童体内的红细胞数量，提高红细胞计数和血红蛋白含量，从而有助于提高儿童的血红蛋白水平。运动锻炼也可以缓解儿童的贫血情况，有利于维持正常的红细胞计数和血红蛋白含量，从而提高儿童的血红蛋白水平。通过每年的儿童健康体检的结果，对个体及群体儿童的贫血状况进行分析，来衡量儿童运动锻炼的效果，不同年龄儿童血红蛋白值具体可见表8-12。

红细胞是血液中为数最多的一类血细胞，是体内通过血液运送氧气的最主要的媒介。红细胞中含有血红蛋白，因而使血液呈红色。血红蛋白能和空气中的氧结合，因此红细胞能通过血红蛋白将吸入肺泡中的氧运送到组织中，将组织中新陈代谢产生的一部分二氧化碳再排出体外。新生儿出生时血红蛋白平均为170g/L，一个月后出现生理性贫血达到95g/L，到6个月时血红蛋白增加至110g/L，一直到12岁后可达成人水平，成人水平的红细胞数为4.0~5.5X10^{12}/L，血红蛋白含量为110~150g/L。

表 8-12　不同年龄儿童血红蛋白值

年龄	血红蛋白值
新生儿	170g/L
1~5个月	95~100g/L
6个月	110g/L
7个月~12岁	110~130g/L

国家体质测查标准

1.幼儿体质发育五项常规：根据幼儿心理发展特点，合理安排幼儿一日生活，做到保教结合、动静交替、户内户外活动交替，提高幼儿活动兴趣和效率，防止心理疲劳，使幼儿心智得到全面的锻炼和发展。根据幼儿的特点开展体格锻炼，充分利用阳光、空气、水等自然因素，有计划地锻炼幼儿的体格，定期检测体格锻炼效果，每学期进行体质测查，项目包括20米快跑、立定跳远、投掷、单足立、拍球等。

2.各项体质测查项目的测量方法如下。

（1）20米快跑：幼儿站立在起跑线后，听到口令后起跑，测查员同时按秒表，记录幼儿跑20米所用的时间，幼儿连续跑两次，取最好成绩，以秒为单位记录。

（2）立定跳远：测量前，教师示范一次，双脚并拢，脚尖在白线后面，摆动双臂，同时屈膝，双脚向前起跳，双脚落地，用软尺测量白线至落地脚跟的距离。让幼儿连续跳两次，取最好成绩，以厘米为单位记录。

（3）投掷：幼儿站立在白线后，用左手或右手投掷沙包（重量为150克），向前方投掷，用软皮尺测量白线至球着落点的长度。幼儿连续投掷两次，取最好成绩，以厘米为单位记录。

（4）单足立：幼儿站立，两手叉腰，一脚着地，另一脚抬离地面，用秒表记录单足离开地面起至触地的时间。让幼儿连续做两次，左右脚任意，取最好成绩，以秒为单位记录。

（5）拍球：幼儿持球站立，听到信号后开始拍球，任意用左手或右手拍球1分钟，记录累计拍球次数。连续测量两次，取最好成绩。

3.体质测查五项通过标准见表8-13。

4.根据园所实际情况制订儿童体质发育测查登记表，每年进行一次儿童体质发育测查，与体质测查五项通过标准进行比对，判断儿童的达标情况，通过三年登记表的对比，也可以看出儿童的体质发育情况。

表 8-13　体质测查五项通过标准

班级	20 米快跑（秒）		立定跳远（厘米）		投掷（厘米）		单足立（秒）		拍球（次/分）	
	男	女	男	女	男	女	男	女	男	女
小班	7.77	8.12	68.38	61.69	316.52	266.77	12.97	16.11	44	41
中班	6.81	7.13	86.51	75.36	433.71	327.74	27.56	33.22	69	63
大班	5.88	6.48	103.0	94.15	542.69	439.91	59.77	77.81	90	80

运 动 能 力 发 展 水 平 评 价

对于儿童运动能力发展水平，可采用系列量表进行评估：参照儿童大运动、精细动作发育里程碑对比评价，使用儿童智力测评的大运动、精细动作能区，Peabody 运动发育量表，Movement Assessment Battery for Children-Second Edition（MABC-2），Bruininks-Oseretsky Test of Motor Proficiency Second Edition（BOT-2），香港学前儿童小肌肉发展评估（HK-PFMDA），等等。通过与儿童对应年龄段的运动发育水平目标相比较，可以对儿童运动能力发展水平进行评价。运动对儿童生长发育和健康的促进作用，应由具有医学专业背景的人员来评估。

1.0 ～ 3 岁婴幼儿运动发展水平目标，详见表 8-14。

表8-14　0～3岁婴幼儿运动发展水平目标

年龄	发展水平目标
1个月	俯卧头部抬起几秒，直立头竖直片刻，碰手就紧握拳头
2个月	坐时头竖直一会儿，直立头竖直一会儿，棒形玩具握几秒
3个月	竖抱头竖直，俯卧抬头45°，棒形玩具握一会儿
4个月	扶腋下可以站立几秒，俯卧抬头好，主动抓摇玩具
5个月	在帮助下能坐起，玩手
6个月	仰卧时能翻身，主动抓握小玩具
7个月	坐时身体竖直，用手指拿小物品
8个月	扶物可站，坐时灵活，用手指捏小物品
9个月	扶物可走，灵活爬行，用拇指和食指配合捏小物品
10个月	能自己坐起，拇指和食指动作熟练
11个月	独站一会儿，下蹲拿玩具，将玩具放入容器中
12个月	站稳，牵手可走路，将小玩具放入小容器中
15个月	自己走路，从小容器中拿出小玩具
18个月	会扔球，模仿随意画线
21个月	踮脚走，上楼扶把手，拉拉链
24个月	扣扣子，双脚跳
27个月	独自上下楼，模仿画线
30个月	单脚站一会儿，用积木搭桥
33个月	立定跳远，模仿画圆圈
36个月	双脚交替跳，拧紧小玩具（如螺钉）

2.3 ~ 6 岁学龄前儿童运动发展水平目标。

（1）对动作发展的要求，详见表 8-15。

表 8-15　具有一定的平衡能力，动作协调、灵敏

3~4 岁	4~5 岁	5~6 岁
◆能沿地面直线或在较窄的低矮物体上走一段距离 ◆能双脚灵活交替上下楼梯 ◆能身体平衡地双脚连续向前跳 ◆分散跑时能躲避他人的碰撞 ◆能双手向上抛球	◆能在较窄的低矮物体上平稳地走一段距离 ◆能以匍匐、膝盖悬空等多种方式钻爬 ◆能助跑跨跳过一定距离，或助跑跨跳过一定高度的物体 ◆能与他人玩追逐、躲闪跑的游戏 ◆能连续自抛自接球	◆能在斜坡、荡桥和有一定间隔的物体上较平稳地行走 ◆能以手脚并用的方式安全地爬攀登架（网）等 ◆能连续跳绳 ◆能躲避他人滚过来的球或扔过来的沙包 ◆能连续拍球

（2）对力量和耐力的要求，详见表 8-16。

表 8-16　具有一定的力量和耐力

3~4 岁	4~5 岁	5~6 岁
◆能双手抓杠悬空吊起 10 秒左右 ◆能单手将沙包向前投掷 2 米左右 ◆能单脚连续向前跳 2 米左右 ◆能快跑 15 米左右 ◆能行走 1 千米左右（途中可适当停歇）	◆能双手抓杠悬空吊起 15 秒左右 ◆能单手将沙包向前投掷 4 米左右 ◆能单脚连续向前跳 5 米左右 ◆能快跑 20 米左右 ◆能连续行走 1.5 千米左右（途中可适当停歇）	◆能双手抓杠悬空吊起 20 秒左右 ◆能单手将沙包向前投掷 5 米左右 ◆能单脚连续向前跳 8 米左右 ◆能快跑 25 米左右 ◆能连续行走 1.5 千米左右（途中可适当停歇）

（3）对情绪情感（心理）的要求，详见表 8-17。

表 8-17　对情绪情感（心理）的要求

3~4 岁	4~5 岁	5~6 岁
◆情绪比较稳定，较少因一点小事而哭闹不止 ◆有比较强烈的情绪反应时，能在成人的安抚下逐渐平静下来	◆经常保持愉快的情绪，不高兴的情绪能较快缓解 ◆有比较强烈的情绪反应时，能在成人的提醒下逐渐平静下来 ◆愿意把自己的情绪告诉亲近的人，一起分享快乐或求得安慰	◆经常保持愉快的情绪，知道引起自己某种情绪的原因，并努力缓解不良情绪 ◆表达情绪的方式比较适当，不乱发脾气 ◆能随着活动的需要转换情绪和转移注意力

（4）对动作灵活性的要求，详见表 8-18。

表 8-18　手的动作灵活协调

3~4 岁	4~5 岁	5~6 岁
◆能用笔涂涂画画 ◆能熟练地用勺子吃饭 ◆能用剪刀沿直线剪，边线基本吻合	◆能沿边线较直地画出简单图形，或能边线基本对齐地折纸 ◆会用筷子吃饭 ◆能沿轮廓线剪出由直线构成的简单图形，边线吻合	◆能根据需要画出图形，线条基本平滑 ◆能熟练使用筷子 ◆能沿轮廓线剪出由曲线构成的简单图形，边线吻合且平滑 ◆能使用简单的劳动工具或用具

婴幼儿运动评估测查示例

（一）体格锻炼监测与评价工作流程具体见下图

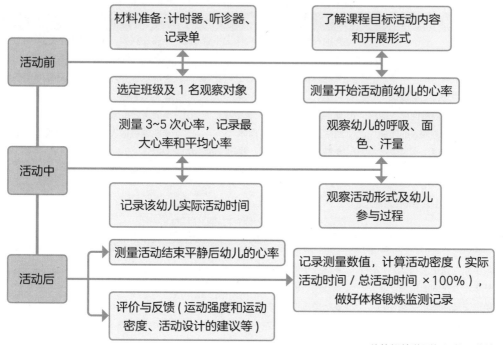

体格锻炼监测与评价工作流程图

（二）运动评估案例（以下案例由广州市东方红幼儿园提供）

体格锻炼监测与评价个案：体育活动安排为 15 米搬运泡沫柱接力赛，活动总时间为 30 分钟。

案例一：分 2 组，每组 10 人，每组第一个幼儿跑到 15 米终点处折返，第二位幼儿接力，以此类推，连续循环 3 次，看哪组最快。接力赛示意图及体格锻炼监测记录图如下图所示。

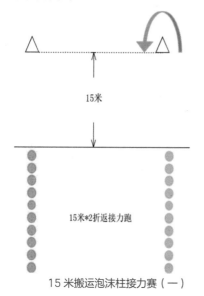

15 米搬运泡沫柱接力赛（一）

班级	姓名	性别	年龄	气温
大三	张*	男	6岁	24～26℃
活动内容	体育活动：15米搬运泡沫柱接力赛			
观察内容及记录				
面色		汗量		参与兴趣度
红润		微汗		一般
活动量监测结果［心率（次/分钟）］				
活动前	活动中			活动后
96	116	128	120	100
活动密度观察				
实际活动时间（分钟）		活动总时间（分钟）		活动密度
10		30		33%

体格锻炼监测记录图（一）

评价与分析：分组少，每组幼儿人数较多，导致幼儿等候时间过长，进而导致有效心率不持续，活动密度不足 50%。另外，由于等候时间较久，幼儿在活动过程中缺乏兴趣，难以集中精力于活动中。建议增加分组数，每组幼儿人数减少，从而减少幼儿活动等待时间，进而提高活动密度，增加活动量。

将以上活动评价及建议反馈给带班老师，老师在第二次活动中调整了活动形式，活动图示如下图 [15 米搬运泡沫柱接力赛图（二）] 所示。

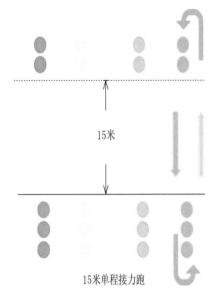

15 米搬运泡沫柱接力赛（二）

班级	姓名	性别	年龄	气温
大三	李*	男	6岁	23~27
活动内容	体育活动：15米搬运泡沫柱接力赛			
观察内容及记录				
面色		汗量		参与兴趣度
红润		中汗		高
活动量监测结果 [心率（次/分钟）]				
活动前	活动时			活动后
96	144	160	154	100
活动密度观察				
实际活动时间（分钟）		活动总时间（分钟）		活动密度
18		30		60%

体格锻炼监测记录图（二）

案例二：分 4 组，每组分两侧排队，每小组约 2~3 人，每组第一个幼儿跑到 15 米终点处与对侧第一个幼儿接力，以此类推，连续循环 3 次，看哪组最快。体格锻炼监测记录如上图 [体格锻炼监测记录图（二）] 所示。

评价与分析：调整了活动形式和分组方式，将双程折返接力调整为单程接力，增加了分组数，减少了每组人数，从而减少了幼儿等待的时间，幼儿活动密度得以提升，幼儿运动时的心率在活动时也维持在有效心率范围内，运动强度也得以提高。另外，活动的节奏加快，接力竞赛的气氛浓烈，也大大提高了幼儿的兴致和参与兴趣度。

（三）运动评估参考表格如表 8-19，表 8-20 所示。

表 8-19　××幼儿园体格锻炼观察表

活动量观察					练习密度观察		
班级：　　　　姓名：　　　　性别：					班级：　　　　姓名：　　　　性别：		
年龄：					年龄：		
活动内容：体育课					活动内容：体育课		
户外体育活动							
活动总时间：							
观察内容及结果					观察内容及结果		
面色	表情	出汗	呼吸特征	动作协调性	实际练习时间	活动时间	活动密度
活动前脉搏	活动时脉搏（次/分）		活动后脉搏		评价：		
心率 140~160 次/分持续＿＿＿＿＿分钟							
最高心率是＿＿＿＿＿次/分							
评价：							
医生签名：　　　　日期：					医生签名：　　　　日期：		

表 8-20　卫生保健机构评价方法示例

活动量观察					练习密度观察		
班级：小一　　姓名：张三　　性别：男					班级：中一　　姓名：李小　　性别：女		
年龄：3 岁					年龄：4 岁		
活动内容：体育课					活动内容：体育课		
户外体育活动							
活动总时间：25 分钟							
观察内容及结果					观察内容及结果		
面色	表情	出汗	呼吸特征	动作协调性	实际练习时间	活动时间	活动密度
红润	自然	较多	中速递增	好	15	30	50%
活动前脉搏	活动时脉搏（次/分）		活动后脉搏		评价：活动密度不达标。		
					幼儿在活动中缺乏兴趣，排队消耗的时间过多，建议		
心率 140~160 次/分持续＿＿＿＿＿分钟；					老师在幼儿活动时提高游戏趣味性，提升幼儿对活动		
最高心率是＿＿＿＿＿次/分；					的兴趣，可以考虑分组活动，以减少排队所消耗的时		
评价：达标					间。		
医生签名：　　　　日期：					医生签名：　　　　日期：		

第九章

儿童伤害预防

第一节 儿童常见伤害的预防和现场急救

跌（坠）伤

儿童最常见的意外伤害有跌（坠）伤、车祸、烧伤等，跌（坠）伤是儿童意外伤害的首要原因。国内外研究显示，儿童发生跌（坠）伤的原因在很大程度上与照顾者看护不当、儿童的心理生理行为及发育特点有关，尤其是小婴儿，其平衡能力差，易从床上、台阶上、楼梯上或在光滑的地板上跌倒或滑倒。

概 述

世界卫生组织将跌倒/坠落定义为：非故意突发、不自主的体位改变，倒在地上或更低的平面。包括两类：一是同一平面上的跌倒，一般不会导致严重后果；二是从一个平面到另一平面的跌落，易导致严重后果，甚至危及患儿生命，是儿童急诊的常见病之一。

预 防

跌（坠）伤是可以预防和控制的。社会、家庭、医疗机构应积极采取有效的干预措施，保障儿童安全与健康成长。总体上可通过以下五种干预策略进行预防。

（一）教育干预

通过健康教育增强儿童对伤害危险的认识，改变不良的行为方式。家庭、托幼园所、医疗机构和社会应紧密配合，开展意外伤害健康教育、科普教育和警示教育，加强对儿童的监护，对高危人群有针对性地开展意外伤害健康教育，增强他们的防范意识。例如，教育家长如何养育孩子，不宜让1岁以下婴儿侧卧或俯卧睡眠，否则可能导致婴儿猝死综合征；不宜让婴幼儿独自在家，父母应尽力为孩子营造安全的生活环境，减少儿童意外跌（坠）伤发生、致残、死亡的风险。

（二）强制干预

建立健全相应的法律法规，借助法律的力量消除或避免某些可能发生的危险因素，政府通过法律法规对增加伤害危险的行为进行干预。

（三）经济干预

用经济处罚手段影响人们的行为，如政府部门对造成事故或有隐患的行为进行经济处罚并要求限期整改。

（四）技术干预

通过改善环境，对产品进行革新，使伤害减少或风险消除。技术干预强调安全措施、安全标准、安全设计、安全控制，如建筑结构基本安全保障法规、公共安全提示语、基本保障设施，以及关注儿童玩具、衣物、奶瓶等中毒的危险等。

（五）评估策略

涉及判断哪些干预措施、项目和政策对预防伤害最有效。

处 理

（一）头部外伤的紧急处理

1. 头部受外伤后，若局部出血，应在发现血迹最多的地方分开头发，用消毒纱布或干净的手绢叠成小块儿，压住出血点一侧的皮肤或压住伤口四面的皮肤止血，初步处理后送往医院就医。

2. 若儿童头部受伤后发生呕吐，应当马上送医院急诊科就诊。

3. 若头部受外伤后发现头颅有凹陷，应尽快送医院救诊。

4. 头部外伤可引发神经或精神症状，一旦发现应立即送医院救诊。

（二）胸部外伤的紧急处理

1. 若胸部受外伤后表现为胸壁疼痛，应尽快送医院就诊。

2. 若胸部受外伤后发现呼吸时伤口有响声（可能为开放性气胸），应立即用铝箔膜或塑料膜密封伤口，用胶布固定，不让空气进入伤口。如果找不到铝箔膜或塑料膜，可立即用手捂住，同时拨打 120 并等待救援。

3. 胸部受外伤后可能发生肋骨骨折，要尽快密封伤口，减少搬动，同时拨打 120 并等待救援。

4. 胸部受外伤者送医院急救时应取 30° 的半坐体位，并用衣被将伤童上身垫高，对休克者可同时将其下肢抬高，切勿取头低脚高位。

（三）腹部外伤的紧急处理

1. 腹部受外伤后常伴有恶心、呕吐和吐血的情况，首先查看腹部有无伤口，注意观察其他生命体征，关注是否内脏出血、有无局部外伤，初步处理后送医院进一步观察。

2. 若伤童出现面色苍白，脉搏快而弱，血压下降，甚者休克时，可能腹内其他脏器有损伤，导致呼吸、心跳停止，应立即对其进行心肺复苏，同时拨打 120 急救电话。

3. 若伤童肠管露在腹外，不要直接把其放回腹腔，应用清水冲干净，再用干净的碗盆扣住或用干净的布、手巾覆盖，并用绷带、布带缠住，防止感染，同时速拨打120急救电话或送至附近医院抢救。

（四）四肢骨折的紧急处理

1. 骨折发生后，应当迅速使用夹板固定患处。可以用木板附在患肢一侧，在木板和肢体之间垫上棉花或毛巾等松软物品，再用带子绑好。松紧要适宜，木板要长出骨折部位上下两个关节，简单固定后送至医院救治。

2. 皮肤有伤口的开放性骨折，可用干净消毒纱布压迫止血，在纱布外面再用夹板固定。使用止血带时，注意在止血带上标明止血时间，每隔30分钟用手指插进去查看一下，以确认松紧是否适宜，及时送至医院救治。

（五）脊柱损伤的紧急处理

一般情况下，非专业急救人员不要随意搬动伤童的身体，注意不要使躯干扭转。只可采取简单有效的方法帮助伤童止血。同时立即拨打120并等待救护车，然后守候在伤童身边等待急救人员到来。注意观察伤童的生命体征。

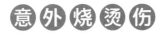

意外烧烫伤

概 述

烧烫伤是儿童常见的意外伤害，是指由热力或其他因素（如电或腐蚀性化学物质等）急性暴露引起的皮肤或其他器官组织的烧灼创伤。热力可来源于火焰、蒸汽、高温液体或固体等，伤害机体的程度与热源温度、接触时间、衣物厚度以及初步处理情况密切相关。常见的原因有以下三种。高温液体烫伤：是最常见的烫伤原因，绝大多数患儿由于不慎触碰热水或拉倒热水瓶等而被烫伤。火焰烫伤：常见于寒冷的冬季，儿童不慎触碰取暖器、灶炉、火源等而导致烧伤。电击伤：儿童触碰家庭电器、插头、插座而引起电击伤。

预 防

1. 让儿童远离热源及火源，如打火机、火柴、蜡烛、烤箱、炉具等；

2. 有效看管，无论在室还是户外活动，关注儿童的安全很重要；

3. 把高温物体妥善放置，让儿童远离桌子或炉具边缘；

4. 选择不易燃的衣料，如棉料；

5. 暴露于阳光下时，为儿童涂抹防晒霜；

6. 热水器温度设置最好不要超过49℃。

儿童皮肤较成人偏薄，在同样热力作用下，相较于成人，烧伤程度重、致残率高。烧烫伤常见的并发症有休克、急性肾功能衰竭、全身性感染（脓毒症）、肺部感染、吸入性损伤、脑水肿、应激性溃疡等。

1.呼吸道烧伤：鼻毛烧焦或痰液含碳末提示上呼吸道烧伤可能；出现吸气时胸骨上/锁骨上/肋间凹征、听到呼吸喘鸣、气促也提示呼吸道烧伤。

2.呼吸困难：呼吸费力、吸气时胸骨上/锁骨上/肋间凹征、呼吸喘鸣、气促，均提示发生呼吸困难。若伴面色青紫或意识障碍，应注意预防呼吸衰竭。

3.循环不良：肢端冷、面色苍白、脉搏微弱均提示循环不良。若出现意识丧失、心跳停止，需给予 CPR 抢救。

4.皮肤烧伤：表皮烧伤时，皮肤会变得发红、干燥、疼痛，一般一周内愈合；皮下浅皮层烧伤时，皮肤会出现渗液和水疱，疼痛，按压烧伤皮肤会发白，愈合一般需要 1~3 周；深部皮层烧伤时，皮肤会出现水疱，用力按压烧伤皮肤不会发白，愈合需超过 3 周，易留疤痕。

5.烧伤面积估计：可通过用伤童手掌面积估计的方法来大致评估小面积或不均匀的烧伤。一般不包括手指部分的手掌面积约占体表总面积的 0.5%，包括手指在内的全部手掌表面积则占体表总面积的 1%。

1.脱离火源：尽快脱去着火的衣服；或者让儿童迅速卧倒并滚动至火苗被压灭；也可用水浇或用棉被、毯子等覆盖着火部位灭火；切勿奔跑、呼叫或用双手扑打火焰，以免助长燃烧或造成头面部、呼吸道及双手被烧伤。

2.衣物清理：灭火后，轻柔地去除烧伤处衣物，注意不要暴力撕脱衣物，以免造成二次受伤。如果衣物和烧伤部位皮肤粘连，需前往医院处理。

3.烧伤处清洁：若烧伤处被污染，可用凉水或肥皂水清洗，早期尽量保持水疱表皮完整，不要弄破，以免继发感染。

4.烧伤处水疱的处理：烧伤处有水疱形成者，若水疱体积小（直径 < 2cm）且无明显痛感，应尽量保持水疱表皮完整，以降低感染风险；若水疱体积大（直径 > 2cm）、破裂风险高或疼痛剧烈，可考虑排出水疱内的液体，同时保持水疱上覆皮肤完好无损，以待医生后期处理。具体操作步骤如下：用肥皂水清洁双手和烧伤处；用碘伏给水疱部位消毒，同时用酒精给锋利的针头消毒；用针对准水疱边缘附近的几个点，刺破水疱，让液体排出，将覆盖的皮肤留在原位，以待医生后期处理。

5.烧伤处降温：受伤后立即用凉的清水冲洗伤口 10 分钟以上。如烫伤较轻、无伤口，在冷却之后可用冷毛巾冷敷，或将患处浸泡于凉水中约半小时，在患处涂烫伤药膏。可连带衣物一起冲洗和浸泡。注意不可用冰来给烧伤处降温。

6. 化学烧灼伤：若被酸性、碱性化学品烧伤，应立即脱去被浸渍的衣服，用干布将体表的化学物质清除干净，然后再用大量清水冲洗至少 10 分钟。若为生石灰烧伤，应先将生石灰擦去，再用足量的清水冲洗，以免生石灰遇水产热，加重烧伤。

7. 止痛：烧伤部位疼痛时，可将患处抬高至心脏水平以上，以减缓血液向该区域流动，有效预防肿胀和缓解疼痛。疼痛难忍时，可服用非处方类镇痛药，如对乙酰氨基酚或布洛芬。

8. 就诊：以下情况请及时就诊。5 岁以下的烧烫伤伤童；烧烫伤涉及面部、手部、足部、生殖器部位，或靠近关节；环带状烧伤；烧伤达到皮肤深层；有发热或伴有感染的其他征象，如感染皮肤红肿热痛、流脓等；需要免疫接种者，如注射破伤风疫苗；存在基础疾病，如糖尿病、免疫缺陷病、恶性肿瘤等。

9. 免疫接种：对超过 5 年未接种破伤风毒素免疫，且烧伤达皮肤深层的伤童，应进行破伤风类毒素免疫接种。对未完成计划免疫者，应使用破伤风免疫球蛋白。

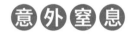

意外窒息

概 述

意外窒息一般由气道吸入异物导致，气道吸入异物多见于 3 个月至 7 岁的儿童，是导致 4 岁以下儿童死亡的重要原因之一。异物来源分为外源性和内源性。外源性异物中固体最常见，如食物、细小玩具等，约 40% 为坚果类食物，又以花生和瓜子最为多见。内源性异物，如血液、脓液、呕吐物及干痂等。异物进入喉道或气道，阻塞通气的过程称为气道异物阻塞。

儿童死亡的第二大常见原因是淹溺。2002 年世界卫生组织将淹溺分为致死性和非致死性两种。防范淹溺发生是主基调，一旦发生淹溺，现场急救，尽快恢复通气和循环功能是关键。

预 防

1. 避免给 3 岁以下儿童喂食花生、瓜子、豆类等食物。帮助儿童养成良好的进食习惯，如进食时不要嬉笑、打骂、哭闹，以免深吸气时误将异物吸入；不要口中含食。

2. 通过 "A-B-C-D" 防范淹溺的发生及减轻淹溺造成的损伤。

（1）成人看管 (Adult Supervision)，在有开放性水源的地方，需要成人充分监管，父母的视线不能离开孩子。

（2）分隔屏障水源(Barriers)：注意将马桶、地拖桶、洗衣盆等室内水源与婴幼儿隔离。

（3）复苏级别(Classes)：选择有CPR资质救生员的泳池。

（4）可用的防溺设备 & 拨打120(Devices)：恰当使用个人漂浮装置，如救生圈、救生衣等防溺设备；发生淹溺时及时拨打120。

表 现

1. 气道吸入异物后的常见表现有：进食中出现剧烈呛咳，甚至呼吸困难、面色青紫；进食中呛咳缓解后持续咳嗽及喘息，而呛咳前体健。被较大异物阻塞时，儿童会出现面色发紫或发白，突然不能说话、不能咳嗽，有的甚至很快出现昏迷、心跳停止。

2. 溺水者面色青紫肿胀，眼球结膜充血，口鼻内充满泡沫、泥沙等杂物。部分溺水者可因大量喝水，出现上腹部膨胀。溺水可导致溺水者四肢发凉，意识丧失，严重者因心跳、呼吸停止而死亡。

处 理

（一）气道吸入异物的急救措施

1. 评估是否存在气道异物：目击误吸异物后剧烈呛咳是气道内存在异物最重要的诊断依据；非目击，但儿童突然发生剧烈呛咳及呼吸困难，无伴前期疾病或其他明显症状，是气道吸入异物最典型的临床表现。

2. 评估首要处置方式：若儿童神志清醒，能主动咳嗽，可以鼓励儿童咳嗽，以主动清除气道异物；若儿童虽然神志清醒，但不能咳嗽，呼吸困难，可以实施海姆立克急救法以排出异物；若儿童意识丧失，无反应、无呼吸，应即刻实施心肺复苏（CPR），并拨打120。

3. CPR动作要点：将儿童平放在平坦的地面上，胸外按压30次之后观察口腔内是否有异物喷出，若未见异物，则给予人工呼吸2次（每次吹气1秒），循环进行胸外按压—检查口腔—人工呼吸，直到异物排出、心跳和呼吸恢复为上。

4. 海姆立克急救法的操作方法

施救者站在儿童（1岁以上）身后，用双手抱住其腰部，一手握拳，用拇指侧顶在剑突下与肚脐连线的中点，另一手重叠在握拳的手上，向上向内挤压上腹部。挤压要快而有力，压后放松，反复操作，直到异物排出为止。

对于 1 岁以下婴儿气道吸入异物的，采取拍击背部及按压胸部法。

（1）张开右手（呈八字形），将婴儿的头部及下颌稳住。

（2）让婴儿趴于急救人员的前臂上，急救人员对应下肢往前伸出，前臂置于大腿上。分开婴儿的双下肢，以便固定。在此过程中，应确保婴儿气道平直，呈头低臀高状，同时确保其颈部安全。

（3）以手掌根部迅速、有节拍地叩击婴儿双侧肩胛骨间的部位，连续叩击 5 次。

（4）叩击完毕，张开左手稳固婴儿的头部，小心翻转过来。若无异物排出，紧接着实施压胸法。

（5）让婴儿躺于急救人员前臂上并且对应下肢往前伸出，手臂置于大腿上。将婴儿的下肢固定于急救人员的躯干与上臂间。在此过程中，应确保婴儿气道平直，呈头低臀高状。

（6）以右手中指、食指，有节拍地按压婴儿胸部，迅速、有节拍地进行 5 次按压。若无异物排出，重复进行上述动作，若发现婴儿呼吸、心跳停止，应立即实施心肺复苏。

对于 1 岁以上（亦适用于成人）婴儿气道吸入异物的，实施海姆立克急救法。若无人相助，气道吸入异物者可靠于某固定的水平物之上（如桌子边缘、扶手栏杆、椅背等），稍微弯下腰，用物体边沿压迫上腹部，迅速往上冲击。多次重复，直到排出异物。若采取海姆立克急救法没有成功，且儿童已丧失意识，心跳及呼吸停止，应马上实施心肺复苏，同时拨打 120 以尽快前往医院救治。需注意的是，儿童若是被鱼刺卡住嗓子，海姆立克急救法就不起作用了，这时第一时间前往医院才是正确的选择。

（二）淹溺急救关键

1. 淹溺的现场急救是关键，目击者应立即施救。

2. 评估环境安全，帮助儿童脱离淹溺液体至浅水区或安全的地方。

3. 判断儿童有无反应和呼吸，对低体温者仔细判断脉搏，并给予 2 次可使胸廓起伏的人工呼吸。对心跳骤停的儿童即刻进行心肺复苏；若昏迷但有呼吸，则立即清理口腔、鼻腔内的水及其他异物，开放气道，保证呼吸道畅通，取侧卧位，注意保暖。对怀疑颈部创伤者，应注意颈椎保护性固定。

4. 寻求帮助，如拨打 120 急救电话。

5. 若儿童不需要 CPR，应换上干衣服或盖上干毛巾以防出现低体温症状，并在救护车到来前持续评估儿童的情况。

6. 不要采取任何形式的控水急救方法。

7. 脱离淹溺的施救要点

（1）溺水时，大量的水、泥沙、杂物等经过口鼻灌入溺水者的肺部，会引起呼吸道阻塞、缺氧和昏迷，4~6 分钟即可导致死亡，现场人员及时营救和即刻实施心肺复苏可改变淹溺者的结局。

（2）年长儿落水自救措施——头后仰，口向上，尽量使口鼻露出水面进行呼吸，不要将手上举或挣扎，以免使身体下沉。

（3）下水救援者应注意——要保持镇静，最好能脱去外衣和鞋，迅速游到溺水者附近，看准位置，用左手从溺水者左臂或身体中间握其右手，或者托其头部，然后采取仰游的姿势把其拖向岸边，注意不要被溺水者紧抱缠身，以免累及自身。

☆岸上救援者应对——可给予溺水者救生圈、救生衣、塑料泡沫板、木板等，让其抓住不致下沉，或递给溺水者木棍、绳索等拉他脱险。

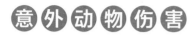

意外动物伤害

类　型

（一）哺乳动物咬伤

咬伤伤口可由动物或人导致，有人认为被动物抓咬后身上若只留有牙印或爪痕则不必处理，这种做法存在危险性。

（二）毒虫咬伤和蜇伤

虫咬或毒液伤常由节肢动物或蛇类叮咬所致。常见的毒虫咬伤主要包括蜂蜇伤、蜈蚣咬伤、蛇咬伤、蝎子蜇伤、毒蜘蛛咬伤、蚂蟥叮咬、毛虫蜇伤等。

表　现

（一）哺乳动物咬伤

若伤口暴露在含有狂犬病毒属弹状病毒科嗜神经病毒的唾液中，可导致狂犬病发病，出现发热寒战、厌食疲倦、咽痛肌痛、恶心呕吐、头痛畏光，进而恐水恐风、咽喉痉挛、躁动好斗、麻痹，最终昏迷死亡。所有哺乳动物均易感狂犬病毒。

（二）毒虫咬伤和蜇伤

叮咬性昆虫可通过来自其他被叮咬人和动物的血液传播疾病，蜇刺性昆虫，如蜜蜂、黄蜂和火蚁，通常不携带疾病病毒，但可向被蜇伤者的体内注入能刺激皮肤的毒液。有毒成分包括神经毒、心脏毒、凝血毒、出血毒及生物酶等，毒性不尽相同，通过其毒腺、毒牙及毒刺对人体造成不同程度的伤害，轻者以局部损害为主，严重者出现全身中毒反应，甚至多器官功能衰竭。伤后局部正确处理是阻止病情进展的重要环节。

处　理

（一）哺乳动物咬伤

1. 就诊：以下情况请尽快就诊，被野生动物咬伤；被猫或人咬伤导致皮肤破损；被狗或人咬伤头、四肢，或伤口较深较大；被咬伤口按压15分钟不能止血；造成严重损伤，如运动障碍、严重疼痛等；伴有基础疾病，如糖尿病、免疫缺陷病等；有免疫接种的需要；等等。

2. 伤口清洗：处理伤口是预防狂犬病的最重要的应急措施，可用大量肥皂水彻底清洗被咬伤、抓伤或暴露的伤口，也可使用聚维酮碘等消毒液给伤口消毒。

3. 接种狂犬病疫苗和给予狂犬病免疫球蛋白：狂犬病疫苗用于暴露前后的主动预防。暴露后应尽快进行免疫接种，如患儿仅被动物轻咬、轻微抓伤或擦伤（无出血），世界卫生组织推荐只接种疫苗；如果在穿透皮肤的伤口处被动物舔舐、黏膜被动物唾液污染，世界卫生组织推荐接种疫苗并给予狂犬病免疫球蛋白。

（二）毒虫咬伤和蜇伤

局部处理：被蜇伤后可用肥皂水或清洁的凉水局部冲洗；不抓挠，保持伤口洁净；热痛明显时可抬高患肢，用冷的湿毛巾覆盖；明显瘙痒时可使用止痒药；若疼痛难以忍受，可选用非处方止痛药，如布洛芬。不同毒虫造成的伤口的具体处理如下。

1. 蜂蜇伤：蜂蜇伤后数分钟内出现疼痛红肿，一般于数小时后减轻，可持续1~2天。蜇伤后要轻柔地拔出蜂刺，注意不要挤压毒液囊；用弱碱性溶液（如3%氨水、2%~3%碳酸氢钠、肥皂水等）外敷，以中和酸性毒素；黄蜂蜇伤则可用弱酸性溶液（如醋等）中和。

2. 蜈蚣咬伤：用弱碱性溶液清洗伤口和冷敷。

3. 蛇咬伤：保持镇定；去除患肢上的所有饰物，脱下鞋袜与紧身衣物；用小夹板固定患肢，减少运动以减少毒素吸收；若怀疑毒液中含有神经毒素，可用绷带包紧指趾尖至伤口附近的肢体；将患儿尽快转至专科医院，接受抗毒素等治疗；若有可能，将毒蛇尸体带至医院，以助于鉴别毒素类型。

4. 蝎子蜇伤和毒蜘蛛咬伤：尽早清除虫体和残留的倒钩刺，尽量避免挤压毒液囊；处理原则基本同毒蛇咬伤。儿童被蜇后危险性更大，应立即送至医院作进一步处理。

5. 蜱虫咬伤：在草地或灌木丛中行走时可被蜱虫黏附，其通过叮咬传播疾病。发现被蜱虫叮咬时，应该用镊子轻柔地将蜱虫从皮肤上移除，若无法去除，需前往医院进行处理。

6. 蚂蟥咬伤：如蚂蟥已吸附在皮肤上，可在吸附皮肤的周围用手轻拍，或涂抹醋、酒、盐水、烟水、清凉油等，使蚂蟥自然脱出。

7. 毛虫蜇伤：可反复用胶布粘贴患处，以拔除毒毛。

预 防

1. 外出时穿上长袖上衣、长裤和包头鞋。可将裤脚压到袜子里，防止毒虫叮咬，浅色衣裤有助于发现贴附在身上的深色毒虫，如蜱虫。

2. 喷安全的防虫喷雾剂。

3. 黎明和黄昏时减少室外活动。

4. 倾倒居家积水。

5. 在居所附近发现昆虫巢穴，可联系相关机构进行安全清除。

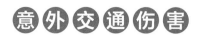

意外交通伤害

概　述

　　道路交通伤害已经成为世界范围内影响青少年儿童健康和生命安全的重要公共安全问题。世界卫生组织在《世界预防道路交通伤害报告》中指出：中低收入国家的儿童道路交通伤害事故数会随着机动车数量的增加而不断上升，道路交通伤害是 5~14 岁儿童的第二位致死原因和儿童首位致残原因。在我国，交通伤害已经成为不同年龄段儿童伤害死亡的主要原因。

表　现

　　在造成儿童交通伤害的各项原因中，因汽车和电动自行车而受伤的占比最高，原因为汽车和电动自行车是目前生活中使用频率最高的两种交通工具。儿童交通伤害的主要受伤部位是头部和下肢。

处　理

（一）评估

　　1.评估环境安全性：尽早脱离不安全的环境，或力所能及地寻找安全的急救场地。

　　2.评估伤童有无反应和呼吸：判断是否需要实施心肺复苏。发生心跳骤停时，伤童会无反应、无呼吸并且触摸不到脉搏，应立即给予胸外心脏按压及人工呼吸。

　　3.评估施救能力：若无力独自救援，可以寻求帮助，如拨打 120 等。

　　4.评估颈椎损伤风险：锁骨以上受伤、高空坠落、人车相撞以及运动中受伤是颈椎损伤的高风险因素，在未确定颈椎有无损伤前，尽量使伤童平卧于平坦地面，不转动头颈，等待救援人员到场。

　　5.评估严重程度：若伤童出现昏迷、瘫痪、全身苍白、呼吸困难、髋部变形、头颅开放性或凹陷性骨折、肢体被压碎、多个近端长骨骨折以及头、颈、胸、腹的穿透性创伤等情况，都代表其处于严重危险状态，需尽快进行医疗救治。

　　6.评估体表状态：观察伤童的皮肤颜色、温度、皮肤完整性、有无畸形、有无肿胀及疼痛、有无出血、有无瘀斑瘀点，判断活动性出血的伤口能否现场止血。

（二）现场的伤口处置

　　1.伤口冲洗：洁净液体冲洗可减少伤口细菌感染和去除松散异物。较小或较表浅的伤口，先用生理盐水、冷开水或洁净的自来水冲洗，不要去除已凝结的血块。

2.伤口异物：若伤口处有异物存留，如玻璃碎片、小刀等，不可触动、压迫和拔出，可将两侧创缘挤拢，用消毒纱布、绷带包扎后，立即去医院处理。

3.就诊：伤情严重者应尽快前往医院就诊。

（三）现场止血

1.加压包扎止血法：先在伤口上敷消毒纱布或干净的毛巾或布料，再用绷带扎紧伤口，压力以能止血且不影响伤肢的血液循环为宜，同时将出血部位举至高过心脏的位置，可减少出血。注意不要直接用纸巾或棉花敷盖伤口。

2.指压止血法：是指直接用手指压迫止血。条件允许时，应使用无菌敷料；紧急状态下，可用清洁的敷料覆盖出血部位。要点是熟悉各部位出血的压迫点，将血管压向骨骼以阻断血流。

3.止血带法：一般用于四肢大出血且加压包扎无法止血时。止血带位置为上肢的上臂1/3处，或下肢股中、下1/3交界处，通常允许止血1小时左右，最长不宜超过3小时。必须记录止血带使用时间并设置显著标志，以免因时间过长导致肢体坏死。

（四）骨折的现场处置

1.妥善固定伤肢是应急处理的关键，可有效避免二次损伤。

2.伤后肢体若显著畸形，骨折有穿破皮肤的危险，可用手力牵引伤肢，使之挺直，最好与健肢形态类似，然后固定。

3.若有骨折端戳出皮肤，一般不将骨折复位。

4.创口有脏物、异物时，一般不提倡自行清洗，应用清洁的布类覆盖伤口，然后用布带将创口包扎，尽快送至医院处理。

5.若有大血管出血，应用止血带并记录开始应用的时间。如果没有止血带，可以用手将出血处近端压到骨突或骨面上，以减少出血。

6.妥善固定：上肢骨折时，用布类跨颈部将伤肢悬吊固定；下肢骨折时，将伤肢放于木板上捆绑固定，或将伤肢与健肢捆绑固定。

7.怀疑脊柱骨折时，应两至三人扶伤童躯干，使其成一整体滚动，移至木板上固定。迅速将固定好的伤童送往医院处理。

（五）断指/牙的现场处置

1.将断指用无菌布料包好，放入干净的塑料袋中，如到医院时间较长，可将塑料袋扎紧，放入有冰块的容器中，注意将断指与冰块隔离。

2.除非断指污染特别严重，一般无须自行冲洗，也不要用任何液体浸泡，应立即去医院就诊。

3.创伤脱落的牙齿应持牙冠拿起，若被污染，可用生理盐水、纯净水或牛奶冲洗干净。若伤童能配合，可将冲洗干净的牙齿放回原位后前往医院，注意要防止误吸进气管；若伤童不能配合，可将冲洗干净的牙齿泡在生理盐水或牛奶中带往医院。

（六）胸腹穿透伤的现场处置

发生锐利物刺入胸、腹部时，情况危急，应立即就近就医或拨打120。现场即刻处置内容如下。

1. 胸部创伤穿孔时，应立即用手掌堵住伤口，或用大块纱布（最好是凡士林纱布）、不透气的塑料、胶布、毛巾等物迅速堵塞伤口，再用绷带或布带缠紧固定，防止漏气；取半坐位休息，并尽快送往医院治疗。在医生到来之前，如果伤童呼吸困难迅速加重，表情烦躁惊慌，嘴唇明显发紫，气管不居中且明显向未受伤的一侧移位，胸部、颈部有皮下气肿，可尝试用一注射用空心粗针头在受伤一侧的锁骨中线第2肋骨下缘穿刺入胸腔，以排气减压，缓解呼吸困难，争取抢救时间。

2. 因腹部外伤引起肠管脱出体外的，不要直接把肠管塞回肚子。应在脱出的肠管上覆盖干净的布类或纱布（已消毒的更佳），再用干净的碗或盆扣住伤口，适当固定，迅速往送医院抢救。若伤口边缘有明显的搏动性出血，可试用压迫止血法控制出血。

3. 已经刺入胸、腹部的利器，不要尝试自行拔出。应想办法固定利器，立即将伤童送往医院。

（七）常见创伤的急救措施

1. 踝关节扭伤：

（1）脚踝扭伤时，踝关节会向某一方向过度扭转，伴局部疼痛和肿胀甚至出现瘀斑，此时脚踝不稳定，无法承重。

（2）休息：停止行走或使用拐杖，不揉搓、不转动受伤的关节，以免加重损伤。

（3）冷敷：急性期用冷毛巾或冰袋等冷敷患处，每1~2小时一次，每次敷15分钟，至少维持6小时。

（4）加压：如怀疑有内出血，最好用弹性绷带加压包扎（注意不要过紧），并尽快前往医院处理。

（5）抬高：保持患侧足部高于心脏水平。平卧时可将患侧足部放在枕头上垫高。

（6）固定：如怀疑有骨折，应维持踝关节在背伸90°位，用夹板固定，并尽快前往医院处理。

2. 割伤和擦伤：

（1）伤口不大且并未贯穿皮肤全层，出血不多时，一般不需要缝合。如果伤口较宽、切口不整齐或贯穿皮肤全层，则可能需要缝合，需前往医院就诊。

（2）伤口处理：对出血不多的洁净小伤口，患肢/指仍能做伸屈活动，可用医用碘伏给伤口及其周围皮肤消毒，待碘伏干后，再用消毒纱布或创可贴覆盖伤口；敷料保持干净清洁，每日更换1~2次，直至伤口愈合；不可刺激或搔抓结痂处，伤口多在7~10天内愈合。

（3）伤口清洁：居家时可用肥皂水仔细轻柔清洗伤处；若清洗后创口内存留无法清除的泥垢或异物，需前往医院就诊。

（4）止血：若是深大伤口，应压迫止血，可用干净布料或清洁纱布、绷带压紧出血处20分钟，可将伤肢举至高于心脏水平，立即去医院治疗。

（5）断指处理：如果手指不幸被切断，应立即将伤指上举，然后用干净的纱布直接加压包扎，给伤口止血。若血仍外流不止，可在指根处紧缠止血带（可用一般的清洁绳代替）止血，记录捆绑时间。断指按上文提及的方法进行处置。

（6）就诊：除上述需要就诊的情况外，合并感染时也需要到医院诊治。感染时，可出现发热、伤口局部红肿热痛或脓液流出、伤口周围皮肤出现红色条纹。

3. 门窗夹指：

（1）指尖存在尺动脉、桡动脉的众多分支，还有密集的神经分布，当关闭门窗夹住手指时，可出现指尖撕脱伤，表现为指甲下血肿、指甲下出血和甲板破裂或脱位，伴疼痛。伴骨折或关节脱位时，可出现手指变形、疼痛肿胀、活动受限。

（2）对轻微出血的轻微夹伤，可先对伤口周围进行消毒，再用消毒纱布包扎。

（3）对明显疼痛的较重夹伤，可消毒并包扎伤口，用厚纸板从指头下方支撑，缠上绷带加以固定，然后用三角巾等将手臂吊起来挂在脖颈上。

（4）避免伤指浸水和过热。

（5）如患处有青紫瘀血，压痛明显，不能活动，则有可能发生指头骨折，应速去医院诊治。

（6）手指夹断时的处理参考"断指处理"的内容。

（7）白喉类破伤风毒素的预防接种可参考下面"穿刺伤"的处理内容。

4. 穿刺伤：

（1）手指和足底是常见的穿刺伤部位，穿刺物可能为钉子、玻璃、木料或其他金属。表浅的伤口一般可自愈，深大的伤口可引发严重的感染。并发症包括骨髓炎、破伤风等。破伤风可由生长在泥土中的细菌通过伤口进入人体而致病，引发颈部、颌部肌肉僵硬、吞咽困难、头痛、发热等症状，严重者可致死亡。

（2）清除异物：拔除穿刺物，挤出少量血液，以减少伤口感染；用肥皂水清洗伤口，去除伤口上的污泥、铁锈等异物，用纱布简单包扎后就医。

（3）就诊：穿刺物刺入皮肤，尤其是生锈的钉子、带泥土的钉子；自己无法彻底清洁存留异物的伤口；存在基础疾病，如糖尿病、免疫缺陷病等；出现吞咽困难或呼吸困难；出现头痛、发热、肌肉紧张，尤其是颌部及颈部肌肉，需尽快前往医院进行破伤风预防治疗。

（4）穿刺物如为断钉、断针，切勿丢弃，可将其带到医院，为医生判断伤口深度提供参考。

（5）破伤风免疫接种：包括基础免疫、加强免疫以及应急免疫。白百破疫苗包含在我国的基础与加强免疫接种中。可使用破伤风免疫球蛋白的人群：有严重的伤口（如被污垢、粪便、泥土、唾液污染；撕脱伤；刺伤；枪弹伤；碾压伤；烧/冻伤）及受伤前未完成白喉类破伤风毒素基础免疫或接种史不确定者。未完成白喉类破伤风毒素基础免疫或接种史不确定者，应接受破伤风类毒素和破伤风免疫球蛋白治疗。

5. 挤压综合征：

挤压综合征是指被重物持续压迫或压埋，尤其是肌肉丰满的肢体被压一小时以上（如大腿），而后引起身体一系列病理改变。创伤后肌肉缺血性坏死和肾缺血可导致急性肾功能衰竭。现场救援要点如下。

（1）尽早解除重物压迫，避免发病。

（2）患肢平放制动，用凉水降温或暴露在凉爽的空气中，以减少分解毒素的吸收。

（3）患肢存在开放伤口或活动性出血时应止血，不使用加压包扎法和止血带法止血。

（4）给予碱性饮料（每 8g 碳酸氢钠溶于 1000~2000mL 水中，再加适量糖及食盐），可起到碱化尿液和利尿的作用。

预 防

为加强预防、减少儿童交通伤害的发生，社会各方必须共同采取措施、协调一致。

1. 家长重视是主要因素，家长需提高安全保护意识，具体包括低龄儿童的外出陪护，骑自行车带孩子时的行驶安全与设施安全，家长用自己的文明交通行为为儿童树立榜样，等等。

2. 学校预防是重要环节，包括长期开展交通安全知识教育，采取如学校门前路口设专人执勤，护送学生上学和放学时过马路等措施。

3. 社会预防是关键，特别是交通设施的逐步完善非常重要，此外，建议有条件的地区，学习一些发达国家的做法，逐步推广实施幼儿和学生坐（或骑）电动自行车必须戴头盔的方案。

4. 加强法治建设是基础，加强机动车交通安全管理，是公认的减少交通伤害事故发生的重要因素。2021 年修订的《中华人民共和国道路交通安全法》充分体现了以人为本的思想，确立了生命权大于通行权的立法原则。

儿童误服药物、化学药品伤害 ——

概 述

儿童误服药物、化学药品伤害是指儿童误服药物或化学药品导致急性中毒，毒性物质进入机体后引起器官和组织发生功能性或器质性损害。中毒事件中 90% 以上的病例是因误食中毒引发。急性中毒是儿童急诊常见的急危重症之一，急性中毒事件数量近年来呈逐年增加的趋势。急性中毒与溺水、坠落、车祸成为儿童意外伤害四大常见原因。

表 现 及 处 理

（一）儿童误服药物 4 步处理法

当儿童误服药物时，家长需冷静，不要责备打骂儿童，否则无法了解儿童真正的摄入量、真实症状，有可能延误治疗。可以按照下面 4 步先做处理。

1. 详细检查儿童。如果儿童嘴里有残余药物，在其状态良好的情况下让其及时吐出并漱口，进一步观察儿童的状态。

2. 确认误服药品。迅速确认儿童误服用药物的品种、剂量，检查剩余量，排查是否同时服用几种药物。家庭常备药（如止痛片等）、老人常用药（如降压药、心血管等）、儿童药物、营养补充剂是儿童容易误服的主要药物。

3. 迅速确认误服药品的时间。服药的时间、相差的间隔是就医时的重要参考指标。

4. 尽快决定是否就医。如果误服剂量低于说明书中的儿童最大推荐剂量，且儿童没有任何不适症状时，可以先在家观察。

（二）成人类药物误服处理

1. 成人类药物对儿童的不良反应风险通常较高，且误服成人类药物的大都是年龄很小的儿童，因为他们并不了解它的危害而发生误食。

2. 如果儿童只是舔了舔药物并没有吞入，或者含在嘴巴里就吐出来，药物表面（比如糖衣包膜）尚且完整，且儿童没有任何异常表现，可以先在家观察。

3. 如果儿童已经将药物吞咽进去，考虑到儿童年龄小，且身各器官发育不完全，误食成人类药物很可能出现生命危险，因此，无论有无异常表现，都应尽快就医。

（三）以下情况需立刻就医

1. 误服剂量过大需要及时就医。

2. 出现了异常症状，如呕吐、起皮疹、嗜睡、腹痛、头晕、腹泻等，或者任何其他让人担心的症状。注意：不要试图仅依靠喝水、牛奶等缓解症状，没有证据证明这种方法有效。

其实，相比于成人类药物，儿童型药物的整体安全系数较高，正常剂量误服一般没有什么危险性。比如，有的家长担心误服正常剂量美林／泰诺林会导致体温降低，这种担心是多余的。过量服用尚需要具体评估，虽然泰诺林是目前公认的安全系数最高的儿童退烧药，但是过量服用也可能导致不可逆的肝损伤。

另外误服儿童营养补充剂通常危害不大，其中药物含量很低，补充的往往是人体日常需要的预防剂量，少量误服后，只要把误服的剂量在稍后停掉即可。但大量误服也会出现中毒症状，不能掉以轻心。

预 防

1. 将药物放在儿童够不到，看不见的地方，哪怕是每天都要服用的药物。切勿将药物放在餐桌或生病儿童的床边，哪怕是需要在几个小时内再次服用的药物。

2. 尽量购买有锁扣包装或有儿童保护盖的药物，并确保安全帽已锁定。

3. 告诉儿童什么是药物，不要误导儿童药像甜甜的糖果一样，要明确向儿童说明什么是药，无论是哪一类药都具有毒性。

4. 不要让孩子帮忙拿取药物，以防孩子因贪玩藏匿药品，从而发生危险。

基础生命支持

基础生命支持是心脏骤停后拯救生命的基础。心搏骤停是指血流不能自然地流出和流入心脏。呼吸骤停是指心（心脏）和肺（肺部）停止活动，心脏不搏动，人就停止呼吸。

1. 造成心跳、呼吸骤停的原因有如下几种。

（1）意外伤害，如严重创伤、电击伤、溺水、自缢等。

（2）慢性病急性发作，如脑血管病、心脏病等。

（3）严重酸中毒、高血钾、低血钾。

（4）各种原因引起的休克和中毒。

（5）手术意外，如心、脑、肺的手术、麻醉意外等。

（6）严重创伤，如各种休克、溺水窒息、脑卒中、药物过量、心脏病发、失血过多、电击伤、一氧化碳中毒等。

心脏骤停可能发生在任何地方，如街上、家里、急诊科、重症监护室（ICU）或医院的病床上。患者在院内发生心脏骤停和在院外发生心脏骤停的治疗系统是不同的。以下是两条不同的儿童生存链，其反映了所在场所可获得的施救者和支援。

IHCA：医院内心脏骤停

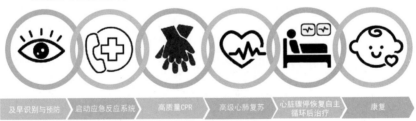

OHCA：医院外心脏骤停

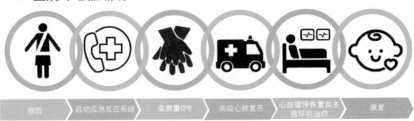

2. 儿童心脏骤停的生存链。儿童心脏骤停通常继发于呼吸衰竭和休克，鉴别有些情况对于降低儿科心脏骤停发生的可能性，以及尽可能提高生存率和康复率是十分重要的。因此着重阐述儿科院外心脏骤停的生存链：第一，预防心脏骤停；第二，快速启动应急反应系统，如拨打 120；第三，早期高质量的旁观者心肺复苏；第四，有效的高级生命支持，包括快速稳定和转运患者去接受心脏骤停后治疗，如就近送到可信赖的医院；第五，综合的心脏骤停后治疗。

3. 单名施救者的儿童心脏骤停施救流程如下图所示。

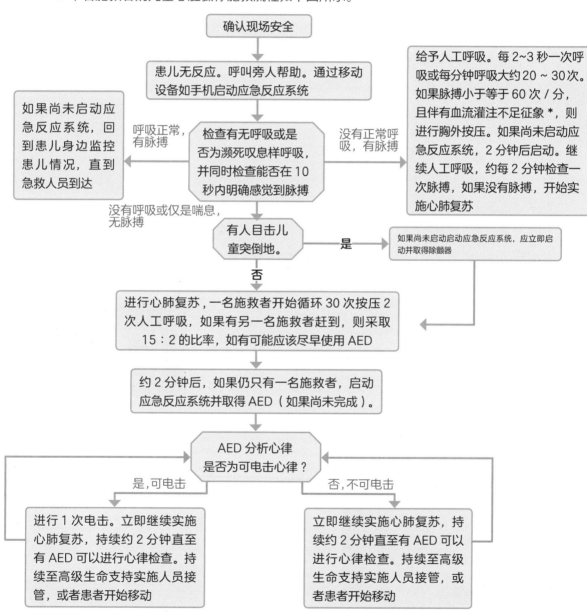

*血流灌注不足征象包括四肢冰凉,反应迟钝,脉搏微弱,面色苍白,皮肤上有花斑纹、紫癜或者变蓝色。

单名施救者儿童心脏骤停实施流程图

如果仅有一名施救者，遇到一名无反应的婴儿或儿童，请按照以上单名施救者的儿童心脏骤停施救流程图施救，具体步骤如下。

（1）明确现场环境安全，检查患者有无反应（具体步骤可参考表9-1）并拨打120。

表9-1　检查患者步骤

步骤	措施
1	确保现场环境对自己和患儿均是安全的。
2	检查患儿有无反应。轻拍儿童的肩膀或者婴儿的脚跟并呼喊："你还好吗？"
3	如果患儿没有反应，大声呼叫附近的人来帮助，或者通过移动设备启动应急反应系统，如拨打120。

（2）评估患儿有无正常呼吸与脉搏。

首先检查呼吸：置患儿于仰卧位，不用枕头，并解除舌根随下腭后坠而对气道的阻塞，使气道通畅。托起患儿的下巴下方正中的部位（颏部），打开气道，施救者耳贴患儿的口鼻部，如果听不到患儿口鼻的呼吸气流声，面部感觉无气流，患儿无胸部和腹部的呼吸活动，就可认为呼吸停止。切忌浪费时间，应在5~10秒内完成检查。

然后检查脉搏：为婴儿检查脉搏时，触摸肱动脉搏动（Figure 1）。为儿童检查脉搏时，触摸颈动脉搏动（Figure 2）或股动脉搏动（Figure 3）。有时很难确定患儿是否存在脉搏，特别是婴儿尤其难执行，因此，如果在10秒内没有明确地感受到脉搏，就应马上从胸外按压开始实施心肺复苏。

Figure 1 触摸肱动脉搏动　将两或三根手指置于婴儿的上臂内侧，在肘和肩膀之间，然后按下手指尝试感受脉搏，用时至少5秒，但不超过10秒。如果在10秒内没有明确地感受到脉搏，从胸外按压开始实施高质量心肺复苏。

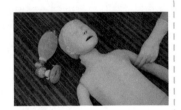

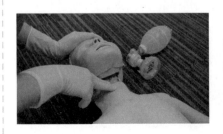

Figure 2 触摸颈动脉搏动　使用两或三根手指查找气管（靠近施救者的一侧），将这两或三根手指滑到气管和颈侧肌肉之间的沟内，在此处可以触摸到颈动脉的搏动，至少感受脉搏5秒，但不要超过10秒，如果没有确切感受到脉搏，从胸外按压开始实施心肺复苏。

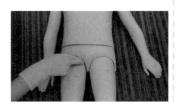

Figure 3 触摸股动脉搏动　将两根手指放至大腿内侧，髋骨和耻骨之间，正好在躯干和大腿交汇处的折痕以下，至少感觉脉搏 5 秒，但不要超过 10 秒，如果不能确切感受到脉搏，从胸外按压开始实施高质量心肺复苏。

再次根据有无正常的呼吸和脉搏，采取下一步措施（可参考表 9-2 ）。

表 9-2　具体情况及对应措施

情况	措施
如果患儿呼吸正常，且脉搏存在	监测患儿。
如果患儿没有正常呼吸，但脉搏存在	◆脉搏小于等于 60 次 / 分，且伴有血流灌注不足征象时，需进行胸外按压。 ◆确定应急反应系统已经启动。 ◆继续给予人工呼吸，并约每 2 分钟检查一次脉搏，如果没有感受到脉搏或者心率小于等于 60 次 / 分，伴有血流灌注不足征象，应准备实施高质量心肺复苏。
如果患儿无正常呼吸或仅有濒死叹息样呼吸，且无脉搏	◆如果现场仅有一名施救者，患儿突然发生心脏骤停，并有人目击： 离开患儿所在环境，启动应急反应系统，例如打电话给 120 调动急救团队或者通知高级生命支持团队，取得 AED 和急救设备，如果有其他人在场则派其去取。 ◆如果现场仅有一名施救者，患儿突然发生心脏骤停，但没有人目击： 继续下一步骤，开始高质量心肺复苏 2 分钟。

如果患儿无正常呼吸或仅有濒死叹息样呼吸且无脉搏，则从胸外按压开始实施高质量心肺复苏，移除或移开覆盖患儿胸部的衣物，以便找到适合的位置进行按压，也便于在 AED 到达时放置 AED 电极片。单名施救者可采用以下按压措施：婴儿用双手胸外按压；儿童用一只手或两只手胸外按压。

无论是否需要提供足够深度的按压，心肺复苏约 2 分钟后，如果仍只有一名施救者，且不能启动应急反应系统，则应离开患儿启动应急反应系统并取得 AED。如有可能，尽早使用 AED。

最后，使用高质量心肺复苏。心脏骤停患者的一般按压速率为 100~120 次 / 分。对于患儿，单名施救者的按压通气比是相同的，都是 30∶2；如果有两名施救者，对患儿进行复苏尝试使用的按压通气比为 15∶2。

对于大多数儿童，可以使用一只或两只手按压胸部，按压方法与成人按压相同，即使用一只手的掌根按压，另一只手的掌根置于第 1 只手上。对于非常小的儿童，单手按压技术（Figure 4）即可达到预期的按压深度，每次按压时按压胸部至少为胸部前后径的 1/3，约 5 厘米。对于婴儿，单名施救者应该使用双指法（Figure 5）；如有多名施救者，则更应用双拇指环绕手法（Figure 6）。

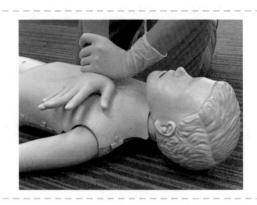

Figure 4 单手胸外按压

Figure 5 用于婴儿的双指胸外按压　将婴儿置于坚硬平坦的表面。将两根手指放在婴儿胸部的中央，略低于乳头连线，按压胸骨的下半部分，不要按压胸骨末端，以 100~120 次 / 分的速率按压，按压深度至少为婴儿胸部前后径的 1/3，约 4 厘米，每次按压结束后确保胸廓完全回弹，重新膨胀，不要靠在胸部上，胸外按压和胸部回弹放松时间应该大致相同，按压中断间隔尽量控制在 10 秒钟以内。每按压 30 次之后，用仰头提颏法开放气道，并给予 2 次人工呼吸，每次持续 1 秒钟，每次呼吸应当有胸廓隆起，约 5 个心肺复苏也就是 2 分钟后，如果仍只有一名施救者，且尚未启动应急反应系统，则应离开婴儿或者带上婴儿启动应急反应系统，并取得 AED 继续以 30∶2 的比例进行胸外按压和人工呼吸，尽可能使用 AED 持续进行，直到高级生命支持实施人员接管或者婴儿开始呼吸、说话或者有反应为止。

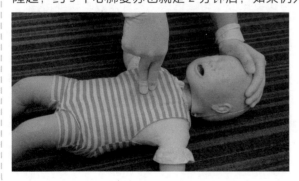

Figure 6 婴儿双拇指环绕手法　将婴儿置于坚硬平坦的表面，将两手的拇指并排放在婴儿胸部的中央处，在胸骨的下半部分，对于非常小的婴儿，拇指可能需重叠放置，用双手的其余手指环绕婴儿的胸部并支撑婴儿的背部，使得两根拇指以 100~120 次 / 分的速率按压胸骨，按压深度应至少为婴儿胸部前后径的 1/3，约 4 厘米，每次按压之后，请完全释放施加在胸部的压力，并让胸廓完全回弹，每按压 15 次，暂停片刻，以便让另一名施救者以仰头抬颏法开放气道，并给予 2 次人工呼吸，每次持续 1 秒，每

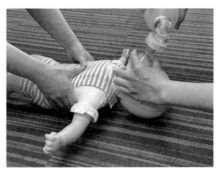

次呼吸应当使胸廓隆起，按压中断间隔尽量控制在 10 秒以内。继续以 15∶2 的比例实施胸外按压和人工呼吸，提供胸外按压的施救者应当每 5 个循环或者每 2 分钟与另一名施救者交换角色，从而避免疲劳，使胸外按压保持有效，持续进行心肺复苏，直到 AED 到达、高级生命支持实施人员接管或者婴儿开始呼吸、移动或者有反应。

　　开放气道有两种方法，即仰头抬颏法和推举下颌法。当怀疑患者头部或颈部损伤时，使用推举下颌法，如果推举下颌法未能开放气道，则使用仰头抬颏法。

　　人工呼吸可以用口对口人工呼吸（Figure 7），也可以使用便携面罩（Figure 8）或者球囊面罩通气技术（Figure 9）对婴儿或者儿童进行人工呼吸。使用球囊面罩给婴儿或儿童通气时，应选择相应规格的球囊面罩，面罩必须完全覆盖患儿的口和鼻子，注意不能盖住眼睛或在颏部重叠进行仰头抬颏，对开放气道的患儿，抬起下颌将面罩压到脸上，使患儿的脸和面罩之间紧密贴合，如有氧源，请连接氧源。

Figure 7 口对口人工呼吸　　　　Figure 8 口对便携面罩人工呼吸　　　Figure 9 球囊面罩通气技术

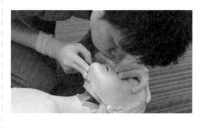 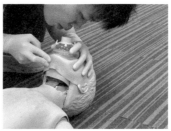 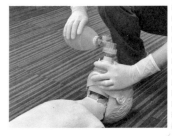

4. 有两名或以上施救者的儿童心脏骤停施救具体操作与单名施救者的操作类同，流程如下图所示。

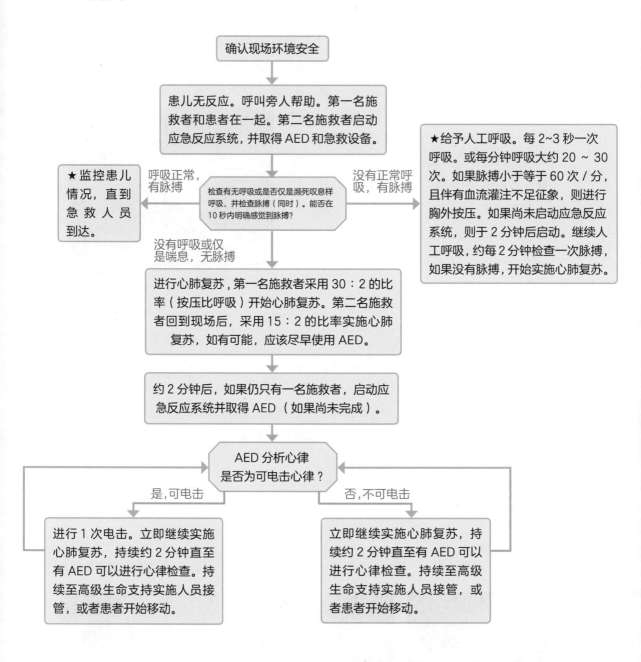

两名或以上施救者儿童心脏骤停实施流程图

托育／托幼机构的安全管理工作是保证幼儿身心健康成长的重要环节，每个工作人员都应严格遵守安全管理工作常规，以减少伤害儿童的事故发生，杜绝恶性事故，保证园所保教任务的完成。根据幼儿的生理、心理特点和历年来园所发生事故的实际情况，托育／托幼机构安全工作常规应包括以下几方面。

园所的建筑、设备要符合安全的要求

1. 托育／托幼机构中的幼儿生活用房不应设置在地下室或半地下室，且不应布置在四层及以上；托儿所部分应设置在一层。

2. 门窗应向外开，活动室、多功能活动室窗台距离地面高度不宜大于 0.6m；门的双面均应平滑、无棱角；门下不应设门槛；不应设旋转门、弹簧门、推拉门，不宜设金属门。

3. 托育／托幼机构的外廊、室内回廊、内天井、阳台、上人屋面、平台、看台及室外楼梯等临空处的防护栏杆水平承载能力应符合《建筑结构荷载规范》（GB 50009-2012）的规定。防护栏杆的高度应从地面开始计算，且净高不应小于 1.1m。防护栏杆必须采用防止幼儿攀登和穿过的构造，当采用垂直杆件做栏杆时，其杆件净距离不应大于 0.11m。

4. 距离地面高度 1.3m 以下，幼儿经常接触的室内外墙面，宜采用光滑、易清洁的材料；墙角、窗台、暖手罩、窗口竖边等阳角处应做成圆形。

5. 楼梯除设成人扶手外，应在梯段两侧设幼儿扶手，其高度应为 0.6m；供幼儿使用的楼梯不应采用扇形、螺旋形踏步；楼梯踏步面应采用防滑材料。

6. 幼儿使用的楼梯，当楼梯井宽度大于 0.11m 时，必须采取防止幼儿攀滑的措施。楼梯栏杆必须采取不易攀爬的构造，当采用垂直杆件做栏杆时，其杆件净距离不应大于 0.11m。

7. 幼儿经常通行和安全疏散的走道不应设有台阶，当有高度差时，应设置防滑坡道，其坡度不应大于 1:12。疏散走道不应设有壁柱、管道、消火栓箱、灭火器、广告牌等突出物。

8. 家具用具以木质为宜，其表面应平坦光洁，桌角、椅角均应做成圆角。盥洗室以及室内外建筑不应有尖锐的棱角。

9. 托育／托幼机构的紫外线杀菌灯的控制装置应单独设置，并采取防误开措施。

10. 电器设备插座应采用安全型，安装高度应不低于 1.8m。电线不暴露在外，陈旧的电器设备要及时整修，杜绝不安全因素。电暖器、火炉、风扇使用时应有防护设备。

11. 园所大门、建筑物出入口、楼梯间、走廊应设置视频安防监控系统；园所周围宜设置入侵报警系统；厨房、重要机房设置入侵报警系统。

12. 室外环境最好是草坪、泥地，围墙平整，无破旧桌椅、杂物堆放，树木无残断树丫、枝杈，场地上无碎砖、砂瓦、垃圾。最好不在高楼下活动，避免高空物坠。

13. 室外大型玩具、运动器械要牢固，滑梯、转椅、秋千、攀登架等施设的地上应铺沙土并装有安全防护装置。

14. 嬉水池池深不宜超过 1 米，坡度不应超过 2%，池壁及池底应平整光滑，进口处应设有扶手。婴儿嬉水池以 10 平方米为宜，幼儿嬉水池以 20~30 平方米为宜。

15. 房屋及各项设备应经常检查，发现损坏应及时修复，未修复前严禁使用。

托育／托幼机构的安全

1. 托育／托幼机构应当严格执行国家和地方幼儿园安全管理的相关规定，建立健全门卫、房屋、设备、消防、交通、食品、药物、幼儿接送交接、活动组织和幼儿就寝值守等安全防护和检查制度，建立安全责任制度和应急预案。

2. 托育／托幼机构的园舍应当符合国家和地方的建设标准，以及相关安全、卫生等方面的规范，定期维护，保证安全。不得设置在污染区和危险区，不得使用危房。幼儿园的设备设施、装修装饰材料、用品用具和玩教具材料等应当符合国家相关的安全质量标准和环保要求。

3. 入园幼儿应当由监护人或者其委托的成年人接送。

4. 托育／托幼机构应当严格执行国家有关食品药品安全的法律法规，保障饮食饮水卫生安全。

5. 托育／托幼机构教职工必须具有安全意识，掌握基本急救常识和防范、避险、逃生、自救的基本方法，在紧急情况下应当优先保护幼儿的人身安全。

6. 托育／托幼机构应当把安全教育融入幼儿一日生活，并定期组织开展多种形式的安全教育和事故预防演练。

7. 托育／托幼机构应当结合幼儿的年龄特点和接受能力开展反家庭暴力教育，发现幼儿遭受或者疑似遭受家庭暴力时，应当依法及时向公安机关报案。

8. 托育／托幼机构应当投保校方责任险。

生活环节中保证幼儿安全

1. 每日幼儿来所（园）前应检查室内外设备是否完整，如壁扇、栏杆、门窗、桌椅、玩具等是否安全，若发现损坏迹象，即刻停止使用。清扫时注意掉在地上的回形针、大头针、别针等尖锐物品。

2. 幼儿来所（园）时要做好晨检，了解每个幼儿的健康情况，检查有无携带不安全物品。如果幼儿情绪不好，或在家时有不适情况，或曾就医，应当予以特别关注，重点观察记录，预见事故的潜在倾向。

3. 进食环节，食物温度适合时再让幼儿进班，座位要固定，要求幼儿专心进食，细嚼慢咽，不嬉笑，咽下最后一口方可离开座位，保教人员不可催促幼儿进食或硬塞食物。对需喂食的幼儿，喂食勿过快，先让幼儿吃一口，嚼咽以后再喂一口；幼儿哭闹、咳嗽时勿喂食；幼儿啼哭时，要让其吐出口内食物，防止噎呛。

4. 食物要新鲜卫生，烧熟煮透，不吃隔夜隔顿或被污染的饭菜点心，防止食物中毒。

5. 睡眠前检查幼儿口腔内有无食物，幼儿安睡后班内不离人，值班人员应巡回观察，如发现幼儿有异常情况，及时采取措施。起床后，棉被应叠放整齐，存放在被柜内或幼儿够不到的地方，避免幼儿被压在被下。

6. 盥洗入厕应分组、有次序地进行，避免拥挤混乱而发生推撞碰跌事故，盥洗室要保持地面干燥，有水随时拖干，防止幼儿滑倒。

7. 淋浴时要注意水温适宜，防止烫伤。保教人员调试好水温稳定后方可让小儿淋浴，保教人员的手不可离开水流，以及时掌握水温变化情况。用盆洗时先注入冷水，再倒热水。还要注意不要让幼儿穿底滑的拖鞋进出浴室。

8. 建立接送制度，防止幼儿走失，尤其对新入园（所）尚未适应园（所）集体生活的幼儿要特别注意。进餐及午睡前后比较混乱，也应特别防范幼儿走失。幼儿离园（所）时应一个一个由家长接回，不可交给陌生人。

9. 加强校车管理，配备校车的托育/托幼机构和校车服务提供者应当建立健全校车安全管理制度，配备安全管理人员加强校车的安全维护，定期对校车驾驶人员进行安全教育，组织校车驾驶人员学习道路交通安全法律法规以及安全防范、应急处置和应急救援知识，保障幼儿乘坐校车安全。

10. 曾发生过不明原因的昏厥、抽搐或其他严重症状的幼儿，在查明病因后根据医嘱才能回园（所）。

室内外活动的安全管理工作

1. 活动要适合幼儿的年龄特点，保教人员要参与幼儿活动并进行指导，保持良好的秩序，尤其对好动、顽皮的幼儿和体弱的幼儿要多加注意和照顾，防止摔倒、碰伤、攻击、争夺玩具等现象的发生。

2.玩具最好是木制、无毒软塑料或橡胶的，体积不可太小，质量质地以投掷时不会伤人为标准，避免有尖角或玻璃配件，大型玩具特别是焊接处要牢固，保证质量。

3.上楼时保教人员随后，下楼时保教人员领先，上下楼梯时小的在前，大的在后，手要扶好扶手。

4.室外活动前要把玩具、用具准备好，并检查幼儿的鞋带、裤带是否系好。保教人员要指导幼儿做操、游戏，不应离开。

5.玩大型玩具时，滑梯、攀登架下要有保教人员监护，转椅等旋转前要固定好防护带，防止幼儿中途离开。勿使其他幼儿靠近正在运转的大型玩具（如转椅、秋千）。

6.外出活动应注意气候适宜，要清点外出幼儿人数，勿使幼儿走散。穿越马路前，由一位保教员拦阻来往车辆。行走在大楼下要预防高处重物坠落。乘车外出要教育幼儿紧拉把手，不把头、手伸出车外，不站立在车门口。

7.嬉水活动的水深应根据幼儿年龄及嬉水要求确定，一般涉水水深为 20~25 厘米，游泳水深不超出小儿腰部。每次嬉水必须有保教人员带领，自始至终密切观察并随时清点幼儿人数。一次下水人数不宜过多，下水前让幼儿活动舒展四肢，每次嬉水时间不超过 30 分钟，若水温过低则应暂停活动。若发现个别幼儿情绪不积极，应立即抱其离开嬉水池并观察。

保教人员安全守则

1.工作时要坚守岗位，全神贯注，不聊天，不串班，不干私活。

2.态度和蔼，动作轻柔，严禁威胁恐吓、强行拉扯、体罚或变相体罚，不准用被子蒙盖啼哭幼儿的头部。

3.各种物品应放于固定的安全位置。一般内服药必须有明显标签，妥善保管，放在幼儿拿不到的地方。外用、消毒药品及可能伤害幼儿的物品严禁进班，热水瓶、开水壶及热饭热菜也不准进班。

4.严格执行交接班制度。交接班时要点清幼儿人数，交代安全情况，交接清楚方可离岗。幼儿在园（所）内发生任何异常情况，无论大小，无论后果如何，值班人员都必须如实交代。

5.患病幼儿应当离园（所）休息治疗。接受家长委托喂药时，保健人员应核对幼儿就诊病历，做好药品交接登记（班别、姓名、疾病诊断、药物名称、药物剂量、用药时间、用药方法），并请家长确认签名。给幼儿用药时，不论内服、外用，事先都必须认真反复核对无误，避免用错药。

6.不携带私人用品进班，特别是有尖锐棱角的物品、金属物品、有壳核的食物、外用化学药水以及热汤热菜等。个人装饰简单，不佩戴长耳环，不留长指甲。

第十章

托育 / 托幼机构消防安全管理

第一节 消防安全基本要求

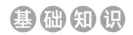 基 础 知 识

托育／托幼机构火灾的危险性

托育／托幼机构人员的特点是儿童年龄小，遇到紧急情况时，应变、自我保护和迅速离开的能力有限，教师和保育员又大多数是女性，处置难度大。托育／托幼机构的室内桌椅、板凳、床、被褥等多为易燃、可燃物品，且室内装饰、设备和儿童玩具等以易燃、可燃物居多，并有电视机、电冰箱、电风扇、空调等用电设备，很容易超负荷用电。部分托育／托幼机构所在的建筑性质混杂，甚至擅自改变建筑使用性质。例如，有的托育／托幼机构设置在居民住宅内，有的设置在简易建筑内，有的由其他性质的建筑改建而成。除天然隐患外，加之管理不善，其平面布置、疏散通道、防火分隔、电气线路、消防设施设备不符合规范要求，一旦发生火灾，极易造成人员伤亡。

托育／托幼机构火灾的特点主要包括以下三点。

（一）燃烧迅速，易造成火势蔓延

托育／托幼机构室内的柜橱、桌椅、木床和地板、被褥、玩具等都属可燃物品，发生火灾后，会迅速造成火势蔓延，形成立体火灾。

（二）儿童集中，不易组织疏散，抢救困难

发生火灾后，儿童容易受到惊吓，发生混乱，不易组织；而且需要救助的儿童数量多，会给施救疏散造成很大困难。

（三）容易造成儿童伤亡

儿童受到高温烟气和火势威胁时容易惊慌，相互拥挤，发生踩踏事故；火场中形成的一氧化碳等有毒气体也会造成儿童中毒伤亡。

托育 / 托幼机构场所设置消防安全规定

依据《建筑设计防火规范》（GB 50016-2018）、《托儿所、幼儿园建筑设计规范》（JGJ 39-2016）等规范，场所平面设置和建筑设计应符合以下要求。

四个班及以上的托儿所、幼儿园建筑应独立设置。三个班及以下时，可与居住、养老、教育、办公建筑合建，但应符合下列规定。

1. 合建的既有建筑应经有关部门验收合格，符合抗震、防火等安全方面的规定；

2. 应设独立的疏散楼梯和安全出口；

3. 出入口处应设置人员安全集散和车辆停靠的空间；

4. 应设独立的室外活动场地，场地周围应采取隔离措施；

5. 建筑出入口及室外活动场地应采取防止物体坠落措施。

托儿所、幼儿园中的生活用房不应设置在地下室或半地下室。幼儿园生活用房应布置在三层及以下。托儿所生活用房应布置在一层。当布置在一层确有困难时，可将托大班布置在二层，其人数不应超过 60 人，并应符合有关防火安全疏散的规定。

托儿所、幼儿园的儿童用房和儿童游乐室等儿童活动场所宜设置在独立的建筑内，且不应设置在地下室或半地下；当采用首、二级耐火等级的建筑时，不应超过 3 层；采用三级耐火等级的建筑时，不应超过 2 层；采用四级耐火等级的建筑时，应为单层；确需设置在其他民用建筑内时，应符合下列规定。

1. 设置在一、二级耐火等级的建筑内时，应布置在首层、二层或三层；

2. 设置在三级耐火等级的建筑内时，应布置在首层或二层；

3. 设置在四级耐火等级的建筑内时，应布置在首层；

4. 设置在高层建筑内时，应设置独立的安全出口和疏散楼梯；

5. 设置在单、多层建筑内时，宜设置独立的安全出口和疏散楼梯。

儿童活动场所安全出口不应少于两个。幼儿经常通行和安全疏散的走道不应设有台阶，当有高度差时，应设置防滑坡道，其坡度不应大于 1:12。疏散走道的墙面距地面 2m 以下不应设有壁柱、管道、消火栓箱、灭火器、广告牌等突出物。疏散楼梯间应有直接天然采光和自然通风，幼儿使用的楼梯不应采用扇形、螺旋形踏步。楼梯除设成人扶手外，应在梯段两侧设幼儿扶手，其高度宜为 0.6m。

根据《托育机构消防安全指南（试行）》，场所平面设计和建筑设计应符合以下消防安全基本条件：

1. 托育机构不得设置在四层及四层以上、地下或半地下，具体设置楼层应符合《建筑设计防火规范》（GB 50016-2018）的有关规定。

2. 托育机构不得设置在"三合一"场所（住宿与生产、储存、经营合用场所）和彩钢板建筑内，不得与生产、储存、经营易燃易爆危险品场所设置在同一建筑物内。

3. 托育机构与所在建筑内其他功能场所应采取有效的防火分隔措施，当需要局部连通时，墙上开设的门、窗应采用乙级防火门、窗。托育机构与办公经营场所组合设置时，其疏散楼梯应与办公经营场所采取有效的防火分隔措施。

4. 托育机构楼梯的设置形式、数量、宽度等设置要求应符合《建筑设计防火规范》（GB 50016-2018）的有关规定。疏散楼梯的梯段和平台均应采用不燃材料制作。托育机构设置在高层建筑内时，应设置独立的安全出口和疏散楼梯。托育机构中建筑面积大于 50 平方米的房间，其疏散门数量不应少于 2 个。

5. 托育机构室内装修材料应符合《建筑内部装修设计防火规范》（GB 50222-2017）的有关规定，不得采用易燃、可燃装修材料。为防止婴幼儿摔伤、碰伤，确需少量使用易燃可燃材料时，应与电源插座、电气线路、用电设备等保持一定的安全距离。

6. 托育机构应按照国家标准、行业标准设置消防设施、器材。大中型托育机构 [参照《托儿所、幼儿园建筑设计规范》（JGJ 39-2016）的有关规定] 应按标准设置自动喷水灭火系统和火灾自动报警系统（可不安装声光报警装置）；其他托育机构应安装具有联网报警功能的独立式火灾探测报警器，有条件的可安装简易喷淋设施。建筑面积 50 平方米以上的房间、建筑长度大于 20 米的疏散走道应具备自然排烟条件或设置机械排烟设施。托育机构应设置满足照度要求的应急照明灯和灯光疏散指示标志。托育机构每 50 平方米配置 1 具 5kg以上 ABC 类干粉灭火器或 2 具 6L 水基型灭火器，且每个设置点不少于 2 具。

7. 托育机构使用燃气的厨房应配备可燃气体浓度报警装置、燃气紧急切断装置以及灭火器、灭火毯等灭火器材，并与其他区域采取防火隔墙和防火门等有效的防火分隔措施。

8. 托育机构应根据托育从业人员、婴幼儿的数量，配备简易防毒面具并放置在便于紧急取用的位置，满足安全疏散逃生需要。托育从业人员应经过消防安全培训，具备协助婴幼儿疏散逃生的能力。婴幼儿休息床铺设置应便于安全疏散。

9. 托育机构应安装 24 小时可视监控设备或可视监控系统，图像应能在值班室、所在建筑消防控制室等场所实时显示，视频图像信息保存期限不应少于 30 天。

10. 托育机构电气线路、燃气管路的设计、敷设应由具备电气设计施工资质、燃气设计施工资质的机构或人员实施，应采用合格的电气设备、电气线路和燃气灶具、阀门、管线。

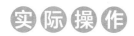

托育／托幼机构消防安全常见风险点

（一）园（所）地点

1. 建筑合法性不符合要求：建筑使用性质不符合要求、房屋安全不符合要求等；

2. 楼层设置不符合要求：高于 3 层或设置于地下、半地下；

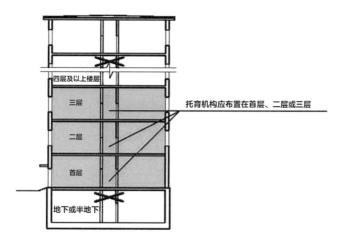

3. 安全出口不符合要求：安全出口数量或疏散距离、宽度小于规范要求；

4. 毗邻建筑不符合要求：如紧邻生产、储存、经营易燃易爆危险品场所或设置于"三合一"场所和彩钢板建筑内。

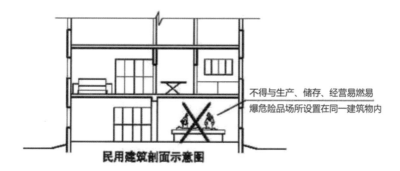

民用建筑剖面示意图

（二）日常管理

1. 部分托育／托幼机构擅自进行改建、扩建，在疏散通道、楼梯间墙面大面积使用易燃可燃材料；

2. 部分托育／托幼机构在内天井加盖顶棚，形成内部连通空间，未进行防火分隔；

3. 部分托育／托幼机构擅自拆除部分区域防火门和防火卷帘，增设门窗洞口，或未保持常闭式防火门常闭，部分闭门器损坏；

4. 部分托育／托幼机构违规用火用电，电气线路未进行穿管保护。

（三）设施设备

1. 场所未设置相应的消防设施设备；

2. 消防设施设备未能保持完好有效。

（四）制度建设

1. 单位主要责任人未按要求落实全员消防安全责任制；

2. 管理团队员工未掌握基本的消防安全知识；

3. 未制定相应的消防安全预案并定期组织消防演练。

托育／托幼机构选址场地风险点

1. 查看拟选址场所有无用地审批、规划许可、安全设计、竣工验收、消防设施审查及验收（备案）等相关行政许可证明。

2. 查看场所设置是否符合平面布置要求，是否设置在四层及四层以上、地下或半地下，确保场所不设置在"三合一"场所和彩钢板建筑内，不得与生产、储存、经营易燃易爆危险品场所设置在同一建筑物内。

3. 查看场所楼梯的设置形式、数量、宽度是否符合规范要求。

4. 查看场所是否配备应有的消防设施设备，其安全疏散和消防车通道是否符合规范要求。

5. 选址应避开主干道、高层建筑的阴影区及高压输变电线路等，不与集贸市场、娱乐厅、垃圾及污水处理站、加油站等环境喧闹、杂乱或不利于幼儿身心健康成长和危及幼儿安全的场所邻毗邻

第二节 消防安全日常管理

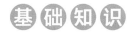

消防安全主体责任的有关要求

《中华人民共和国消防法》（以下简称《消防法》）第五条规定，任何单位和个人都有维护消防安全、保护消防设施、预防火灾、报告火警的义务。任何单位和成年人都有参加有组织的灭火工作的义务。

消防安全管理工作遵循的方针和原则

《消防法》第二条规定，消防工作贯彻预防为主、防消结合的方针，按照政府统一领导、部门依法监管、单位全面负责、公民积极参与的原则，实行消防安全责任制，建立健全社会化的消防工作网络。

根据《机关、团体、企业、事业单位消防安全管理规定》第三条规定，单位应当遵守消防法律、法规、规章，贯彻预防为主、防消结合的消防工作方针，履行消防安全职责，保障消防安全。

确定消防安全责任人

《消防法》第十六条第二款规定，单位的主要负责人是本单位的消防安全责任人。

《机关、团体、企业、事业单位消防安全管理规定》第四条规定，法人单位的法定代表人或者非法人单位的主要负责人是单位的消防安全责任人，对本单位的消防安全工作全面负责。同时，该规定第五条指出，单位应当落实逐级消防安全责任制和岗位消防安全责任制，明确逐级和岗位消防安全职责，确定各级、各岗位的消防安全责任人。

《消防安全责任制实施办法》第四条第一款规定，坚持安全自查、隐患自除、责任自负。机关、团体、企业、事业等单位是消防安全的责任主体，法定代表人、主要负责人或实际控制人是本单位、本场所消防安全责任人，对本单位、本场所消防安全全面负责。

消防安全职责的具体要求

（一）社会单位应当履行的消防安全职责

《消防法》第十六条规定，机关、团体、企业、事业等单位应当履行下列消防安全职责。

1. 落实消防安全责任制，制定本单位的消防安全制度、消防安全操作规程，制定灭火和应急疏散预案；

2. 按照国家标准、行业标准配置消防设施、器材，设置消防安全标志，并定期组织检验、维修，确保完好有效；

3. 对建筑消防设施每年至少进行一次全面检测，确保完好有效，检测记录应当完整准确，存档备查；

4. 保障疏散通道、安全出口、消防车通道畅通，保证防火防烟分区、防火间距符合消防技术标准；

5. 组织防火检查，及时消除火灾隐患；

6. 组织进行有针对性的消防演练；

7. 法律、法规规定的其他消防安全职责。

同时，《消防法》第十七条规定，消防安全重点单位除应当履行本法第十六条规定的职责外，还应当履行下列消防安全职责。

1. 确定消防安全管理人，组织实施本单位的消防安全管理工作；

2. 建立消防档案，确定消防安全重点部位，设置防火标志，实行严格管理；

3. 实行每日防火巡查，并建立巡查记录；

4. 对职工进行岗前消防安全培训，定期组织消防安全培训和消防演练。

《消防安全责任制实施办法》第十五条规定，机关、团体、企业、事业等单位应当落实消防安全主体责任，履行下列职责。

1. 明确各级、各岗位消防安全责任人及其职责，制定本单位的消防安全制度、消防安全操作规程、灭火和应急疏散预案。定期组织开展灭火和应急疏散演练，进行消防工作检查考核，保证各项规章制度落实。

2. 保证防火检查巡查、消防设施器材维护保养、建筑消防设施检测、火灾隐患整改、专职或志愿消防队和微型消防站建设等消防工作所需资金的投入。生产经营单位安全费用应当保证适当比例用于消防工作。

3. 按照相关标准配备消防设施、器材，设置消防安全标志，定期检验维修，对建筑消防设施每年至少进行一次全面检测，确保完好有效。设有消防控制室的，实行 24 小时值班制度，每班不少于 2 人，并持证上岗。

4. 保障疏散通道、安全出口、消防车通道畅通，保证防火防烟分区、防火间距符合消防技术标准。人员密集场所的门窗不得设置影响逃生和灭火救援的障碍物。保证建筑构件、建筑材料和室内装修装饰材料等符合消防技术标准。

5. 定期开展防火检查、巡查，及时消除火灾隐患。

6. 根据需要建立专职或志愿消防队、微型消防站，加强队伍建设，定期组织训练演练，加强消防装备配备和灭火药剂储备，建立与公安消防部门（现消防救援机构）联勤联动机制，提高扑救初起火灾能力。

7. 消防法律、法规、规章以及政策文件规定的其他职责。

同时，《消防安全责任制实施办法》第十六条规定，消防安全重点单位除履行第十五条规定的职责外，还应当履行下列职责。

1. 明确承担消防安全管理工作的机构和消防安全管理人并报知当地公安消防部门（现消防救援机构），组织实施本单位消防安全管理。消防安全管理人应当经过消防培训。

2. 建立消防档案，确定消防安全重点部位，设置防火标志，实行严格管理。

3. 安装、使用电器产品、燃气用具和敷设电气线路、管线必须符合相关标准和用电、用气安全管理规定，并定期维护保养、检测。

4. 组织员工进行岗前消防安全培训，定期组织消防安全培训和疏散演练。

5. 根据需要建立微型消防站，积极参与消防安全区域联防联控，提高自防自救能力。

6. 积极应用消防远程监控、电气火灾监测、物联网技术等技防物防措施。

（二）消防安全责任人应当履行的消防安全职责

根据《机关、团体、企业、事业单位消防安全管理规定》第六条规定，单位的消防安全责任人应当履行下列消防安全职责。

1. 贯彻执行消防法规，保障单位消防安全符合规定，掌握本单位的消防安全情况；

2. 将消防工作与本单位的生产、科研、经营、管理等活动统筹安排，批准实施年度消防工作计划；

3. 为本单位的消防安全提供必要的经费和组织保障；

4. 确定逐级消防安全责任，批准实施消防安全制度和保障消防安全的操作规程；

5. 组织防火检查，督促落实火灾隐患整改，及时处理涉及消防安全的重大问题；

6. 根据消防法规的规定建立专职消防队、义务消防队；

7. 组织制定符合本单位实际的灭火和应急疏散预案，并实施演练。

（三）消防安全管理人应当履行的消防安全职责

《机关、团体、企业、事业单位消防安全管理规定》第七条规定，单位可以根据需要确定本单位的消防安全管理人。消防安全管理人对单位的消防安全责任人负责，实施和组织落实下列消防安全管理工作。

1. 拟订年度消防工作计划，组织实施日常消防安全管理工作；

2. 组织制定消防安全制度和保障消防安全的操作规程并检查督促其落实；

3. 拟订消防安全工作的资金投入和组织保障方案；

4. 组织实施防火检查和火灾隐患整改工作；

5. 组织实施对本单位消防设施、灭火器材和消防安全标志的维护保养，确保其完好有效，确保疏散通道和安全出口畅通；

6. 组织管理专职消防队和义务消防队；

7. 在员工中组织开展消防知识、技能的宣传教育和培训，组织灭火和应急疏散预案的实施和演练；

8. 单位消防安全责任人委托的其他消防安全管理工作。

第七条第二款还明确规定，消防安全管理人应当定期向消防安全责任人报告消防安全情况，及时报告涉及消防安全的重大问题。未确定消防安全管理人的单位，前款规定的消防安全管理工作由单位消防安全责任人负责实施。

（四）多产权建筑应当落实的消防安全职责

《消防法》第十八条第一款规定，同一建筑物由两个以上单位管理或者使用的，应当明确各方的消防安全责任，并确定责任人对共用的疏散通道、安全出口、建筑消防设施和消防车通道进行统一管理。

《消防安全责任制实施办法》第十八条第二款规定，物业服务企业应当按照合同约定提供消防安全防范服务，对管理区域内的共用消防设施和疏散通道、安全出口、消防车通道进行维护管理，及时劝阻和制止占用、堵塞、封闭疏散通道、安全出口、消防车通道等行为，劝阻和制止无效的，立即向公安消防部门（现消防救援机构）等主管部门报告。定期开展防火检查巡查和消防宣传教育。

（五）施工现场应当落实的消防安全职责

《机关、团体、企业、事业单位消防安全管理规定》第十二条规定，建筑工程施工现场的消防安全由施工单位负责。实行施工总承包的，由总承包单位负责。分包单位向总承包单位负责，服从总承包单位对施工现场的消防安全管理。对建筑物进行局部改建、扩建和装修的工程，建设单位应当与施工单位在订立的合同中明确各方对施工现场的消防安全责任。

（六）明火作业应当落实的消防安全职责

《消防法》第二十一条规定，禁止在具有火灾、爆炸危险的场所吸烟、使用明火。因施工等特殊情况需要使用明火作业的，应当按照规定事先办理审批手续，采取相应的消防安全措施；作业人员应当遵守消防安全规定。进行电焊、气焊等具有火灾危险作业的人员和自动消防系统的操作人员，必须持证上岗，并遵守消防安全操作规程。

《机关、团体、企业、事业单位消防安全管理规定》第二十条规定，单位应当对动用明火实行严格的消防安全管理。禁止在具有火灾、爆炸危险的场所使用明火；因特殊情况需要进行电、气焊等明火作业的，动火部门和人员应当按照单位的用火管理制度办理审批手续，落实现场监护人，在确认无火灾、爆炸危险后方可动火施工。动火施工人员应当遵守消防安全规定，并落实相应的消防安全措施。公众聚集场所或者两个以上单位共同使用的建筑物局部施工需要使用明火时，施工单位和使用单位应当共同采取措施，将施工区和使用区进行防火分隔，清除动火区域的易燃、可燃物，配置消防器材，专人监护，保证施工及使用范围的消防安全。公共娱乐场所在营业期间禁止动火施工。

托育机构消防安全管理要求

（一）消防安全管理

1.托育机构应落实全员消防安全责任制。法定代表人、主要负责人或实际控制人是本单位的消防安全第一责任人，消防安全管理人应负责具体落实消防安全职责。托育从业人员应落实本岗位的消防安全责任。托育机构与租赁场所的业主方、物业方在租赁协议中应明确各自的消防安全责任。

2.托育机构应制定安全用火用电用气、防火检查巡查、火灾隐患整改、消防培训演练等消防安全管理制度。

3.托育机构应严格落实防火巡查、检查要求，及时发现并纠正违规用火用电用气和锁闭安全出口等行为，对检查发现的火灾隐患，应及时予以整改。

4.托育机构应定期开展消防安全培训，从业人员培训合格后方可上岗，上岗后每半年至少接受一次消防安全培训，尤其是加强协助婴幼儿疏散逃生技能的培训。

5.托育机构应定期检验维修消防设施，至少每年开展一次全面检测，确保消防设施完好有效，不得遮挡、损坏、挪用消防设施器材。

（二）用火用电用气安全管理

1.托育机构不得使用蜡烛、蚊香、火炉等明火，禁止吸烟，应设置明显的禁止标志。

2.设在高层建筑内的托育机构厨房不得使用瓶装液化气，每季度应清洗排油烟罩、油烟管道。

3.托育机构的电气线路应穿管保护，电气线路接头应采用接线端子连接，不得采用铰接等方式连接。不得采用延长线插座串接方式取电。

4.托育机构不得私拉乱接电线，不得将电气线路、插座、电气设备直接敷设在易燃可燃材料制作的儿童游乐设施、室内装饰物等内部及表面。

5.托育机构内大功率电热汀取暖器、暖风机、对流式电暖气、电热膜等取暖设备的配电回路，应设置与线路安全载流量匹配的短路、过载保护装置。

6.托育机构内冰箱、冷柜、空调以及加湿器、通风装置等长时间通电设备，应落实有效的安全检查、防护措施。

7. 电动自行车、电动平衡车及其蓄电池不得在托育机构的托育场所、楼梯间、走廊、安全出口违规停放、充电；具有蓄电功能的儿童游乐设施，不得在托育工作期间充电。

（三）易燃可燃物安全管理

1. 托育机构的房间、走廊、墙面、顶棚不得违规采用泡沫、海绵、毛毯、木板、彩钢板等易燃可燃材料装饰装修。

2. 托育机构不得大量采用易燃可燃物挂件、塑料仿真树木、海洋球、氢气球等各类装饰造型物。

3. 除日常用量的消毒酒精、空气清新剂外，托育机构不得存放汽油、烟花爆竹等易燃易爆危险品。

4. 托育机构应定期清理废弃的易燃可燃杂物。

（四）安全疏散管理

1. 托育机构应保持疏散楼梯畅通，不得锁闭、占用、堵塞、封闭安全出口、疏散通道。疏散门应采用向疏散方向开启的平开门，不得采用推拉门、卷帘门、吊门、转门和折叠门。

2. 托育机构的常闭式防火门应处于常闭状态，并设置明显的提示标识。设门禁装置的疏散门应当安装紧急开启装置。

3. 托育机构疏散通道顶棚、墙面不得设置影响疏散的凸出装饰物，不得采用镜面反光材料等，以免影响人员疏散。

4. 托育机构不得在门窗上设置影响逃生和灭火救援的铁栅栏等障碍物，必须设置时应保证火灾情况下能及时开启。

幼儿园消防安全管理要求

（一）落实消防安全责任制

1. 幼儿园应当依法建立并落实逐级消防安全责任制，明确各级、各岗位的消防安全职责。幼儿园法定代表人或主要负责人对本单位消防安全工作负总责。属于消防安全重点单位的幼儿园应当选出一名消防安全工作"明白人"作为消防安全管理人，负责组织实施日常消防安全管理工作，主要履行制订落实年度消防工作计划和消防安全制度，组织开展防火巡查和检查、火灾隐患整改、消防安全宣传教育培训、灭火和应急疏散演练等。

2. 幼儿园应当建立消防工作管理部门，配备专（兼）职消防安全管理人员，组建志愿消防队，具体实施消防安全工作。

（二）开展防火检查

幼儿园消防安全责任人或消防安全管理人员应当每月至少组织开展一次园内防火检查，并在开学、放假和重要节庆等活动期间开展有针对性的防火检查，对发现的消防安全问题，应当及时进行整改。重点检查以下内容：

1. 消防安全制度落实情况；

2. 日常防火检查工作落实情况；

3. 教职工消防知识掌握情况；

4. 消防安全重点部位的管理情况；

5. 消防设施、器材完好有效情况；

6. 厨房烟道等定期清洗情况；

7. 电气线路、燃气管道定期检查情况；

8. 消防设施维护保养情况；

9. 火灾隐患整改和防范措施落实情况；

10. 消防安全宣传教育情况。

防火检查，应当填写检查记录，检查人员和被检查部门负责人应当在检查记录上签名，检查记录纳入园舍消防安全档案管理。

（三）开展防火巡查

幼儿园应当每日组织开展防火巡查，加强夜间巡查，并明确巡查人员、部位。食堂、体育场馆、会堂等场所在使用期间应当至少每两小时巡查一次，对巡查中发现的问题要当场进行处理，不能处理的要及时上报，落实整改和防范措施，并做好记录。重点巡查以下内容：

1. 用火、用电、用气有无违章情况；

2. 安全出口、疏散通道是否畅通，疏散通道及重点部位锁门处在应急疏散时能否及时打开，安全疏散指示标志、应急照明设备是否完好；

3. 消防设施、器材和消防安全标志是否在位、完整；

4. 常闭式防火门是否处于关闭状态，防火卷帘下是否堆放物品影响使用；

5. 学生宿舍、食堂、图书馆、实验室、计算机房、变配电室、体育场馆、会堂、教学实验室、易燃易爆危险品库房等消防安全重点部位管理或值班人员是否在岗在位。

（四）加强消防设施器材配备和管理

幼儿园应当按照国家、行业标准配置消防设施、器材，并依照规定进行维护保养和检测，确保完好有效。设有自动消防设施的，可以委托具有相应资质的消防技术服务机构进行维护保养，每月登记维保记录，每年至少全面检测一次。

（五）规范消防安全标识

幼儿园应当规范设置消防安全标志、标识。消防设施、器材应当设置规范、醒目的标识，并用文字或图例标明操作使用方法；疏散通道、安全出口和消防安全重点部位等处应当设置消防警示、提示标识；主要消防设施设备上应当张贴记载维护保养、检测情况的卡片或者记录。

（六）开展消防安全教育培训

1. 幼儿园应当每年至少对教职工开展一次全员消防安全培训，教职工新上岗、转岗前应当经过岗前消防安全培训。所有教职工应当懂得本单位、本岗位火灾危险性和防火措施，会报警、会扑救初起火灾、会组织疏散逃生自救。

2.幼儿园应当将消防安全知识纳入儿童课堂教学内容，确定熟悉消防安全知识的教师进行授课，并选聘消防专业人员担任幼儿园的兼职消防辅导员。幼儿园应当采取寓教于乐的方式对儿童进行消防安全常识教育。

（七）开展消防演练

幼儿园应当制定本单位灭火和应急疏散预案，明确每班次、各岗位人员及其报警、疏散、扑救初起火灾的职责，并每半年至少演练一次。举办重要节庆、文体等活动时，应制定有针对性的灭火和应急疏散方案。幼儿园的演练应当落实疏散引导、保护幼儿的措施。

（八）严格落实责任追究制度

幼儿园应当将消防安全工作纳入园内评估考核范围，对在消防安全工作中成绩突出的单位和个人给予表彰奖励。

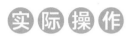

幼儿园消防安全工作流程可参考下图。

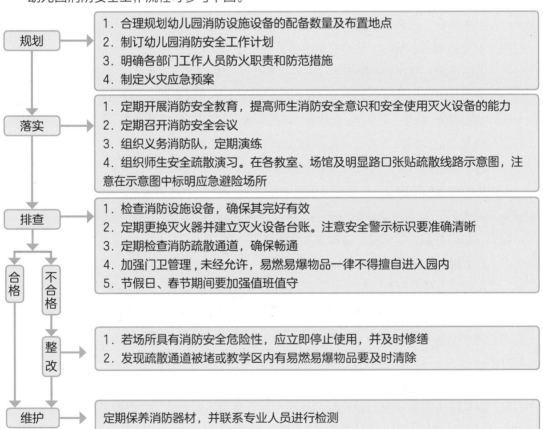

托育/托幼机构消防安全工作流程图

托育/托幼机构岗位安全职责

园长作为托育/托幼机构消防安全工作管理的第一责任人，党支部书记作为共同责任人，其他分管副园长分别负责托育/托幼机构消防安全工作的综合管理、设备设施管理、教育教学管理等。中层干部、教师乃至基层保洁人员都应该对自己的工作岗位负责。托育/托幼机构的干部和工作人员应分为综合管理线和教育教学管理线。其中，综合管理线的核心队伍是分管后勤工作的副园长、后勤主任、办公室主任等，其主要职责是开展以落实消防安全工作制度、安全责任等为主要内容的日常安全管理工作，定期对托育/托幼机构设施设备开展安全隐患排查，针对排查出来的隐患协调整治和解决。教育教学管理线的核心队伍是分管业务的副园长、保教主任、年级组长、主班教师、副班教师。其主要职责为按照"谁组织谁负责""谁的课堂谁负责"的原则开展教育教学活动常规安全管理。

托育/托幼机构园区消防安全管理制度

（一）指导方针

园区的消防安全工作贯彻"预防为主，防消结合，人人有责"的宗旨，实行消防安全责任制，层层落实责任。可根据托育/托幼机构消防安全自查自改指引表（表 10-1）和消防安全检查表（表 10-2）展开工作。

（二）消防安全责任

1. 园长为园区消防总负责人，全面负责园区消防工作。

认真贯彻执行国家关于消防安全的法律法规和制度，组织实施消防安全责任制，开展经常性消防宣传教育，把消防工作列入日常工作的重要议事日程中，做到有计划、有布置、有检查、有总结。

2. 后勤部门统筹日常消防安全工作，设立专门的消防管理员。

认真做好园区消防器材的管理和保养工作。每天进行消防安全巡查，对火灾隐患的整改情况及防范措施的落实情况，安全疏散通道、疏散标志、安全出口情况，消防通道、消防水源情况，灭火器材配置情况，用火、用电、用气、用水情况，消防安全重点部位的管理情况，防火检查记录以及日常管理台账等开展检查。

3. 各班教师及各部门负责人负责各自的消防安全工作。

各班教师做好家长和幼儿的消防安全宣传教育工作，严禁家长为幼儿购买易燃易爆物品，严禁幼儿玩火、玩电并接触易燃易爆物品，严禁幼儿带危险物品进入园区。发现事故隐患要及时向园长汇报，启动相应的应急预案，迅速组织幼儿进行疏散。

（三）火灾预防措施

1. 园区根据有关规定，确定园内消防重点部位。园区在消防器材和设备配备上给予重点保证。

2. 凡新建、扩建、改建工程，应严格执行国家消防有关规定和《建筑设计防火规范》（GB50016-2018），竣工后经住房和城乡建设部门验收合格方可投入使用。

3. 园内走廊、楼梯等安全出口必须保持通畅，不得堆放任何材料、杂物。

4. 园内电器设备和线路的安装应符合消防规定。对电气设备、线路经常进行检查，发现老化、破损、绝缘不良等不安全情况，要及时维修，严禁超负荷运行使用。禁止私拉乱接电气线路，违章使用电气设备；因教学、活动需要使用电炉及其他电热器具，应实施安全措施，指定专人负责消防安全。禁止在园内私用电炉及其他电热器具。进行电焊、气焊等具有火灾危险作业的人员，必须持证上岗，并遵守消防安全操作规程，对作业现场安全进行严格管理。

5. 园内禁止吸烟。

6. 严格执行日常消防安全巡查、检查制度，安排专人值班、巡查园区。

7. 在园内举行大型集会和活动，地点选择、人员定额、临时电气线路架设、疏散通道等方面应符合消防规定，保证消防安全。

8. 法定节假日和寒暑假期间，应安排值班人员，要害部门和消防重点地点应加强值班，值班人员应具备高度责任心，发现问题应及时处置并汇报，不得擅离职守。

9. 园内电动汽车及电动自行车使用应注意安全，具体可参考表10-3。

（四）责任追究

对违反消防安全管理规定的，根据情节轻重和火灾事故的损失情况，给予警告或罚款处罚；造成财产损失的，责令其赔偿，给予罚款处罚和扣发奖金；造成人员伤亡、单位财产重大损失的，依据国家有关法律法规追究责任。

托育/托幼机构防火巡查检查制度

（一）消防安全重点部位应当每日进行防火巡查。

（二）巡查内容包括以下方面。

1. 消防安全制度落实情况；

2. 日常防火检查工作落实情况；

3. 教职工消防知识掌握情况；

4. 消防安全重点部位的管理情况；

5. 消防设施、器材完好有效情况；

6. 厨房烟道等定期清洗情况；

7. 电气线路、燃气管道定期检查情况；

8. 消防设施维护保养情况；

9. 火灾隐患整改和防范措施落实情况；

10. 消防安全宣传教育情况。

（三）巡查要求

1. 婴幼儿在园期间，幼儿活动场所等消防重点部位的防火巡查应当至少每天两次。婴幼儿离园后，保安要对全园所有地段进行巡查。

2. 防火巡查人员应当及时纠正违章行为，妥善处置火灾危险。无法当场处置的，应当立即报告。发现初起火灾应当立即报火警并及时扑救。

3. 防火巡查人员应当填写巡查记录。

托育／托幼机构消防设施、器材维护管理制度

消防设施日常使用管理由消防管理人员负责，消防管理人员与行政安全值班人每日检查消防设施的使用状况，保持设施整洁、卫生、完好。每月对检查情况做好记录。

（一）消防设施和消防设备定期测试

1. 烟感、温感报警系统的测试由消防工作管理部门负责组织实施，每个烟感、温感探头至少每月检测一次。

2. 各消防栓水泵，每月开泵一次，检查是否完整好用。

3. 防排烟系统每半年检测一次。

4. 其他消防设备根据不同情况决定测试时间。

（二）消防器材管理

1. 每学期开学前定期两次对灭火器进行检查，发现问题及时更换。

2. 派专人管理，定期巡查消防器材，保证处于完好状态。

3. 对消防器材要经常检查，发现丢失、损坏应立即补充并上报领导。

（三）安全疏散设施

1. 园区应保持疏散通道、安全出口畅通，严禁占用疏散通道。

2. 按规范设置符合国家规定的消防安全疏散指示标志和应急照明设施。

3. 保持防火门、消防安全疏散指示标志、应急照明、机械排烟送风、火灾事故广播等设施处于正常状态，并定期组织检查、测试、维护和保养。

4. 严禁在婴幼儿在园或教师工作期间将安全出口锁闭，关闭、遮挡或覆盖安全疏散指示标志。

表 10-1 托育 / 托幼机构消防安全自查自改指引表

序号	项目	自查内容	自改措施
1	安全疏散	儿童活动用房是否布置在建筑的首层、二层或三层	将儿童活动室撤到三层及三层以下
		每个楼层的疏散楼梯是否至少有 2 个	增设室外楼梯
		设在高层建筑内的幼儿园是否设置独立的安全出口和疏散楼梯	分开设置安全出口和疏散楼梯
		疏散门的开启方向是否朝向疏散方向	改变门的疏散方向
		大于 50 平方米的房间是否设有 2 个安全出口	增设安全出口
		消防车道、安全出口、疏散楼梯是否畅通、有无堆放杂物	清理杂物
		二层以上窗户、阳台是否设置防盗网，设有防盗网的窗户、阳台是否设置易于内部开启的逃生口	开设逃生口
2	防火分隔	设置在建筑内的厨房门是否与公共部位进行防火分隔，厨房的门窗是否为乙级防火门窗	厨房的门改为乙级防火门窗
3	消防设施、器材	是否按要求设置灭火器、室内外消火栓、疏散指示标志和应急照明灯等消防设施	◆ 购买灭火器、疏散指示标志和应急照明灯等消防设施 ◆ 安装室内外消火栓
		设有 5 个班或 5 个以上班的幼儿园是否按要求设置自动喷水灭火系统、火灾自动报警系统、应急广播等	安装自动喷水灭火系统、火灾自动报警系统、应急广播
		室内消火栓、喷淋的消防水泵电源控制柜上的开关是否设置为自动状态、消防水池、天面水箱中的水量是否符合要求、室内消火栓、喷淋的消防水泵手动测试启动时是否能启动	按要求整改
		灭火器的插销、喷管、压把等部件是否正常、灭火器是否超出使用年限	维修或重新购买
		疏散指示标志、应急照明灯在测试或断电时是否能在一定时间内保持亮度	维修或重新购买
		消防控制室、消防水泵房内有无设置应急照明灯和消防电话	安装应急照明灯和消防电话
		火灾自动报警主机是否设置为自动状态、有无故障、报警主机远程启动消防泵、报警探测器上的指示灯是否能定时闪烁	按要求整改

（续表）

序号	项目	自查内容	自改措施
4	培训演练	教师是否经过岗前消防培训，是否掌握基本的灭火和逃生常识	组织教师进行培训
		消防控制室值班人员是否持证上岗，是否24小时在岗，每班是否有2人值班	◆无人员值班的，立即整改 ◆无证上岗的，派其参加培训，取得岗位资格证书
		是否每年组织开展一次灭火和应急疏散演练，属于消防安全重点单位的是否每半年组织开展一次灭火和应急疏散演练，是否设有微型消防站	按频次组织开展应急疏散演练
5	消防安全履职情况	是否明确消防安全责任人、管理人	明确消防安全责任人、管理人
		是否开展每月防火巡查，属于消防安全重点单位的是否开展每日防火巡查	组织开展每月防火巡查、每日防火巡查
		建筑消防设施是否开展定期维护保养	聘请有资质的维保公司开展建筑消防设施维护保养
		是否每年对消防设施、电气设备、电气线路至少进行一次全面检测	聘请有资质的维保公司开展检测
6	消防档案	是否落实"三自主、两公开、一承诺"（即自主评估风险、自主检查安全、自主整改隐患；向社会公开消防安全责任人、管理人；承诺本场所不存在突出风险或者已落实防范措施）	制作公示栏
		是否建立消防档案［包括单位基本情况、行政许可法律文书、营业执照、法人和消防安全管理人身份证复印件，各项消防安全管理制度，灭火和应急疏散预案、演练应急预案，义务消防队员名单、器材清单，微型消防站人员、器材、制度，消防控制室值班人员名单、资格证，单位消防设施维护保养合同（与有资质的维保单位签订），日常消防工作记录、员工培训记录、每日防火巡查记录、每月防火巡查记录、火灾隐患及其整改情况记录、消防监督检查记录（消防部门检查时制发的法律文书）］	制作、完善消防档案

表 10-2 托育 / 托幼机构消防安全检查表

序号	具体内容	检查情况	整改措施
1	是否建立健全逐级防火安全责任制（包括成立消防工作领导小组），职责是否明确（包括明确单位主要负责人为消防安全第一责任人），并落实责任到托育 / 托幼机构每个部门和每个岗位；是否建立并落实消防安全自我管理、自我检查、自我整改机制		
2	是否建立健全各项消防安全管理制度（包括消防安全教育和培训制度，防火巡查和防火检查制度，用火用电安全制度，火灾隐患整改制度，易燃易爆危险物品存放和使用制度，消防设施和器材维护管理制度等）和操作规程		
3	是否制订灭火、应急疏散预案并能开展演练		
4	是否落实消防安全教育内容；近年来是否组织在园师幼开展消防安全活动；教职员工是否会使用灭火器等消防器材；教职员工是否熟悉和掌握火灾报警、火场自救与逃生等基本消防知识和技能		
5	活动室、功能室、宿舍、保教、保证完好有效；灭火器的类型选择和设置位置是否正确规范）；消防设施设备是否登记造册、食堂等重点部位的消防设施（灭火器材和消防栓）是否充足、齐全；管理是否落实（包括定期或不定期地开展检查、每月清扫一次		
6	厨房烹饪作间的排油烟罩及烹饪部位专用灭火装置；在燃气或燃油管道上是否设置紧急事故自动切断装置；厨房的排烟罩是否每天擦拭一次，每月清洗一次		
7	疏散通道、疏散楼梯和安全出口的位置、数量、宽度是否符合消防技术规范要求；人员集场所的疏散通道、疏散楼梯或安全出口是否锁闭、封堵或被占用		
8	火灾事故应急照明和疏散指示的设置场所、位置、数量是否符合消防技术规范要求；是否损坏、失效、标识错误和被遮挡、覆盖		
9	在建筑物周围有无违法搭建影响人员逃生和灭火救援的设施，在建筑物周围有无障碍物影响消防车通行或施救的设施		
10	电路电线是否完好，电气设备设施是否符合规范要求；是否有教职员工在园内擅自使用电气设备		
11	是否明确统一管理易燃易爆物品，并选派责任心强，工作态度认真，熟悉相关业务知识的人员专门负责；是否按有关规定存放、管理和使用		
12	其他消防安全情况		

表 10-3　托育 / 托幼机构电动自行车安全隐患检查表

序号	检查内容	检查结果
1	是否在托育 / 托幼机构教学楼、宿舍楼等建筑内的共用走道、楼梯间、疏散通道、安全出口等公共区域停放电动自行车以及为电动自行车充电	
2	是否在教师公寓、宿舍内停放电动自行车以及为电动自行车充电，是否有其他违规停放和充电现象；确需停放和充电的，是否落实隔离、监护等防范措施，防止发生火灾	
3	电动自行车集中停放的车棚是否使用不燃材料搭建并远离楼梯口	
4	对于客观条件受限、一时难以建成车棚、安装充电设施的，是否统一划定安全区域，设置电动自行车临时停放点，是否采取集中管理和加强人员值守	
5	是否在楼梯间、楼道、疏散通道、安全出口等区域张贴禁止电动自行车停放、充电的标识或警示标语	
6	集中停放区域是否配置足够的灭火器	
7	是否定期对充电设施的电气线路进行检查，充电设施是否具有定时充电、自动断电等功能	
8	清理违规电动自行车充电场所	
9	清理违规停放、充电电动自行车	

消防安全宣传培训

在日常生活中，火是必不可少的，同时也是危险而无情的。托育/托幼机构应该积极开展消防安全教育活动，提升教职员工的安全意识和应急处置能力。幼儿的好奇心强，一些幼儿对火有着极大的兴趣，但是对火灾隐患的认知却是一片空白，因此，幼儿因为玩火而引发火灾，最后造成巨大生命财产损失的事件屡见报道。针对此，托育/托幼机构应坚持"消防安全教育要从娃娃抓起"的理念，根据《中小学公共安全教育指导纲要》《推进安全生产"五进"工作方案》《关于进一步加强中小学幼儿园消防安全宣传教育工作的通知》等文件要求，切实做好幼儿园、托育机构等儿童场所的消防安全宣传教育工作，有效提升学龄前儿童的消防安全素质和自防自救能力，引导学龄前儿童合理控制自身行为，积极开展消防安全教育演练，确保学龄前儿童在火灾发生时正确处理并做好自我保护，提升消防安全教育的实效性。

同时，为做好幼儿园、托育机构等场所的日常消防安全工作，相关社会单位应按照《消防法》《机关、团体、企业、事业单位消防安全管理规定》等的要求，强化日常消防安全宣传工作，督促落实消防安全主体责任，开展消防安全基本技能实操实训和应急疏散演练，确保员工懂得本场所火灾危险性，会报警、会逃生、会扑救初起火灾，全面提高单位防控火灾的能力。

员工消防安全"四个能力"的建设内容和要求

检查消除火灾隐患能力

1.单位或场所的法定代表人或主要负责人及员工明确消防安全职责，掌握本场所火灾危险性。场所的法定代表人或主要负责人应是消防安全明白人，须熟知以下内容：

（1）消防安全职责；

（2）本场所火灾危险性和防火措施；

（3）依法应承担的消防安全行政和刑事责任。

2. 单位员工每日上班前下班后检查消防安全；公众聚集场所营业期间随时进行防火巡查。包括下列内容：

（1）用火、用电、用油、用气有无违章；

（2）疏散通道、安全出口是否畅通；

（3）灭火设施、器材配置及完好情况；

（4）安全疏散指示标志、应急照明灯设置及完好情况；

（5）门窗外有无设置金属栅栏、大型广告牌等影响逃生和灭火救援的障碍物；

（6）场所是否违章使用易燃可燃装修材料。

3. 发现火灾隐患应立即整改；不能立即整改的，应确定整改措施、时限，整改期间加强安全防范，确保消防安全。

4. 场所法定代表人或主要负责人对火灾隐患整改负总责。

扑救初起火灾能力

单位员工应掌握消火栓、灭火器等消防设施器材的使用方法，掌握初起火灾扑救方法。

单位员工熟练掌握向消防救援部门报告火警的基本方法、内容和要求。

单位员工发现火灾应立即呼救并拨打"119"电话报警，采取如下措施：

1. 使用现场灭火器、消火栓等设施、器材灭火；

2. 切断场所电源；

3. 组织人员疏散逃生；

4. 单位要明确第一和第二灭火力量，并切实履行相应职责。

组织疏散逃生能力

1. 营业期间应保持疏散通道、安全出口畅通。

2. 应按要求在疏散通道、安全出口设置消防安全疏散指示标志。

3. 单位要明确疏散引导员，熟悉相应职责。

4. 员工要掌握火场逃生自救基本技能，熟悉逃生路线和引导人员疏散程序。发生火灾时，单位员工应立即组织顾客疏散逃生。

消防宣传教育能力

1.场所应悬挂"一懂三会"（即懂本场所火灾危险性，会报警、会灭火、会逃生）提示牌、消防安全承诺书、消防安全登记卡。

2.单位或场所应在疏散通道、安全出口、消火栓、灭火器材等处设置提示性和警示性标语、标识。

（1）消防设施标志。例如，在消防设施、器材附近适当位置，用文字或图例标明名称和使用操作方法。

（2）提示性标志。例如，提示顾客注意安全出口位置、爱护消防器材，电闸箱上设置"闭店前请切断电源"提示语等。

（3）警示性标志。例如，严禁吸烟、严禁违章使用明火、严禁堵塞占用安全通道、严禁乱拉电线、严禁燃放烟火等标志。

日常消防宣传工作开展要求

1.应结合每学期开学及"防灾减灾日""119消防日"等重要时间节点，针对学龄前儿童的特点，将消防安全知识与课堂教学、社会实践、班级活动有机整合，寓教于乐地开展消防安全宣传教育。要定期组织开展火灾应急疏散演练，确保每一个学龄前儿童做到能应急、懂防范，能逃生、会自救，掌握基本的逃生自救知识。每个幼儿园应至少确定一名熟悉消防安全知识的教师负责相关工作。

2.幼儿园、托育机构应在园（所）内显著位置设立消防安全宣传栏，利用板报、校园电视、广播、新媒体等平台定期刊播消防安全常识和公益广告。

3.要积极探索各类教育活动，开办消防安全知识小课堂、线上活动，创作卡通绘本、海报、动画、儿歌、童谣、顺口溜等消防宣教产品。鼓励幼儿园、托育机构等儿童场所利用寒暑假或课余时间，根据不同学段学龄前儿童的特点，有选择性地开展"为家长讲一个消防安全事故案例""参观一次消防救援站或消防科普教育基地""查找整改一处身边的火灾隐患""绘制一张家庭疏散逃生路线图并进行演练"等活动。

4.各幼儿园、托育机构可依托辖区内消防救援站和消防科普教育基地，探索建设消防安全教育实训基地，为开展消防安全知识学习、体验等活动创造条件。

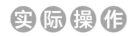

日常消防安全常识

（一）儿童消防安全常识

1. 不玩火，不携带火种。若发现火情，不逞能去扑火，要及时向教师、家长报告，或者拨打火警电话"119"；

2. 在专业人士或家长的指导下，学会使用各类消防器材；

3. 家长不在家时，不使用煤气、液化气灶具等；

4. 不用湿手或湿布触摸电源插头、插座等。雷雨天气时，最好不使用电器，部分用电器（如电视等）要拔掉电源插头。

（二）如何拨打"119"

1. 发现火情要立即拨打"119"火警电话。

2. 报火警后，应详细说明以下四要素：一是火灾发生的详细地址，包括乡镇、村庄、街道的名称、楼层、门牌号码，以及周围有明显特征的建筑物或单位；二是起火物，讲清楚燃烧的物品是什么，比如电器、油类、电动自行车等；三是被困人员及火势，说明人员被困情况，讲清火势猛烈程度，比如有无看到冒烟、火光等；四是联系方式，务必留下姓名和电话号码，以便消防员电话联系，及时了解火场情况。

3. 报火警之后，在力所能及的情况下，迅速赶到交叉路口接应消防车，以便消防车迅速赶至火灾现场；迅速组织人员疏通消防通道，清理障碍物，保证消防车辆到达现场后，立即进入最佳位置进行救援。

（三）灭火器的使用方法

1. 手提式干粉灭火器：适用于扑灭油类、可燃气体、电气设备等燃烧引起的初起火灾。使用时，先打开保险销，一手握住喷管，对准火源根部，另一手压下把手，即可灭火。

2. 手提式泡沫灭火器：适用于扑灭油类及一般物质燃烧引起的初起火灾。使用时，用手握住灭火器提环，平稳、快捷地提往火场，不要横扛、横拿。灭火时，一手握住提环，另一手握住筒身的底边，将灭火器颠倒用力摇晃几下，将保险销拔下，喷嘴对准火源，压下开启压把，即可灭火。

3. 手提式二氧化碳灭火器：适用于扑灭精密仪器、电子设备以及600伏以下的电器燃烧引起的初起火灾。使用时，一手握住喷筒把手，另一手撕掉铅封，将手轮按逆时针方向旋转，打开开关，二氧化碳气体即可喷出灭火。

（四）扑救初起火灾的要点

1. 发现火灾后要大声呼喊并迅速拨打"119"火警电话，并安排人去路口迎候消防车。在消防车到达现场前，应设法扑救。

第十章 | 托育/托幼机构消防安全管理　　475

2. 不要盲目打开门窗，以免空气对流，造成火势扩大、蔓延。

3. 扑灭火苗可就地取材，如用灭火器灭火或使用沙土、毛毯、棉被等简便物品覆盖火焰灭火。

4. 及时组织人员用脸盆、水桶等传水灭火，或利用楼层内的墙式消火栓出水灭火。

5. 可移动物品着火，可视情况将着火物品搬到室外灭火。

6. 油锅起火，不能用水浇油锅中的火，应马上熄掉炉火，迅速盖住锅盖。

7. 燃气灶具起火，应设法关闭阀门或用衣服、棉被等浸水后捂盖灭火，并迅速关闭总阀门。

8. 要将着火处附近的可燃物及时转移到安全的地方。

9. 家用电器着火，要先切断电源，然后灭火。

第四节 消防安全应急疏散演练

理论知识

根据《消防法》《机关、团体、企业、事业单位消防安全管理规定》等法律法规，社会单位应定期组织实施和演练灭火和应急疏散预案。灭火和应急疏散预案是指机关、团体、企业、事业单位根据本单位人员、组织机构和消防设施等基本情况，为发生火灾时能够迅速、有序开展初起火灾灭火和应急疏散，并为消防救援人员提供相关信息支持和支援所制订的行动方案。

根据《社会单位灭火和应急疏散预案编制及实施导则》（GB/T 38315-2019），灭火和应急疏散预案的编制应遵循以人为本、依法依规、符合实际、注重实效的原则，明确应急职责、规范应急程序、细化保障措施。

预案编制程序包括成立预案编制工作组、资料收集与评估、编写预案、评审与发布、适时修订预案。

预案的主要内容应包括编制目的、编制依据、适用范围、应急工作原则、单位基本情况、火灾情况设定、组织机构及职责、应急响应、应急保障等。

其中，单位基本情况应包括：

1. 说明单位名称、地址、使用功能、建筑面积、建筑结构及主要人员等情况，提供单位总平面图、分区平面图、立面图、剖面图、疏散示意图等。

2. 说明单位的火灾危险源情况，包括火灾危险源的位置、性质和可能发生的事故，明确危险源区域的操作人员和防护手段，危险品的仓储位置、形式和数量等。

3. 说明单位的消防设施情况，包括设施类型、数量、性能、参数、联动逻辑关系以及产品的规格、型号、生产企业和具体参数等内容。

火灾情况设定应包括：

1. 预案应设定和分析可能发生的火灾事故情况，包括常见引火源、可燃物性质、危及范围、爆炸可能性、泄漏可能性以及蔓延可能性等内容，可能影响预案组织实施的因素、客观条件等均应考虑到位。

2. 预案应明确最有可能发生火灾事故的情况列表，表中含有着火地点、火灾事故性质以及火灾事故影响人员的状况等。

3. 预案应考虑天气因素，分析大风、雷电、暴雨、高温、寒冬等恶劣气候对生产工艺、生产设施设备、消防设施设备、人员疏散等可能造成的影响，并制订针对性措施。

4.中小学校、幼儿园、托儿所、早教中心、医院、养老院、福利院设定火灾事故情况，应将服务对象人群行动不便这一最不利情形考虑在内。

同时，学校的预案应明确防止疏散中发生踩踏事故的措施，根据学生年龄阶段确定适当数量的疏散引导人员，小学和特殊教育学校应根据需要适当增加疏散引导人员的数量。不提倡将未成年学生作为组织预案实施的人员，不应组织未成年人参与灭火救援行动。医院、幼儿园、养老院及其他类似场所的预案，应明确危重病人、传染病病人、产妇、婴幼儿、无自主能力人员、老年人等人员的疏散和安置措施。

预案制定后，相关单位应组织开展应急疏散演练。其中，消防安全重点单位应每半年至少组织一次演练，火灾高危单位应每季度至少组织一次演练，其他单位应每年至少组织一次演练。在火灾多发季节或有重大活动保卫任务的单位，应组织全要素综合演练。单位内的有关部门应结合实际适时组织专项演练，宜每月组织开展一次疏散演练。演练过程中，应及时进行拍照、摄录，妥善保存演练相关文字、图片、录像等资料并进行总结讲评。

教育部办公厅发布的《中小学幼儿园应急疏散演练指南》要求，根据"精心准备、科学组织；着眼实战、注重细节；明确目标、循序渐进；立足实际、务求实效"原则，落实应急疏散演练，提升应急疏散演练的实际效果，进一步增强师生安全意识，提高其逃生自救能力，在发生紧急情况时，能有序、迅速地安全疏散，保障师生的生命安全。

演练准备阶段应包括制订演练方案、建立演练组织机构、演练前宣传教育、演练前师生身体问询检查以及其他准备工作。

制订演练方案

应急疏散演练方案应根据学校自身性质、地理位置、周边环境、教职工和学生人数、校园内建（构）筑物类型和数量等实际情况，依据《国家突发公共事件总体应急预案》《教育系统突发公共事件应急预案》等相应应急预案制定。

演练方案一般应包括演练主题、演练目的意义、演练时间和地点、参与演练人员、演练组织结构及人员分工、演练准备工作、疏散路线、演练流程、保障措施、善后处置和信息报告等内容。演练方案应做到内容完整、简洁规范、责任明确、路线科学、措施具体、便于操作。

建立演练组织机构

学校应根据演练方案的要求，建立健全演练组织机构。成立由校长、有关校领导及工作人员组成的演练指挥部（领导小组），全面负责演练活动的组织领导和协调指挥工作，同时落实每位成员在演练中的具体工作。设总指挥、副总指挥及相关成员。主要职责包括三方面。

1. 全面负责应急疏散演练工作。总指挥要亲自组织，现场指挥，确保演练效果。

2. 执行上级有关指示和命令，领导小组成员按其所在部门的职能、职责各负其责，认真做好应急疏散工作。

3. 合理划定学校及周边应急疏散场地（避险场所）、疏散通道，明确应急疏散信号，设立应急疏散指示标志，教育学生熟悉和掌握应急疏散方案。

演练指挥部应下设若干小组，明确职责，落实人员。

1. 组织协调组：负责演练方案的制订；演练过程的协调指挥；信息的上传下达、对外联系等。

2. 宣传报道组：负责安排演练前的宣传教育，演练的摄影、记录、计时、总结等。

3. 疏散引导组：负责科学编制和张贴学校应急疏散路线图、班级应急疏散路线等；引导、组织师生安全有序疏散；帮助伤病学生疏散并妥善安置；疏散完成后协助其他各组开展工作。

4. 抢险救护组：负责第一时间组织实施自救互救，抢救遇险师生，视情况抢救重要财产、档案等；检查学生身心状况，进行临时救治和必要的心理疏导；演练中发生意外事故，负责将受伤师生尽快运送到指定安全区域，并迅速联系急救中心或拨打120，在专业医务人员到达之前，救护组应对受伤师生采取必要的救助措施，为救治伤者赢得时间；预防次生灾害。

5. 后勤保障组：负责治安保卫工作，布设演练场地，维护演练秩序，拉响演练警报；负责通讯、标识、广播、救助等演练所需物资装备的准备；检查、恢复学校水电、通讯等后勤保障设施。

各小组应设立负责人，统一协调本组的工作。各小组演练前应充分了解本小组职责，并将职责落实到每位成员；演练中按照职责开展工作，在疏散完成后，各小组负责人应及时向总指挥反馈、汇报。学校可视演练主题和学校实际情况调整演练组织结构，以保证演练质量。

演练前宣传教育

学校应根据演练的主题，在演练前依托校园网、校园广播、宣传橱窗、板报等传播载体，通过专题会议、班、校会等多种途径和方式，向全校师生宣讲疏散演练方案，让师生明确演练的必要性和基本步骤，熟悉疏散程序、疏散信号、疏散路线、疏散顺序、疏散后的集合场地和时间要求等。有针对性地组织师生学习安全知识，掌握避险、撤离、疏散和自救互救的方法及要点。

演练前师生身体问询检查

演练前要对师生身体情况做一次问询检查，凡有特异体质（先天性心脏病、癫痫等）的师生，演练前发烧、腿受伤等不宜进行紧张和奔跑活动的师生，要给予妥当安排。

其他准备工作

1. 加强协调宣传工作。演练前学校应向教育主管部门报告。根据不同演练主题，教育部门、中小学要加强与公安、交管、地震、消防等部门的沟通协调，邀请专业人员到校，帮助学校完善相关方案，指导演练过程。学校可视情况通报相关部门和周边单位，并通过广播、网站、横幅标语等方式，预告演练的时间、地点、内容，避免引起误解、谣传和恐慌，保证演练安全顺利进行。

2. 印制演练相关文件。包括演练方案、演练人员手册、演练脚本等；酌情配备需要的装备器材，如胸挂式应急工作证和指挥员、安全疏导员标志，手电、应急灯、口哨、对讲机、手持扩音器、医疗急救箱、灭火器材、警戒线等。

3. 张贴疏散线路图和指示标志。在每个教室、宿舍、办公室内或门后张贴应急疏散示意图，在教学楼、宿舍楼、办公楼、实验楼等场所疏导通道的适当位置张贴应急疏散示意图和前往避险场的指示标识，避险场所应设置标有文字说明的指示标识、平面图和疏散示意图。指示标志、平面图和疏散示意图应当清晰完整、简洁规范、美观大方。

4. 准备演练器材。演练前，后勤保障组要提出演练经费申请计划，根据需要购置或准备演练所需的烟雾发生器、警报器、场地标志等物品。

进入演练实施阶段后，应落实以下工作和要求。

1. 火灾发生后，需要进行疏散时，广播响起："现在发生火灾，全体师生立即疏散。"同时，疏散警报信号（电铃声、警报声、哨声等）长鸣，每长鸣 60 秒，停 30 秒，反复两遍为一个周期，时间共 3 分钟。

2. 在教室、实验室、宿舍等地点的教职工立即告知学生"按照疏散路线，快速疏散"，组织学生从前后门有序疏散，并且根据不同楼层教室、实验室、宿舍等的位置，就近从疏散楼梯向下疏散。

3. 学生立即向避险场所疏散，要求：沉着冷静，服从指挥；所有学生应做到快速、猫腰、护头、掩鼻（遇到浓烟时，可利用衣服、毛巾或者其他可利用的东西捂住口鼻，并尽量降低行走姿势，以免烟气进入呼吸道。如果烟气特别浓而使人感到呼吸困难，可贴近墙边爬行，因为近地处往往残留清新空气）；不拥挤，不推搡他人，不起哄，不高声喧哗，不争先恐后，不拉手搭肩，不嬉戏打闹，不弯腰拾物，不逆流而行；在拥挤的人群中，注意双肘撑开平放胸前，形成一定空间保证呼吸；当发现自己前面有人摔倒时，要马上停下脚步，同时大声呼救，告知后面的人不要向前靠近；当自己摔倒时，应尽快爬起；当被踩踏时，要两手十指交叉相扣、护住后脑和颈部，两肘向前，护住双侧太阳穴，双膝尽量前屈，护住胸腔和腹腔的重要脏器。

4. 疏散引导组在第一时间赶到指定位置（楼梯口、转角处、楼门口等）引导疏散，指挥学生保持秩序，控制速度，逐次疏散。同时视实际情况可喊"大家注意脚下，防止滑倒；

保持秩序，不要拥挤；注意保护头部，小心坠物；有人摔倒了，大家小心；不要往回跑、不要捡东西"等提示语。帮助有困难的人员疏散。如出现拥挤摔倒等突发情况，负责疏散引导的老师应立即向指挥部报告，等险情排除后，再组织学生有序撤出。待学生疏散完毕，方可撤离。

组织协调组做好演练指挥、协调等工作；宣传报道组做好演练的记录（摄像、摄影等）和计时等工作；后勤保障组做好报警等工作；抢险救护组做好伤员救治等工作。

5. 学生疏散到避险场所后，应按照班级形成队列在指定位置站好，避免混乱。班主任或负责统计的人员进行班级、年级人员统计；抢险救护组检查学生身体状况，进行临时救治、心理疏导；后勤保障组检查学校各项设施、物资等。完成后，各小组负责人及时向总指挥报告，并根据总指挥的指令采取下一步行动。

6. 总指挥宣布演练结束。

在演练总结阶段，主要对以下内容进行讲评。

（1）总指挥对演练进行现场总结讲评，内容主要包括演练组织情况、演练目标及效果、演练中暴露的问题及解决办法等。

（2）结合演练的主题和目的，可适当开展相应的安全教育。

（3）对演练场地进行清理恢复，回收、整理演练物资装备。

（4）对演练进行总结评估，各部门和有关人员通过访谈、填写评价表、提交报告等方式，进行总结评估。有条件的学校可建立独立评价机制，或聘请相关人员为整个演练进行测评。

（5）将演练文字及视频资料进行整理、保存。

> 根据《托育机构消防安全指南（试行）》，托育机构应落实以下工作，强化应急疏散预案制定和演练：
>
> ▲托育机构应制定灭火和应急疏散预案，针对婴幼儿的疏散应有专门的应急预案和实施方法，明确托育从业人员协助婴幼儿应急疏散的岗位职责。
>
> ▲托育机构应每半年至少组织开展一次全员消防演练，尤其是要针对婴幼儿不具备自主疏散能力的特点，加强应急疏散演练。
>
> ▲托育机构应与所在建筑的消防控制室、志愿消防队或微型消防站建立联勤联动机制，建立可靠的应急通讯联络方式，并每年开展联合消防演练。
>
> ▲托育机构的从业人员应掌握简易防毒面具和室内消火栓、消防软管卷盘、灭火器、灭火毯的操作使用方法，知晓"119"火警报警方法和程序，具备初起火灾扑救和组织应急疏散逃生的能力。
>
> ▲婴幼儿休息期间，托育机构应明确2名以上人员专门负责值班看护，确保发生火灾事故时能够快速处置、及时疏散。

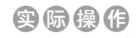

××幼儿园（托育机构）疏散演练方案

（一）演练目的

进一步增强我园师生消防安全意识，提高自救防范能力，做到在发生火警火灾时，能临危不乱，按照消防逃生路线有序、迅速地安全疏散，确保生命安全；通过紧急疏散演练，帮幼儿巩固所学的安全防护知识，使其逐步形成遇事不慌、积极应对、自我保护等意识；助教职工掌握正确使用灭火器的方法及保护幼儿逃生的方法，提高应对火灾等突发事件的能力。

（二）演练时间和地点

时间：20XX年XX月XX日

地点：各班活动室、幼儿园（托育机构）操场

（三）活动准备

1. 疏散线路图（副园长）

2. 疏散时间计时（主任）

3. 安排2名教师制造烟火（后勤主任）

4. 消防物品准备（后勤主任）

5. 音响、麦克风（1名教师）

6. 活动横幅：XXXX学年幼儿园/托育机构消防演练活动（1名教师）

7. 活动主持人（1名教师）

（四）演练组织结构

1. 现场总指挥：园长

2. 现场总协调：副园长、主任、保健医生、2名主班教师

3. 组员：全体教师

4. 疏散人员：幼儿及全体教职工

（五）工作小组分工明细（如下表10-4所示）

表10-4　工作小组分工明细表

工作小组	负责人员	职责
协助指挥小组	各班教师和保育员	演练前清点幼儿人数；带领幼儿撤退（机构低龄段幼儿需安排具体人员，每人抱2名撤离）；到达安全地带后清点幼儿人数，并上报园长
现场警戒小组	1名教师	负责引导幼儿和其他人员进入警戒地带
救护小组	保健医生	负责演练疏散过程中发生意外事故时的应急救护，拨打119火警电话和120急救电话
报警小组	后勤主任	负责火警预报，向分管上级领导电话报告失火情况
安保小组	保安	打开幼儿园（托育机构）前、后门的消防通道，并负责门口安全工作

（六）疏散流程.

1. 由现场总指挥（园长）按下警铃，宣布消防紧急疏散演练开始。

2. 教师听到铃声后组织幼儿排成两列队伍有序疏散。

3. 第一组：（部分班级）从 A 梯口下走向户外操场集合。

4. 第二组：（部分班级）从 B 梯口下走向户外操场集合。

5. 第三组：（部分班级）从最近出口走向操场集合。

6. 清点幼儿人数，马上向现场总指挥（园长）上报。

7. 主持人小结逃生情况。

8. 邀请消防员向幼儿介绍消防车的结构及功能，介绍消防车上的各项装备，如水带、高压水枪、开门器、无齿锯、灭火战斗服等。

9. 主持人向幼儿宣教有关消防安全的知识。

10. 教师组织幼儿有序回班。

11. 演练结束后，对新入职教师进行灭火器使用培训。

（七）疏散前的注意事项

1. 关闭电、气设备，切断电源，关闭门窗。

2. 为保证快速、有序、安全地疏散，任何人在疏散时不应携带个人物品，更不允许逆向跑窜寻找个人物品。

3. 疏散时，师幼必须指引幼儿用毛巾或手帕等捂住口鼻，弯腰远离楼体，撤离到安全空旷地带，提醒幼儿不要惊慌与骚乱，确保安全撤出。教育幼儿严禁推搡、拥挤、抢先，有序安全撤离。疏散撤离时，教师要特别照顾特殊幼儿（特异体质或患病幼儿）。

4. 现场警戒小组确保疏散通道的畅通和现场秩序稳定，楼梯疏散撤离队伍产生冲突时，按先到先走原则，一律听从楼梯负责人指挥。

5. 各工作小组本着对幼儿高度负责的态度，严肃认真地对待各类突发情况。

××幼儿园（托育机构）疏散演练方案

第一条　演练目的

使园区教职工掌握应急疏散的正确方法，熟悉园区紧急疏散的程序和线路，确保在危险来临时，园区应急工作能快速、高效、有序地进行；通过演练活动，提高教职工突发公共事件下的应急反应能力和自救互救能力。

第二条　演练安排

演练频率：每学期至少演练一次，也可视情况增加演练次数。

演练内容：以疏散演练为主，辅以其他应急演练。

第三条　组织领导

组长：园长

副组长：副园长

成员：全体教师及工作人员

第四条　管理人员职责

1. 应急避险演练要有组织、有计划地开展。园区管理团队要高度重视此项工作，提前开展部署，明确各自的工作职责，既要确保演练顺利进行，又要预防演练过程中的意外事故。

2. 管理人员及教师应做到：明确职责，高度负责，演练开始前要到达所负责的岗位，确保各必经路口、楼层有人负责。（具体方案根据园区实际情况制订紧急疏散演练方案）

3. 全体教职工必须严肃对待每次疏散演练，确保疏散演练达到预期目标。

4. 当发生意外事故时，要及时作出处理，并报告园长。

5. 各班到达集合点后，由班主任及时清点人数。

第五条　紧急疏散演练

1. 疏散路线和集中地。主管安全工作的负责人应事先制订演练方案，确定疏散路线，原则上集中地为园区操场或较大的空旷处。

2. 疏散注意事项：

（1）由园区管理团队带领婴幼儿有序疏散。

（2）疏散过程中，应确保疏散通道畅通。

（3）疏散过程中，各班各队伍间要保持一定距离，确保疏散过程迅速、有序。

（4）疏散演练结束后，各班应立即清点人数，并向总指挥报告人数情况。

1. 当所有班级到达集中地且经查实人数无误后，由园长宣布演练结束，并作总结讲话。各教职工要及时总结经验，不断提高应急避险演练的效果。

2. 演练后及时评估、总结。对照事先的演练方案，根据演练活动的具体实施情况，比较演练实际效果与目标之间的差异，对演练准备、组织、实施及其安全事项进行全过程、全方位评估，查漏补缺，总结经验教训，完善相关应急预案。

3. 演练后，做好演练计划方案、演练过程影音图像、总结报告等资料的归档。

××幼儿园（托育机构）火灾事故应急预案

为加强幼儿园（托育机构）消防工作，保护师幼的生命及国家的财产安全，根据《中华人民共和国消防法》及相关法律法规，结合本园（机构）建筑及环境情况，做到防患于未然，特制定本预案。

（一）演练组织结构火灾事故应急预案领导小组

1. 组长由园长担任

2. 副组长由副园长或主任

3. 火灾事故应急预案工作小组

（1）应急指挥组由园长、副园长、主任构成

（2）应急报警组由科任教师及各班班主任构成

（3）灭火行动组由后勤主任、后勤人员、厨房主管构成

（4）安全救护组由保健医生构成

（5）通讯联络组由科任教师构成

（二）预案内容

1.预防措施如下。

（1）园长全面负责本园消防安全工作。

（2）根据消防安全有关法律法规，结合幼儿园（托育机构）实际制定幼儿园（托育机构）消防安全管理制度，落实幼儿园（托育机构）消防安全责任。

（3）加强对教职工和幼儿的消防安全教育，普及消防知识，每期组织一次全园（机构）性消防演习，让教职工和幼儿学会正确使用灭火器材以及掌握逃生方法。

（4）消防设施、消防器材、消防栓及消防通道符合要求。

（5）加强消防安全检查，发现问题需及时整改。

2.接警、报警处理程序如下。

工作时间发生火灾时，发现者立即按响警铃，拨打 119 报火警，并迅速拨打电话报告幼儿园（托育机构）领导，园（机构）领导指挥各组人员立即行动，关闭电源。

3.及时扑救初起火灾的程序和措施如下。

园（机构）领导接警后，立即组织灭火行动组灭火；在初起火点的教职员工就地取材用各种灭火器材进行灭火。

4.应急疏散的组织程序和措施如下。

（1）如果班上发生火灾，工作人员应及时按响警铃，发现者和听到报警者（教职员工）应立即打开疏散通道，打电话报告园（机构）领导，并迅速组织幼儿按平时消防演习的逃生路线疏散到安全的地方，如火势已蔓延，要稳定幼儿的情绪并等待救援。

（2）其他班上工作人员听到警铃后，立即停止幼儿的所有活动，稳定幼儿的情绪，关闭电闸，留心听广播，选择安全的楼梯、通道，将幼儿带到安全的地方。

（3）应急指挥组立即到达各指定位置（楼梯口等），协助疏散班上工作人员和幼儿，并到达疏散集中地，安慰、管理好幼儿，避免幼儿走散走失。

（4）灭火行动组就近拿灭火器，打开室内消火栓，连接消防水车的水枪到起火点灭火。

（5）门卫听到警铃后，等候领导指示。严密注视门口，不让无关人员进入幼儿园（托育机构）。

5.通讯联络、安全救护的程序和措施如下。

（1）领导小组成员的通信设备必须 24 小时保持畅通。

（2）通讯联络组接警后，应迅速拨打 119，并前往火灾现场，同时将相关情况报告给主管部门，联系 120 实施医疗救护。

（3）教学主任听到警铃后，在安全的情况下，坚守岗位，保证广播系统和监控系统正常运行。

（4）安全救护组要就地对伤员展开救护并迅速将伤员送往医院救治。如有幼儿受伤，要及时通知幼儿家长。

6. 安全疏散要求如下。

（1）所有保教人员必须以最快的速度到达班级，迅速组织幼儿排好队，努力做到快、静、齐，将各种混乱、嘈杂声音的音量尽可能地降到最低。

（2）工作人员要根据起火地点和火势灵活选择逃生路线。

（3）先到达操场的班向中心靠拢，以畅通疏散通道，保证迟到的班及时到达安全地带。

（4）在疏散途中，工作人员除了照顾好本班幼儿，也要照顾好其他班走散的幼儿，问清班别、姓名后向行政负责人报告。

（5）楼层负责人在火灾事件发生后，应及时赶到负责的楼层，清点、登记已疏散下楼的各班幼儿人数，检查各班有无遗漏的幼儿，向指挥组组长（园长）报告幼儿的人数及安全情况，最后到操场汇合，保护幼儿安全。

（6）发生灾害时，要把人身安全尤其是幼儿的安全放在首位，有人员受伤要及时送医院抢救。

（7）保教人员具体安排

主班教师负责组织幼儿逃生。配班教师负责检查班上有无遗漏的幼儿，关闭电源开关，协助班级教师把所有幼儿护送到安全地区，最后向联络员报告人数等情况。保育员拿灭火器到起火点参与灭火。

7. 后勤人员安排如下。

（1）保安负责关闭失火楼层总电闸后向分管领导报告，到大门接应消防车，将消防人员带到现场救火。

（2）后勤领导负责打119火警电话，然后带上全园的钥匙、钳锤等工具，巡视各楼层的疏散通道是否畅通，应急照明灯是否打开，向园长报告，然后到火灾现场指挥救火。

（3）后勤人员取出消防水带，打开消防栓接通水源，然后到火灾现场指挥救火，随时向总指挥（园长）报告救火情况。

（4）厨房主管负责关好煤气总阀后向分管园长报告，然后到火灾现场参与救火。

（5）厨房人员负责把厨房大灭火器推到起火点参与救火。

（7）财务负责人收好账务资料，关门后巡视园内周边围墙，确保安全后向后勤副园长报告。

（8）科任教师拿着幼儿人数记录表在园长旁边，负责联络工作。

（9）保健人员立即打开后门，其中一名保健人员带病孩疏散到操场，其他保健人员带着急救药箱巡视各安全地区幼儿的情况。

（9）协助门卫严守大门，等候并指引消防车。

（10）负责起火点周边的警戒，不让无关人员走近。

8. 现场保护和处理如下。

（1）火灾后应保护好现场，协助消防部门进行事故现场分析，查明起火原因。

（2）火灾发生后，领导要到一线指挥，人、财、物要及时到位，并迅速传递有关信息，尽最大可能保证幼儿、教师生命安全，使损失降到最低。

（三）火灾事故应急流程如下图

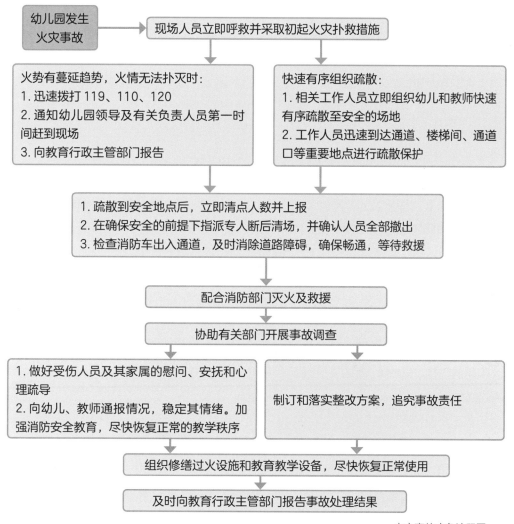

火灾事故应急流程图

托育机构(幼儿园)志愿消防队(微型消防站)火灾扑救措施

(一)调查研究内容

外部情况包括:

1. 建筑层数、高度、建筑之间的距离。

2. 周围的交通道路情况。

3. 室外消火栓的数量、位置,地下管网口径、形状、压力、流量,消防水池的位置、容量、取水位置、补水形式。

内部情况包括:

1. 托育机构(幼儿园)的班次和人数。

2. 室内消火栓或灭火器具的位置、数量。

3. 疏散通道和安全出口的位置。

(二)灭火的基本要求

积极抢救和疏散被困幼儿,控制火势,扑灭火情。

(三)扑救要点

坚持"救人第一"的指导思想,要集中力量救助被困的儿童。当火势威胁儿童安全时,应采取强力掩护、疏散救人的措施。即以水枪射流消灭儿童被困点及疏散通道的火势,驱散烟雾,保证疏散路线畅通无阻。

(四)灭火救援行动要求

应集中力量疏散和抢救儿童。佩戴好个人防护装具后,通过走廊、楼梯间、阳台等开窗处临时架设消防梯或其他登高工具,深入建筑内救助被困儿童。

1. 对头脑清醒、能够行走的儿童,救助人员应护送其到安全地点。

2. 对无行走能力,处于惊慌、昏迷状态的儿童,救助人员应采用背、抱、抬等方式带他们到安全地点。

3. 有大批儿童需要救助,而救助力量又不足的,可先将被困儿童转移到相对安全的地方(房间)稍待,然后再把他们转移到安全的地方。

4. 用消防梯、安全绳、救生袋、缓降器等救生工具,通过外窗、阳台等把儿童输送到底层,转移到安全地点。

5. 救助儿童如要通过高温烟火封锁地段,要利用被褥、衣服和棉织品等将儿童保护起来,并在水枪的掩护下进行疏散。

(五)灭火注意事项

1. 一切灭火行动都要以保护儿童,切断火势向有儿童的房间蔓延为根本目标。

2. 救助儿童时,救助人员动作要轻,语言要温和,避免儿童惊慌和混乱。

3. 要制止儿童家长闯入火情现场,避免造成意外伤亡。

第十一章

广州市托育／托幼机构卫生保健资料收集、分析与统计

第一节 广州市托育机构卫生保健资料收集、分析与统计

卫生保健资料收集、分析与统计是其卫生保健工作的重要内容之一。真实、完整的日常卫生保健工作记录，不仅是日常卫生保健工作的佐证材料，还是统计分析的基础。卫生保健资料经过科学的统计与分析，既可以反映出本园保健工作的情况，儿童的身心健康发育情况，更可以使保健人员及园领导从中获取重要的信息，不断完善本园的保健措施，保证儿童健康成长。

资料的收集

日常卫生保健工作记录和健康档案应真实、完整、字迹清晰，根据情况随时记录。资料至少保存 3 年。

每日出勤登记

1. 出勤登记表如表 11-1 所示，可放到儿童班级由保育员或教师完成登记。每天按照儿童到园的实际人数登记，对没有到园的儿童，应详细登记日期、星期、姓名、缺勤原因（如病假、事假等）。其中，病假需明确登记患某种疾病，如上呼吸道感染、腹泻等，事假需填写明确的事因，如回某地老家、到某地旅游等。

2. 出勤统计表如表 11-2 所示，每月由保健人员统计，填写出勤统计表。出勤统计表中，应出勤人数为在册人数，应出勤日数为当月开园天数，应出勤人日数 = 应出勤人数 × 应出勤日数，实际出勤人日数 = 应出勤人日数 − 缺勤人日数，出勤率 = 实际出勤人日数 / 应出勤人日数 × 100%。每学期末，保健人员对全园缺勤率及缺勤原因进行分析。针对导致缺勤的主要原因提出有效的干预措施，并提交给园领导，园领导批准后组织实施。

表 11-1　广州市托育机构每日出勤登记表（示例）

班级：果果班　　　人数：15人（4月12日新插班1人）

日期	星期	实际出勤人数	缺勤儿童姓名	缺勤原因	缺勤儿童姓名	缺勤原因	缺勤儿童姓名	缺勤原因	缺勤儿童姓名	缺勤原因
4月10日	一	13	张X	去北京探亲	李X	发烧39℃，居家治疗				
4月11日	二	12	张X	去北京探亲	李X	居家调养	白XX	去看行为发育儿科		
4月12日	三	13	张X	去北京探亲	李X	居家调养	黄XX	办理身份证		
4月13日	四	14	张X	去北京探亲	李X	居家调养				
4月14日	五	15	张X	去北京探亲	李X	居家调养				

表11-2　广州市托育机构出勤统计表（示例）

年月	应出勤人数[1]	应出勤日数[2]	应出勤人日数[3]	缺勤人日数[4]	实际出勤人日数[5]	出勤率[6]
20XX-9	60	20	1200	135	1065	88.75%
20XX-10	60	18	1080	118	962	89.07%

填表人：　　　　　　　负责人：　　　　　　日期：　　　年　　月　　日

说明：（1）以托育机构为单位进行统计，每月进行一次出勤率统计。

（2）3 = 1×2。

（3）4 = 表11-1缺勤记录的合计数。

（4）5 = 3-4。

（5）6 = 5/3×100%。

3. 具体工作流程图如下图。

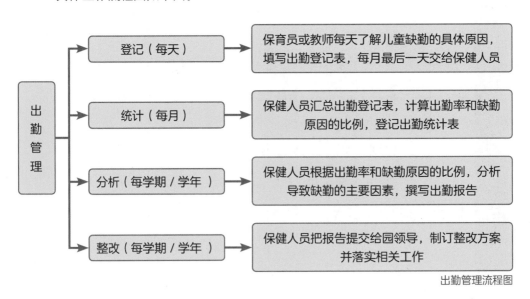

出勤管理流程图

晨 间 检 查 及 全 日 健 康 观 察 记 录

（一）晨间检查物品准备

包括晨间检查表、笔、压舌板、手电筒、听诊器、速消洗手液、干净毛巾、小桌子、小板凳、口罩、工作服、体温计。

（二）晨间检查的方法及内容

1. 一看：精神状态，面色是否正常，有无流泪、眼结膜充血、流鼻涕等。

2. 二问：儿童在家情况，包括饮食、睡眠、大小便。

3. 三测：儿童是否发热，皮肤是否异常（包括出疹、皮肤发炎、化脓等），传染病流行期间建议使用体温枪先测体温。

4. 四查：检查儿童有无携带危险物品（包括利器、易燃品等）到园。

（三）登记及处理

1. 发现儿童疑似患有传染病，应及时登记并送隔离室或嘱托其家长带去医院做进一步确诊、登记和治疗。

2. 发现儿童有潜在的常见病发病可能，应先登记，然后注意做好每日巡班观察工作，发现儿童发病要及时处理。

3. 发现儿童携带危险物品到园，应及时没收，并及时与儿童家长交流沟通，避免儿童再次携带危险物品到园，并填写表11-3。

（四）具体工作流程图可参考下图。

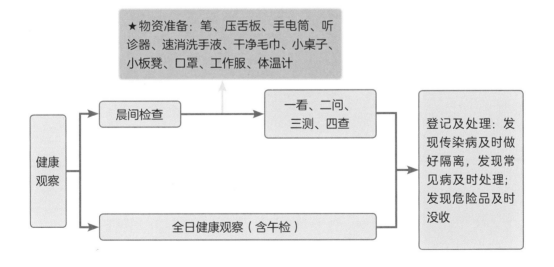

健康晨间检查及全日观察工作流程图

表 11-3　广州市托育机构儿童晨检及全日健康观察表（示例）

日期				当天受检人数	班别	儿童姓名	性别	年龄	当天重点个案 晨检及全日健康观察记录		是否带药	在托人数
年	月	日	时间						体温	其他特殊记录		
20XX	10	8	7：45	83	豆豆	李XX	男	2岁	正常	咳嗽，多喝水，观察无异常	否	85
20XX	10	8	7：45	82	彩虹	孙XX	男	1岁6个月	正常	咳嗽，带药回园观察无异常	是	85
20XX	10	8	7：45	82	果果	宋XX	女	3岁	正常	咽红，多喝水，观察无异常	否	85
20XX	10	8	11：45	83	果果	阳XX	女	2岁	38.6	即刻隔离、多喝水、物理降温、电话告知家长，建议就诊并居家隔离至退烧超过48小时	否	85

说明：（1）每天晨检、全日健康观察时的记录，发现儿童患病或有特殊情况，进行记录及重点观察，患病儿童情况需登记在儿童发病情况每日登记表上，正常儿童不用记录。
（2）如果发现有儿童患有传染病，应做好隔离治疗，并登记在传染病登记表上。

儿 童 带 药 服 药 记 录

1.为避免交叉感染，儿童患病时原则上应在家护理，如果有在托育机构喂药的需求，须要核对医院病历方可喂药。

2.喂药记录可根据托育机构工作流程，填写表11-4，记录内容需涵盖日期、班级、姓名、疾病名称、药物名称、服药剂量、服药时间及服法，喂药时间。

3.家长、喂药者及检查者都要签名确认（见表11-4）。

4.具体工作流程可参考下图。

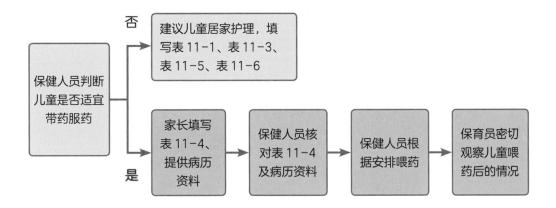

保健人员判断儿童是否适宜带药服药工作流程图

表11-4 广州市托育机构儿童带药服药记录表（示例）

日期	班级	儿童姓名	疾病名称	药物名称	服药剂量	服药时间及服法	家长签名	喂药时间	喂药者签名	检查者签名
20XX-2-26	果果	李XX	上呼吸道感染	小儿咳喘灵颗粒	2g	中午，口服	李XX	11：30	蔡XX	何XX
20XX-2-26	豆豆	阳XX	胃肠功能紊乱	整肠生	0.5袋	中午，口服	阳XX	11：37	蔡XX	何XX
20XX-2-27	豆豆	谢XX	功能性消化不良	小儿消积止咳口服液	20mL	中午，口服	谢XX	11：41	蔡XX	何XX

说明：（1）为避免交叉感染，儿童患病时原则上在家护理，如果接受喂药，需要核对医院病历。
（2）喂药记录可根据托育机构工作流程，采用上表或单个儿童喂药单的形式，记录内容需涵盖以上表格所列项目。

儿 童 发 病 情 况 每 日 登 记

1. 资料来源于出勤登记表、晨间检查登记表及保健人员全天观察中发现的儿童急性疾病的每一个个案。

2. 表中所列的常见病名，可在相应的栏打"√"。表中没有的病名，应在"其他"栏中写上具体的疾病名称（见表 11-5）。

3. 应如实记录儿童发病后的痊愈时间。

4. 慢性疾病如营养不良、佝偻病、贫血、结核病、心脏病等疾病不记录在儿童发病情况每日登记表中。

5. 具体工作流程可参考下图。

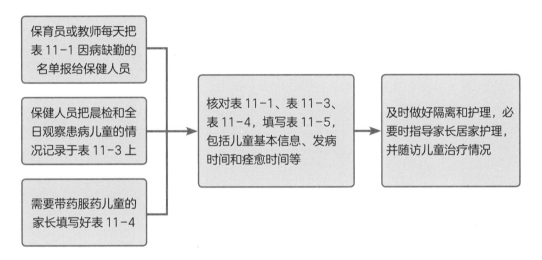

儿童发病情况每日登记工作流程图

表 11-5　广州市托育托幼机构常见病儿童发病情况每日登记表（示例）

班级	姓名	性别	年龄	发病时间	常见病					痊愈时间
					上感	气管炎	肺炎	腹泻	其他	
豆豆	李XX	女	2岁	20XX-3-12					结膜炎	20XX-3-15
豆豆	崔XX	男	2岁	20XX-3-12	√					20XX-3-17
彩虹	王XX	女	1.5岁	20XX-3-13	√					20XX-3-15
彩虹	赵XX	女	4岁	20XX-3-15		√				20XX-3-18

说明：（1）资料来源于表11-1、表11-3、表11-4及每日突发病例，包括因病在家的患病儿童，患病儿童应及时做好隔离护理，通知家长带孩子就诊或回家照护，并在本表中做好记录。

（2）如儿童患有上表中所列的疾病，可在表格中该栏中打"√"，其他常见病写具体病名。

（3）常见病指急性上呼吸道感染、扁桃体炎、气管炎、肺炎、腹泻等急性病患。

传 染 病 登 记 表

1. 资料来源于出勤登记表、晨间检查登记表以及每日的突发病例。

2. 传染病是指《中华人民共和国传染病防治法》规定管理的传染病，由医院出具最后诊断。

3. 保健人员根据医院诊断的传染病进行隔离、消毒检疫。

4. 儿童一旦确诊为传染病，应按相应的传染病相关处理进行隔离治疗，待痊愈后方可返园，并填写痊愈时间。

表11-6　广州市托育机构传染病儿童发病情况登记表

班级	姓名	年龄	发病日期	传染病名称	处理	痊愈时间
果果	李XX	2岁	20XX-2-26	疱疹性咽峡炎	已到XX医院就诊，班级进行终末消毒，患儿居家隔离	20XX-3-15
豆豆	杨XX	1岁	20XX-2-28	疱疹性咽峡炎	已到XX医院就诊，班级进行终末消毒，患儿居家隔离	20XX-3-17

说明：（1）资料来源于表11-1、表11-3及每日的突发病例，疑似病例以医院确诊为准。

　　　（2）传染病是指《中华人民共和国传染病防治法》规定管理的传染病。

5. 具体工作流程可参考下图。

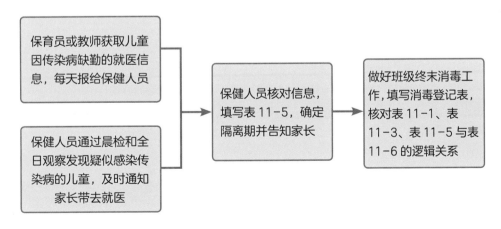

传染病登记流程图

儿童疾病月发病管理

1. 资料来源于出勤登记表、晨间检查登记表、每日的突发病例以及传染病登记表。

2. 离园 3 个月以上不计入在册人数。

3. 托育机构每月统计月发病率备查，掌握每月发生疾病的波动情况，必要时进行分析并及时采取措施。

4. 具体工作流程可参考下图。

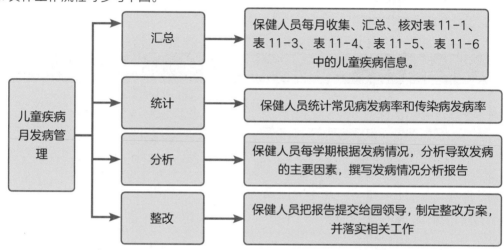

儿童疾病月发病管理流程图

高危儿、特殊儿童管理登记

1.《广州市高危儿管理实施细则》规定，高危儿是指患有中度及以上营养性缺铁性贫血、中重度营养不良、活动性佝偻病、肥胖、先天性心脏病、单纯性肥胖症等疾病的儿童。

2. 特殊儿童是指与正常儿童在躯体和心理行为上有差异的儿童，如精神发育迟滞、听力异常、视力异常、慢性疾病（如癫痫、肢体残缺等）、心理行为异常、药物过敏、患先天性遗传代谢病等的儿童。

3. 对高危儿、听力异常儿童、心理行为异常儿童，除进行管理登记外，还应按广州市儿童系统管理的相关要求及常规进行个案追踪管理。

表 11-7 广州市托育机构高危儿、特殊儿童管理登记表

发现日期	班级	姓名	年龄	性别	诊断	是否在医院干预
201X-3-15	豆豆	陈XX	2	男	中度以上营养不良	是
201X-10-20	豆豆	曾XX	2	男	单纯性肥胖症	是
201X-9-01	彩虹	韩XX	1	女	先天性心脏室缺术后	是
……						

说明：（1）.高危儿是指患有中重度营养性缺铁性贫血、中重度营养不良、活动性佝偻病、先天性心脏病、单纯性肥胖症等疾病的儿童。

（2）.特殊儿童管理登记是指对各种特殊情况需要进行保健管理追踪的记录，包括过敏病史、哮喘、癫痫、听力异常、心理发育偏离等。

4. 具体工作流程可参考下图。

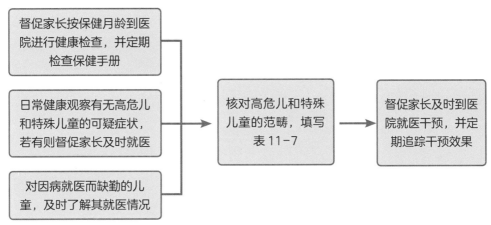

督促家长按保健月龄到医院进行健康检查，并定期检查保健手册

日常健康观察有无高危儿和特殊儿童的可疑症状，若有则督促家长及时就医

对因病就医而缺勤的儿童，及时了解其就医情况

核对高危儿和特殊儿童的范畴，填写表11-7

督促家长及时到医院就医干预，并定期追踪干预效果

高危儿、特殊儿童管理登记

儿童健康状况学年统计表

1. 统计儿童保健管理情况，报地段社区卫生服务中心（镇医院）儿保科，再由地段社区卫生服务中心（镇医院）儿保科汇总地段内幼儿园资料上报区妇幼保健院。

2. 示例如表11-8所示。

意 外 情 况 及 事 故 记 录

1. 儿童在托育机构及幼儿园学习期间（寒、暑假除外，但包括双休日）在家发生的意外事故及情况均需记录。

2. 意外事故是指预料之外发生的情况，由于某种原因而发生的损伤或伤害。可分为以下三种。

（1）一般事故：由于儿童缺乏自我保护能力或客观因素和条件所限等而发生的表皮擦伤、划伤、跌伤、裂伤、软组织损伤、划伤出血、骨折、脱臼、眼损伤、吞入异物、五官异物、烧（烫）伤、脑震荡。

（2）责任事故：由于保教人员责任心不强，照顾儿童不细心，擅离岗位，不执行安全制度或园（所）内其他规章制度而发生服错药、药物中毒、煤气中毒、颅骨骨折、烧（烫）伤、儿童被冒领、走失，把儿童遗忘在空房间里，高处坠落、体罚、触电、溺水等事故，经积极采取措施，未造成伤害的。

（3）重大责任事故：导致儿童死亡、残疾、重要组织器官损伤或增加儿童严重痛苦的事故。凡发生责任事故或重大责任事故，都应及时报告市、区妇幼保健院及卫生行政部门。每学期／学年对托育机构内发生的意外事故进行原因分析，消除安全隐患，提出有效的整改措施，以保证儿童健康成长。

示例如表 11-9、表 11-10 所示。

3. 工作流程可参考下图。

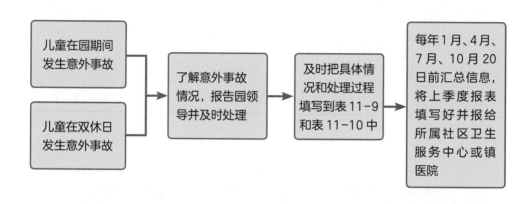

情况及事故记录流程图

机构名称：

表 11-8 广州市托育机构儿童健康状况学年统计表（示例）

－20XX 学年－

指标	指标计算方式	数值
儿童系统管理率	当年按照国家基本公共卫生服务要求，要按 4:2:1 体格检查（身高和体重等）的儿童数 / 总儿童数 ×100%	说明：儿童在 3、6、8、12、18、24、30、36 月龄时，当年按实际年龄完成全部健康管理服务人数作为分子，当年按实际年龄完成全部健康管理服务都算分子，缺任意 1 次都不算分子
儿童保健管理率	当年接受 1 次及以上体格检查（身高和体重等）的儿童数 / 总儿童数 ×100%	说明：在 1 年内儿童接受 1 次以上健康管理服务都算分子
高危儿童记录率	在托育机构高危儿、特殊儿童管理登记表中登记高危儿数 / 在健康检查中筛查出的高危儿数 ×100%	说明：健康检查中筛查出的高危儿数来源于保健手册，应做好存档和核对
缺铁性贫血患病率	缺铁性贫血儿童数 / 进行血红蛋白检测儿童数 ×100%	说明：儿童 6~8、18、30 月龄分别进行 1 次血红蛋白检测，若血红蛋白 <110g/L，建议家长进一步确诊是否为缺铁性贫血
无龋率	1－口腔检查发现患龋齿儿童数 / 进行口腔检查儿童数 ×100%	说明：患龋齿儿童数来源于保健手册，应做好存档和核对
国家免疫规划疫苗接种率	已全程接种国家免疫规划疫苗儿童数 / 应接种疫苗儿童数（除有禁忌证之外的适龄儿童）×100%	说明：数据来源于表 11-13
儿童心理行为发育筛查率	按月龄到托育机构进行行为发育筛查的儿童数 / 在册儿童数 ×100%	说明：对照保健手册"发育评估"栏的内容进行筛查，发现异常及时转诊到区级及以上医疗机构
儿童心理行为筛查阳性复诊率	行为发育筛查发现异常转诊医院进一步评估儿童数 / 在托育机构内进行行为发育筛查发现异常儿童数 ×100%	说明：行为发育筛查发现异常转诊医院进一步评估儿童数必须为有转诊就医记录的儿童数
体重在 M±2SD 以内的比率	在当年最后一次体重测量数值中，（儿童体重在同年龄同性别标准 ≥ M-2SD 儿童数）－（≥ M+2SD 儿童数）/ 当年体重测量儿童数 ×100%	说明：在当年最后一次体重测量数值中，（儿童体重数值在同年龄同性别标准≥ M-2SD 儿童数）－（儿童体重测量数值在同年龄同性别标准≥ M+2SD 儿童数）/ 当年体重测量儿童数
身长在 M±2SD 以内的比率	当年最后一次身长测量数值中，（儿童身长在同年龄同性别标准 ≥ M-2SD 儿童数）－（≥ M+2SD 儿童数）/ 当年身长测量儿童数 ×100%	说明：在当年最后一次身长测量数值中，（儿童身长在同年龄同性别标准≥ M-2SD 儿童数）－（儿童身长在同年龄同性别标准≥ M+2SD 儿童数）/ 当年身长测量儿童数
传染病年发病率	当年患传染病人次数 / 平均在册儿童数 ×100%	说明：平均在册儿童数为当年每月在册的儿童数之和 /12

填表人：　　　　　　　　　负责人：　　　　　　　　　日期：　　　年　　月　　日

表 11-9　广州市托育机构意外情况及事故登记表（示例）

日期	班别	姓名	年龄	意外情况及事故经过	保健人员处理意见	保健人员签名	园长意见	园长签名
20XX.10.23	彩虹	赵XX	3岁	午餐后，赵XX搬椅子到阳台途中被另一名儿童撞到，导致赵XX摔倒，下身撞到椅子脚上，赵XX立即哭着说痛，X老师随即把儿童送到保健室	将赵XX送到保健室后，立即让赵XX躺到诊查床上，检查赵XX下身受伤情况如下：阴囊左下方皮下血肿，肿块直径约0.5cm，皮肤稍有破损，有少许血迹，立即给予清创止血和冰敷等对症处理。因无法确认受伤严重程度，且受伤位置较敏感，建议及时联系家长。在等待家长过程中，继续给予冰敷，家长来后，皮下血肿基本消退。与家长商议好送往医院救治，与班主任一起陪同家长将儿童送至XX医院。XX医院急诊科检查后，诊断为外阴挫伤，给予消毒处理，嘱受伤部位三天内不可清洗，受伤部位每天予给予消毒处理	蔡XX	保健室组织全体教职工讨论、学习和总结	何XX

说明：意外事故也称意外损伤，是指由意想不到的原因造成的损伤或死亡。

表 11-10　广州市 7 岁以下儿童伤害监测报告卡（示例）

Ⅰ.发生意外儿童一般信息

姓名：　赵XX　　　　**性别**：1☑男　2□女　　　　**出生日期**：20XX 年 9 月 6 日

户籍：1☑本市　　2□本省　　3□外省　　4□外籍

居住地址：　XX　区　XX　街道　XX　小区　XX　号楼　X　室

幼儿类别：1□散居　　2☑托班　　3□小班　　4□中班　　5□大班

父母文化程度：父亲 (6)　母亲 (6)

1 小学及以下　2 初中　3 中专　4 高中　5 大专　6 本科　7 硕士及以上

父母职业：父亲 (1)　　母亲 (2)

1 公务员　2 专业技术人员　3 服务行业　4 农林渔业　5 工厂企业　6 经商人员　7 军人或警察
8 其他 / 不详

Ⅱ.伤害事件的基本情况

伤害发生时间：　20XX　年　10　月　23　日　13　时 (24 小时制)

患者就诊时间：　20XX　年　10　月　23　日　13　时 (24 小时制)

伤害发生原因：

1□跌倒坠落　2□溺水　3□动物伤害　4□电击伤　5☑钝器伤　6□刀 / 锐器伤

7□车祸：①□机动车车祸　②□非机动车车祸　8□烧烫伤：①□烧伤　②□烫伤

9□中毒：①□药物　②□化品　③□煤气　④□其他_____

10□窒息：①□机械性　②□异物阻塞　11□其他_____　12□不清楚

伤害发生地点：

1□家中　2☑幼儿园：①☑学习场所 / 寝室 / 课室 / 活动室　②□楼梯 / 操场 / 走廊

3□公共场所：①□居住小区附近街道　②□公路 / 街道　③□体育和运动场所

④□游戏 / 游乐场所　⑤□贸易和服务场所　⑥□工业和建筑场所　④□其他_____

伤害发生时活动：

1□体育活动　2☑休闲玩耍活动　3□日常生活护理　4□学习　5□乘坐交通工具　6□其他____

Ⅲ、伤害临床信息

伤害性质：（选择严重的一种）

1□骨折　2□扭伤 / 拉伤　3☑钝器伤、咬伤　4□挫伤 / 擦伤　5□烧烫伤

6□脑震荡 / 脑挫裂伤　7□器官系统损伤　8□其他　9□不清楚

伤害部位：（选择产生的伤害部位）

1□头面部　2□上肢　3□下肢　4□躯干　5□多部位　6□全身广泛受伤　7□呼吸系统

8□消化系统　9□神经系统　10☑其他　外阴　11□不清楚

受伤程度：

1□无任何损伤　2☑轻度　3□中度　4□重度

伤害临床诊断：　外阴挫伤

意外伤害治疗地点：

1□无　2□家中　3□托幼园所医务保健室　4□医院门诊　5☑医院急诊　6□医院住院

7□重症监护室

伤害结局：

1☑诊疗后回家　2□观察 / 住院 / 转院　3□死亡　4□其他____

填报人：_____XXX_____　　　　　　**填卡时间**：　20XX　年 10 月 23 日

填报单位：　XXX 托儿所

儿童膳食及膳食调查记录分析

1. 订出儿童一周带量食谱。

2. 每季度对儿童膳食进行一次调查。

3. 膳食调查结果：

（1）在托育机构进食早餐、午餐、午点的儿童，总热量占应供给热量的 70%；进食早餐、午餐、午点、晚餐的儿童，总热量占应供给热量的 90%~110%（如表 11-12）。

（2）三大营养素热量分布：蛋白质供应热量占总热量的 8%-20%，脂肪供应热量占总热量的 30%~35%，碳水化合物供应热量占总热量的 50%~65%（如表 11-13）。

（3）蛋白质来源分布：优质蛋白（动物蛋白＋豆类蛋白）占蛋白质总摄入量的 50% 以上（如表 11-13）。

（4）热量分布标准：早餐 30%、午餐 30%、午点 10%、晚餐 30%（如表 11-13）。

表 11-11　膳食营养素评价级别表（示例）

营养素	膳食摄入评价			
	充裕	正常	不足	低下
能量	>100%	>90%	80~90%	<80%
蛋白质	>100%	>80%	70~80%	<70%
其他营养素	>100%	>80%	60~80%	<60%
意义	营养良好，偶尔过剩	营养供应符合儿童生长发育要求，不发生营养缺乏	体内贮存下降，偶可发生营养缺乏	常发生营养缺乏

4. 膳食营养素评价级别如表 11-11 所示。

5. 长期营养过剩或营养缺乏均不利于儿童健康发展，可导致儿童肥胖或营养不良。保健人员在做膳食调查后对调查结果应加以分析，发现营养素供应过多或过少时应及时对食谱进行调整，再次对新调整的食谱进行营养计算，符合要求才能交付厨房。

6. 膳食评价流程可参考下图。

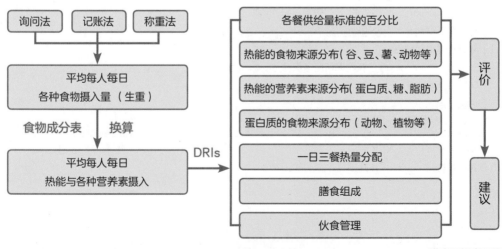

膳食评价流程图

表 11-12 膳食调查统计表（示例）

（营养调查结果综合表）

调查日期	项目	蛋白质（g）	脂肪（g）	碳水化合物（g）	热能（kcal）	钙（mg）	铁（mg）	维生素A（mg）	硫胺素（mg）	核黄素（mg）	抗坏血酸（μmol/L）
X月X日 至X月X日	应供给量	37.77	35.22	170.26	1122.86	566.81	9.00	433.36	0.51	0.51	50.83
	实际摄入量	31.41	22.51	114.05	779.66	121.89	9.91	434.51	0.53	0.30	22.98
	摄入量占供给量的比例	83.16%	63.91%	66.99%	69.44%	21.5%	110.11%	100.27%	103.92%	58.82%	45.21%
备注	◆在园所进食早餐、午餐，午点的总热量至少占应供给量的70% ◆在园所进食早餐、午餐，午点、晚餐的总热量至少占应供给量的90%										

表 11-13 三大营养素热量分布，蛋白质来源分布，热量分布营养调查综合表

项目	蛋白质	脂肪	碳水化合物	项目	动物性食物	豆类	其他植物性食物	餐次	热量	占整天摄入总热量的比例
摄入量（kcal）	151.08	316.98	681.04	摄入量（kcal）	16.84	3.63	17.3	早餐	482.62	29.4%
占总摄入量的比例	13.15%	27.59%	59.27%	占总摄入量的比例	44.59%	9.61%	45.80%	午餐	492.13	30.0%
								午点	174.35	10.6%
备注	推荐比例：蛋白质 8%~20% 脂肪 30%~35% 碳水化合物 50%~65%			备注	推荐比例：优质蛋白（动物蛋白、豆类）占蛋白质总摄入量50%以上			备注	各餐热量分配标准：早餐30%，午餐30%，午点10%，另外在家就晚餐30%未纳入	

说明：营养调查综合表计算举例

（1）各类营养素供给情况计算

例如：脂肪摄入量占应供给量百分比（%）= 实际摄入量/应供给量 ×100% = 22.51/35.22 ×100 = 63.91%

（2）三大营养素热量分布

例如：蛋白质热量供给比例（%）= 蛋白质摄入量（kcal）/（蛋白质摄入量＋脂肪摄入量＋碳水化合物摄入量）（kcal）×100%

= 151.08/（151.08+316.98+681.04）×100% = 151.08/1149×100% = 13.15%

（3）蛋白质来源分布

例如：动物性食物提供蛋白质所占比例（%）= 动物性食物蛋白质摄入量/（动物性食物蛋白质摄入量＋豆类蛋白质摄入量＋其他植物蛋白质摄入量）×100%

= 16.84/（16.84+3.63+17.3）×100% = 44.59%

（4）各餐次热量分配比例分布（两餐一点，总供给量占一日供给量的70%）

例如：早餐热量分配比例（%）= 早餐热量摄入量 ×0.7/（早餐热量摄入量＋午餐热量摄入量＋午点热量摄入量）×100%

= 482.62×0.7/（482.62+492.13+174.35）×100% = 337.83/1149.1×100% = 29.4%

儿童入托验证登记

1. 按照广州市儿童免疫规划相关管理规定督促家长进行入托验证工作。

2. 对没有及时完成免疫接种的儿童，做好相关登记（见表11-14）。

3. 具体工作流程如下图。

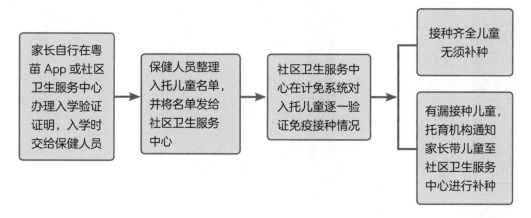

儿童入托验证登记流程图

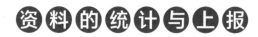

资料的统计与上报工作参见本章第二节。

表 11-14 广州市儿童入托入学验证登记表（示例）

ＸＸ 区 ＸＸ 街/镇 ＸＸ 托育机构　　班别 ＸＸ　　春季验证（ ）秋季验证（√）登记人 ＸＸ　　登记日期 ＸＸＸＸ年ＸＸ月ＸＸ日

ＸＸ 年度

编号	审核日期	儿童姓名	性别	出生日期	户籍	家长联系电话	是否有接种证	是否补证	是否全程接种	卡介苗	乙肝疫苗 1	乙肝疫苗 2	脊灰疫苗 1	脊灰疫苗 2	脊灰疫苗 3	脊灰疫苗 4	百白破疫苗 1	百白破疫苗 2	百白破疫苗 3	百白破疫苗 4	白破疫苗 1	白破疫苗 2	合麻疹成分疫苗 1	合麻疹成分疫苗 2	A群流脑疫苗 1	A群流脑疫苗 2	A+C流脑疫苗 1	A+C流脑疫苗 2	乙脑疫苗 1	乙脑疫苗 2	甲肝疫苗	是否完成补种	备注	父母一方姓名	对应父母一方身份证号码
1		吴*薇	女	*年*月	广州	**区花园中环街*号****	有	否	是	是																								张三	440107*******
2		吴*薇	女	*年*月	佛山	**区花园中环街*号****	有	否	否	否																	3/4					是		吴四	440608*******
3		林*	男	*年*月	梅州	**区花园中环街*号****	有	否	否	否																			/					林五	441209*******
4																																			
5																																			
6																																			
7																																			
8																																			
9																																			
10																																			

本班学生总数__，新生数__，发放查验通知单__张，验证__人，其中无证__人，补证__人，补证查验情况说明__，漏种疫苗人数__，补种疫苗人数__

说明：（1）此表由托育机构根据"儿童接种证"和"入托入学儿童预防接种情况查验证明"填写，每年9月底前和11月底前报本地乡镇卫生院或社区卫生服务中心。

（2）对已完成全程接种儿童在"是否全程接种"栏内写"是"；对未完成全程接种者填"否"，在需要补种疫苗和剂次栏内打"√"。

（3）对漏种儿童完成相应疫苗和剂次补种后记录接种时间"日/月"，并在完成补种后在"补种是否完成"栏中填写结果。

（4）以班级为单位汇总统计接种证查验、漏种和补种完成情况。

资料的收集

工作记录和健康档案应真实、完整、字迹清晰，根据情况随时记录。资料至少保存 3 年。

每 日 出 勤 登 记

1. 每日出勤登记表（如表 11-15）可放到儿童班级由保育员或教师完成。每天按照儿童回园的实际人数登记，没有回园的儿童应详细登记日期、星期、姓名、缺勤原因（如病假、事假等）。其中，病假需明确患某种疾病，如上呼吸道感染、腹泻等，事假需填写明确的事因，如回某地老家、到某地旅游等。

表 11-15　广州市托儿所、幼儿园每日出勤登记表（示例）

班级：大班　　　人数：36 人

日期	星期	实际出勤人数	缺勤姓名	缺勤原因	缺勤姓名	缺勤原因	缺勤姓名	缺勤原因	缺勤姓名	缺勤原因
4月10日	一	34	张 X	去北京探亲	李 X	发烧 39°C				
4月11日	二	33	张 X	去北京探亲	李 X	居家治疗	白 XX	去眼科配眼镜		
4月12日	三	33	张 X	去北京探亲	李 X	居家调养	黄 XX	办理身份证		
4月13日	四	34	张 X	去北京探亲	李 X	居家调养				
4月14日	五	35	张 X	去北京探亲						

2. 出勤统计表（如表 11-16）。每月由保健人员统计，填写出勤统计表，出勤统计表中，应出勤人数为幼儿园在册人数，应出勤日数为当月幼儿园开园天数，应出勤人日数 = 应出勤人数与应出勤日数的乘积，实际出勤人日数 = 应出勤人日数—缺勤人日数，出勤率 = 实际出勤人日数 / 应出勤人日数 ×100%。每学期末保健人员对全园缺勤率及缺勤原因进行分析。针对导致缺勤的主要原因提出有效的干预措施，并提交给园领导批准后组织实施。

表 11-16　广州市托儿所、幼儿园每日出勤统计表（示例）

年月	应出勤人数	应出勤日数	应出勤人日数	缺勤人日数	实际出勤人日	出勤率
20XX—09	918	20	18360	2851	15509	84.47%
20XX—10	928	18	16704	2044	14660	87.76%
20XX—11	928	22	20416	888	19528	95.65%
20XX—12	928	21	19488	362	19126	98.14%
20XX—1	928	10	9280	388	8892	95.82%
……						
合计	928	91	84248	6533	77715	92.25%

3. 工作流程图可参考本章第一节。

晨 间 检 查 记 录

参见本章第一节内容示例，晨间检查记录表如表 11-17 所示。

表 11-17　广州市托儿所、幼儿园儿童晨间检查记录表（示例）

晨检日期			当天受检人数	班别	儿童姓名	性别	年龄	晨检记录							特殊记录	在托(园)人数
年	月	日						体温	皮肤	眼	耳	鼻	咽喉	四肢		
20XX	10	8	876	小六	阳XX	女	3岁	38.6	正常	正常	正常	正常	红	正常	即隔离，多喝水，物理降温，电话通知家长，建议就诊，居家隔离至退烧后 48 小时。	930
20XX	10	8	876	小三	谢XX	女	3岁	正常	正常	正常	正常	正常	红	正常	多喝水，观察无异常	930
20XX	10	8	876	小三	魏XX	男	3岁	正常	正常	正常	正常	正常	红	正常	多喝水，观察无异常	930
20XX	10	8	876	小四	胡XX	女	3岁	正常	正常	正常	正常	正常	红	正常	多喝水，观察无异常	930
20XX	10	8	876	小四	苏XX	男	3岁	正常	正常	正常	正常	正常	红	正常	多喝水，观察无异常	930
20XX	10	8	876	小一	黄XX	男	3岁	正常	正常	正常	正常	正常	红	正常	多喝水，观察无异常	930
20XX	10	8	876	小一	李XX	男	3岁	正常	正常	正常	正常	正常	红	正常	咳嗽，多喝水，观察无异常	930
20XX	10	8	876	中三	孙XX	男	4岁	正常	正常	正常	正常	正常	红	正常	咳嗽带药回园观察无异常	930
20XX	10	9	882	大七	宋XX	女	5岁	正常	正常	正常	正常	正常	红	正常	多喝水，观察无异常	930

体 格 锻 炼 观 察 记 录

1. 幼儿体格锻炼项目：体格锻炼是指组织幼儿进行大运动的游戏活动如跑步、跳绳、抢红旗、韵律操以及 "三浴" 锻炼，即空气浴、阳光浴、冷水浴（包括夏季的游泳）等运动前后脉搏、呼吸、精神状态的观察记录。

2. 体格锻炼抽查方法：每周至少抽查一天幼儿的锻炼情况，每天抽查 2 个以上的班，每个班抽查 2~3 个幼儿作为观察记录对象。

3. 观察记录内容（如表 11-18）包括以下内容。

（1）日期、当天天气、温度。

（2）抽查的班别，姓名、年龄、性别。

（3）体格锻炼项目、锻炼时间，若冷水浴锻炼项目时，应记录冷水浴时的水温度。

（4）记录抽查幼儿锻炼前、后面色、精神状态、呼吸、脉搏情况。

4. 观察记录结果：通过幼儿体格锻炼观察，从记录资料可反映出幼儿运动量大小，是否达到体格锻炼目标，从而指导老师更好地调整幼儿的运动量达到提高幼儿健康水平的目的。

表 11-18　广州市托儿所、幼儿园体格锻炼观察表（示例）

日期：2022 年 5 月 16 日　气温：33℃　天气：晴

班别	姓名	年龄	性别	锻炼项目	锻炼时间	水温℃	锻炼前				锻炼后			
							面色	出汗	脉搏（次/分）	呼吸（次/分）	面色	出汗	脉搏（次/分）	呼吸（次/分）
小一	吴XX	3	男	早操+弹弹球	9:00—10:00	无	正常	无	100	25	红润	大汗	140	35
小一	聂XX	3	女		9:00—10:00	无	正常	无	104	26	红润	中汗	132	33
……	……													
大二	吴XX	6	男	冷水浴	9:00—10:00	28	正常	无	104	24	正常	无	120	28
大二	李XX	5	女		9:00—10:00	28	正常	无	104	24	红润	无	136	35
……	……													

5. 具体工作流程如下图。

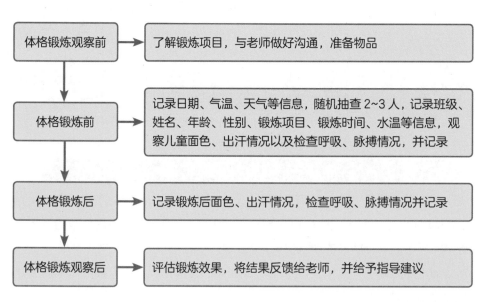

| 体格锻炼观察前 | → | 了解锻炼项目，与老师做好沟通，准备物品 |

| 体格锻炼前 | → | 记录日期、气温、天气等信息，随机抽查2~3人，记录班级、姓名、年龄、性别、锻炼项目、锻炼时间、水温等信息，观察儿童面色、出汗情况以及检查呼吸、脉搏情况，并记录 |

| 体格锻炼后 | → | 记录锻炼后面色、出汗情况，检查呼吸、脉搏情况并记录 |

| 体格锻炼观察后 | → | 评估锻炼效果，将结果反馈给老师，并给予指导建议 |

体格锻炼观察记录流程图

幼儿缺点发生情况记录

1. 托幼园所幼儿缺点发生情况的资料（如表 11-19）来源于每年"六一"前后的体检结果，其体检结果幼儿是否患有缺点的结论由体检单位的医务人员来决定并填写。

2. 每一个案检出缺点情况应由体检单位具体写出缺点名称以及处理意见。

3. 幼儿园保健人员负责落实体检单位对幼儿提出的缺点处理意见并追踪矫治情况（包括矫治时间及效果等）记录。

表 11-19　广州市托儿所、幼儿园缺点登记表（示例）

年　　月　　日

班别	姓名	年龄	性别	缺点名称	处理	矫治时间及结果
小一班	陈 XX	3岁11月	男	血色素108g/L 轻度贫血	饮食调理，三月后复查	20XX.6.13 已复查，血色素为126g/L
小一班	黄 XX	4岁6月	女	乳磨牙龋齿2颗	口腔科补牙	20XX.523 已补牙2颗
小一班	江 XX	3岁8月	女	乳磨牙龋齿1颗	口腔科补牙	20XX.5.23 已复诊，患儿不配合，嘱注意口腔卫生，择期补牙
小一班	刘 XX	4岁	男	包茎	注意外阴清洁，观察有无外阴红肿，如有需到小儿外科诊断	20XX.6.14 已嘱注意外阴清洁，观察无外阴红肿
小一班	卢 XX	4岁1月	女	血色素102g/L 轻度贫血	增加猪肝、猪血、蛋黄等富含铁食物，三月后复查	地贫
小一班	钱 XX	3岁9月	女	血色素99g/L 轻度贫血	增加猪肝、猪血、蛋黄等富含铁食物，三月后复查	20XX.5.22 已复查，血色素为116g/L
小一班	伍 XX	4岁3月	男	包茎	注意外阴清洁，观察有无外阴红肿，如有需到小儿外科诊断	20XX.5.22 已嘱注意外阴清洁，观察有无外阴红肿
小一班	张 XX	4岁2月	女	乳磨牙龋齿4颗	口腔科补牙	20XX.5.21 已复诊，患儿不配合补牙，嘱注意口腔卫生，择期补牙
小一班	张 XX	3岁10月	男	血色素105g/L 轻度贫血	增加猪肝、猪血、蛋黄等富含铁食物，三月后复查	20XX.6.23 已复查，血色素为121g/L
小一班	张 XX	3岁10月	男	乳磨牙龋齿2颗	口腔科补牙	20XX.5.23 已复诊，患儿不配合补牙，嘱注意口腔卫生，择期补牙
小二班	李 XX	3岁9月	女	双眼散光	眼科复查	20XX.5.5 已配镜治疗
小二班	李 XX	3岁9月	女	乳磨牙龋齿3颗	口腔科补牙	20XX.5.5 家长反馈想等孩子大些再补牙，目前加强口腔清洁，先观察

4. 具体工作流程如下图。

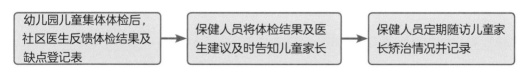

幼儿园儿童集体体检后，社区医生反馈体检结果及缺点登记表　→　保健人员将体检结果及医生建议及时告知儿童家长　→　保健人员定期随访儿童家长矫治情况并记录

幼儿缺点发生情况记录流程图

幼儿疾病发生情况记录

1. 资料来源于每年"六一"前后的体检结果，由体检单位在体检时发现急慢性疾病。

2. 体检单位在体检时发现的个案资料应及时予以记录（如表11-20），并提出处理意见。

3. 幼儿园保健人员负责落实体检单位对幼儿提出的疾病处理意见，并追踪矫治情况（包括矫治时间及效果等）记录。

表11-20 广州市托儿所、幼儿园疾病登记表（示例）

日期：_____年___月___日

班别	姓名	年龄	性别	疾病名称	处理	痊愈日期
小二班	罗XX	3岁9月	男	支气管肺炎	小儿内科诊治	20XX-5-12
小二班	翁XX	3岁7月	男	支气管肺炎	小儿内科诊治	20XX-5-12
小二班	翁XX	3岁7月	女	支气管肺炎	小儿内科诊治	20XX-5-12
小七班	赵XX	4岁4月	男	上呼吸道感染	小儿内科诊治	20XX-4-8
小八班	肖X	3岁9月	男	上呼吸道感染	小儿内科诊治	20XX-5-13
小九班	黄XX	4岁	女	上呼吸道感染	小儿内科诊治	20XX-5-13
中二班	黄XX	4岁6月	女	上呼吸道感染	小儿内科诊治	20XX-6-10
中三班	方XX	4岁9月	女	上呼吸道感染	小儿内科诊治	20XX-5-10
中三班	危XX	4岁6月	女	上呼吸道感染	小儿内科诊治	20XX-5-10
中四班	沈XX	4岁6月	女	上呼吸道感染	小儿内科诊治	20XX-5-10
……						

4. 工作流程图（与缺点登记情况相同）。

幼儿发病情况每日登记

具体工作参见本章第一节，发病情况每日登记表可参考表11-21。

表11-21 广州市托儿所、幼儿园常见病儿童发病情况每日登记表（示例）

班别	儿童姓名	性别	年龄	发病日期	常见病					痊愈日期
					上感	气管炎	肺炎	腹泻	其他	
小二	李XX	女	5	20XX-3-12					结膜炎	20XX-3-15
小二	崔XX	男	4	20XX-3-12	√					20XX-3-17
大四	王XX	女	6	20XX-3-13	√					20XX-3-15
小二	赵XX	女	4	20XX-3-15	√					20XX-3-18
小一	郭XX	女	4	20XX-3-19	√					20XX-3-22
大五	肖XX	女	6	20XX-3-19	√					20XX-3-22
中一	倪XX	女	5	20XX-3-20	√					20XX-3-23
……										

传 染 病 登 记

具体工作参见本章第一节，传染病情况如实登记，可参考表 11-22。

表 11-22　广州市托儿所、幼儿园传染病登记表（示例）

班别	姓名	年龄	发病日期	传染病名称	处理	痊愈日期
小三	李XX	4	20XX-2-16	疱疹性咽峡炎	已到XX妇幼保健院就诊，班级加强了消毒通风	20XX-2-23
大六	崔XX	6	20XX-2-20	疱疹性咽峡炎	已到XX医院就诊，班级加强了消毒通风	20XX-2-27
……						

工作流程图详见第六章第二节"消毒技术规范"。

高 危 儿 、 特 殊 儿 童 管 理 登 记

具体工作参考本章第一节示例，如实登记（如表 11-23）并填写专案管理卡（如表 11-24）。

表 11-23　广州市托儿所、幼儿园高危儿特殊儿童管理登记表（示例）

发现日期	管理日期	班别	姓名	年龄	性别	诊断	转归日期
20XX-3-26	20XX-3-26	大一	陈XX	6	男	中度以上营养不良	20XX-6-28
20XX-3-26	20XX-3-26	大一	朱XX	6	男	单纯性肥胖症	20XX-6-28
20XX-9-1	20XX-9-1	中一	韩XX	3	女	先天心脏室缺	
		……					

表 11-24　广州市高危儿专案管理卡（示例）

姓名：__朱XX__ 性别：__男__ 出生日期：__2016_ 年 _8_ 月 _9_ 日　　　家长姓名：父：_朱X_

联系电话：__138X__　　　　　　　　　　　　　　　　　　　　　　母：_徐X_

地址：__广州市 ** 区 XXXX__

管理原因：_单纯性肥胖症_ 管理日期：_2022_ 年 _3_ 月 _26_ 日 停管日期：_2022_ 年 _6_ 月 _28_ 日 喂养方式：1. 纯母乳 2. 母乳 3. 人工

出生体重：_3520_ 克 出生窒息：轻 重　　新生儿病理性黄疸：有 无√　转归：1. 痊愈 2. 好转 3. 无效 4. 失访

就诊日期	就诊年龄	现体重（kg）	现身长（cm）	辅助检查	临床表现	体格检查	干预措施	医生签名
2022-3-26	5岁7月	33.6 上	120.5 上	BMI23.14，上，血糖、血脂正常	胃纳好，身体灵活，运动正常	无异常	餐前先喝汤，减少薯条、披萨等高热量的食物，不吃或少吃糖果等零食，每天饭后慢走半小时，每天吃完晚饭后跳绳 10~15 分钟。	蔡XX
2022-5-26	5岁9月	32.5 上	121 上	BMI22.20，上	胃纳好，身体灵活，运动正常	无异常	餐前先喝汤，减少薯条、披萨等高热量的食物，不吃或少吃糖果等零食，每天饭后慢走半小时，每天吃完晚饭后跳绳 15~20 分钟。	蔡XX
2022-6-28	5岁10月	29.1 上	121.5 上	BMI19.71，上	胃纳好，身体灵活，运动正常	无异常	餐前先喝汤，减少薯条、披萨等高热量的食物，不吃或少吃糖果等零食，每天饭后慢走半小时，每天吃完晚饭后跳绳 15~20 分钟。连续随访三次，该儿童 BMI 控制良好，嘱继续保持运动，控制饮食，予以结案。	蔡XX

高危儿、特殊儿童管理登记具体工作流程如下图。

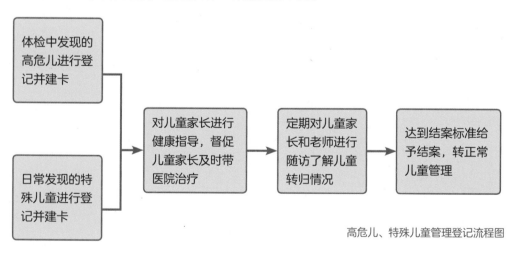

高危儿、特殊儿童管理登记流程图

意 外 事 故 记 录

具体工作参见本章第一节示例并填写意外情况及事故登记表（如表 11-25）。

表 11-25 广州市托儿所、幼儿园意外情况及事故登记表（示例）

日期	班别	姓名	年龄	意外情况及事故经过	处理	签名	园长意见	签名
20XX-10-23	大一	赵XX	6岁	午餐后，赵XX搬椅子到阳台途中被另一名幼儿撞到，下导致幼儿摔倒，下体撞到椅子脚上，赵XX立即哭着说痛，X老师即把幼儿送到保健室。	赵XX送到保健室，即让赵XX躺在诊断床上，检查赵XX下体受伤情况如下：阴囊左下方皮下血肿，肿块直径约0.5cm，皮肤稍有破损，少许血迹，即给予清创止血和冰敷等对症处理。边处理边安抚，因无法确认受伤严重程度，且受伤位置较敏感，建议需要及时联系家长。在等待家长过程中，继续给予冰敷，并与赵XX进行沟通，安抚其情绪，家长来后，皮下血肿基本消退。与家长商议好送治医院后，与班主任一起陪同家长将赵XX送至XX妇幼医院。XX妇幼医院妇幼急诊外科医生检查后，诊断为外阴挫伤，给予消毒处理，嘱受伤部位三天内不可清洗，受伤部位每天消毒处理。	蔡XX	保健室组织全园教职工讨论、学习和总结，避免此类事情再次发生。	吴XX

具体工作参见本章第一节示例，并记录每周食谱（如表11-26）。工作流程参见第四章第二节"集体儿童膳食调查"。

表11-26 广州市托儿所、幼儿园每周食谱（示例）

餐次	星期一 X月XX日 食谱	食物	重量(g)	星期二 X月XX日 食谱	食物	重量(g)	星期三 X月XX日 食谱	食物	重量(g)	星期四 X月XX日 食谱	食物	重量(g)	星期五 X月XX日 食谱	食物	重量(g)
早餐	番茄肉末煮通心粉	通心粉	35	牛奶麦片煮鸡蛋	全脂奶粉	15	纯奶	牛奶	150	学生奶	牛奶	200	蔬菜鸡蛋瘦肉煮粉	排米粉	30
		瘦肉	10		燕麦	5		小麦粉	45	时疏鸡蛋虾炒面	波纹面	32		大白菜	10
		番茄	15		鸡蛋	10	白菜肉包	白菜	20		鸡蛋	20		鸡蛋	20
		豆干	10	馒头	白糖	2		五花肉	10		胡萝卜	10		瘦肉	12
		鸡蛋	15		小麦粉	35		豆干	5		青瓜	15		红萝卜	10
		豆油	3	清炒蔬菜宝宝	豌豆	10		豆油	3		瘦肉	10		豆油	3
	干蒸	干蒸	15		胡萝卜	15	煮鹌鹑蛋	鹌鹑蛋	15		花生油	2	牛油排包	面包	20
					玉米粒	6				蒸芋头	芋头	15	坚果碎	核桃	10
					豆油	3									
早点	黑提	黑提	40	苹果	苹果	60	粉蕉	粉蕉	60	小番茄	圣女果	40	苹果	苹果	60
	莲雾	莲雾	90	橘子	柑	70	红肉火龙果	火龙果	70	梨	梨	80	枇杷	枇杷	70
	坚果碎	腰果	10	坚果碎	花生仁	10									
午餐	糙米饭	粳稻米	45	芝麻米饭	粳稻米	50	黄金米饭	小米	5	玉米饭	粳稻米	45	黑米饭	黑米	5
		糙米	5		芝麻	2		粳稻米	45		玉米粒	5		粳稻米	50
	蒸鲳鱼	鲳鱼	20	肉沫蒸鸡蛋	鸡蛋	25		胡萝卜	10	马蹄鸭肉丸	马蹄	10	菠萝五彩虾丁	河虾	15
	土豆焖排骨	胡萝卜	15		瘦肉	10	自制虾仁牛肉丸	河虾	15		鸭肉	10		绿甜椒	10
		土豆	20	荷兰豆炒虾仁	荷兰豆	20		牛肉	15		猪肉	15		胡萝卜	15
		排骨	15		河虾	25		面粉	5	鱿鱼烩豆干	鱿鱼	20		菠萝	20
	蒜蓉炒小棠菜	小棠菜	65		红甜椒	15	韭菜炒鸡蛋	鸡蛋	20		豆干	10		鸡蛋	15
		大蒜	1	鸡汤浸春菜	芥菜	70		韭菜	25	炒菜心	番茄	30	萝卜焖牛腩	白萝卜	25
		豆油	15		冬菇	8	白灼西兰花	豆油	8		菜心	70		牛肉	15
	枸杞叶猪红鸡蛋花汤	枸杞叶	5	椰子冬菇煲鸡肉汤	椰子	2		西兰花	55		豆油	5	炒生菜	生菜	60
		猪血	20		鸡	10	杂菌鱼尾豆腐汤	金针菇	10	苹果瘦肉汤	苹果	20		豆油	6
		鸡蛋	20		土豆	15		鲜香菇	10		银耳	2	发财鲫鱼生菜汤	发菜	4
		猪肝	5					鲜平菇	10		瘦肉	10		鲫鱼	10
								草鱼	10		胡萝卜	10		豆腐	25
								豆腐	20					生蚝	3
午点	学生奶	牛奶	200	酸奶	酸奶	100	酸奶	酸奶	100	芝麻鸡蛋烙饼	芝麻	1.5	牛奶	牛奶	200
	蒸地瓜	紫薯	20	紫薯吐司包	面包	20	葱油饼	小麦粉	18		小麦粉	20	蒸玉米	玉米棒	18
								小葱	5		鸡蛋	15			
								花生油	2		豆油	3			
										坚果碎	腰果	6			

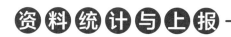

资料统计与上报 —————————————

儿童系统管理情况健康年报表（每年统计上报）

1. 每年体检，统计儿童保健管理情况，报地段社区卫生服务中心（镇医院）儿保科，再由地段卫生服务中心（镇医院）儿保科汇总地段内幼儿园资料上报区妇幼保健院。

2. 管理人数：指该托儿所、幼儿园内各年龄组儿童当年接受过 1 次及以上体格检查的儿童人数。

3. 当年系统管理人数：指 3 岁以下儿童（不包括 3 岁儿童）当年按实际年龄要求按 4：2：2：1，完成体格检查的各年龄组儿童人数。如 2 岁儿童当年只完成 1 次体格检查，而未按要求完成 2 次体格检查，在统计时不能计算在系统管理人数中。

4. 高危儿管理：在托期间发现的高危儿，不管在统计时限内是否痊愈，均需统计高危儿人数及管理人数；高危儿当年发现当年已管理，在当年统计时已统计但治疗到下一年度时，该年度仍应统计为高危儿人数及管理人数。

表 11-27　儿童系统管理情况健康年报表（示例）

_____20XX_____ 年度

填报单位：XXX 幼儿园

班别	年龄组	儿童人数	管理人数	其中：系统管理人数	高危儿 人数	高危儿 管理人数
小班组	3—	205	205	205	7	7
中班组	4—	497	497	497	31	31
大班组	5—	226	226	226	18	18
合计		928	928	928	56	56

填报人：　　　　负责人：　　　　上报日期：　　年　　月　　日

5. 具体工作流程如下图所示。

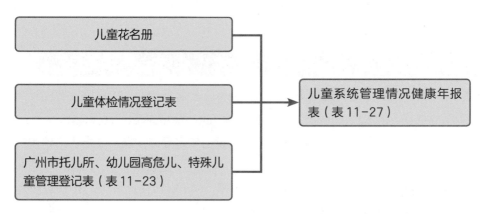

儿童系统管理情况健康年报表统计上报工作流程图

广州市托儿所、幼儿园健康检查年报表（每年统计上报）

1. 资料来源于每年"六一"前后的体检资料，体格发育评价参考标准采用世界卫生组织儿童生长发育标准。

2. 统计应按年龄组分组统计，统计时限为当年 1 月 1 日至 12 月 31 日。

3. 应检人数为托（幼）园（所）所有在册儿童数（空挂＞六个月的不计算在内）。

4. 受检人数为当年体格检查的实际人数。

5. 疾病缺点情况：资料来源于"六一"前后体格检查时发现的疾病及缺点，即广州市托儿所、幼儿园缺点登记表。广州市托儿所、幼儿园疾病登记表以及疾病缺点的矫治情况，不包括每日患病的统计。

6. 血红蛋白检查、视力检查以"六一"前后检查的数据统计上报。

7. 视力异常人数是 4 岁以上（包括 4 岁）儿童裸眼视力：4 岁儿童裸眼视力＜ 4.8/0.6，5 岁及以上儿童裸眼视力＜ 4.9/0.8 或两眼视力相差两行及以上；3 岁以下（包括 3 岁）儿童可利用点状、手形视力表、屈光筛查；经筛查阳性，经专科检查确诊为异常的人数，并应追踪矫治。

8. 听力检查：资料来源于"六一"前后体格检查所发现病例，并按年龄（班级）分组统计；当发现可疑听力异常或听力异常患儿应按"儿童耳及听力保健技术规范"要求管理。

9. 口腔保健：指 3 岁以前重点检查儿童的出牙情况，3 岁后重点检查儿童的患龋情况，并每学期有防龋保健措施，发现龋齿有治疗，方可统计口腔保健人数。

表 11-28　广州市托儿所、幼儿园健康检查年报表（示例）

_____ 20XX 　　年度

填报单位：XXX 幼儿园

班别	年龄分组	应检人数	受检人数	受检率	体重评价		身高评价		血红蛋白检查			疾病情况		缺点情况	
					< M-2SD 人数	≥ M+2SD 人数	< M-2SD 人数	≥ M+2SD 人数	< 90 克/升 人数	90—109 克/升 人数	异常治疗人数	患病人数	治疗人数	缺点人数	矫治人数
小班组	3~	205	205	100%	2	3	1	4	0	3	3	1	1	40	40
中班组	4~	497	497	100%	1	33	4	20	0	7	7	0	0	128	128
大班组	5~	226	226	100%	0	28	1	23	0	0	0	1	1	94	94
合计		928	928	100%	3	64	6	47	0	10	10	2	2	262	262

填报人：　　　　负责人：　　　　上报日期：　　　年　　月　　日

10.具体工作流程如下图所示。

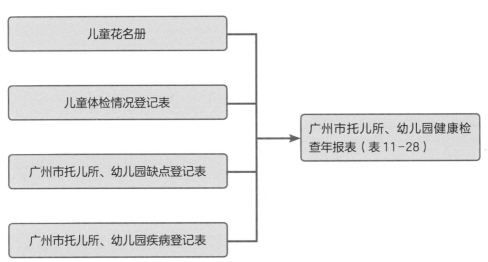

广州市托儿所、幼儿园健康检查年报表统计上报工作流程图

广州市托儿所、幼儿园儿童发病月报表（每月统计上报）

1.资料来源于晨午间检查表、出勤登记表、每日发病情况登记表、传染病登记表。

表11-29　广州市托儿所、幼儿园儿童常见病月报表（示例）

<u>　　20XX　　</u>年度

填报单位：XXX 幼儿园

班别	总人数	发病总例数	发病率	常见病发病例						传染病发病例数						
				小计	上炎	气管炎	肺炎	腹泻	其他	小计	水痘	腮腺炎	麻疹	结膜炎	肝炎	其他
小一	24	0	0.00%	0	0	0	0	0	0	0	0	0	0	0	0	0
小二	28	1	3.57%	0	0	0	0	0	0	1	0	0	0	0	0	1（手足口病）
小三	24	2	8.33%	2	2	0	0	0	0	0	0	0	0	0	0	0
合计	76	3	3.94%	2	2	0	0	0	0	1	0	0	0	0	0	1

填报人：　　　　负责人：　　　　上报日期：　　年　　月　　日

2.具体工作流程如下图所示。

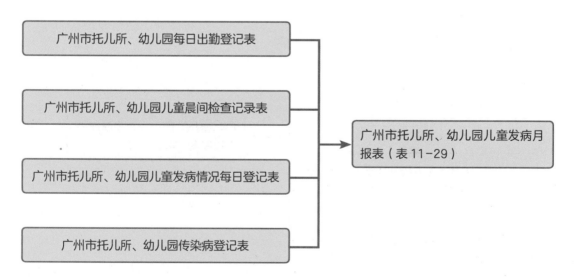

广州市托儿所、幼儿园儿童发病月报表统计上报工作流程图

表 11-30 的资料来源于广州市 7 岁以下儿童意外伤害季报表（每季度统计上报）

表 11-30　广州市 7 岁以下儿童意外伤害季报表（示例）

20XX　年度

填报单位：XXXX 幼儿园

年龄组（岁）[1]	班别[2]	调查人数[3]	发生人次[4]	跌伤[5]	溺水[6]	动物伤害[7]	电击伤[8]	钝器伤[9]	刀/锐器伤[10]	道路交通伤[11]	烧烫伤		中毒				窒息			中毒[21]	异物伤[22]	其他[23]
											烧伤[12]	烫伤[13]	药物中毒[14]	化学品中毒[15]	煤气中毒[16]	其他[17]	机械性窒息[18]	异物阻塞窒息[19]	其他[20]			
0	0	0	0	0	0	0	0	0	0	0	0	0	0	0	0	0	0	0	0	0	0	0
1~	0	0	0	0	0	0	0	0	0	0	0	0	0	0	0	0	0	0	0	0	0	0
3~	小中班组	702	3	2	0	0	0	0	0	0	1	0	0	0	0	0	0	0	0	0	0	0
5~	大班组	226	1	1	0	0	0	0	0	0	0	0	0	0	0	0	0	0	0	0	0	0
合计		928	4	3	0	0	0	0	0	0	1	0	0	0	0	0	0	0	0	0	0	0

填报人：　　　　负责人：　　　　上报日期：　　年　　月　　日

广州市儿童预防接种证查验情况汇总表

表 11-31 的资料来源于广州市儿童入托入学验证登记表。

表 11-31　广州市儿童预防接种证查验情况汇总表（示例）

XX　区 XX　街/镇 XX　机构　　　　20XX　年度

班级	入托人数	查验人数	持接种证人数	补接种证人数	完成全程接种人数	需接种疫苗人数	完成全程补种人数	卡介苗补种剂次数	卡介苗需补种剂次数	乙肝补种剂次数	乙肝需补种剂次数	脊灰补种剂次数	脊灰需补种剂次数	百白破补种剂次数	百白破需补种剂次数	白破补种剂次数	白破需补种剂次数	麻腮风补种剂次数	麻腮风需补种剂次数	A群流脑补种剂次数	A群流脑需补种剂次数	A群C群流脑补种剂次数	A群C群流脑需补种剂次数	乙脑补种剂次数	乙脑需补种剂次数	甲肝补种剂次数	甲肝需补种剂次数
**班	134	134	134	0	132	2	2	0	0	0	0	0	0	0	0	0	0	0	0	0	0	0	0	0	0	2	2
**班	116	116	116	0	112	4	4	0	0	0	0	1	1	0	0	0	0	1	1	0	0	1	1	2	2	3	3
**班	83	83	83	0	78	5	5	0	0	0	0	2	2	1	1	1	0	1	1	0	0	2	2	3	3	2	2
**班	7	7	7	0	7	0	0	0	0	0	0	0	0	0	0	0	0	0	0	0	0	0	0	0	0	0	0
合计	340	340	340	0	329	11	11	0	0	0	0	3	3	1	1	1	0	2	2	0	0	3	3	5	5	7	7

填表人：　　　　负责人：　　　　填报日期：　　　年 月 日

说明：（1）社区卫生服务中心根据以托幼机构/小学/初中为单位分别填报。
（2）疫苗漏种和补种情况，仅汇总存在漏种且需补种情况，不包括因禁忌或超龄不需补种以及未到接种年龄的儿童。

上墙资料

上墙资料包括生长发育评价情况表（表 11-32）、缺点矫治情况表（表 11-33）、视力检查情况表（表 11-34）、幼儿出勤情况统计图、托儿所及幼儿园常见病发病情况统计图、幼儿血红蛋白分布情况统计图、膳食调查统计表（表 11-35）。

生 长 发 育 评 价 情 况

表 11-32　生长发育评价情况表（示例）

学年度	受检人数	体重评价				身高评价			
		体重<M−2SD比例	体重M±2SD比例	体重≥M+2SD比例	体重年增长≥2KG比例	身长<M−2SD比例	身长M±2SD比例	身长≥M+2SD比例	身高年增长≥5CM比例
2021学年	929	0.43%	93.43%	6.13%	59.11%	0.54%	93.76%	5.70%	92.28%
2022学年	928	0.32%	92.78%	6.90%	91.84%	0.65%	94.29%	5.06%	92.68%

缺 点 矫 治 情 况

表 11-33　缺点矫治情况表（示例）

学年度	缺点人数	矫治人数	矫治率
2021 学年	384	384	100%
2022 学年	262	262	100%

视 力 检 查 情 况

表 11-34　视力检查情况表（示例）

学年度	受检人数	受检率	其中			
			< 4.6	4.6-4.8	4.9	≥ 5.0
2021 学年	615	100%	0	0	40	575
2022 学年	629	100%	0	0	50	579

幼 儿 出 勤 情 况

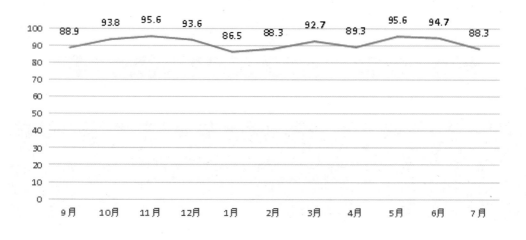

幼儿出勤情况统计图（示例）

托 儿 所 及 幼 儿 园 常 见 病 发 病 情 况

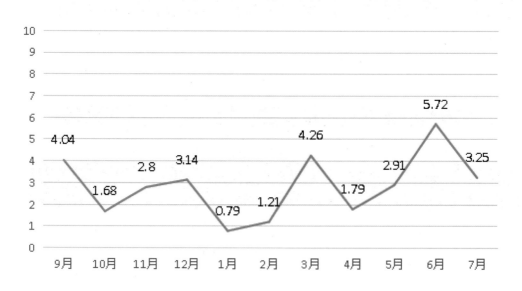

托儿所及幼儿园常见病发病情况统计图（示例）

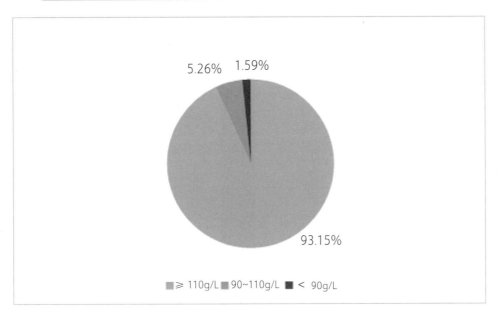

≥ 110g/L   90~110g/L   < 90g/L

幼儿血红蛋白分布情况统计图（示例）

单位：XXX 幼儿园　　　　年度：20XX　　　　调查人：

表 11-35　膳食调查统计表
（营养调查结果综合表）示例

调查日期	项目	蛋白质（g）	脂肪（g）	碳水化合物（g）	热量（kcal）	钙（mg）	铁（mg）	维生素A（μg）	硫胺素/B1（mg）	核黄素/B2（mg）	抗坏血酸/C（μmol/L）
6月6日至6月10日	应供给量	21	28	133	899	515	6.8	241	0.51	0.47	33
	实际摄入量	47	40	134	1083	633	13.0	382	0.60	1.50	49
	摄入量占应供给量的比例	226%	140%	101%	120%	123%	193%	159%	117%	321%	151%
备注	1、在园所进早、午餐、午点总热量占应供给量的70%；进食早、午、午点、晚餐的总热量至少占应供给量的90%										

表 11-36　三大营养素热量分布、蛋白质来源分布、各餐次热量分配综合表

项目	蛋白质	脂肪	碳水化合物
摄入量（kcal）	190	356	537
占总摄入量的比例	18%	33%	50%
备注	推荐比例：蛋白质 8~20%、脂肪 30~35%、碳水化合物 50~65%		

项目	动物性食物	豆类	其他植物性食物
摄入量	30.0	1.5	160
占总摄入量的比例	63.2%	3.1%	33.7%
备注	推荐比例：优质蛋白（动物蛋白，豆类）占蛋白总摄入量的50%以上		

各餐次热量分布

餐次	热量	占整天摄入总热量的比例
早餐	348	22%
午餐	534	34%
午点	201	13%
各餐热量分餐标准：早餐 30%，午餐 30%，午点 10%，另外在家就晚餐 30% 未纳入		

其他卫生保健资料

1. 本园所各项卫生保健制度

2. 幼儿名册及联系方式

3. 幼儿保健手册、入托检查记录、转园（所）健康管理

4. 幼儿食物药物过敏禁忌症、重点观察名单

5. 职工名册、职工健康档案健康证

6. 保健人员档案（学历、培训证明）

7. 一日生活安排、班级课程表、户外场地安排表

8. 体质测查记录

9. 心理筛查记录、心理问题矫治个案记录

10. 食物留样记录

11. 厨房食品卫生许可证、定点采购食品"三证"

12. 伙食收支帐册、每月结余统计

13. 每日食品进货发票收据、验货登记或食品进出仓登记（包括幼儿和老师）

14. 膳委会职责、膳委会成员名单、膳委会会议记录

15. 带药喂药记录

16. 清洁消毒记录（空气/物品）

17. 卫生检查记录（环境/消毒/食品卫生/个人卫生）

18. 保健医生每日巡班记录、卫生室观察交接班记录

19. 安全检查记录（大型玩具/悬吊物品/运动器械）

20. 室内环境的甲醛、苯及苯系物等检测结果

21. 突发公共卫生应急预案（包括重大自然灾害、食物中毒、踩踏、火灾、暴力、重大传染病、走失等）及疏散演练资料

22. 健康教育资料

23. 卫生保健计划总结

24. 儿童健康状况分析

25. 园务召开卫生保健工作会议记录（卫生保健工作会议记录）

相关指标资料来源与统计方法

出 勤 率

1. 计算公式：出勤率 = 实际出勤人日数 / 应出勤人日数 ×100%。

2. 数据来源：来源于《广州市托儿所、幼儿园出勤统计表》（表 11-16 ）

3. 指标要求：

（1）《广东省幼儿园督导评估方案》要求幼儿班（3-6 岁）出勤率 90% 以上，托班（3 岁以下）出勤率 75% 以上；

（2）广州市健康幼儿园评估要求出勤率 ≥ 90%。

生 长 合 格 率

1. 计算公式：

（1）身高达标率 = 身高在 M ± 2SD 以内的人数 / 受检人数 ×100%

（2）体重达标率 = 体重在 M ± 2SD 以内的人数 / 受检人数 ×100%

（3）身高增长合格率 = 年身高增长 5cm 的人数 / 受检人数（指有两年可对比数据的人数）×100%

（4）体重增长合格率 = 年体重增长 2kg 的人数 / 受检人数（指有两年可对比数据的人数）×100%

2. 数据来源：来源于儿童健康检查记录表（即每年"六一"前后的儿童体检记录）和《广州市托儿所、幼儿园健康检查年报表》（表 11-28 ）。

3. 指标要求：

（1）《广东省幼儿园督导评估方案》要求幼儿生长发育达标率（即身高、体重在 M ± 2SD 以内的人数）达 95% 以上，幼儿年生长合格率（即年身高增长 5cm，体重增长 2kg 的人数）达 80% 以上；

（2）广州市健康幼儿园评估要求儿童生长发育达标率 ≥ 95%，儿童年生长合格率达 80%。

常 见 病 、 多 发 病 日 发 病 率

1. 计算公式：平均月发病率 = 平均月发病人数 / 在册人数 ×100%，日发病率 = 月发病率 /22。

2. 数据来源：来源于《广州市托儿所、幼儿园儿童发病情况每日登记表》（表 11-21 ）《广州市托儿所、幼儿园儿童常见病月报表》（表 11-29 ）

3. 指标要求：《广东省幼儿园督导评估方案》要求常见病、多发病月发病率少于 5%。

缺 点 矫 治 率

1.计算公式：缺点矫治率＝缺点矫治人数／缺点人数 ×100%。

2.数据来源：来源于《广州市托儿所、幼儿园缺点登记表》（表 11-19）

3.指标要求：《广东省幼儿园督导评估方案》要求的缺点矫治率达 90% 以上。

缺 铁 性 贫 血 患 病 率

1.计算公式：

（1）缺铁性贫血患病率＝缺铁性贫血患病人数／血常规（血红蛋白）检测人数 ×100%；

（2）缺铁性贫血有效矫治率＝缺铁性贫血有效矫治人数／缺铁性贫血患病人数 ×100%。

2.数据来源：来源于儿童健康检查记录表，即每年"六一"前后的儿童体检记录和《广州市托儿所、幼儿园缺点登记表》（表 11-19）《广州市托儿所、幼儿园疾病登记表》（表 11-20）

3.指标要求：

（1）《广东省幼儿园督导评估方案》要求：缺铁性贫血患病率 10% 以下，有效矫治率 90% 以上；

（2）广州市健康幼儿园评估要求的缺铁性贫血患病率 < 10%，有效矫治率 100%。

视 力 检 查 率

1.计算公式：

（1）视力检查率＝视力检查人数／幼儿园 4 岁以上幼儿在托人数 ×100%；

（1）视力低于 0.9 的幼儿到医院复查率＝视力低于 0.9 的幼儿到医院复查人数／视力低于 0.9 的幼儿人数 ×100%。

2.数据来源：来源于儿童健康检查记录表，即每年"六一"前后的儿童体检记录和《广州市托儿所、幼儿园缺点登记表》（表 11-19）、《广州市托儿所、幼儿园健康检查年报表》（表 11-28）

3.指标要求：

（1）《广东省幼儿园督导评估方案》要求 4 岁以上幼儿每学期进行视力检查一次，检查率 100%，视力低于 0.9 的幼儿到医院复查率 80% 以上；

（2）广州市健康幼儿园评估要求视力检查率 100%，视力低于 0.9 儿童到医院复查率 ≥ 80%。

视 力 检 查 率

1.计算公式：

（1）口腔无龋齿率＝口腔无龋齿人数／受检人数 ×100%;

（2）龋齿预防覆盖率＝龋齿预防覆盖人数／幼儿园在托人数 ×100%。

2. 数据来源：来源于儿童健康检查记录表以及《广州市托儿所、幼儿园缺点登记表》（表11-19）《广州市托儿所、幼儿园健康检查年报表》（表11-28）。

3. 指标要求：

（1）《广东省幼儿园督导评估方案》要求无龋齿率达 30% 以上，龋齿预防覆盖率达 90% 以上;

（2）广州市健康幼儿园评估要求口腔无龋率≥ 30%，龋齿预防覆盖率≥ 90%。

高危儿（贫血、营养不良、佝偻病等）矫治率

1. 计算公式：高危儿（贫血、营养不良、佝偻病等）矫治率＝高危儿矫治数／高危儿人数 ×100%。

2. 数据来源：来源于《广州市托儿所、幼儿园高危儿、特殊儿童管理登记表》（表11-7）及《广州市托儿所、幼儿园系统管理情况健康年报表》（表11-27）

3. 指标要求：广州市健康幼儿园评估要求高危儿（贫血、营养不良、佝偻病等）矫治率 100%。

计划内预防接种率

1. 计算公式：计划内预防接种率＝计划内预防接种完成人数／幼儿园在托幼儿人数 ×100%。

2. 数据来源：来源于《广州市儿童入托入学验证登记表》（表11-14）《广州市儿童预防接种证查验情况汇总表》（表11-31）

3. 指标要求：广州市健康幼儿园评估要求计划内预防接种率 100%。

信息资料分析与利用

1. 每学年度应有全园儿童健康状况分析，包括：幼儿体格发育情况、五官保健情况、缺点疾病发生情况、常见病发病情况、传染病发病及预防隔离检疫情况、高危儿发病及管理情况、幼儿出勤情况、安全事故发生情况、健康教育开展情况。并根据以上情况进行原因分析，找出导致发生上述情况的原因，提出有效的干预措施，并组织落实。保证幼儿健康成长。

2. 每季度进行儿童膳食调查分析（包括高危儿的膳食），根据膳食调查结果找出导致营养素分配不合理的原因，及时调整幼儿膳食，让均衡的膳食作为保证幼儿健康成长的营养物质基础。

3. 信息资料收集流程参见第一章集体儿童卫生保健管理，儿童体检中缺点与疾病的区别可参见下表 11-36。

表 11-36　儿童体检中缺点与疾病的区别一览表（示例）

	缺点	疾病
皮肤	◆疖肿 1~2 个；范围小，不在危险三角区内 ◆过敏性皮疹感染，短期内治愈 ◆体癣、股癣、脚癣、婴儿湿疹	◆多发性疖肿 ◆全身性脓皮病 ◆牛皮癣 ◆神经性皮炎
五官	◆鼻炎或因小儿挖鼻孔所至粘膜损伤引起短暂出血 ◆少眼 II 度以下、麦粒肿 ◆轻度近视、轻度斜视 ◆地图舌 ◆乳牙龋齿 ◆扁桃体大无化脓 ◆口腔粘膜损伤 ◆上感无发热	◆急慢性中耳炎 ◆沙眼 II 度以上、急性结膜炎、霰粒肿、沙眼引起的内翻倒睫 ◆牙周炎、恒牙龋齿 ◆咽后淋巴结肿大、滤泡增生、扁桃体化脓 ◆由扁桃体化脓引起的肾炎、关节炎、心脏受影响
心脏	◆I-II 级心脏收缩期杂音如确定是生理性杂音应属正常，既不算缺点也不算疾病	◆心脏收缩期杂音 II 级以上已确定先天性心脏病或心肌炎者
肝脏	◆3 岁以内小儿肝脏在右乳中线下 2CM 以内者，质地软，无症状，无肝炎接触史者既不算缺点也不算疾病	◆肝大超过 2CM。并有肝功能不正常者
佝偻病	◆3 岁以后出现的佝偻病后遗症	◆3 岁以内患佝偻病，有典型临床症状及体症、生化、X 线有改变者
寄生虫	◆大便查出蛔虫、蛲虫、鞭虫卵，但无症状及并发症者	◆钩虫、肝吸虫、血丝虫、姜片虫等
先天性疾病	◆I 度兔唇 ◆皮肤色素症 ◆1CM 以下无进行性的血管瘤 ◆1 岁内睾丸未降、睾丸鞘膜积液 ◆疝气 (嵌顿疝除外) ◆多指 (趾) ◆小耳 ◆包皮过长、包茎	
其他	◆因过去咽喉炎、龋齿、中耳炎、四肢局部损伤引起相应部位淋巴肿大，且上述所致因素好转后或愈后，仍留下局部淋巴结肿大；既不算缺点也不算疾病	◆各系统儿科疾病，如肝炎、哮喘、风湿病、结核病、急慢性肾炎、心脏病、严重营养不良(II 度以上)、中度以上贫血、活动性佝偻病

附录

广州市托育 / 托幼机构卫生保健登记统计表、参考文献

附录 A 广州市托育机构卫生保健登记统计表

（一）出勤登记表

附录 A1-1　广州市托育机构每日出勤登记表

班级＿＿＿＿

日期	星期	实际出勤人数	缺勤儿童姓名	缺勤原因	缺勤儿童姓名	缺勤原因	缺勤儿童姓名	缺勤原因	缺勤儿童姓名	缺勤原因
		人数								

附录 A1-2 广州市托育养机构出勤统计表

年月	应出勤人数[1]	应出勤日数[2]	应出勤人日数[3]	缺勤人日数[4]	实际出勤人日数[5]	出勤率[6]

填表人:　　　　　　　　　　　　　负责人:　　　　　　　　　　　　日期:　　　　　年　　月　　日

说明: (1) 以托育机构为单位进行统计,每月进行一次出勤率统计。
　　　 (2) 3=1×2。
　　　 (3) 4=附录 A1-1 缺勤儿童的合计数。
　　　 (4) 5=3-4。
　　　 (5) 6=5/3×100%。

（二）常见病、传染病登记表

附录A2-1　广州市托育机构儿童晨检及全日健康观察表

日期				当天受检人数	当天重点个案				晨检及全日健康观察记录			在托人数
年	月	日	时间		班别	儿童姓名	性别	年龄	体温	其他特殊记录	是否带药	

说明：（1）每天晨检、全日健康观察时记录，发现儿童患病或有特殊情况，进行记录及重点观察，患病儿童发病情况需登记在儿童发病情况每日登记表上，正常儿童不用记录。
（2）如果发现有儿童患有传染病，应做好隔离措施，并记录在传染病登记表上。

附录 A2-2　广州市托育机构儿童带药服药记录表

日期	班级	儿童姓名	疾病名称	药物名称	服药剂量	服药时间及服法	家长签名	喂药时间	喂药者签名	检查者签名

说明：（1）为避免交叉感染，儿童患病期间原则上在家护理，园所如果接受喂药，需要核对医院病历。
　　　（2）喂药记录可根据托育机构工作流程，采用本表或单个儿童喂药单的形式，记录内容需涵盖以上表格所列项目。

附录 A2-3　广州市托育托幼机构常见病儿童发病情况每日登记表

班级	姓名	性别	年龄	发病时间	常见病						痊愈时间
					上感	气管炎	肺炎	腹泻	其他		

说明：（1）资料来源于附录 A1-1、附录 A2-1、附录 A2-2 及每日突发病例，包括因病在家的患病儿童，患病儿童应及时做好隔离和护理，通知家长带孩子就诊或回家照护，并在本表中做好记录。
（2）如儿童患有本表中所列的疾病，可在表格中该栏内打"√"，其他疾病写具体病名。
（3）常见病指急性上呼吸道感染、扁桃体炎、气管炎、肺炎、腹泻等急性病患。

附录 A2-4 广州市托育机构传染病儿童发病情况登记表

班级	姓名	性别	年龄	发病日期	传染病名称	处理	痊愈时间

说明：（1）资料来源于附录 A1-1、附录 A2-1 及每日的突发病例，疑似病例以医院确诊为准。
（2）本表所指传染病为《中华人民共和国传染病防治法》规定管理的传染病。

附录 A2-5　广州市托育机构疾病月发病率统计表

年　　月

填报单位：

班别[1]	在册人数[2]	常见病发病例数							小计		传染病发病例数							
		小计		上感[5]	气管炎[6]	肺炎[7]	腹泻[8]	其他[9]	例数[10]	发病率[11]	水痘[12]	腮腺炎[13]	麻疹[14]	结膜炎[15]	肝炎[16]	手足口[17]	流感病[18]	其他病[19]
		例数[3]	发病率[4]															

填表人：　　　　　　　　　负责人：　　　　　　　　　上报日期：　　　　　年　　月　　日

说明：（1）托育机构每月统计月发病率备查，掌握疾病每月发生波动情况，必要时进行分析并及时采取措施。
　　　（2）离园 3 个月以上不计入在册人数。
　　　（3）常见病月发病率＝该月内新发生常见病例数／该月在册人数×100，代表该月每人平均得病次数，可大于 100%。
　　　（4）传染病月发病率＝该月内新发生传染病例数／该月在册人数×100，代表该月每人平均得传染病次数，可大于 100%。

（三）高危儿、特殊儿童登记表

附录 A3　广州市托育机构高危儿、特殊儿童管理登记表

发现日期	班别	姓名	性别	年龄	诊断	是否已在医院干预

说明：（1）高危儿是指患有中重度营养性缺铁性贫血、中重度营养不良、活动性佝偻病、先天性心脏病、单纯性肥胖症等疾病的儿童。

（2）特殊儿童管理登记是指各种特殊情况需要进行保健管理追踪的记录，包括过敏病史、哮喘、癫痫、听力异常、心理发育偏离等。

（四）健康状况登记表

附录 A4　广州市托育机构儿童健康状况学年统计表

机构名称：

学年

指标	指标计算方法	数值
儿童系统管理率	当年按照国家基本公共卫生服务要求，接受 4：2：2：1 体格检查（身高和体重等）的儿童数 / 儿童数 ×100%	
儿童保健管理率	当年接受 1 次及以上体格检查（身高和体重等）的儿童数 / 总儿童数 ×100%	
高危儿登记率	在托育机构高危儿、特殊儿童管理登记表中登记高危儿数 / 在健康检查中筛查出的高危儿数 ×100%	
缺铁性贫血患病率	缺铁性贫血儿童数 / 进行血红蛋白检测儿童数 ×100%	
无龋率	1－口腔检查发现患龋齿儿童数 / 进行口腔检查儿童数 ×100%	
国家免疫规划疫苗接种率	已全程接种国家免疫规划疫苗儿童数 / 应接种疫苗儿童数（除有禁忌证之外的适龄儿童）×100%	
儿童心理行为发育筛查率	按月龄在托育机构进行行为发育筛查的儿童数 / 在册儿童数 ×100%	
儿童心理行为筛查阳性复诊率	行为发育筛查发现异常转诊医院进一步评估儿童数 / 在托育机构内进行行为发育筛查发现异常儿童数	
体重在 M±2SD 以内的比率	在当年身最后一次体重测量值中，（儿童体重在同年龄同性别标准≥ M-2SD 儿童数）－（≥ M+2SD 儿童数）/ 当年体重测量人数	
身长在 M±2SD 以内的比率	在当年身最后一次身长测量值中，（儿童身长在同年龄同性别标准≥ M-2SD 儿童数）－（≥ M+2SD 儿童数）/ 当年身长测量人数	
传染病年发病率	当年患传染病人次数 / 平均在册儿童数 ×100%	

填表人：　　　　　　　　负责人：　　　　　　　　日期：　　　　年　　　月　　　日

（五）意外伤害登记表

附录 A5-1　广州市托育机构意外情况及事故[1]登记表

日期	班别	姓名	性别	年龄	意外情况及事故经过	保健人员处理意见	保健人员签名	园长意见	园长签名

说明：意外事故也称意外损伤，是指由意想不到的原因造成的损伤或死亡。

Ⅰ.发生意外儿童一般信息

姓名： _____　　**性别：** 1□男　2□女　　**出生日期：** _____年___月___日

户籍： 1□本市　　2□本省　　3□外省　　4□外籍

居住地址： _____区_____街道_____小区_____号楼_____室

幼儿类别： 1□散居　　2□托班　　3□小班　　4□中班　　5□大班

父母文化程度： 父亲（　）　母亲（　）

1 小学及以下　2 初中　3 中专　4 高中　5 大专　6 本科　7 硕士及以上

父母职业类别： 父亲（　）　母亲（　）

1 公务员　2 专业技术人员　3 服务行业　4 农林渔业　5 工厂企业　6 经商人员　7 军人或警察

8 其他 / 不详

Ⅱ.伤害事件的基本情况

伤害发生时间： _____年_____月_____日_____时 (24 小时制)

患者就诊时间： _____年_____月_____日_____时 (24 小时制)

伤害发生原因：

1□跌倒坠落　2□溺水　3□动物伤害　4□电击伤　5□钝器伤　6□刀 / 锐器伤

7□车祸：①□机动车车祸　②□非机动车车祸

8□烧烫伤：①□烧伤　②□烫伤

9□中毒：①□药物　②□化学品　③□煤气　④□其他_____

10□窒息：①□机械性　②□异物阻塞

11□其他_____　12□不清楚

伤害发生地点：

1□家中　　2□幼儿园：①□学习场所 / 寝室 / 课室 / 活动室　②□楼梯 / 操场 / 走廊

3□公共场所：①□居住小区附近街道　②□公路 / 街道　③□体育和运动场所

④□游戏 / 游乐场所　⑤□贸易和服务场所　⑥□工业和建筑场所　④□其他_____

伤害发生时活动：

1□体育活动　2□休闲玩耍活动　3□日常生活护理　4□学习　5□乘坐交通工具　6□其他_____

Ⅲ.伤害临床信息

伤害性质： （选择严重的一种）

1□骨折　2□扭伤 / 拉伤　3□钝器伤、咬伤　4□挫伤 / 擦伤　5□烧烫伤

6□脑震荡 / 脑挫裂伤　7□器官系统损伤　8□其他　9□不清楚

伤害部位： （选择受到伤害的部位）

1□头面部　2□上肢　3□下肢　4□躯干　5□多部位　6□全身广泛受伤　7□呼吸系统

8□消化系统　9□神经系统　10□其他　11□不清楚

受伤程度：

1□无任何损伤　2□轻度　3□中度　4□重度

临床诊断： _____

意外伤害治疗地点：

1□家中　2□托幼园所医务保健室　3□医院门诊　4□医院急诊　5□医院住院

6□重症监护室　7□无

伤害结局：

1□诊疗后回家　2□观察 / 住院 / 转院　3□死亡　4□其他：_____

填报人： _____　　　　**填卡时间：** _____年___月___日

填报单位： _____

附录 A5-3 广州市 7 岁以下儿童意外伤害季报表

机构名称：

____ 年 ____ 季

年龄组[1] （岁）	调查人数[2]	发生人次[3]	意外伤害发生情况								道路交通伤		烧烫伤		中毒				窒息		其他[20]
			跌倒坠落[4]	溺水[5]	动物伤害[6]	电击伤[7]	钝器伤[8]	刀/锐器伤[9]	机动车车祸[10]	非机动车车祸[11]	烧伤[12]	烫伤[13]	药物中毒[14]	化学品中毒[15]	煤气中毒[16]	其他[17]	机械性窒息[18]	异物阻塞窒息[19]	
0~1																					
1~3																					
3~5																					
5~																					
合计																					

负责人（签章）： 填表人（签章）： 上报时间： ____ 年 ____ 月 ____ 日

说明：（1）发生人次：指意外伤害发生各类情况的次数之和，与广州市儿童意外伤害监测报告卡一致。3 ≤ 4+5+6+7+8+9+11+12+13+14+15+16+17+18+19+20。

（2）上报时间要求每年1月、4月、7月、10月20日前报上季度报表给报表给所属社区卫生服务中心或镇医院。

（六）膳食营养登记表

附录 A6-1　广州市托育机构每周食谱

第　周（　　年　月　日至　月　日）

	星期一	1人量（克）	星期二	1人量（克）	星期三	1人量（克）	星期四	1人量（克）	星期五	1人量（克）
早餐										
早点										
午餐										
午点										
晚餐										

机构名称：

分析时间：

附录 A6-2　广州市托育机构膳食谱营养分析综合表

调查日期	项目	蛋白质(g)	脂肪(g)	碳水化合物(g)	热量(kcal)	钙(mg)	铁(mg)	维生素A(µg)	硫胺素(mg)	核黄素(mg)	抗坏血酸/C(µmol/L)
	应供给量										
	实际摄入量										
	摄入量占供给量的比例										
备注	◆在园所进食早餐、午餐、午点的，总热量至少占应供给量的70% ◆在园所进食早餐、午餐、午点、晚餐的，总热量至少占应供给量的90%										

附录 A6-3　三大营养素热量分布、蛋白质来源分布营养调查综合表

项目	蛋白质	脂肪	碳水化合物
摄入量(kcal)			
占总摄入量的比例			
备注	推荐比例： 蛋白质 8%~20% 脂肪 20%~30% 碳水化合物 50%~65%		

项目	动物性食物	豆类	其他植物性食物
摄入量(kcal)			
占总摄入量的比例			
备注	推荐比例： 优质蛋白（动物蛋白、豆类）占蛋白质总摄入量的50%以上		

一日几餐的热量分配

餐别	热能	占整天摄入总热量的比例
早餐		
午餐		
午点		
晚餐		
三餐热量分餐标准：早餐30%，午餐30%，午点10%，晚餐30%		

（七）入托验证登记表

附录A7　广州市儿童入托验证登记表

年度＿＿＿＿

区＿＿＿＿　街/镇＿＿＿＿　托育机构＿＿＿＿　班别＿＿＿＿　春季验证（　）秋季验证（　）登记人（　）登记日期　　年　月　日

编号	儿童姓名	性别	出生日期	户籍	家长联系电话	是否有接种证	是否补证	是否全程接种	卡介苗	乙肝疫苗			脊灰疫苗				百白破疫苗				白破疫苗	含麻疹成分疫苗		A群流脑疫苗		A+C流脑疫苗		乙脑疫苗		甲肝疫苗		是否完成补种	备注	父母一方姓名	对应父母一方身份证号码	审核日期
										1	2	3	1	2	3	4	1	2	3	4		1	2	1	2	1	2	1	2	1	2					
1																																			
2																																			
3																																			
4																																			
5																																			
6																																			
7																																			
8																																			
9																																			
10																																			

本班学生总数＿＿＿　新生数＿＿＿　发放查验通知单＿＿＿张　验证＿＿＿人　其中无证＿＿＿人　补证＿＿＿人　补种＿＿＿人　漏种疫苗人数＿＿＿

说明：（1）此表由托育机构根据"儿童接种证"和"入托入学儿童预防接种情况查验证明"填写，每年9月底前和11月底前报本地乡镇卫生院或社区卫生服务中心。

（2）对已完成全程接种儿童在"是否全程接种"栏内写"是"；对未完成全程接种者填写"否"，在需要补种疫苗和剂次栏内打"/"。

（3）对漏种儿童在完成相应疫苗和剂次补种后记录补种时间"日/月"，并在完成补种后在"补种是否完成"栏中填写结果。

（4）以班级为单位汇总统计接种和补种，漏种和补种完成情况。

（一）出勤登记表

附录 B1-1 广州市托儿所、幼儿园每日出勤登记表

班级_____ 人数_____

日期	星期	实际出勤人数	缺勤姓名	缺勤原因	缺勤姓名	缺勤原因	缺勤姓名	缺勤原因	缺勤姓名	缺勤原因	缺勤姓名	缺勤原因

说明：每月作一次出勤统计，每学期作缺勤原因分析。

附录 B1-2 广州市托儿所、幼儿园出勤统计表

年月	应出勤人数[1]	应出勤日数[2]	应出勤人日数[3]	缺勤人日数[4]	实际出勤人日[5]	出勤率[6]
合计						

说明：（1）以幼儿园为单位进行统计，每月进行一次出勤率统计。
（2）3=1×2。
（3）4=附录 A1-1 缺勤儿童的合计数。
（4）5=3-4。
（5）6=5/3×100%。

（二）晨检登记表

附录 B2　广州市托儿所、幼儿园儿童晨间检查记录表

晨检日期			当天受检人数	班别	儿童姓名	性别	年龄	晨检记录							特殊记录	在托(园)人数
年	月	日						体温	皮肤	眼	耳	鼻	咽喉	四肢		

说明：（1）每天晨检时记录，发现儿童患病，如属表格内其中某一项目，即在表内该栏中作出标记，并注意个案登记（儿童患病情况每日登记）。正常儿童不用记录。
（2）如发现传染病，应作好隔离治疗。

（三）体格锻炼登记表

附录 B3　广州市托儿所、幼儿园体格锻炼观察表

日期：　　年　月　日　气温：　　℃　天气：

班别	姓名	年龄	性别	锻炼项目	锻炼时间	水温（℃）	锻炼前				锻炼后			
							面色	出汗	脉搏（次/分）	呼吸（次/分）	面色	出汗	脉搏（次/分）	呼吸（次/分）

说明：（1）锻炼项目是指空气浴、阳光浴、冷水浴，以及跳绳、跑步、韵律操等大运动。
　　　（2）各托儿所、幼儿园可根据情况抽查小儿进行观察。
　　　（3）每周最少抽查一天，每天抽查 2 个班以上每个班 2~3 人。
　　　（4）冬春季冷水浴锻炼时应记录水温。

（四）缺点登记表

附录 B4　广州市托儿所、幼儿园缺点登记表

日期：

班别	姓名	年龄	性别	缺点名称	处理	矫治时间及结果
年 月 日						

说明：（1）资料来源"六一"前、后体检结果。

（2）缺点指局限小的疖肿、体癣、Ⅱ度以下沙眼、麦粒肿、轻度斜视、轻度近视、乳牙龋齿、扁桃体大无化脓、上炎无发热、佝偻病后遗症、睾丸鞘膜积液、非嵌顿疝气、包皮过长、包茎、轻度贫血。

（3）由体检医院填写缺点儿童名单、处理意见，幼儿园保健医生填写追踪矫治情况。

（4）每年统计缺点率、缺点矫治率并上报。

（五）疾病登记表

附录 B5　广州市托儿所、幼儿园疾病登记表

日期：　　　年　月　日

班别	姓名	年龄	性别	疾病名称	处理	痊愈时间

说明：（1）资料来源"六一"前、后体检结果。
　　　（2）疾病是指体检中发现的急、慢性疾病。
　　　（3）由体检医生填写疾病儿童名单、处理意见，幼儿园保健医生填写追踪治疗情况。
　　　（4）每年统计疾病患病率、治疗率并上报。

（六）发病情况每日登记表

附录 B6　广州市托儿所、幼儿园常见病儿童发病情况每日登记表

班别	儿童姓名	性别	年龄	发病时间	常见病						痊愈时间
					上感	气管炎	肺炎	腹泻	其他		

说明：（1）资料来源于附录 B1-1、附录 B2-1 及全天观察中突发病例，患病儿童应及时做好隔离和护理，并在本表做好记录。

（2）幼儿童患有同种疾病可在表格该栏内打"√"，其他常见病写具体病名，每月计一次填入月报表报社区卫生服务中心交区妇幼保健院。

（3）常见病指急性上呼吸道感染、扁桃体炎、气管炎、肺炎腹泻等急性病患。

（七）传染病登记表

附录 B7　广州市托儿所、幼儿园传染病登记表

班别	姓名	年龄	发病日期	传染病名称	处理	痊愈时间

说明：（1）资料来源附录 B1-1，晨间检查发现、每日突发病例。
　　　（2）传染病指《中华人民共和国传染病防治法》规定管理的传染病。

（八）高危儿、特殊儿童登记表

附录 B8-1　广州市托儿所、幼儿园高危儿、特殊儿童管理登记表

发现日期	班别	姓名	年龄	性别	诊断	转归时间

说明：（1）高危儿指中度以上营养性缺铁性贫血、中度以上营养不良、活动性佝偻病、先天性心脏病、单纯性肥胖症等。

（2）特殊儿童管理登记是各种特殊情况需要进行保健管理追踪的记录，如肥胖儿、听力异常、心理发育偏离等。听力追踪应按广州市听力保健相关管理程序进行；心理发育偏离应按儿童心理保健技术规范及广州市心理咨询问题个案观察表进行管理。

附录 B8-2 广州市高危儿专案管理卡

姓名：_____ 性别：_____ 出生日期：____年__月__日 家长姓名：父：_____ 母：_____

联系电话：_____

地址：_____

管理原因：_____ 管理日期：____年__月__日 停管日期：____年__月__日 新生儿病理性黄疸：有 无 喂养方式：1.纯母乳 2.母乳 3.人工

出生窒息情况：轻 重 出生体重：____克 转归：1.痊愈 2.好转 3.无效 4.失访

就诊日期	就诊年龄	现体重（kg）	现身长（cm）	辅助检查	临床表现	体格检查	干预措施	医生签名

说明：（1）高危儿管理按广州市高危儿管理办法中的要求进行管理。

（2）高危儿由体检单位进行建卡，按广州市高危儿管理程序进行管理。

（3）幼儿园保健医生协助建卡，定期督促家长带高危儿到医院诊疗。

（4）接诊医院按广州市高危儿管理常规进行管理，填写诊治情况，结案后将管理卡交幼儿园保管。

（5）在幼儿园发现的高危儿由幼儿园进行建卡，视幼儿情况和幼儿园条件进行干预或转诊；干预3个月无好转，应转诊医疗保健机构，幼儿园保健医生定期追踪治疗情况，并记录在专案管理。

（九）意外伤害登记表

附录 B9-1　广州市托儿所、幼儿园意外情况及事故登记表

日期	班别	姓名	年龄	意外情况及事故经过	保健人员处理意见	签名	园长意见	签名

说明：意外事故也称意外损伤，是指由意想不到的原因所造成的损伤或死亡

附录 B9-2　广州市 7 岁以下儿童伤害监测报告卡

Ⅰ.发生意外儿童一般信息

姓名： _____　　**性别：** 1□男　2□女　　**出生日期：** _____年__月__日

户籍： 1□本市　2□本省　3□外省　4□外籍

居住地址： _____区_____街道_____小区_____号楼_____室

幼儿类别： 1□散居　2□托班　3□小班　4□中班　5□大班

父母文化程度： 父亲 (6)　母亲 (6)

1 小学及以下　2 初中　3 中专　4 高中　5 大专　6 本科　7 硕士及以上

父母职业： 父亲 (1)　母亲 (2)

1 公务员　2 专业技术人员　3 服务行业　4 农林渔业　5 工厂企业　6 经商人员　7 军人或警察

8 其他 / 不详

Ⅱ.伤害事件的基本情况

伤害发生时间： _____年_____月_____日_____时 (24 小时制)

患者就诊时间： _____年_____月_____日_____时 (24 小时制)

伤害发生原因：

1□跌倒坠落　2□溺水　3□动物伤害　4□电击伤　5□钝器伤　6□刀 / 锐器伤

7□车祸：①□机动车车祸　②□非机动车车祸　8□烧烫伤：①□烧伤　②□烫伤

9□中毒：①□药物　②□化学品　③□煤气　④□其他_____

10□窒息：①□机械性　②□异物阻塞　11□其他_____　　12□不清楚

伤害发生地点：

1□家中　2□幼儿园：①□学习场所 / 寝室 / 课室 / 活动室　②□楼梯 / 操场 / 走廊

3□公共场所：①□居住小区附近街道　②□公路 / 街道　③□体育和运动场所

④□游戏 / 游乐场所　⑤□贸易和服务场所　⑥□工业和建筑场所　④□其他_____

伤害发生时活动：

1□体育活动　2□休闲玩耍活动　3□日常生活护理　4□学习　5□乘坐交通工具　6□其他____

Ⅲ、伤害临床信息

伤害性质：（选择严重的一种）

1□骨折　2□扭伤 / 拉伤　3□钝器伤、咬伤　4□挫伤 / 擦伤　5□烧烫伤

6□脑震荡 / 脑挫裂伤　7□器官系统损伤　8□其他　9□不清楚

伤害部位：（选择产生的伤害部位）

1□头面部　2□上肢　3□下肢　4□躯干　5□多部位　6□全身广泛受伤　7□呼吸系统

8□消化系统　9□神经系统　10□其他　11□不清楚

受伤程度：

1□无任何损伤　2□轻度　3□中度　4□重度

伤害临床诊断： _____

意外伤害治疗地点：

1□无　2□家中　3□托幼园所医务保健室　4□医院门诊　5□医院急诊　6□医院住院

7□重症监护室

伤害结局：

1□诊疗后回家　2□观察 / 住院 / 转院　3□死亡　4□其他____

填报人： _____　　　**填卡时间：** _____年__月__日

填报单位： _____

（十）膳食营养登记表

附录 B10-1　广州市托儿所、幼儿园每周食谱

第　周（　年　月　日至　年　月　日）

	星期一	1人量（克）	星期二	1人量（克）	星期三	1人量（克）	星期四	1人量（克）	星期五	1人量（克）
早餐										
午餐										
午点										
晚餐										
晚点										

附录 B10-2　广州市托儿所、幼儿园一周膳食调查人数登记表

第＿＿周（　　年　月　日至　　年　月　日）

餐次	年龄组	星期一	星期二	星期三	星期四	星期五
早餐	1岁					
	2岁					
	3岁					
	4岁					
	5岁					
	6岁					
	7岁					
午餐	1岁					
	2岁					
	3岁					
	4岁					
	5岁					
	6岁					
	7岁					
午点	1岁					
	2岁					
	3岁					
	4岁					
	5岁					
	6岁					
	7岁					
晚餐	1岁					
	2岁					
	3岁					
	4岁					
	5岁					
	6岁					
	7岁					

制表人：　　　　　　　　　　　　　　　　　　　　　　　　＿＿＿＿＿＿＿幼儿园

附录 B10-3 广州市托儿所、幼儿园膳食调查记录表一

（记录平均每人每日的进食食物量）

日期[1]	餐别[2]	食物名称[3]	生食总量[4] (kg)	熟食总量[5] (kg)	生熟系数[6]	实际分得熟食量[7] (kg)	剩余量[8] (kg)	实际熟食量[9] (kg)	实际生食量[10] (kg)	开膳人数[11]	平均每人食量[12] (g)

说明：（1）生食总量是指该种食物烹调前的重量；熟食总重量是指该种食物烹调后的重量；生熟系数 = 该种食物生食重量 / 该食物熟食重量。

（2）每天按年龄组分别统计实际就餐人数。

（3）第 6-12 项可由营养软件自动生成。

附录 B10-4 广州市托儿所、幼儿园膳食调查记录表二
（平均每人每日实际进食量及营养素摄取量表）

营养素名称	食物名称									合计
调查天数每人总进食量（g）										
平均人日实际食量（g）										
平均每人每日营养素摄入 — 蛋白质（g）										
热量（kcal）										
脂肪（g）										
糖（g）										
钙（mg）										
铁（mg）										
维生素A（μg）										
硫胺素（mg）										
核黄素（mg）										
抗坏血酸（mg）										
……										

说明：由营养软件进行计算的膳食评价不需填此表，手工计算需填此表。

附录 B10-5　膳食调查统计表
（营养调查结果综合表）

单位：　　　　　　　　　　年度：

调查日期	项目	蛋白质 (g)	脂肪 (g)	碳水化合物 (g)	热量 (kcal)	钙 (mg)	铁 (mg)	维生素 A (μg)	硫胺素 /B1 (mg)	核黄素 /B2 (mg)	抗坏血酸 /C (μmol/L)
	应供给量										
	实际摄入量										
	摄入量占应供给量的比例										
备注	◆在园所进食早、午餐、午点热量占应供给量的 70%；◆进食早、午、午点、晚餐的总热量至少占应供给量的 90%										

附表 a　三大营养素热量分布

项目	蛋白质	脂肪	碳水化合物
摄入量 (kcal)			
总摄入量的比例			

推荐比例：
蛋白质 8%–20%、脂肪 23%–30%、碳水化合物 50–65%

附表 b　蛋白质来源分布

项目	动物性食物	豆类	其他植物性食物
摄入量			
占总摄入量的比例			

推荐比例：
优质蛋白（动物蛋白、豆类）占蛋白总摄入量的 50% 以上

附表 c　各餐次热量分布

餐次	热量	占整天摄入总热量的比例
早餐		
午餐		
午点		
晚餐		

说明：三餐热量分配标准：早餐 30%；午餐 30%；午点 10%；晚餐 30%

计算单位：　　　　　　　　　调查人：

附录 B11　广州市儿童入托入学验证登记表

区_____　街/镇_____　托育机构_____　班别_____　春季验证（　）秋季验证（　）登记人_____　登记日期___年___月___日

年度_____

编号	审核日期	儿童姓名	性别	出生日期	户籍	家长联系电话	是否有接种证	是否补证	是否全程接种	卡介苗	乙肝疫苗			脊灰疫苗				百白破疫苗				白破疫苗	含麻疹成分疫苗		A群流脑疫苗		A+C流脑疫苗		乙脑疫苗		甲肝疫苗	是否完成补种	备注	父母一方姓名	对应父母一方身份证号码
											1	2	3	1	2	3	4	1	2	3	4		1	2	1	2	1	2	1	2					
1																																		
2																																		
3																																		
4																																		
5																																		
6																																		
7																																		
8																																		
9																																		
10																																		

本班学生总数_____，新生数_____，发放查验通知单_____张，验证_____人，其中无证_____人，补证_____人，入托入学儿童预防接种查验证明_____人，漏种疫苗人数_____人，补种疫苗人数_____人

说明：（1）此表由托育机构根据"儿童接种证"和"入托入学预防接种情况查验证明"填写，每年9月底前报本地乡镇卫生院或社区卫生服务中心。

（2）对已完成全程接种儿童在"是否全程接种"栏内写"是"；对未完成全程接种者填写"否"，在需要补种疫苗和剂次栏内打"／"。

（3）对漏种儿童在完成相应疫苗和剂次补种后记录补种时间"日／月"，并在完成补种后在"补种是否完成"栏中填写结果。

（4）以班级为单位汇总统计接种情况，漏种和补种完成情况。

（十二）系统管理统计表

附录 B12　广州市托儿所、幼儿园系统管理情况年报表

年度 _____

填报单位：

班别[1]	年龄组[2]	儿童人数[3]	管理人数[4]	系统管理人数[5]	高危儿	
					人数[6]	管理人数[7]

负责人：　　　　填表人：　　　　上报日期：　　年　月　日

说明：（1）每年将体检后资料统计上报到地段医疗保健机构，再由地段医疗保健机构汇总上报辖区妇幼保健院（所）。
　　　（2）管理人数：指当年龄实际年龄要求接受过1次及以上体格检查的各年龄组儿童人数。
　　　（3）系统管理人数：指3岁以下儿童当年按实际年龄要求完成。

（十三）健康管理统计表

附录 B13-1　广州市托儿所、幼儿园系统管理情况健康年报表一

_____年度

填报单位：

班别[1]	年龄分组[2]	应检人数[3]	受检人数[4]	受检率[5]	体重评价		身高评价		血红蛋白检查			疾病情况		缺点情况	
					<M−2SD人数[6]	≥M+2SD人数[7]	<M−2SD人数[8]	≥M+2SD人数[9]	<90g/L人数[10]	90~109g/L人数[11]	异常治疗人数[12]	患病人数[13]	治疗人数[14]	缺点人数[15]	矫治人数[16]

填表人：　　　　　　　负责人：　　　　　　　上报日期：　年　月　日

说明：（1）资料来源于"六一"体检或其前后的体检。体格评价采用 WHO 评价的参考标准。
　　　（2）统计应按年龄组，统计时限为当年 1 月 1 日至 12 月 31 日

附录 B13-2 广州市托儿所、幼儿园系统管理情况健康年报表二

_____ 年度

填报单位：

班别[1]	年龄分组[2]	总人数[3]	视力检查				听力检查				口腔保健		
			受检人数[4]	视力异常人数[5]	异常矫治人数[6]	受检人数[7]	可疑人数[8]	异常人数[9]	管理人数[10]	受检人数[11]	患龋齿人数[12]	矫治人数[13]

填表人：　　　　　　　　负责人：　　　　　　　　上报日期：　年　月　日

说明：(1) 统计分年龄组统计，视力异常人数是指 4 岁以上（包括 4 岁）儿童裸眼视力：4 岁儿童裸眼视力 < 4.8/0.6，5 岁及以上儿童裸眼视力 < 4.9/0.8 或两眼裸眼视力相差两行及以上；3 岁以下（包括 3 岁）儿童视力观察异常的人数；或眼摄像检查为阳性人数。如双眼屈光不等，以最低视力一眼填写。

　　　　(2) 可疑人数指听力筛查阳性人数。

　　　　(3) 异常人数是指听力或听力筛查阳性，经专科检查确诊为异常的人数。

　　　　(4) 管理人数是指定期进行保健检查，发现异常有追踪有矫治的人数。

（十四）常见病、意外伤害管理统计表

附录 B14-1 广州市托儿所、幼儿园儿童常见病月报表

_____ 年 ___ 月

填报单位：

班别[1]	在册人数[2]	发病总例数[3]	发病率[4]	常见病发病例							传染病发病例数							
				例数[5]	发病率[6]	上炎[7]	气管炎[8]	肺炎[9]	腹泻[10]	其他[11]	例数[12]	发病率[13]	水痘[14]	腮腺炎[15]	麻疹[16]	结膜炎[17]	肝炎[18]	其他[19]

填表人：　　　　上报日期：　　年　月　日　　负责人：

说明：

(1) 托幼园所月报填报月报表于次月上报月的 20 日前上报街镇医疗保健机构，掌握疾病每月发生波动情况。必要时进行分析并及时采取措施。

(2) 离园 3 个月以上不计入在册人数。

(3) 常见病月发病率 = 该月内新发生常见病例数 / 该月在册人数 ×100，代表该月每人平均得病次数，可大于 100%。

(4) 传染病月发病率 = 该月内新发生传染病例数 / 该月在册人数 ×100，代表该月每人平均得传染病次数，可大于 100%。

附录 B14-2 广州市 7 岁以下儿童意外伤害季报表

年度 _____

填报单位：_____

年龄组[1]（岁）	班别[2]	调查人数[3]	发生人次[4]	意外伤害发生情况																			
				跌伤[5]	溺水[6]	动物伤害[7]	电击伤[8]	钝器伤[9]	刀/锐器伤[10]	道路交通伤[11]	烧烫伤		中毒				窒息					
											烧伤[12]	烫伤[13]	药物中毒[14]	化学品中毒[15]	煤气中毒[16]	其他[17]	机械性窒息[18]	异物阻塞窒息[19]	其他[20]	中暑[21]	异物商[22]	其他[23]

填表人：_____ 负责人：_____ 上报日期：_____年_____月_____日

说明：数据来源：广州市儿童意外伤害监测有关资料。托幼园所季报上报所属街（镇），街（镇）报镇散居儿童意外伤害监测资料及汇总托幼）园所利报；

上报时间：托幼园所季报表及报告卡于每季度第一个月 20 日前上报街镇医疗保健机构；

街（镇）季报及报告卡于每季度第一个月 30 日前上报到辖区妇幼保健院（所）。

区级妇幼保健院（所）于每季度第二个月 20 日上报广州市妇幼保健院。

指标解释：发生人次：指意外伤害发生的次数。与广州市儿童意外伤害监测报告卡一致（4 ≤ 5+6+7+8+9+10+11+12+13+14+15+16+17+18+19+20+21+22+23）

指标计算：意外伤害发生率 = 4/3×100%

附录 B15　广州市儿童预防接种证查验情况汇总表

区_____　街/镇_____　机构_____　年度_____

班级	入托人数	查验接种证人数	补接种证人数	完成全程接种人数	需接种疫苗人数	完成全程补种人数	卡介苗		乙肝		脊灰		百白破		白破		麻腮风		A群流脑		A群C群流脑		乙脑		甲肝	
							补种剂次数	需补种剂次数	补种剂次数	需补种剂次数	补种剂次数	需补种剂次数	补种剂次数	需补种剂次数	补种剂次数	需补种剂次数	补种剂次数	需补种剂次数	补种剂次数	需补种剂次数	补种剂次数	需补种剂次数	补种剂次数	需补种剂次数	补种剂次数	需补种剂次数

填表人：　　　　　　　负责人：　　　　　填报日期：　　　年　月　日

说明：（1）社区卫生服务中心根据以托幼机构/小学/初中为单位分别填报。
（2）疫苗漏种和补种情况，仅汇总超龄且需补种且需补种儿童情况。不包括因禁忌总或超龄不需补种以及未到到接种年龄的儿童。

（十六）上墙资料

附录 B16-1 生长发育评价情况表

学年度	受检人数	体重评价				身高评价			
		体重<M-2SD比例	体重M±2SD比例	体重≥M+2SD比例	体重年增长≥2KG比例	身长<M-2SD比例	身长M±2SD比例	身长≥M+2SD比例	身高年增长≥5CM比例

附录 B16-2 缺点矫治情况表

学年度	缺点人数	矫治人数	矫治率

附录 B16-3 视力检查情况表

学年度	受检人数	受检率	其中			
			<4.6	4.6-4.8	4.9	≥5.0

附录 B16-4 幼儿血红蛋白分布情况示例

上学期

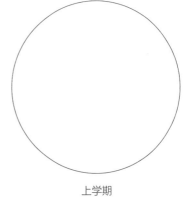

上学期

说明：扇形占比根据实际数据绘制

附录 B16-5　广州市托儿所及幼儿园幼儿出勤情况及常见病月发病情况统计图

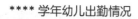
**** 学年幼儿出勤情况

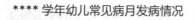
**** 学年幼儿常见病月发病情况

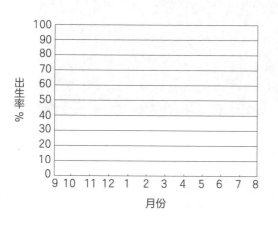

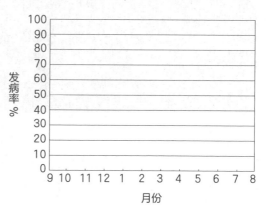

附录 C 参考文献

[1]关于印发《托儿所幼儿园卫生保健工作规范》的通知.引自网页：

http://www.nhc.gov.cn/wjw/gfxwj/201304/89397580d35b4ccb81c6fd9b2714a92d.shtml.

[2]托儿所幼儿园卫生保健管理办法.引自网页：

http://www.nhc.gov.cn/fzs/s3576/201808/119dedfded934d789e31319e78c4dc80.shtml.

[3]国家卫生健康委关于印发托育机构保育指导大纲（试行）的通知.引自网页：

http://www.nhc.gov.cn/rkjcyjtfzs/s7785/202101/deb9c0d7a44e4e8283b3e227c5b114c9.shtml.

[4]石淑华，戴耀华.儿童保健学(第3版).北京：人民卫生出版社，2014.

[5]中华人民共和国住房和城乡建设部.《托儿所、幼儿园建筑设计规范》（JGJ 39-2016）.

[6]住房和城乡建设部关于发布行业标准《托儿所、幼儿园建筑设计规范》局部修订的公告.引自网页：https://www.gov.cn/zhengce/zhengceku/2019-09-03/content_5454356.htm.

[7]国务院办公厅关于促进3岁以下婴幼儿照护服务发展的指导意见.引自网页：https://www.gov.cn/zhengce/content/2019-05/09/content_5389983.htm.

[8]国家卫生健康委关于印发托育机构设置标准（试行）和托育机构管理规范（试行）的通知.引自网页：https://www.gov.cn/zhengce/zhengceku/2019-11/13/content_5451664.htm.

[9]国家卫生健康委办公厅、中央编办综合局、民政部办公厅、市场监管总局办公厅、国家卫生健康委关于印发托育机构登记和备案办法（试行）的通知.引自网页：https://www.gov.cn/zhengce/zhengceku/2020-01/06/content_5466960.htm.

[10]中华人民共和国教育部.幼儿园教育指导纲要（试行）.北京：北京师范大学出版社，2001：2-3.

[11]中华人民共和国教育部.3~6岁儿童学习与发展指南.北京：首都师范大学出版社，2012：1-16.

[12]中国疾病预防控制中心妇幼保健中心.托育机构与幼儿园卫生保健工作实用指引.南京：江苏凤凰教育出版社，2022：225-240.

[13]李季湄，冯晓霞.3~6岁儿童学习与发展指南解读.北京：人民教育出版社，2013：54-74.

[14]中华医学会儿科学分会内分泌遗传代谢学组，中华医学会儿科学分会儿童保健学组，中华医学会儿科学分会临床营养学组等.中国儿童肥胖诊断评估与管理专家共识.中华儿科杂志，2022，60（6）：507-515.

[15] 李辉，季成叶，宗心南等.中国 0~18岁儿童、青少年体块指数的生长曲线.中华儿科杂志，2009，47（7）：493-498.

[16] [美]唐纳·S. 威特莫，桑德拉·H. 彼得斯 .0~3岁婴幼儿发展与回应式课程设计.北京：中国轻工业出版社，2022：411.

[17]中华医学会儿科学分会内分泌遗传代谢学组，中华医学会儿科学分会儿童保健学组，中华儿科杂志编辑委员会等.儿童体格发育评估与管理临床实践专家共识.中华儿科杂志，2021，59（3）：169-174.

[18]毛萌.婴幼儿生长迟缓的早期识别与早期干预.中国儿童保健杂志，2023，31（4）：349-352.

[19]中华医学会儿科学分会儿童保健学组，中华儿科杂志编辑委员会等.中国儿童维生素D营养相关临床问题实践指南.中华儿科杂志，2022，60（5）：387-394.

[20]仰曙芬，吴光驰.维生素D缺乏及维生素D缺乏性佝偻病防治建议.中国儿童保健杂志，2015，23（7）：781-782.

[21]中国营养学会.中国居民膳食指南（2022）.北京：人民卫生出版社，2022.

[22]孙长颢，凌文华，黄国伟等.营养与食品卫生学（第8版）.北京：人民卫生出版社，2017.

[23]中华人民共和国教育部、中华人民共和国国家市场监督管理总局、中华人民共和国国家卫生健康委员会：学校食品安全与营养健康管理规定.引自网页：http://www.moe.gov.cn/srcsite/A02/s5911/moe_621/201903/t20190311_372925.html.

[24]焦广宇，蒋卓勤.临床营养学（第3版）.北京：人民卫生出版，2013:109-112.

[25]毛萌，江帆.儿童保健学（第4版）.北京：人民卫生出版社，2023：154-195.

[26]中国营养学会. 团体标准《食物交换份T/CNSS 020—2023》.

[27]《全日制婴幼儿托育机构餐饮服务食品安全操作规范》（团体标准T/SZS 3061—2022）.

[28]国家卫生健康委员会、国家市场监督管理总局联合发布《食品安全国家标准 餐饮服务通用卫生规范》（GB31654—2021）.

[29]葛立宏.儿童口腔医学（第5版）. 北京:人民卫生出版社，2000.

[30]樊明文，周学东.口腔科学.北京:高等教育出版社，2019.

[31]中华人民共和国国家卫生健康委员会.国家基本公共卫生服务规范（第三版）.2017.

[32]中华人民共和国国家卫生健康委员会.0~6岁儿童眼保健及视力检查服务规范（试行）.2021.

[33]中华人民共和国国家卫生健康委员会.儿童青少年近视防控适宜技术指南.2021.

[34]中国医师协会儿科医师分会儿童耳鼻咽喉专业委员会，复旦大学附属儿科医院耳鼻咽喉头颈外科，山东大学齐鲁儿童医院耳鼻咽喉科.儿童急性中耳炎诊疗——临床实践指南（2015年）.中国实用儿科杂志，2016，31（2）：81-84.

[35]中国人体健康科技促进会儿童变态反应专业委员会.儿童鼻出血诊断与治疗——临床实践指南（2021年）. 中国实用儿科杂志 2021，36（10）：721-724.

[36]倪鑫，张天宇.实用儿童耳鼻咽喉头颈科学（第2版）. 北京：人民卫生出版社，2021.

[37]广州市妇女儿童医疗中心，广州地区妇幼保健培训宣教中心. 托幼园所卫生保健人员岗前培训教材（2017年版），2017.

[38]关宏岩，赵星，屈莎等.学龄前儿童（3~6岁）运动指南.中国儿童保健杂志，2020（6）：714-720.

[39]陈思宇，刘伟，刘伟佳等.广州市托幼儿童因呼吸道症状/疾病缺勤监测状况. 中国学校卫生，2022，43（10）：1570-1573+1578.

[40]宋燕燕，林穗方，胡艳等.指导婴幼儿运动.托育照护专项职业能力考核培训教材，2022.10（167）.

[41]王正珍.规律运动提升免疫力优化慢性病管理.中华健康管理学杂志，2020，14（03）：221-225.

[42]鲍秀兰. 用对方法，这个夏季远离痱子. 健康，2021（7）：32-33.

[43]中华人民共和国国家卫生和计划生育委员会.蛲虫病的诊断（WS 469-2015）.

[44]美国心脏协会. 基础生命支持实施人员手册（2021年）. 浙江：浙江大学出版社，2021.